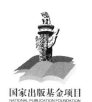

国家出版基金项目
NATIONAL PUBLICATION FOUNDATION

「十三五」国家重点图书出版规划项目

中医古籍名家点评丛书

总主编◎吴少祯

宋·唐慎微◎撰

王家葵　蒋　淼◎点评

证类本草（中册）

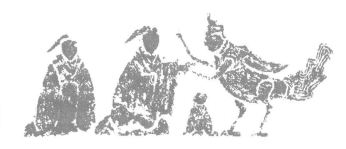

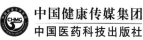
中国健康传媒集团
中国医药科技出版社

图书在版编目（CIP）数据

证类本草／（宋）唐慎微撰；王家葵，蒋淼点评 . —北京：中国医药科技出版社，2021.9（2024.12重印）

（中医古籍名家点评丛书）

ISBN 978 - 7 - 5214 - 2679 - 3

Ⅰ.①证… Ⅱ.①唐…②王…③蒋… Ⅲ.①本草 – 中国 – 北宋 Ⅳ.①R281.3

中国版本图书馆 CIP 数据核字（2021）第 172333 号

美术编辑　陈君杞
版式设计　南博文化

出版　**中国健康传媒集团**｜中国医药科技出版社

地址　北京市海淀区文慧园北路甲 22 号

邮编　100082

电话　发行：010 - 62227427　邮购：010 - 62236938

网址　www. cmstp. com

规格　710 × 1000mm $^1/_{16}$

印张　105 $^3/_4$

字数　2208 千字

版次　2021 年 9 月第 1 版

印次　2024 年 12 月第 2 次印刷

印刷　大厂回族自治县彩虹印刷有限公司

经销　全国各地新华书店

书号　ISBN 978 - 7 - 5214 - 2679 - 3

定价　**268.00** 元（上、中、下册）

获取新书信息、投稿、为图书纠错，请扫码联系我们。

目录 | Contents

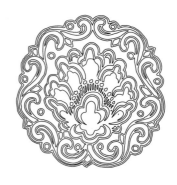

中 册

重修政和经史证类备用本草卷第八

己酉新增衍义

成　都　唐　慎　微　续　证　类

中卫大夫康州防御使句当龙德宫总辖修建明堂所医药

提举入内医官编类圣济经提举太医学_{臣曹孝忠}奉敕校勘

草部中品之上总六十二种

三十二种神农本经_{白字}

四种名医别录_{墨字}

一种唐本先附_{注云"唐附"}

二种今附_{皆医家实用有效，注云"今附"}

一种新分条

二十二种陈藏器余

凡墨盖子已下并唐慎微续证类

干姜	生姜_{元附干姜下，今分条}	菜_{私以切}耳实_{仓耳也} _{叶附}
葛根_{汁、叶、花附}	葛粉_{今附}	栝楼_{实、茎、叶附}
苦参	当归	麻黄
通草_{燕覆子、通脱木续注}	芍药	蠡_{音礼}实_{马蔺子是也，花、叶等附}
瞿_{音劬}麦_{叶续注}	玄参	秦艽_{音胶}
百合_{红百合续注}	知母	贝母
白芷	淫羊藿_{仙灵脾是也}	黄芩
狗脊	石龙芮	茅根_{茅花、茅针、屋茅续注}
紫菀	紫草	前胡
败酱	白鲜皮	酸浆_{根续注}
紫参	藁本_{实附}	石韦_{石皮、瓦韦续注}

萆薢	杜蘅	**白薇**
菝蒲八切葜弃八切　叶续注	大青	女萎唐附
石香菜今附		

二十二种陈藏器余

兜纳香	风延母	耕香
大瓠藤水	筋子根	土芋
优殿	土落草	獐菜
必似勒	胡面莽	海蕴
百丈青	斫合子	独自草
金钗股	博落回	毛建草
数低	仰盆	离鬲草
廅药		

乾薑

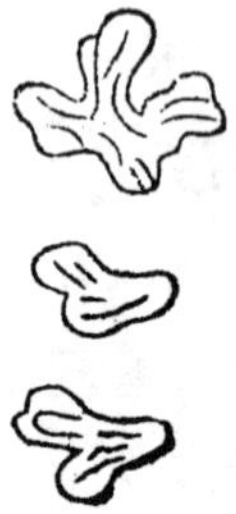

干姜　味辛，温、大热，无毒。**主胸满，咳逆上气，温中，止血，出汗，逐风湿痹，肠澼下痢**，寒冷腹痛，中恶霍乱，胀满，风邪诸毒，皮肤间结气，止唾血。**生者尤良。**

臣禹锡等谨按，唐本又云：治风，下气，止血，宣诸络脉，微汗。久服令眼暗。

图经　文具生姜条下。

【外台秘要　治疟不痓：干姜、高良姜等分为末。每服一钱，水一中盏，煎至七分服。又方治卒心痛：干姜为末，米饮调下一钱。

千金方　治齆鼻：以干姜末蜜和塞鼻中。

肘后方　治身体重，小腹急，热必冲胸膈，头重不能举，眼中生翳，膝胫拘急：干姜四两，末，汤和温服，覆取汗，得解。又方治寒痢：切干姜如大豆，米饮服六七十枚，日三夜一服。痢青色者为寒痢，累服得效。又方治虎、犬咬人：干姜末以内疮中，立差。又方治蝎螫人：嚼干姜涂之。

王氏博济方　治疟：干姜炒令黑色，捣为末。临发时以温酒调三钱服，已发再服。

广利方 治诸蛇毒螫人欲死，兼辟蛇：干姜、雄黄等分，同研，用小绢袋盛系臂上，男左女右，蛇闻药气逆避人。螫毒傅之。**又方** 治鼻衄出血：干姜削令头尖，微煨，塞鼻中。

孙真人 治水泻无度：干姜末，粥饮调一钱服，立效。

集验方 治血痢神妙：干姜急于火内烧黑，不令成灰，瓷碗合放冷，为末。每服一钱，米饮调下。**又方** 治咳嗽，冷气结胀：干姜为末，热酒调半钱服。兼治头旋眼眩，立效。

伤寒类要 治伤寒。妇人得病虽差，未满百日，不可与男交合，为阴阳之病，必拘急，手足拳欲死。丈夫病名为阴易，妇人名为阳易。速当汗之可愈，满四日不可疗，宜令服此药：干姜四两为末，汤调顿服。覆衣被出汗得解，手足伸遂愈。

【**点评**】姜，《说文》作"薑"，许慎释云："御湿之菜也，从艸，彊声。"《五十二病方》写作"薑""䕬""𦬒""𦮶""橿"，其后则多省写作"薑"，《武威医简》亦作"薑"，晚近简写为"姜"。薑之得名，王安石《字说》云："薑，彊我者也，于毒邪臭腥寒热皆足以御之。"又云："薑能御百邪，故谓之薑。"其说或有未妥，薑本字疑当写为"畺"，《说文》原义："畺，界也。从田，三其界画也。"此则借用指代植物薑，盖象其根茎肥大骈连若指掌之形也。

姜的原植物为姜科 *Zingiber officinale*，古今皆无变化。姜药用、食用其根茎，现代按采用部位、干燥程度、加工方法的不同，大致分嫩姜、生姜、干姜三类：嫩姜，为姜的嫩芽，主要用作蔬茹，又称仔姜、紫姜、芷姜、姜芽；生姜，为姜的新鲜根茎，烹饪、入药皆用之，又称菜姜、母姜、老姜；干姜，为姜根茎的干燥品，药用为主，可进一步加工为姜炭、炮姜。姜的古今品种虽无变化，但具体药材规格，尤其对"干姜"的定义，则颇有不同。

秦汉神仙方士颇看重姜的神奇效用，不仅《本草经》说姜"久服去臭气，通神明"，在纬书中亦有各种记载，如《春秋运斗枢》云：“旋星散为姜，失德逆时，则姜有翼，辛而不臭也。”又《孝经援神契》云：“椒姜御湿，菖蒲益聪，巨胜延年，威喜辟兵。”姜常与椒并用，此即《援神契》所说“椒姜御湿”，最可注意的是早期道经《太上灵宝五符序》卷中对椒、姜的论述：“老君曰：椒生蜀汉，含气太阴。天地俱生，变化陆沉。故能御湿，邪不敢侵。啖鬼蛊毒，靡有不禁。子能常服，所欲恣心。世之秘奥，其道甚深。坚藏勿泄，不用万金。”又“老君曰：姜生太阳，与椒同乡。俱出善土，窈窕山间。坚固不动，以依水泉。含气荧惑，守土本根。背阴向阳，与世常存。故能辟湿，却寒就温。除邪斩疾，闭塞鬼门。子能常服，寿若乾坤。”在这两段文字中，椒被看作太阴所化，姜则是太阳所生，太阳为乾，故疑古所称“干（乾）姜”，其实是“乾（qián）姜”。

将秦汉方书中的“干姜”考释为“乾（qián）姜”，重要证据乃在于“乾姜”其实并不是生姜的直接干燥品，而别有一套制作工艺，陶弘景说：“乾姜今惟出临海、章安，两三村解作之。蜀汉姜旧美，荆州有好姜，而并不能作乾者。凡作乾姜法，水淹三日毕，去皮置流水中六日，更刮去皮，然后晒干，置瓷缸中，谓之酿也。”就工艺本身而言，的确不是简单的干燥，这种“乾姜”的做法，直到宋代依然存在，《本草图经》载汉州乾姜法云：“以水淹姜三日，去皮，又置流水中六日，更刮去皮，然后曝之令干，酿于瓷中，三日乃成也。”李石《续博物志》卷6作乾姜法略同：“水淹三日毕，置流水中六日，更去皮，然后曝干，入瓷瓶，谓之酿也。”这种“乾姜”的做法甚至流传外邦，日本稻田宣义《炮炙全书》卷2有造乾姜法，其略云：“以母姜水浸三日，去皮，又置流水中六日，更刮去皮，然后晒干，置瓷缸中酿三日乃成也。”

毕竟“乾姜”的做法太过繁琐，商家不免偷工省料，《炮炙全书》造乾姜法中专门告诫说：“药肆中以母姜略煮过，然后暴之令干，名之乾姜售，非是。"而事实上，将生姜稍加处理后曝干充作"乾姜"的情况，宋代已然，《本草图经》说："秋采根，于长流水洗过，日晒为干姜。"在苏颂看来，这种"乾姜"的作法与前引"汉州乾姜法"并行不悖。

但宋代医家似乎也注意到这两种做法的"乾姜"药效有所不同，于是在处方中出现"干生姜"这一特殊名词，如《妇人良方》卷12引《博济方》醒脾饮子，原方用"乾姜"，其后有论云："后人去橘皮，以干生姜代乾姜，治老人气虚大便秘，少津液，引饮，有奇效。"宋元之际用"干生姜"的处方甚多，不烦例举，《汤液本草》则对以干生姜代替"乾姜"专有解释："姜屑比之乾姜不热，比之生姜不润，以干生姜代乾姜者，以其不僭故也。"这里所说的"干生姜"，正是生姜的干燥品，亦即今用之"干姜"。

明代《本草纲目》在生姜条后虽然附载"干生姜"，但语焉不详，乾姜条说："以母姜造之。今江西、襄、均皆造，以白净结实者为良，故人呼为白姜，又曰均姜。凡入药并宜炮用。"这样的记载看不出"乾姜"的来历。相反，年代稍晚的《本草乘雅半偈》论"干生姜"与"乾姜"的制作，最不失二者本意："社前后新芽顿长，如列指状，一种可生百指，皆分歧而上，即宜取出种姜，否则子母俱败。秋分采芽，柔嫩可口，霜后则老而多筋，干之，即曰干生姜。乾姜者，即所取姜种，水淹三日，去皮，放置流水中漂浸六日，更刮去皮，然后晒干，入瓷缸中，覆酿三日乃成，以白净结实者为良，故人呼为白姜，入药则宜炮用。"

大约从清代开始，医家药肆逐渐忘记"乾姜"的本意，原来繁琐的"乾姜"制作工艺逐渐被淘汰，宋元尚被称为"干生姜"的药材，成为"乾姜"的主要来源，名字也变成了"干姜"。《本草崇原》云："干姜用母姜晒干，以肉厚而白净、结实明亮如天麻者为良，故又名白姜。"这与此前卢之颐以乾姜为白姜的说法截然不同，同时期的《本草求真》《本草从新》《本草思辨录》《得配本草》等诸家本草皆用"母姜晒干为干姜"之说，这也是今天药用干姜的标准制法。

生姜　味辛，微温。主伤寒头痛鼻塞，咳逆上气，止呕吐。**久服去臭气，通神明。**生犍为川谷及荆州、扬州，九月采。秦椒为之使，杀半夏、莨菪毒，恶黄芩、黄连、天鼠粪。

陶隐居云：干姜，今惟出临海、章安，两三村解作之。蜀汉姜旧美，荆州有好姜，而并不能作干者。凡作干姜法，水淹三日毕，去皮，置流水中六日，更去皮，然后晒干，置瓷缸中，谓之酿也。又云：生姜，归五脏，去痰下气，止呕吐，除风邪寒热。久服少志少智，伤心气。如此则不可多食长御，有病者是所宜尔。今人啖诸辛辣物，惟此最常，故《论语》云"不彻姜食"，言可常啖，但勿过多尔。**唐本注**云：姜，久服通神明，主风邪，主痰气。生者尤良。经云"久服通神明"，即可常啖也，今云少智少志，伤心气，不可多食者，谬为此说，检无所据。**今注**：陶注生姜，别出菜部韭条下，今并唐本注移在本条。**臣禹锡等谨按，药性论**云：干姜，臣，味苦、辛。治腰肾中疼冷，冷气，破血去风，通四肢关节，开五脏六腑，去风毒冷痹，夜多小便。干者治嗽，主温中，用秦艽为使。主霍乱不止，腹痛，消胀满，冷痢，治血闭。病人虚而冷，宜加用之。**又云**：生姜，使。主痰水气满，下气。生与干并治嗽，疗时疾，止呕逆不下食。生和半夏，主心下急痛。若中热不能食，捣汁和蜜服之。又汁和杏人作煎，下一切结气实，心胸拥隔，冷热气，神效。**萧炳**云：生姜，一名母姜。**孟诜**云：生姜，温。去痰下气，多食少心智，八九月食伤神。又冷痢，取椒烙之为末，共干姜末等分，以醋和面作小馄饨子，服二七枚。先以水煮，更稀饮中重煮，出停冷，吞之，以粥饮下，空腹日一度作之良。谨按，止逆，散烦闷，开胃气。又姜屑末和酒服之，除偏风。汁作煎，下一切结实，冲胸隔恶气，神验。**陈藏器**云：生姜，本功外，汁解毒药。自余破血，调中，去冷，除痰，开胃。须热即去皮，要冷即留皮。**日华子**云：干姜，消痰，下气，治转筋，吐泻，腹脏冷，反胃干呕，瘀血，扑损，止鼻洪，解冷热毒，开胃，消宿食。

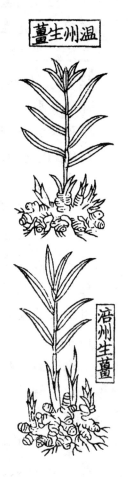

图经曰 生姜、生犍为山谷及荆州、扬州，今处处有之，以汉、温、池州者为良。苗高二三尺，叶似箭竹叶而长，两两相封。苗青根黄，无花实。秋采根，于长流水洗过，日晒为干姜。汉州干姜法：以水淹姜三日，去皮，又置流水中六日，更刮去皮，然后曝之，令干，酿于瓷中，三日乃成也。近世方有主脾胃虚冷，不下食，积久羸弱成瘵者，以温州白干姜一物，浆水煮，令透心润湿，取出焙干，捣筛，陈廪米煮粥饮，丸如梧子；一服三五十枚，汤使任用，其效如神。又《千金方》主痰澼，以姜附汤治之，取生姜八两，附子生用四两，四破之，二物以水五升，煮取二升，分再服。亦主卒风。禁猪肉、冷水。崔元亮《集验方》载敕赐姜茶治痢方，以生姜切如麻粒大，和好茶一两碗，呷，任意，便差。若是热痢即留姜皮，冷即去皮，大妙。刘禹锡《传信方》李亚治一切嗽及上气者，用干姜，须是合州至好者，皂荚炮去皮子，取肥大无孔者，桂心紫色辛辣者削去皮，三物并别捣下筛了。各秤等分，多少任意，和合后更捣筛一遍，炼白蜜和搜，又捣一二千杵。每饮服三丸，丸稍加大如梧子，不限食之先后，嗽发即服，日三五服。禁食葱油、咸腥、热面，其效如神。刘在淮南与李同幕府，李每与人药而不出方，或讥其吝。李乃情话曰：凡人患嗽，多进冷药，若见此方用药热燥，即不肯服，故但出药多效。试之信然。李卿换白发方云：刮老生姜皮一大升，于铛中以文武火煎之，不得令过沸。其铛惟得多油腻者尤佳，更不须洗刷，便以姜皮置铛中，密固济，勿令通气，令一精细人守之，地色未分，便须煎之，缓缓不得令火急。如其人稍疲，即换人看火，一复时即成。置于瓷钵中，极研之。李云：虽曰一复时，若火候匀，即至日西药成矣。使时先以小物点取如麻子大，先于白须下点药讫，然后拔之；再拔以手指熟撚之，令入肉。第四日当有黑者生，神效。

【食疗】 生姜，温。去痰下气，除壮热，治转筋，心满，去胸中臭气，通神明。又，胃气虚，风热，不能食：姜汁半鸡子壳，生地黄汁少许，蜜一匙头，和水三合，顿服立差。又，皮寒性温[①]。作屑末和酒服，治偏风。又，姜汁和杏人汁煎成膏，酒调服，或水调下，善下一切结实冲胸膈。

外台秘要 治霍乱注痢不止，转筋入腹欲死：生姜三两捣破，以酒一升，煮三四沸，顿服。又方久患咳噫，连咳四五十声者：取生姜汁半合，蜜一匙头，煎令熟，温服。如此三服，立效。又方治咳噫：生姜四两烂捣，入兰香叶二两，椒末一钱匕，盐和面四两，裹作烧饼熟煨，空心吃，不过两三度。又方去燥粪：生姜削如小指，长二寸，盐涂之，内下部中，立通。

千金方 治干哕，若手足厥冷，宜食生姜，此是呕家圣药。又治心下痞坚不能食，

---

① 皮寒性温：意思不通，从《本草拾遗》谓"须热即去皮，要冷即留皮"推测，似指姜皮寒性，肉温性，疑当作"皮寒肉温"。

胸中呕哕：生姜八两细切，以水三升，煮取一升，半夏五合洗去滑，以水五升，煮取一升，二味合煮取一升半，稍稍服之。**又方**治喉闭并毒气：生姜二斤捣汁，好蜜五合，慢火煎令相得，每服一合，日五服。**又方**治产后秽污下不尽，腹满：生姜二斤，以水煮取汁服，即出。

肘后方　治霍乱，心腹胀痛，烦满短气，未得吐下：生姜一斤切，以水七升，煮取二升，分作三服。

经验方　善治狐臭，用生姜汁涂腋下，绝根本。

梅师方　治霍乱，吐下不止，欲死：生姜五两，牛儿屎一升，切姜以水四升，煎取二升，分温服。**又方**治腹满不能服药：煨生姜绵裹，内下部中，冷即易之。

孙真人　治小儿咳嗽，用生姜四两，煎汤沐浴。

孙真人食忌　正月之节，食五辛以辟疠气，一日姜。**又方**八月、九月食姜，至春多眼患，损寿，减筋力。

食医心镜　治呕吐，百药不差。生姜一两切如绿豆大，以醋浆七合，于银器中煎取四合，空腹和滓旋呷之。又，生姜归五脏，理伤寒，头痛，去痰下气，通汗，除鼻塞，咳逆上气，止呕吐，去骨热，胸膈中臭气，除风邪，伤寒，调和饮食汤。壶①居士云：姜杀腹内长虫，久食令人少智惠，伤心性。

兵部手集　治反胃，羸弱不欲动：母姜二斤烂捣，绞取汁作拨粥服。作时如葛粉粥法。

杨氏产乳　胎后血上冲心：生姜五两切，以水八升，煮三升，分三服。

唐崔魏公　铉夜暴亡，有梁新闻之，乃诊之曰：食毒。仆曰：常好食竹鸡。多食半夏苗，必是半夏毒。命生姜捩汁，折齿而灌之，活。

衍义曰　生姜治暴逆气，嚼三两皂子大，下咽定，屡服屡定。初得寒热痰嗽，烧一块，啥啮之，终日间嗽自愈。暴赤眼无疮者，以古铜钱刮净姜上取汁，于钱唇点目，热泪出。今日点，来日愈。但小儿甚惧，不须疑，已试良验。

　　【点评】干姜、生姜在《本草经集注》中实际是一条，文字连贯，《开宝本草》始分化成两条。按照《本草经集注》的文例，现在生姜条《本草经》文"久服去臭通神明"，其实与"干

---

①　壶：底本作"蠹"，据刘甲本改。按，壶居士即"胡居士"，指胡洽。

姜"标题相承接，并不是生姜特有的功效。《本草图经》本条首句称"生姜生犍为山谷及荆州、扬州"，而不作"干姜生犍为山谷及荆州、扬州"，也是已经分条的缘故。

还有一处需要注意，本条陶弘景注释中"生姜归五脏，去痰下气"一段，在《本草经集注》中原是菜部中品韭条的注释文字，本条"唐本注"云云，原来也在韭条，因为讨论的内容皆与生姜有关，故《开宝本草》移动在此，并加注释"陶注生姜，别出菜部韭条下，今并唐本注移在本条"。

韭在《新修本草》卷18，今存日本写本尚能窥见原貌。抄录在此，可以了解《开宝本草》剪裁编辑情况。陶弘景注云："生姜是常食物，其以随干姜在中品，今依次入食，更别显之，而复有小异处，所以弥宜书。生姜，微温，辛，归五脏，去痰下气，止呕吐，除风邪寒热。久服少志、少智，伤心气，如此则不可多食长御，有病者是所宜也耳。今人啖诸辛辣物，惟此最恒，故《论语》云'不撤姜食'，言可常啖，但勿过多耳。"《新修本草》按语说："姜久服通神明，主风邪，去痰气，生者尤良。经云'久服通神明'，即可常啖也。今云少智少志，伤心气，不可多服者，误为此说，检无所据也。"

菜_{私以切}耳实　味苦、甘，温。叶，味苦、辛，微寒。有小毒。主风头寒痛，风湿周痹，四肢拘挛痛，恶肉死肌，膝痛，溪毒。久服益气，耳目聪明，强志轻身。一名胡菜、一名地葵、一名葹_{音施}、一名常思。生安陆川谷及六安田野。实熟时采。

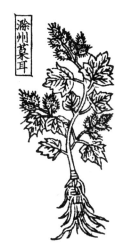

滁州菜耳

陶隐居云：此是常思菜，伧（士行切）人皆食之，以叶覆麦作黄衣者。一名羊负来，昔中国无此，言从外国逐羊毛中来，方用亦甚稀。唐本注云：苍耳，三月已后，七月已前刈，日干为散，夏水服，冬酒服，主大风癫痫，头风湿痹，毒在骨髓。日二服，丸服二十、三十丸，散服一二匕，服满百日，病当出如癞疥，或痒汁出，或斑驳甲错皮起，后乃皮落，肌如凝脂。令人省睡，除诸毒螫，杀疳湿䘌。久服益气，耳目聪明，轻身强志，主腰膝中风毒尤良。忌食猪肉、米泔。亦主猘狗毒。**今按**，陈藏器本草云：菜耳叶挼安舌下，令涎出，去目黄，好睡。子炒令香，捣去刺，使腹破，浸酒，去风，补益。又烧作灰，和腊月猪脂，封丁肿，出根。又毡中子七枚，烧作灰，投酒中饮之，勿令知，主嗜酒。叶煮服之，主狂狗咬。**臣禹锡等谨按**，尔雅云：葮耳，苓耳。注：《广雅》云"菜耳也，亦云胡菜"。江东为常菜。或曰，苓耳形似鼠耳，丛生如盘。释曰：《诗·周南》云"采采卷耳"，陆机疏云："叶青白色似胡荽，白华细茎，蔓生，可煮为茹，滑而少味。四月中生子，如妇人耳珰，幽州人谓之爵耳。"**药性论**云：菜耳亦可单用。味甘，无毒。主肝家热，明目。**孟诜云**：苍耳，温。主中风，伤寒头痛。又，丁肿困重，生捣苍耳根、叶和小儿尿，绞取汁，冷服一升，日三度，甚验。**日华子云**：治一切风气，填髓，暖腰脚，治瘰疬，疥癣及瘙痒，入药炒用。

图经曰　菜耳生安陆川谷及六安田野，今处处有之。谨按，诗人谓之卷耳，《尔雅》谓之苓耳，《广雅》谓之菜耳，皆以实得名也。陆机疏云："叶青白似胡荽，白华细茎，蔓生，可煮为茹，滑而少味。四月中生子，正如妇人耳珰，今或谓之耳珰草。郑康成谓是白胡荽，幽州人呼为爵耳。"郭璞云："形似鼠耳，丛生如盘。"今之所有，皆类此，但不作蔓生耳。或曰此物本生蜀中，其实多刺，因羊过之，毛中粘缀，遂至中国，故名羊负来，俗呼为道人头。实熟时采之。古今方书多单用，治丁肿困甚者，生捣根、叶，和小儿溺，绞取汁，令服一升，日三。又烧作灰，和腊月猪脂封上，须臾拔出根，愈。

【雷公云　凡采得，去心，取黄精，用竹刀细切拌之，同蒸，从巳至亥，去黄精。取出，阴干用。

食疗　拔丁肿根脚。又，治一切风：取嫩叶一石切，捣，和五升麦蘗，团作块。于蒿、艾中盛二十日，状成曲。取米一斗，炊作饭，看冷暖，入苍耳麦蘗曲，作三大升酿之，封一十四日成熟。取此酒空心暖服之，神验。封此酒可两重布，不得全密，密则溢出。又，不可和马肉食。

圣惠方　治妇人风瘙瘾疹，身痒不止。用苍耳花、叶、子等分，捣罗为末，豆淋酒调服二钱匕。**又方**治产后诸痢，神效：苍耳叶，捣绞汁，温服半中盏，日三四服。

外台秘要　疗热毒病攻手足，肿疼痛欲脱方：取苍耳汁以渍之。**又方**《救急》疗齿风动痛：苍耳一握，以浆水煮，入盐含。

千金方　当以五月五日午时附地刈取菜耳叶，洗曝燥，捣下筛。酒若浆水服方寸匕，日三夜三。散若吐逆，可蜜和为丸，准计一方寸匕数也。风轻易治者，日再服。若身体有风处皆作粟肌出，或如麻豆粒，此为风毒出也。可以针刺溃去之，皆黄汁出乃止。五月五日多取阴干，著大瓮中，稍取用之，皆能辟恶。若欲省病著疾者使服之，令人无所畏。若时气不和，举家服之。若病胃胀满，心闷发热即服之。并杀三虫，肠痔，能进食，一周年服之佳。七月七、九月九可采用。

千金翼 治身体手足卒瘫肿，捣苍耳傅之立效。春用心，冬用子。**又方**治牙痛：以苍耳子五升，水一斗，煮取五升。热含之，疼即吐，吐后复含，不过三剂差。茎、叶亦得。**又方**治一切丁肿：取苍耳根、茎和叶烧作灰，以醋泔淀和如泥，涂上，干即易。不过十余度，即拔出其根。**又方**治五痔方：苍耳茎、叶，以五月五日采，干为末，以水服方寸匕，立效。

百一方 治卒得恶疮：以苍耳、桃皮作屑，内疮中，佳。

孙真人食忌 苍耳合猪肉食，害人。

食医心镜 除一切风湿痹，四肢拘挛：苍耳子三两捣末，以水一升半，煎取七合，去滓呷。

斗门方 治妇人血风攻脑，头旋闷绝忽死，忽倒地不知人事者：用喝起草取其嫩心，不限多少，阴干为末。以常酒服一大钱，不拘时候，其功大效。服之多连脑盖，善通顶门，今苍耳是也。

胜金方 治毒蛇并射工、沙虱等伤，眼黑口噤，手脚强直，毒攻腹内成块，逡巡不救，宜用此方：苍耳嫩叶一握，研取汁，温酒和灌之，将滓厚罨所伤处。

杨氏产乳 治误吞钱：菜耳头一把，以水一升，浸水中十余度，饮水愈。

【点评】枲耳一名胡枲，今则通名苍耳。《本草纲目》释名引诸家说后，李时珍曰："其叶形如枲麻，又如茄，故有枲耳及野茄诸名。其味滑如葵，故名地葵，与地肤同名。诗人思夫赋卷耳之章，故名常思菜。张揖《广雅》作常，亦通。"

《诗经》："采采卷耳，不盈顷筐。"注释家都指此"卷耳"为苍耳，但如陆玑所描述的，"叶青白色似胡荽，白华细茎，蔓生，可煮为茹，滑而少味。四月中生子，如妇人耳珰，幽州人谓之爵耳"之卷耳，与菊科植物苍耳 *Xanthium sibiricum* 形态差异甚大。不特如此，苍耳植株各部位，尤其是幼芽，含有苍耳毒素，可引起中毒致肝损伤，乃至有死亡风险，也不可能作为菜蔬食用。按照《博物志》的说法，"洛中人有驱羊入蜀者，胡枲子着羊毛，中国人取种，因名羊负来"，苍耳 *Xanthium sibiricum* 是外来物种，确非《诗经》所指代者。

葛根 味甘，平，无毒。**主消渴，身大热，呕吐，诸痹，起阴气，解诸毒，**疗伤寒中风头痛，解肌发表出汗，开腠理，疗金疮，止痛胁风痛。

生根汁 大寒。疗消渴，伤寒壮热。

葛壳 主下痢十岁已上。

叶 主金疮止血。

花 主消酒。**一名鸡齐根、一名鹿藿、一名黄斤。生汶山川谷。五月采根，曝干。**杀野葛、巴豆百药毒。

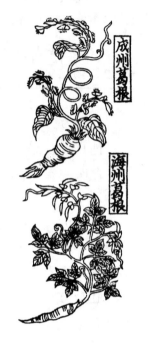

陶隐居云：即今之葛根，人皆蒸食之。当取入土深大者，破而日干之。生者捣取汁饮之，解温病发热。其花并小豆花干末，服方寸匕，饮酒不知醉。南康、庐陵间最胜，多肉而少筋，甘美，但为药用之不及此间尔。五月五日日中时，取葛根为屑，疗金疮断血为要药，亦疗疟及疮，至良。**唐本注**云：葛壳，即是实尔，陶不言之。葛虽除毒，其根入土五六寸已上者，名葛脰（音豆）。脰，颈也。服之令人吐，以有微毒也。根末之，主猘狗啮，并饮其汁，良。蔓烧为灰，水服方寸匕，主喉痹。**今按**，陈藏器本草云：葛根生者破血，合疮，堕胎，解酒毒，身热赤，酒黄，小便赤涩。可断谷不饥，根堪作粉。**臣禹锡等谨按，药性论**云：干葛，臣。能治天行，上气呕逆，开胃下食，主解酒毒，止烦渴。熬屑治金疮，治时疾，解热。**日华子**云：葛，冷，治胸膈热，心烦闷，热狂，止血痢，通小肠，排脓破血，傅蛇虫啮，解署毒箭。干者力同。

图经曰 葛根生汶山川谷，今处处有之，江浙尤多。春生苗，引藤蔓长一二丈，紫色，叶颇似楸叶而青，七月著花似豌豆花，不结实，根形如手臂，紫黑色。五月五日午时采根，曝干，以入土深者为佳。今人多以作粉食之，甚益人。下品有葛粉条，即谓此也。古方多用根，张仲景治伤寒，有葛根及加半夏、葛根黄芩黄连汤，以其主大热、解肌、开腠理故也。葛洪治臂（古对切）腰痛，取生根嚼之，咽其汁，多益佳。叶主金刃疮，山行伤刺血出，卒不可得药，但捣叶傅之，甚效。《正元广利方》金创中风痉欲死者，取生根四大两切，以水三升煮取一升，去滓分温四服，口噤者灌下即差。

【食疗】　葛根，蒸食之，消酒毒。其粉亦甚妙。

圣惠方　治时气头痛壮热：用生葛根净洗，捣取汁一大盏，豉一合，煎至六分，去豉，不计时候，分作二服，汗出即差。未汗再服。若心热，加栀子人十枚同煎，去滓服。

又方治小儿热渴久不止：用葛根半两细剉，水一中盏，煎取六分，去滓，频温服。

外台秘要　治伤筋绝：捣葛根汁饮之。葛白屑熬令黄，傅疮止血。

千金方　酒醉不醒：捣葛根汁饮一二升，便醒。

肘后方　治卒干呕不息：捣葛根，绞取汁，服一升，差。**又方**治金疮中风痉欲死：捣生葛根一斤，咬咀，以水一斗，煮取五升，去滓，取一升服。若干者，捣末，温酒调三指撮。若口噤不开，但多服竹沥，又多服生葛根，自愈。食亦妙。**又方**服药失度，心中苦烦：饮生葛根汁，大良。无生者，捣干葛末，水服五合，亦可煮服之。**又方**食诸菜中毒，发狂烦闷，吐下欲死：煮葛根汁饮之。

梅师方　治金中经脉，伤及诸大脉皆血出，多不可止，血冷则杀人：用生葛根一斤剉，以水九升，煎取三升，分作三服。**又方**治虎伤人疮：取生葛根煮浓汁，洗疮。兼捣葛末，水服方寸匕，日夜五六服。**又方**治伤寒初患二三日，头痛壮热：葛根五两，香豉一升细剉，以童子小便六升，煎取二升，分作三服，取汗。触风，食葱豉粥。**又方**治热毒下血，或因吃热物发动：用生葛根二斤，捣取汁一升，并藕汁一升，相和服。

广利方　治心热吐血不止：生葛根汁半大升，顿服，立差。

伤寒类要　治伤寒有数种，庸人不能分别，今取一药兼治。天行病，若初觉头痛，内热，脉洪，起至二日，取葛根四两，水三升，内豉一升，煮取半升服。捣生根汁尤佳。

又方治妊娠热病心闷：取葛根汁二升，分作三服。

衍义曰　葛根，澧、鼎之间，冬月取生葛，以水中揉出粉，澄成垛，先煎汤使沸，后擘成块下汤中，良久，色如胶，其体甚韧，以蜜汤中拌食之。擦少生姜尤佳。大治中热，酒、渴疾。多食行小便，亦能使人利。病酒及渴者，得之甚良。彼之人又切入煮茶中以待宾，但甘而无益。又将生葛根煮熟者，作果卖。虔、吉州、南安军亦如此卖。

【点评】《本草纲目》谓葛的品种有野生、家种之不同，"集解"项李时珍说："葛有野生，有家种，其蔓延长，取治可作绤谷，其根外紫内白，长者七八尺，其叶有三尖，如枫叶而长，面青背淡，其花成穗，累累相缀，红紫色，其英如小黄豆英，亦有毛。其子绿色，扁扁如盐梅子核，生嚼豆腥气，八九月采之，《本经》所谓葛谷是也。唐苏恭亦言葛谷是实，而宋苏颂谓葛花不结实，误矣。"一般认为，野生者为豆科野葛 Pueraria lobata，并以此为药用葛根的正品；家种者为甘葛 Pueraria thomsonii，主要作葛粉食用，虽亦可用作葛根，但质量不及前者。处方偶然要求用甘葛藤时，通常写作"粉葛"以示区别，如《仁斋直指》卷 17 枇杷叶散用粉葛一钱，有注释云"家种者佳"。

又有需要注意者，近代植物学家将 Pueraria lobata 的中文名确定为"野葛"似有未妥。"野葛"或称"冶葛"一直被视为毒草的代名词，如《淮南子·说林训》："蝮蛇螫人，傅以和堇则愈和。"高诱注："和堇，野葛，毒药。"《论衡·言毒》云："草木之中，有巴豆、野葛，食之协懑，颇多杀人。"《周易参同契》云："冶葛、巴豆一两入喉，虽周文兆著，孔子占卦，扁鹊操针，巫咸叩鼓，安能苏之。"据《本草经》记载，野葛为钩吻的别名，是草木中毒性最大者，《吴普本草》谓："秦钩吻，一名毒根，一名野葛。神农辛，雷公有毒，杀人。生南越山，或益州。叶如葛，赤茎，大如箭，方根黄色。或生会稽东冶，正月采。"按如所说，这种钩吻因叶似葛而得名野葛。

复考《梦溪笔谈》云："予尝令人剜取一株观之，其草蔓生如葛，其藤色赤，节粗似鹤膝，叶圆有尖，如杏叶而光厚，似柿叶，三叶为一枝，如绿豆之类，叶生节间，皆相对，花黄细，戢戢然一如茴香花，生于节叶之间。《酉阳杂俎》言花似栀子，稍大，谬说也。根皮亦赤。闽人呼为钩莽，亦谓之野葛，岭南人谓之胡蔓，俗谓断肠草。"根据所说，这种叶似葛叶的野葛钩吻当为漆树科植物野葛 Toxicodendron radicans，该植物为攀援状灌木，所含毒素主要引起皮肤黏膜反应，严重者也可致命。

至于沈括说："（野葛）至毒之物，不入药用，恐本草所出，别是一物，非此钩吻也。予见《千金》《外台秘要》药方中时有用野葛者，特宜仔细，不可取其名而用。"则不正确，仔细分析《备急千金要方》所有提到野葛的处方，皆与豆科葛根无关，而《证类本草》诸病通用药将野葛专用于鬼疰尸疰、堕胎、中蛊，其非葛根也必。

葛粉 味甘，大寒，无毒。主压丹石，去烦热，利大小便，止渴。小儿热痞，以葛根浸捣汁饮之良。今附

臣禹锡等谨按：中品上卷葛根条，功用与此相通。

图经 文具葛根条下。

【**陈藏器拾遗云** 用裹小儿热疮，妙。

圣惠方 治中鸩毒气欲绝者：用葛粉三合，水三中盏调饮之。如口噤者，以物揭开灌之。又方治胸中烦热或渴，心躁：葛粉四两，先以水浸粟米半升，经宿漉出，与葛粉相拌，令匀，煮熟食之。

食医心镜 治小儿壮热，呕吐不住食，惊痫方：葛粉二大钱，以水二合调令匀，泻向銚锣中，倾侧令遍，重汤中煮令熟，以糜饮相和食之。

【**点评**】葛粉为《开宝本草》新增，《本草图经》葛根条说："下品有葛粉条，即谓此也。"葛粉条掌禹锡谨按也说："中品上卷葛根条，功用与此相通。"因知直到《嘉祐本草》葛粉仍在下品，唐慎微将其调整到中品葛根条后。

栝楼根 味苦，寒，无毒。主消渴，身热烦满，大热，补虚安中，续绝伤，除肠胃中痼热，八疸，身面黄，唇干口燥，短气，通月水，止小便利。一名地楼、一名果裸、一名天瓜、一名泽姑。

实 名黄瓜，主胸痹，悦泽人面。

茎叶 疗中热伤暑。生洪农川谷及山阴地，入土深者良，生卤地者有毒。二月、八月采根，曝干，三十日成。枸杞为之使，恶干姜，畏牛膝、

干漆，反乌头。

陶隐居云：出近道，藤生，状如土瓜而叶有叉。《毛诗》云"果臝之实，亦施于宇，其实今以杂作手膏用。根入土六七尺，大二三围者，服食亦用之。**唐本注云：**今用根作粉，大宜服石虚热人食之。作粉如作葛粉法，洁白美好。今出陕州者，白实最佳。**臣禹锡等谨按，尔雅**云：果臝之实，栝楼。释曰：果臝之草，其实名栝楼。郭云：今齐人谓之天瓜。**日华子**云：栝楼子，味苦，冷，无毒。补虚劳，口干，润心肺，疗手面皱，吐血，肠风泻血，赤白痢，并炒用。又栝楼根，通小肠，排脓，消肿毒，生肌长肉，消扑损瘀血，治热狂时疾，乳痈，发背，痔瘘，疮疖。

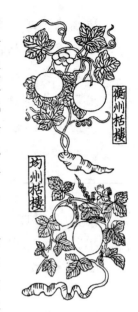

图经曰 栝楼生洪农山谷及山阴地，今所在有之。实名黄瓜，《诗》所谓"果臝之实"是也。根亦名白药，皮黄肉白。三四月内生苗，引藤蔓，叶如甜瓜叶，作叉，有细毛。七月开花，似葫芦花，浅黄色。实在花下，大如拳，生青，至九月熟，赤黄色。二月、八月采根，刮去皮，曝干，三十日成。其实有正圆者，有锐而长者，功用皆同。其根惟岁久入土深者佳，卤地生者有毒。谨按，栝楼主消渴，古方亦单用之。孙思邈作粉法：深掘大根，厚削皮至白处，寸切之，水浸，一日一易水，经五日取出，烂捣研，以绢袋盛之，澄滤令极细如粉，去水。服方寸匕，日三四服，亦可作粉粥，乳酪中食之，并宜。卒患胸痹痛，取大实一枚切，薤白半升，以白酒七升，煮取二升，分再服。一方加半夏四两，汤洗去滑，同煮服更善。又唐崔元亮疗箭镞不出，捣根傅疮，日三易，自出。又疗时疾发黄，心狂烦热，闷不认人者。取大实一枚黄者，以新汲水九合，浸淘取汁，下蜜半大合，朴消八分，合搅令消尽，分再服，便差。

【雷公云 栝楼，凡使皮、子、茎、根，效各别。其栝并楼样全别。若栝，自圆，黄皮厚蒂小；若楼，唯形长，赤皮蒂粗，是阴人服。若修事，去上壳皮革膜并油了。使根，待构二三围，去皮细捣作煎搅取汁，冷饮任用也。

食疗 子，下乳汁。又，治痈肿：栝楼根苦酒中熬燥，捣筛之，苦酒和，涂纸上摊贴。服金石人宜用。

圣惠方 治热病头疼发热进退方：用栝楼一枚大者，取其瓤细剉，置瓷碗中，用热汤一盏沃之，盖却良久，去滓，不计时候顿服。**又方**治中风口眼㖞斜：用栝楼绞取汁，和大麦面搜作饼，炙令热，熨。正便止，勿令太过。

外台秘要 治消渴利方：生栝楼三十斤，以水一硕，煮取一斗半，去滓，以牛脂五合，煎取水尽。以暖酒先食服如鸡子大，日三服，即妙。**又方**主伤寒渴饮：栝楼根三两，以水五升，煮取一升。分二服。清淡竹沥一升，水二升，煮好银二两半，去银。先与病人饮之，然后服栝楼汤，其银汁须冷服。

肘后方 治耳卒得风，觉耳中恍恍：栝楼根削令可入耳，以腊月猪脂煎三沸，出，塞耳，每用三七日即愈。**又方**消渴，小便多：栝楼薄切，炙取五两，水五升，煮取四升，随意饮之良。**又方**折伤：取栝楼根以涂之，重布裹之，热除，痛即止。**又方**治二三年聋耳方：栝楼根三十斤细切之，以水煮，用酿酒如常法，久久服之，甚良。**又方**若肠随肛出，转久不可收入：捣生栝楼取汁，温之，猪肉汁中洗手，随按之令暖，自得入。

梅师方 治诸痈发背，乳房初起微赤：捣栝楼作末，以井华水调方寸匕。

胜金方 治太阳伤寒：栝楼根二两，水五升，煮取一升半，分二服，小便利即差。

广利方 治小儿忽发黄，面目皮肉并黄：生栝楼根捣取汁二合，蜜一大匙，二味暖相和，分再服。

集验方 下乳汁：栝楼子淘洗控干，炒令香熟，瓦上擂令白色为末，酒调下一匕，合面卧少时。

杜壬 治胸膈痛彻背，心腹痞满，气不得通及治痰嗽：大栝楼去穰取子熟炒，别研，和子皮面糊为丸，如梧桐子大，米饮下十五丸。

伤寒类要 治脾瘅溺赤出少，惕惕若恐，栝楼主之。

子母秘录 治乳肿痛：栝楼黄色老大者一枚熟捣，以白酒一斗煮取四升，去滓温一升，日三服。若无大者，小者二枚黄熟为上。

杨氏产乳 治热游丹赤肿：栝楼末二大两，酽醋调涂之。**又方**治乳无汁：栝楼根烧灰，米饮服方寸匕。

产宝 治产后乳无汁：栝楼末，井花水服方寸匕，日二服，夜流出。

杨文蔚 治痰嗽，利胸膈方：栝楼肥实大者，割开，子净洗，捶破括皮，细切焙干，半夏四十九个，汤洗十遍，捶破焙干，捣罗为末，用洗栝楼熟水并瓢同熬成膏，研细为丸如梧子大，生姜汤下二十丸。**又方**治痈未溃：栝楼根，赤小豆，等分为末，醋调涂。

衍义曰 栝楼实，九月、十月间取穰，以干葛粉拌，焙干，银石器中熳火炒熟为末。食后、夜卧，以沸汤点一二钱服，治肺燥、热渴、大肠秘。其根与贝母、知母、秦艽、黄芩之类，皆治马热。

【**点评**】栝楼根一名天花粉，见于《本草图经》，处方中亦简称为"花粉"。《本草蒙筌》云："栝楼根名天花粉，内有花纹天然而成，故名之。"其说恐误，《本草纲目》"释名"说："其根作粉，洁白如雪，故谓之天花粉。苏颂《图经》重出天花粉，谬矣。今削之。"解释也不准确。按，栝楼在《名医别录》中别名"天瓜"，《新修本草》云："今用根作粉，大宜服石，虚热人食之，作粉如作葛粉法，洁白美好。"因知"天花粉"实为"天瓜粉"之讹。

栝楼疗胸痹，以《金匮要略》瓜蒌薤白白酒汤最有名，《本草纲目》"发明"项云："震亨曰：栝楼实治胸痹者，以其味甘性润。甘能补肺，润能降气。胸中有痰者，乃肺受火逼，失其降下之令。今得甘缓润下之助，则痰自降，宜其为治嗽之要药也。且又能洗涤胸膈中垢腻郁热，为治消渴之神药。时珍曰：张仲景治胸痹痛引心背，咳唾喘息，及结胸满痛，皆用栝楼实。乃取其甘寒不犯胃气，能降上焦之火，使痰气下降也。成无己不知此意，乃云苦寒以泻热。盖不尝其味原不苦，而随文傅会尔。"

苦参 味苦，寒，无毒。主心腹结气，癥瘕积聚，黄疸，溺有余沥，逐水，除痈肿，补中，明目止泪，养肝胆气，安五脏，定志益精，利九窍，除伏热肠澼，止渴，醒酒，小便黄赤，疗恶疮、下部䘌，平胃气，令人嗜食、轻身。**一名水槐、一名苦蘵**音识、一名地槐、一名菟槐、一名骄槐、一名白茎、一名虎麻、一名岑茎、一名禄白、一名陵郎。生汝南山谷及田野。三月、八月、十月采根，暴干。玄参为之使，恶贝母、漏芦、菟丝，反藜芦。

陶隐居云：今出近道处处有。叶极似槐树，故有槐名，花黄，子作荚，根味至苦恶。病人酒渍饮之多差。患疥者，一两服亦除，盖能杀虫。**唐本注**云：以十月收其实，饵如槐子法。久服轻身不老，明目，有验。**臣禹锡等谨按，药性论**云：苦参，能治热毒风，皮肌烦燥生疮，赤癞眉脱，主除大热，嗜睡，治腹中冷痛，中恶腹痛，除体闷，治心腹积聚。不入汤用。**日华子**云：杀疳虫，炒带烟出为末，饭饮下，治肠风泻血并热痢。

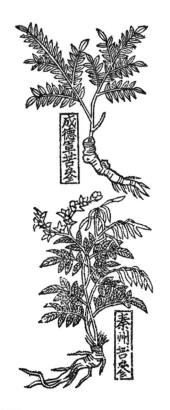

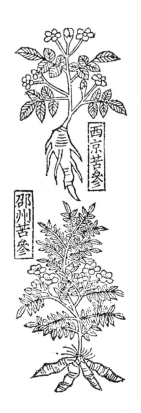

图经曰 苦参生汝南山谷及田野，今近道处处皆有之。其根黄色，长五七寸许，两指粗细。三五茎并生，苗高三二尺已来。叶碎青色，极似槐叶，故有水槐名，春生冬凋。其花黄白，七月结实如小豆子。河北生者无花子。五月、六月、八月、十月采根，暴干用。古今方用治疮疹最多，亦可治癞疾。其法用苦参五斤切，以好酒三斗渍三十日。每饮一合，日三，常服不绝，若觉痹即差。取根皮末服之亦良。

【唐本云 治胫酸，疗恶虫。

雷公云 凡使，不计多少，先须用糯米浓泔汁浸一宿，上有腥秽气，并在水面上浮，并须重重淘过，即蒸，从巳至申出，晒干，细剉用之。

圣惠方 治伤寒四日，已呕吐，更宜吐：以苦参末，酒下二钱，得吐差。

外台秘要 治天行病四五日，结胸满痛，壮热，身体热：苦参一两剉，以醋二升，煮取一升二合，尽饮之，当吐，即愈。天行毒病，非苦参醋药不解，及温覆取汗愈。**又方** 治小儿身热：苦参汤浴儿良。

千金方 治狂邪发恶，或披头大叫，欲杀人，不避水火：苦参以蜜丸如桐子大。每服十丸，薄荷汤下。**又方** 治饮食中毒：以苦参三两，酒二升半，煮取一升服，取吐愈。

肘后方 治谷疸食劳，头旋，心怫郁不安而发黄，由失饥大食，胃气冲熏所致：苦参三两，龙胆一合，为末，牛胆丸如梧子大。生大麦汁服五丸，日三服。**又方**治时气垂死者：苦参一两咬咀，以酒二升半，煮取一升半，去滓，适寒温尽服之。当闻苦参①吐毒如溶胶，便愈。**又方**治卒心痛：苦参三两，苦酒一升半，煮取八合，分二服。

梅师方 治饮食中毒，鱼肉菜等：苦参三两，以苦酒一升，煎三五沸，去滓服，吐出即愈。或取煮犀角汁一升，亦佳。**又方**治伤寒四五日，头痛壮热，胸中烦痛：苦参五两，乌梅二十枚细剉，以水二升，煎取一升，分服。

孙真人食忌 治中恶心痛：苦参一两，酒一升半，煮取八合，乘热顿服。

胜金方 治时疾热病，狂言心躁：苦参不限多少，炒黄色为末。每服二钱，水一盏，煎至八分，温服，连煎三服。有汗、无汗皆差。

集验方 治毒热，足肿疼欲脱：酒煮苦参以渍之。

伤寒类要 治瘟气病欲死：苦参二两，以水二升，煮取一升，顿服之。吐则愈，或汗愈。

子母秘录 治小腹疼，青黑或赤，不能喘：苦参一两，醋一升半，煎八合，分二服。

太仓公 淳于意医齐中大夫病龋齿，灸左手阳明脉，苦参汤日漱三升。出入慎风，五六日愈。

沈存中笔谈 常患腰疼，时以病齿用苦参。后有太常少卿舒昭亮，用苦参揩齿，岁久亦病腰。自后不用苦参，腰疾遂愈。

衍义曰 苦参，有朝士苦腰重，久坐，旅拒十余步，然后能行。有一将佐谓朝士曰：见公日逐以药揩齿，得无用苦参否？曰：始以病齿，用苦参已数年。此病由苦参入齿，其气味伤肾，故使人腰重。后有太常少卿舒昭亮，用苦参揩齿，岁久亦病腰。自后悉不用，腰疾皆愈。此皆方书旧不载者。有人病遍身风热细疹，痒痛不可任，连胸、颈、脐、腹及近隐皆然，涎痰亦多，不得睡。以苦参末一两，皂角二两，水一升，揉滤取汁，银石器熬成膏，和苦参末为丸如梧桐子大。食后温水服二十至三十丸，次日便愈。

【点评】 苦参古今品种变化不大，豆科植物苦参 *Sophora flavescens* 一直是药用主流。本条黑盖子下引"太仓公"，出自《史记·

---

① 参：刘甲本作"寒"。

扁鹊仓公列传》，原文说："齐中大夫病龋齿，臣意灸其左大阳明脉，即为苦参汤，日嗽三升，出入五六日，病已。得之风，及卧开口，食而不嗽。"这与苦参所含苦参碱、氧化苦参碱对龋齿有关厌氧菌的杀菌作用有关。因为《史记》的记载，后世遂有以苦参揩齿的习惯，本条所引《梦溪笔谈》《本草衍义》皆涉及此。

苦参用之既多，遂有"伤肾"之说。《医说》卷4云："苦参不可洁齿，予尝苦腰重，久坐则旅拒十余步，然后能行。有一将佐见予曰：得无用苦参洁齿否？予时以病齿，用苦参数年矣。曰：此病由也。苦参入齿，其气伤肾，能使人腰重。后有太常少卿舒昭亮，用苦参揩齿，岁久亦病腰。自后悉不用，腰疼皆愈。"此与《本草衍义》一样，都转引自《梦溪笔谈》。围绕苦参伤肾与否的讨论，后世异说纷呈。《本草衍义补遗》云："苦参属木而有火。能峻补阴气。或得之而致腰重者，以其气降而不升也，非伤肾之谓。"李时珍则认为："子午乃少阴君火对化，故苦参、黄檗之苦寒，皆能补肾，盖取其苦燥湿、寒除热也。热生风，湿生虫，故又能治风杀虫。惟肾水弱而相火胜者，用之相宜。若火衰精冷，真元不足，及年高之人，不可用也。《素问》云：五味入胃，各归其所喜，故久而增气，物化之常也。气增而久，夭之由也。王冰注云：入肝为温，入心为热，入肺为清，入肾为寒，入脾为至阴而兼四气，皆为增其味而益其气，各从本脏之气。故久服黄连、苦参而反热者，此其类也。气增不已，则脏气有偏胜，偏胜则脏有偏绝，故有暴夭。是以药不具五味，不备四气，而久服之，虽且获胜，久必暴夭。但人疏忽，不能精候尔。张从正亦云：凡药皆毒也。虽甘草、苦参，不可不谓之毒。久服则五味各归其脏，必有偏胜气增之患。诸药皆然，学者当触类而长之可也。至于饮食亦然。又按《史记》云：太仓公淳于意医齐大夫病龋齿，灸左手阳明脉，以苦参汤日漱三升，出入其风，五六日愈。此亦取其去风气湿热、杀虫之义。"可备一说。

当归　味甘、辛，温、大温，无毒。主咳逆上气，温疟寒热洗洗音癣在皮肤中，妇人漏下，绝子，诸恶疮疡音羊，金疮，煮饮之。温中止痛，除客血内塞，中风，痉汗不出，湿痹，中恶，客气虚冷，补五脏，生肌肉。一名干归。生陇西川谷。二月、八月采根，阴干。恶茴茹，畏菖蒲、海藻、牡蒙。

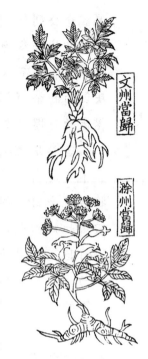

陶隐居云：今陇西叨阳黑水当归，多肉少枝，气香，名马尾当归，稍难得；西川北部当归，多根枝而细；历阳所出，色白而气味薄，不相似，呼为草当归，阙少时乃用之，方家有云真当归，正谓此，有好恶故也。俗用甚多，道方时须尔。唐本注云：当归苗有二种：于内一种，似大叶芎䓖；一种似细叶芎䓖，惟茎叶卑下于芎䓖也。今出当州、宕州、翼州、松州，宕州最胜。细叶者名蚕头当归，大叶者名马尾当归，今用多是马尾当归，蚕头者不如此，不复用。陶称历阳者，是蚕头当归也。臣禹锡等谨按，尔雅云：薜，山蕲。注：《广雅》曰"山蕲，当归也"，当归今似蕲而粗大。吴氏云：当归，神农、黄帝、桐君、扁鹊：甘，无毒；岐伯、雷公：辛，无毒；季氏：小温。或生羌胡地。范子云：当归无枯者善。药性论云：当归，臣，恶热面。止呕逆，虚劳寒热，破宿血，主女子崩中，下肠胃冷，补诸不足，止痢腹痛。单煮饮汁，治温疟，主女人沥血腰痛，疗齿疼痛不可忍。患人虚冷，加而用之。日华子云：治一切风，一切血，补一切劳，破恶血，养新血及主癥癖。

图经曰　当归生陇西川谷，今川蜀、陕西诸郡及江宁府、滁州皆有之，以蜀中者为胜。春生苗，绿叶有三瓣，七八月开花似时罗，浅紫色。根黑黄色。二月、八月采根，阴干。然苗有二种，都类芎䓖，而叶有大小为异，茎梗比芎䓖甚卑下。根亦二种，大叶名马尾当归，细叶名蚕头当归。大抵以肉厚而不枯者为胜。谨按，《尔雅》云"薜（布革切），山蕲（古芹字，巨斤切）"，郭璞注引《广雅》云："山蕲，当归也。似蕲而粗大。"释曰："《说文》云：蕲，草也。生山中者名薜，一名山蕲。"然则当归芹类也，在平地者名芹，生山中而粗大者名当归也。

【雷公云　凡使，先去尘并头尖硬处一分已来，酒浸一宿。若要破血，即使头一节硬实处；若要止痛止血，即用尾。若一时用，不如不使。服食无效，单使妙也。

外台秘要　治头疼欲裂：当归二两，酒一升，煮取六合，饮至再服。又方治心痛：当归为末，酒服方寸匕。

肘后方 治小儿多患，胎寒好啼，昼夜不止，因此成痫：当归末一小豆大，以乳汁灌之，日夜三四度服，差。

葛氏方 治小便出血：当归四两细判，酒三升，煮取一升，顿服之。

梅师方 治胎动下血，心腹疼，死生不知，服此汤，活即安，死即下：用当归四两，芎䓖九两，细判，以酒三升，水四升，煎取三升，分服。

子母秘录 治倒产，子死腹中：捣当归末，酒服方寸匕。**又方**治小儿脐风疮久不差，用当归末傅之。

贾相公进过牛经 牛有尿血病：当归、红花各半两，为末，以酒半升煎，候冷，灌之差。

支太医方 治妇人百病，诸虚不足：当归四两，地黄二两，为末，蜜和丸如梧子大。食前米饮下十五丸。

别说云 谨按当归，自古医家方论用治妇人产后恶血上冲，仓卒取效，无急于此，世俗多以谓唯能治血。又《外台秘要》《金匮》《千金》等方，皆为大补不足，决取立效之药。气血昏乱者，服之即定，此盖服之能使气血各有所归，则可以于产后备急，于补虚速效。恐圣人立当归之名，必因此出矣。

衍义曰 当归，《广雅》云"山蕲（古芹切），当归也"，似芹而粗大。《说文》云"蕲，草也"，生山中者名薛（音百）。新书《图经》以谓"当归芹类也，在平地者名芹，生山中粗大者名当归"，若然，则今川蜀皆以平地作畦种，尤肥好多脂肉，不以平地、山中为等差，但肥润不枯燥者佳，今医家用此一种为胜。市人又以薄酒洒使肥润，不可不察也。《药性论》云"补女子诸不足"，此说尽当归之用也。

【**点评**】当归不同部位活血止血功用各别，最早见于《雷公炮炙论》，即所谓："若要破血，即使头一节硬实处；若要止痛止血，即用尾。"乃至说："若一时用，不如不使。"此后诸家因循其说，有同有异。《洁古珍珠囊》说："当归阳中微阴。头破血，身行血，尾止血。"《汤液本草》引《珍珠囊》则作"（珍珠囊）云：头，止血；身，和血；梢，破血。"朱震亨《本草衍义补遗·新增补》云："当归，若止痛止血即用尾。若一概用，不如不使，服之无效。易老以为头破血，身行血，尾止血。又云：身养血，若全用和血。"又别有一说，《续医说》云："其功用，但从人参、黄耆则能补血，从大黄、牵牛则能破血，从官桂、附子、茱萸则热，从大黄、芒硝则寒，此非无定性也，夺于群众之势，而不得不然耳。"《本草蒙筌》另有发挥云："《正传》云：当归能逐瘀血、生新血，使血脉通畅与气并行，周流不息，因以为号。然而中半已上，气脉上行，天气主之；中半已下，气脉下行，地气主之；身则独守乎中而不行也。人身之法象亦犹是焉。故瘀血在上焦，与上焦之血少，则用上截之头；瘀血在下焦，与下焦之血少，则用下截之尾；若欲行中焦瘀血，与补中焦血虚，则用中截之身。匪独当归为然，他如黄芩、防风、桔梗、柴胡亦皆然也。观此一说，较前东垣虽殊，思亦近理不妄。采附篇末，凭人所宗。"

关于当归的产地，甘肃自古为当归的道地产区，《本草经》云："当归生陇西川谷。"《范子计然》亦云："当归出陇西，无枯者善。"《列仙传》卷下也说陇西人山图"服地黄、当归、羌活、独活、苦参散"。文献所称陇西一般为泛指，其地约在今甘肃定西市及其周边。《吴普本草》提到当归"或生羌胡地"，《梁书·诸夷传》云："天监四年，（宕昌国）王梁弥博来献甘草、当归。"宕昌即今甘肃定西市所辖的岷县，至今仍是当归的道地产区。

唐代当归产地集中在甘肃、四川，其中剑南道所辖州县出当归者尤多，综合《新修本草》《千金翼方》《通典》《唐六典》《元和郡县图志》《新唐书》等的记载，剑南道之茂州、翼州、维州、松州、当州、悉州、静州、柘州、恭州等9州皆产土贡当归。唐代剑南道所属以成都为中心，涵盖今四川省的大部，及云南、贵州和甘肃文县之一部分，这样大范围的当归产出，或许与寇宗奭所说当归在平原地区种植成功有关，当然也为宋代人说当归"蜀中者为胜"埋下了伏笔，但至少在唐代，属陇右道的宕州（今甘肃省宕昌县）依然是当归的道地产区，此即《新修本草》所言"宕州最胜"。

《本草图经》除专门绘制文州当归药图外，又提到："今川蜀、陕西诸郡及江宁府、滁州皆有之，以蜀中者为胜。"又四川省阿坝州黑水县古名"当州"，据《太平寰宇记》卷81"以州土出当归为名"，《舆地广记》同。《蜀中广记》卷64云："当归川蜀畦种，肥好多脂，不以平地山中为等差。"规模化的人工种植，应该是宋代蜀川当归成为主流的原因。

麻黄 味苦，温、微温，无毒。**主中风伤寒头痛，温疟，发表出汗，去邪热气，止咳逆上气，除寒热，破癥坚积聚，**五脏邪气缓急，风胁痛，字乳余疾，止好唾，通腠理，疏伤寒头疼，解肌，泄邪恶气，消赤黑斑毒。不可多服，令人虚。一名卑相、**一名龙沙、**一名卑盐。生晋地及河东。立秋采茎，阴干令青。厚朴为之使，恶辛夷、石韦。

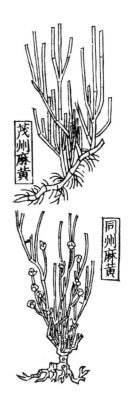

陶隐居云：今出青州、彭城、荣①阳、中牟者为胜，色青而多沫。蜀中亦有，不好。用之折除节，节止汗故也。先煮一两沸，去上沫，沫令人烦。其根亦止汗，夏月杂粉用之。俗用疗伤寒，解肌第一。唐本注云：郑州鹿台及关中沙苑河傍沙洲上太多。其青、徐者，今不复用，同州沙苑最多也。今注：今用中牟者为胜，开封府岁贡焉。**臣禹锡等谨按，药性论**云：麻黄，君，味甘，平。能治身上毒风瘅痹，皮肉不仁，主壮热，解肌发汗，温疟，治温疫。根、节能止汗，方曰：并故竹扇杵末扑之。又牡蛎粉、粟粉并根等分，末，生绢袋盛，盗汗出即扑，手摩之。**段成式酉阳杂俎**云：麻黄，茎端开花，花小而黄，簇生。子如覆盆子，可食。**日华子**云：通九窍，调血脉，开毛孔皮肤，逐风，破癥癖积聚，逐五脏邪气，退热，御山岚瘴气。

图经曰 麻黄生晋地及河东，今近京多有之，以荣阳、中牟者为胜。苗春生，至夏五月则长及一尺已来。梢上有黄花，结实如百合瓣而小，又似皂荚子，味甜，微有麻黄气，外红皮，里人子黑。根紫赤色。俗说有雌雄二种：雌者于三月、四月内开花，六月内结子。

---

① 荣：底本作"荣"，据刘甲本改。

雄者无花，不结子。至立秋后，收采其茎，阴干令青。张仲景治伤寒，有麻黄汤及大、小青龙汤，皆用麻黄；治肺痿上气，有射干麻黄汤、厚朴麻黄汤，皆大方也。古方汤用麻黄，皆先煮去沫，然后内诸药，今用丸散者，皆不然也。《必效方》治天行一二日者，麻黄一大两去节，以水四升煮去沫，取二升去滓，著米一匙及豉为稀粥，取强一升，先作熟汤浴淋头百余碗，然后服粥，厚覆，取汗于夜最佳。《千金方》疗伤寒雪煎：以麻黄十斤去节，杏人四升去两人、尖、皮熬，大黄一斤十三两金色者，先以雪水五硕四斗，渍麻黄于东向灶釜中，三宿后内大黄搅令调，以桑薪煮之，得二硕汁，去滓，复内釜中，又捣杏人内汁中，复煮之，可余六七斗，绞去滓，置铜器中。更以雪水三斗合煎，令得二斗四升，药成，丸如弹子。有病者，以沸白汤五合，研一丸入汤中，适寒温服之，立汗出。若不愈者，复服一丸，封药勿令泄也。

【雷公云】 凡使，去节并沫，若不尽，服之令人冈。用夹刀剪去节并头，槐砧上用铜刀细剉，煎三四十沸，竹片掠去上沫尽，漉出，晒干用之。

伤寒类要 张仲景《伤寒论》云：黄疸病，以麻黄醇酒汤主之：麻黄一把去节，绵裹，以美酒五升，煮取半升，去滓，顿服。又治伤寒表热发疸，宜汗之则愈，冬月用酒，春宜用水煮之良。

子母秘录 治产后腹痛及血下不尽：麻黄去节杵末，酒服方寸匕，一日二三服，血下尽即止。泽兰汤服亦妙。

衍义曰 麻黄出郑州者佳。剪去节，半两，以蜜一匙匕同炒，良久，以水半升煎，俟沸，去上沫，再煎，去三分之一，不用滓。病疮疱倒魇黑者，乘热尽服之，避风，伺其疮复出。一法用无灰酒煎，但小儿不能饮酒者难服，然其效更速。以此知此药入表也。

【点评】 麻黄载于《本草经》，《武威医简》亦有使用，《伤寒杂病论》用之尤多，《本草经》谓其功能"发表出汗，止咳逆上气"，以上描述正与麻黄碱发汗、平喘、中枢兴奋及心血管活性等作用相吻合，由此知古用麻黄即是含麻黄碱的麻黄科 *Ephedra* 属植物。

陶弘景提出"先煮一二沸，去上沫，沫令人烦"的调剂学要求，研究证实，先煎麻黄漂浮在汤液的棕红色泡沫，含有大量未溶解的麻黄碱类生物碱，其升压和中枢兴奋作用都可能"令人烦"。掠去上沫，客观上减少了麻黄碱的摄入。麻黄制取还要求去节，只使用节间部分，按照陶弘景的说法，"节止汗故也"。

这与现代研究结论不太一致，麻黄生物碱主要存在于茎的髓质部，节中生物碱含量甚低，没有特异性成分存在于节中。换言之，去节的后果其实是单位重量药材中生物碱含量提高，作用因此增强，但并不会出现止汗的效果。麻黄碱的药理活性与肾上腺素相似，只是起效较缓慢，作用较为温和持久，与肾上腺素不同之处在于其口服有效，并能够通过血脑屏障，有明显的中枢兴奋作用。肾上腺素禁用于器质性心脏病、重度高血压、糖尿病、甲亢患者，麻黄也应该有类似的使用注意。此外，麻黄碱也有一定的成瘾性，虽不及去氧麻黄碱（甲基苯丙胺，methamphetamine）强，亦应引起重视。

通草　味辛、甘，平，无毒。主去恶虫，除脾胃寒热，通利九窍、血脉、关节，令人不忘，疗脾疸，常欲眠，心烦，哕出音声，疗耳聋，散痈肿、诸结不消，及金疮恶疮，鼠瘘，踒折，齆^{音瓮}鼻息肉，堕胎，去三虫。**一名附支、一名丁翁**。生石城山谷及山阳。正月采枝，阴干。

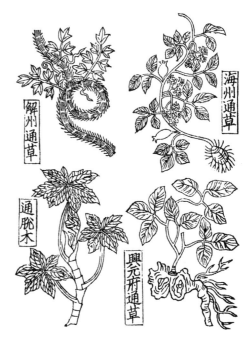

陶隐居云：今出近道。绕树藤生，汁白。茎有细孔，两头皆通，含一头吹之，则气出彼头者良。或云即菖（音福）藤茎。**唐本注**云：此物大者径三寸，每节有二三枝，枝头有五叶。其子长三四寸，核黑穰白，食之甘美。南人谓为燕覆（芳服切），或名乌覆，今言菖藤。菖、覆声相近尔。**臣禹锡等谨按，药性**论云：木通，臣，微寒，一名王翁万年。主治五淋，利小便，开关格，治人多睡，主水肿浮大，除烦热。用根治项下瘤瘿。**孟诜**云：燕覆子，平。厚肠胃，令人能食，下三焦，除恶气。和子食之更好。江北人多不识，江南人多食。又，续五脏断绝气，使语声足气，通十二经脉。其茎名通草，食之通利诸经脉拥不通之气。北人但识通草，不委子之功。其皮不堪食。**陈士良云**：燕蓷子，寒，无毒。主胃口热闭，反胃不下食，除三焦客热。此是木通，实名桴棪子，茎名木通。主理风热淋疾，小便数急疼，小腹虚满。宜煎汤并葱食之，有效。野生。**日华子云**：木通，安心除烦，止渴退热，治健忘，明耳目，治鼻塞，通小肠，下水，破积聚血块，排脓，治疮疖，止痛，催生下胞，女人血闭，月候不匀，天行时疾，头痛目眩，羸劣，乳结及下乳。子名蓷子，七八月采。**陈藏器云**：通脱木，无毒。花上粉，主诸虫疮，野鸡病，取粉内疮中。生山侧，叶似萆麻，心中有瓤，轻白可爱，女工取以饰物。《尔雅》云"离南，活脱也"，一本云：药草，生江南，主虫病。今俗亦名通草。

图经曰　通草生石城山谷及山阳，今泽、潞、汉中、江淮、湖南州郡亦有之。生作藤蔓，大如指，其茎秆大者径三寸。每节有二三枝，枝头出五叶，颇类石韦，又似芍药，三叶相对。夏秋开紫花，亦有白花者。结实如小木瓜，核黑瓤白，食之甘美。南人谓之燕蓷，亦云乌蓷，正月、二月采枝，阴干用。或以为葡萄苗，非也。今人谓之木通。而俗间所谓通草，乃通脱木也。此木生山侧，叶如萆麻，心空中有瓤，轻白可爱，女工取以饰物。《尔雅》云"离南，活莌（音脱）"，释云："离南，草也，一名活莌，《山海经》又名寇脱。生江南，高丈许，大叶似荷而肥，茎中有瓤正白者是也。"又名倚商，主蛊毒。其花上粉，主诸虫瘘恶疮痔疾，取粉内疮中。《正元广利方》疗瘰疬，及李绛兵部疗胸伏气攻胃咽不散方中，并用之。今京师园圃间亦有种莳者。又按，张氏《燕吴行役记》，扬州大仪甘泉东院两廊前有通草，其形如椿，少叶，子垂梢际，如苦楝。与今所说殊别，不知是木通邪，通脱邪，或别是一种也。古方所用通草，皆今之木通，通脱稀有使者。近世医家多用利小便，南人或以蜜煎作果食之甚美，兼解诸药毒。

【陈藏器云】　本功外，子味甘，利大小便，宣通去烦热，食之令人心宽，止渴下气，江东人呼为畜葍子，江西人呼为拏子，如算袋，穰黄子黑，食之当去其皮。苏云色白，乃猴葍也。

海药云　谨按，徐表《南州记》云：生广州山谷。味温、平。主诸瘘疮，喉咙痛及喉痹，并宜煎服之，磨亦得，急即含之。

食疗云　煮饮之，通妇人血气，浓煎三五盏即便通。又除寒热不通之气，消鼠瘘，金疮，踠折，煮汁酿酒妙。

【点评】通草因茎木中通而得名，后世则分化为通草与木通两类，各自又有若干品种来源。

《本草经》没有描述通草的物种特征，陶弘景提示其为木质藤本，根据《新修本草》说："此物大者径三寸，每节有二三枝，枝头有五叶。其子长三四寸，核黑穰白，食之甘美。"则大致确定其原植物为木通科木通 *Akebia quinata*，可能也包括三叶木通 *Akebia trifoliate* 之类。

这一物种是木质藤本，南唐陈士良《食性本草》说"茎名木通"，此为第一次出现"木通"之名；稍后不久，《日华子诸家本草》直接用木通立条；到了宋代，《本草图经》乃明确说"今人谓之木通"。将《本草经》的通草称为"木通"，其实是因为另外的物种占用了"通草"之名，这就是《本草拾遗》提到的通脱木，所谓"叶似萆麻，心中有瓤，轻白可爱，女工取以饰物"，并说"今俗亦名通草"。通脱木原植物为五加科通脱木 *Tetrapanax papyriferum*，其茎髓很容易脱离，因此有"通脱""活苋"之名。这种通脱木"通草"，在宋代成为主流，故《本草图经》说"俗间所谓通草，乃通脱木也"，苏颂因此还特别指出："古方所用通草，皆今之木通，通脱（木）稀有使者。"按，通脱木 *Tetrapanax papyriferum*，其实是灌木或小乔木，或许是专用柔弱疏松的茎髓，比较符合于"草"的特征，所以取代相对木质化的木通 *Akebia quinata* 之木质藤茎被称为"通草"。

宋代基本确定以五加科通脱木 *Tetrapanax papyriferum* 为通草，而以木通科植物木通 *Akebia quinata* 为木通，但通草与木通的品种分化依然继续进行。

无论木通还是通草，都以"通"得名，所以其他一些具此特征的茎木也渐渐混用通草或木通之名。与木通有关的是川木通和关木通，川木通来源于毛茛科植物小木通 *Clematis armandii* 或绣球藤 *Clematis montana* 的干燥藤茎；关木通来源于马兜铃科植物东北马兜铃 *Aristolochia manshuriensis* 的干燥藤茎，一度成为药用木通的主流品种，因含有马兜铃酸（aristolochic acids）酿成严重的中毒事件而被禁用。与通草有关的是小通草，来源于旌节花科喜马拉雅旌节花 *Stachyurus himalaicus* 及同属近缘植物的茎髓。

令人无法理解的是，以上物种均被冠以利尿、通乳的功效，而追溯渊源，应该是循《本草经》"通利九窍"的说法而来，但即使"通利九窍"，恐怕也是因通草或者木通的物理属性附会而来。

芍药 味苦、酸，平、微寒，有小毒。**主邪气腹痛，除血痹，破坚积，寒热疝瘕，止痛，利小便，益气**，通顺血脉，缓中，散恶血，逐贼血，去水气，利膀胱、大小肠，消痈肿，时行寒热，中恶，腹痛、腰痛。一名白木、一名余容、一名犁食、一名解仓、一名铤。生中岳川谷及丘陵。二月、八月采根，暴干。须丸为之使。**臣禹锡等谨按**，别本作雷丸。恶石斛、芒消，畏消石、鳖甲、小蓟，反藜芦。

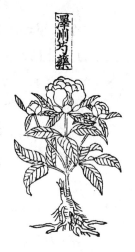

陶隐居云：今出白山、蒋山、茅山最好，白而长大，余处亦有而多赤，赤者小利。俗方以止痛，乃不减当归。道家亦服食之，又煮石用之。**今按**，别本注云：此有两种，赤者利小便下气，白者止痛散血。其花亦有红、白二色。**臣禹锡等谨按**，吴氏云：芍药，神农：苦；桐君：甘，无毒；岐伯：咸；季氏：小寒；雷公：酸。**药性论**云：芍药，臣。能治肺邪气，腹中疠[1]痛，血气积聚，通宣脏腑拥气，治邪痛败血，主时疾骨热，强五脏，补肾气，治心腹坚胀，妇人血闭不通，消瘀血，能蚀脓。**日华子**云：治风补劳，主女人一切病，并产前后诸疾，通月水，退热除烦，益气，天行热疾，瘟瘴惊狂，妇人血运，及肠风泻血，痔瘘，发背疮疥，头痛，明目，目赤努肉。赤色者多补气，白者治血，此便芍药花根。海盐、杭越俱好。

图经曰 芍药生中岳川谷及丘陵，今处处有之，淮南者胜。春生红芽作丛，茎上三枝五叶，似牡丹而狭长，高一二尺。夏开花，有红、白、紫数种，子似牡丹子而小。秋时采根，根亦有赤白二色。崔豹《古今注》云："芍药有二种，有草芍药、木芍药。木者花大而色深，俗呼为牡丹，非也。"又云："牛亨问曰：将离相别，赠以芍药，何也？答曰：芍药一名何离，故相赠；犹相招召，赠以文无，文无一名当归；欲忘人之忧，则赠以丹棘，丹棘一名忘忧，使忘忧也；欲蠲人之忿，则赠以青裳，青裳一名合欢，赠之使忘忿也。"张仲景治伤寒，汤多用芍药，以其主寒热，利小便故也。古人亦有单服食者。安期生服炼法云：芍药

---

① 疠：腹中急痛。

二种，一者金芍药，二者木芍药。救病用金芍药，色白多脂肉；木芍药色紫瘦多脉。若取，审看勿令差错。若欲服饵，采得净刮去皮，以东流水煮百沸，出阴干。停三日，又于木甑内蒸之，上覆以净黄土，一日夜熟，出阴干，捣末。以麦饮或酒服三钱匕，日三。满三百日，可以登岭，绝谷不饥。《正元广利方》治妇女赤白下，年月深久不差者，取白芍药三大两，并干姜半大两，细剉，熬令黄，捣下筛，空肚和饮汁服二钱匕，日再，佳。又金创血不止而痛者，亦单捣白芍药末，傅上即止，良验。

【唐本注　益好血。

雷公云　凡采得后，于日中晒干，以竹刀刮上粗皮并头土了，剉之，将蜜水拌蒸，从巳至未，晒干用之。

经验后方　治风毒，骨髓疼痛：芍药二分，虎骨一两，炙为末，夹绢袋盛，酒三升渍五日，每服三合，日三服。

博济方　治五淋：赤芍药一两，槟榔一个，面裹煨为末，每服一钱匕，水一盏，煎七分，空心服。

广利方　治金疮血不止，痛：白芍药一两，熬令黄，杵令细为散。酒或米饮下二钱并得，初三服，渐加。

初虞世　治咯血衄血：白芍药一两，犀角末一分，为末。新水服一钱匕，血止为限。

别说云　谨按，本经"芍药生丘陵川谷"，今世所用者，多是人家种植，欲其花叶肥大，必加粪壤，每岁八九月取其根分削，因利以为药，遂暴干货卖，今淮南真阳尤多。药家见其肥大，而不知香味绝不佳，故入药不可责其效。今考用宜依本经所说，川谷丘陵有生者为胜尔。

衍义曰　芍药全用根，其品亦多，须用花红而单叶，山中者为佳。花叶多即根虚，然其根多赤色，其味涩，若或有色白粗肥者益好。余如经。然血虚寒人禁此一物，古人有言曰，减芍药以避中寒，诚不可忽。

【点评】芍药以根入药的记载从《本草经集注》开始，根据药材颜色分为赤白两种，并以白为正，认为"赤者小利"。《开宝本草》附会说："此有两种，赤者利小便下气，白者止痛散血。其花亦有红、白二色。"揆其意思，乃暗示药材的颜色与花色有关，至《本草纲目》即明确说"根之赤白，随花之色也"。按照这一说法，白花草芍药 Paeonia obovata var. japonica 在一定时间内可能才是白芍的主要来源。

但今天看来，花色并不影响根皮的颜色。白芍以家种芍药 *Paeonialactiflora* 为主，根一般肥大平直，再经过削皮水煮等加工处理，药材色白而整齐；赤芍乃是包括 *Paeonialactiflora* 在内的多种 *Paeonia* 属植物，通常以野生为主；但从实际收获情况来看，也有商家将家种 *Paeonialactiflora* 之根形瘦小者，直接晒干，显得色红弱小者充作赤芍。

《太平圣惠方》已经有单独使用白芍药、赤芍药的处方，可见宋代已经有白芍与赤芍药材。尽管本草也讨论赤白芍功效的不同，但本草家出于尊经习惯，多数依然以芍药立条，其下分论赤白芍的差别。晚来医对赤白芍的认识，如《本草备要》云：（白芍）"泻肝火，安脾肺，固腠理和血脉，收阴气，敛逆气，散恶血，利小便，缓中止痛，益气除烦，敛汗安胎，补劳退热。"而赤芍药"尤能泻肝火，散恶血，治腹痛坚积，血痹疝瘕，经闭肠风，痈肿目赤"。总结起来为："白补而收，赤散而泻。白益脾，能于土中泻木；赤散邪，能行血中之滞。"

蠡音礼**实** 味甘，平、温，无毒。**主皮肤寒热，胃中热气，风寒湿痹，坚筋骨，令人嗜食，止心烦满，利大小便，长肌肤肥大。久服轻身。**

花、叶 去白虫，疗喉痹，多服令人溏泄。一名荔实、一名剧草、一名三坚、一名豕首。生河东川谷。五月采实，阴干。

陶隐居云：方药不复用，俗无识者。天名精亦名豕首也。**唐本注**云：此即马蔺子也。《月令》云"荔挺出"，郑注云："荔，马薤也。"《说文》云："荔，似蒲，根可为刷。"《通俗文》一名马蔺，本经一名荔实子。疗金疮血内流，痈肿等病，有效。**臣禹锡等谨按**，蜀本云：蠡实，寒。**日华子**云：马蔺，治妇人血气烦闷，产后血运并经脉不止，崩中，带下，消一切疮疖肿毒，止鼻洪吐血，通小肠，消酒毒，治黄病，傅蛇虫咬，杀蕈毒。亦可蔬菜食，茎、叶同用。

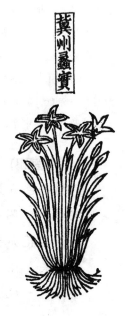

图经曰 蠡实，马蔺子也，北人音讹，呼为马楝子。生河东川谷，今陕西诸郡及鼎、澧州亦有之，近京尤多。叶似薤而长厚，三月开紫碧花，五月结实作角子，如麻大而赤色有棱，根细长，通黄色，人取以为刷。三月采花，五月采实，并阴干用。谨按，《颜氏家训》云："《月令》曰荔挺出，郑康成云：荔挺，马薤也。《易统验玄图》云：荔挺不出，则国多火灾。《说文》云：荔似蒲而小，根可为刷。《广雅》云：马薤，荔也。蔡邕、高诱皆云：荔以挺出，然则郑以荔挺为名，误矣。此物河北平泽率生之，江东颇多，种于阶庭，但呼为旱蒲，故不识马薤。讲《礼》者乃以为马苋，且马苋亦名豚耳，俗曰马齿者是也。"其花、实皆入药。《列仙传》：寇先生者，宋人也，好种荔，食其葩实焉。今山人亦单服其实，云大温，益下，甚有奇效。崔元亮治喉痹肿痛，取荔花、皮、根，共十二分，以水一升，煮取六合，去滓含之，细细咽汁，差止。

【外台秘要 治睡死者：杵蠡实根一握，水绞取汁，稍稍咽之，口噤灌之。又方治喉痹，咽喉喘息不通，须臾欲绝，神验：以根、叶二两，水一升半，煮取一盏，去滓，细细吃，立通。

千金方 治中蛊下血如鸡肝出，其余四脏悉坏，唯心未毁，或鼻破待死：取马蔺根末，水服方寸匕，随吐则出，极神。此苗似葛，蔓绿紫，生子似橘子。

肘后方 治面及鼻病酒齇：以马蔺子花杵傅之，佳。

张文仲 治水痢百病：以马蔺子，用六月六日面熬令黄，各等分为末，空心米饮服方寸匕。如无六月六日面，用常面或牛骨灰等分亦得。又方治水痢白病：以马蔺子、干姜、黄连各等分为散，熟煮汤，取一合许，和二方寸匕，入腹即断。冷热皆治，常用神效，不得轻之。忌猪肉、冷水①。

衍义曰 蠡实，陶隐居云"方药不复用，俗无识者"，本经诸家所注不相应。若果是马蔺，则日华子不当更言亦可为蔬菜食。盖马蔺，其叶马、牛皆不食，为才出土叶已硬，况又无味，岂可更堪人食也。今不敢以蠡实为马蔺子，更俟博识者。

【点评】按照《新修本草》的意见，蠡实即是马蔺的种子，马蔺巍峨鸢尾科植物马蔺 *Iris pallasii* var. *Chinensis*，即儿歌"马蔺开花二十一"所歌唱者。吴宽有《马蔺草》诗云："蘱蘱叶如许，丰草名可当。花开类兰蕙，嗅之却无香。不为人所贵，独取其根长。为帚或为拂，用之材亦良。根长既入土，多种河岸

---

① 又方……冷水：以上35字，底本脱，据柯本补。

旁。岸崩始不善，兰蕙亦寻常。"马蔺植株根茎粗壮，须根稠密发达，长度可达 1 米以上，呈伞状分布，有固堤作用，所以吴宽在另一首占咏马蔺的诗中说："长镵荷处休教斸，高岸崩时合用栽。"

至于《本草衍义》责难说马蔺"无味岂可更堪人食"，《本草纲目》"正误"项反驳说："《别录》蠡实亦名荔实，则蠡乃荔字之讹也。张揖《广雅》云，荔又名马蔺，其说已明。又按周定王《救荒本草》言其嫩苗味苦，炸熟换水浸去苦味，油盐调食。则马蔺亦可作菜矣。寇氏但据陶说疑之，欠考矣。陶氏不识之药多矣。今正其误。"需要说明的是，李时珍的观点大体正确，但引证《救荒本草》云云，出自《救荒本草》铁扫箒条："铁扫箒，生荒野中。就地丛生。一本二三十茎，苗高三四尺，叶似首蓿叶而细长，又似细叶胡枝子叶，亦短小，开小白花。其叶味苦。"根据《救荒本草》所绘铁扫箒图例，其原植物当为豆科胡枝子属植物胡枝子 *Lespedeza bicolor* 或称截叶铁扫帚 *Lespedeza cuneata*，并非鸢尾科的马蔺 *Iris pallasii* var. *chinensis*。

本条黑盖子下引《外台秘要》治睡死者云云，据郑金生老师意见，检《外台秘要》卷 23 喉痹方二十一首中有疗垂死者方云："捣马蔺根一握，少以水绞取汁，稍稍咽之。口噤以物拗灌之，神良。"应该即此，但"睡死"与"垂死"为异文。据《名医别录》蠡实花叶"疗喉痹"，喉痹严重确有"垂死"的可能，而按照中医记载，喉痹并不与"睡死"关联，故《外台秘要》原文"垂死"较为准确。《本草纲目》此条改为"睡死不寤。蠡实根一握，杵烂，以水绞汁，稍稍灌之。《外台秘要》。"又添"不寤"二字，更使《证类本草》"睡死"之误坐实。

瞿音劬麦 味苦、辛，寒，无毒。主关格诸癃结，小便不通，出刺，决痈肿，明目去翳，破胎堕子，下闭血，养肾气，逐膀胱邪逆，止霍乱，长毛发。一名巨句麦、一名大菊、一名大兰。生太山川谷。立秋采实，阴干。蘘草、牡丹为之使，恶螵蛸。

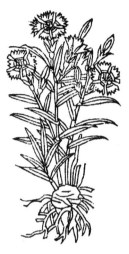

绛州瞿麦

陶隐居云：今出近道。一茎生细叶，花红紫赤可爱，合子、叶刈取之，子颇似麦，故名瞿麦。此类乃有两种，一种微大，花边有叉桠，未知何者是？今市人皆用小者。复一种叶广相似而有毛，花晚而甚赤。按经云"采实"，中子至细，燥熟便脱尽，今市人惟合茎、叶用，而实正空壳无复子尔。臣禹锡等谨按，药性论云：瞿麦，臣，味甘。主五淋。日华子云：瞿麦，催生，又名杜母草、燕麦、蕎麦，又云：石竹，叶治痔瘘并泻血，作汤粥食并得。子治月经不通，破血块，排脓。叶治小儿蛔虫，痔疾煎汤服。丹石药发并眼目肿痛及肿毒，捣傅治浸淫疮并妇人阴疮。

图经曰 瞿麦生泰山川谷，今处处有之。苗高一尺以来，叶尖小，青色，根紫黑色，形如细蔓菁。花红紫赤色，亦似映山红，二月至五月开。七月结实作穗，子颇似麦，故以名之。立秋后合子、叶收采，阴干用。河阳河中府出者，苗可用；淮甸出者根细，村民取作刷帚。《尔雅》谓之"大菊"，《广雅》谓之"茈萻"是也。古今方通心经、利小肠为最要。张仲景治小便不利，有水气，栝楼瞿麦丸主之。栝楼根二两，大附子一个，茯苓、山芋各三两，瞿麦一分，五物杵末，蜜丸如梧子大，一服三丸，日三。未知，益至七八丸。以小便利，腹中温为知也。

【雷公云 凡使，只用蕊壳，不用茎、叶。若一时使，即空心令人气咽，小便不禁。凡欲用，先须以董竹沥浸一伏时，滤出，晒干用。

外台秘要 治鲠：以瞿麦为末，水服方寸匕。又方治石淋：取子酒服方寸匕，一二日当下石。

千金方 治产经数日不出，或子死腹中，母欲死：以瞿麦煮浓汁服之。

梅师方 治竹木刺入肉中不出：瞿麦为末，水服方寸匕。或煮瞿麦汁饮之。日三。《千金》同。

崔氏 治鱼脐疮毒肿：烧灰和油傅于肿上，甚佳。

衍义曰 瞿麦，八政散用瞿麦，今人为至要药。若心经虽有热而小肠虚者服之，则心热未退，而小肠别作病矣。料其意者，不过为心与小肠为传送，故用此入小肠药。按经，瞿麦并不治心热，若心无大热，则当止治其心，若或制之不尽，须当求其属以衰之。用八政散者，其意如此。

【点评】《本草经集注》说瞿麦："此类乃有两种，一种微大，花边有叉枒；未知何者是，今市人皆用小者；复一种叶广相似而有毛，花晚而甚赤。"此句不甚通，疑"未知何者是，今市人皆用小者"，乃是错简入前一句，全句应作："此类乃有两种，一种微大，花边有叉枒；复一种叶广相似而有毛，花晚而甚赤；未知何者是，今市人皆用小者。"其中"花边有叉枒"者当是指花瓣先端深裂成流苏状的石竹科植物瞿麦 *Dianthus superbus*，后一种通常认为是同属植物石竹 *Dianthus chinensis*，但陶弘景提到"叶广相似而有毛"，石竹属（Dianthus）植物叶光滑无毛，似指同科剪秋罗属（Lychnis）植物剪秋罗 *Lychnis fulgens*、剪红纱 *Lychnis senno* 之类。

可注意者，《日华子诸家本草》以瞿麦与石竹为两条，谓瞿麦"又名杜母草、燕麦、蕎麦"，此似乎是指禾本科的雀麦 *Bromus japonicus*。《本草纲目》注意到这一问题，"释名"项指责说："《日华本草》云一名燕麦，一名杜姥草者，误矣。燕麦即雀麦，雀瞿二字相近，传写之讹尔。"但据《履巉岩本草》所绘瞿麦仍是禾本科雀麦，则以雀麦为瞿麦恐怕不是传写讹误，而是相沿如此。

玄参 味苦、咸，微寒，无毒。**主腹中寒热积聚，女子产乳余疾，补肾气，令人目明**，主暴中风，伤寒身热，支满狂邪，忽忽不知人，温疟洒洒，血瘕，下寒血，除胸中气，下水，止烦渴，散颈下核，痈肿，心腹痛，坚癥，定五脏。久服补虚，明目，强阴益精。**一名重台**、一名玄台、一名鹿肠、一名正马、一名咸、一名端。生河间川谷及冤句。三月、四月采根，暴干。恶黄芪、干姜，大枣、山茱萸，反藜芦。

陶隐居云：今出近道，处处有。茎似人参而长大，根甚黑，亦微香。道家时用，亦以合香。**唐本注**云：玄参根苗并臭，茎亦不似人参，陶云"道家亦以合香"，未见其理也。**今注**：详此药，茎方大，高四五尺，紫赤色而有细毛，叶如掌大而尖长，根生青白，干即紫黑，新者润腻，合香用之。俗呼为馥草，酒渍饮之，疗诸毒鼠瘘。陶云似人参茎，唐本注言根苗并臭，盖未深识尔。**臣禹锡等谨按，药性论**云：玄参，使，一名逐马，味苦。能治暴结热，主热风头痛，伤寒劳复，散瘤瘿瘰疬。**日华子**云：治头风，热毒游风，补虚劳损，心惊烦躁劣乏，骨蒸传尸邪气，健忘，消肿毒。

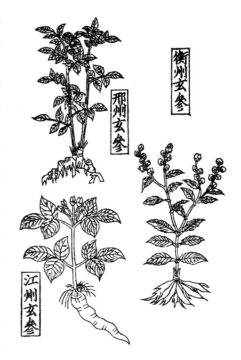

图经曰 玄参生河间及冤句，今处处有之。二月生苗。叶似脂麻，又如槐柳，细茎青紫色，七月开花青碧色，八月结子黑色。亦有白花，茎方大，紫赤色而有细毛，有节若竹者，高五六尺，叶如掌大而尖长如锯齿。其根尖长，生青白，干即紫黑，新者润腻。一根可生五七枚，三月、八月、九月采暴干。或云蒸过日干。陶隐居云"道家时用合香"，今人有传其法：以玄参、甘松香各杵末，均秤分两，盛以大酒瓶中，投自蜜渍，令瓶七八分，紧封系头，安釜中，煮不住火，一伏时止火，候冷破瓶取出，再捣熟，如干，更用熟蜜和。瓷器盛，阴埋地中，旋取，使入龙脑搜，亦可以熏衣。

【雷公云 凡采得后，须用蒲草重重相隔，入甑蒸两伏时后，出干晒。使用时，勿令犯铜，饵之后喑人喉，丧人目。拣去蒲草尽了，用之。

经验方 治患劳人烧香法：用玄参一斤，甘松六两，为末，炼蜜一斤和匀，入瓷瓶内封闭，地中埋窨十日取出。更用灰末六两，更炼蜜六两，和令匀，入瓶内封，更窨五日取出。烧令其鼻中常闻其香，疾自愈。

广利方 治瘰疬，经年久不差：生玄参捣碎傅上，日二易之。

【点评】古今所用玄参应该都是玄参科玄参属植物，《开宝本草》说："茎方大，高四五尺，紫赤色而有细毛，叶如掌大而尖长。根生青白，干即紫黑。"《本草图经》言："二月生苗。叶似脂麻，又似槐柳，细茎，青紫色，七月开花青碧色，八月结子黑色。又有白花，茎方大，紫赤色而有细毛，有节若竹者，高五六尺，叶如掌大而尖长如锯齿。其根尖长，生青白，干即紫黑，新者润腻。一根可生五七枚，三月八月九月采暴干。"这种根黑、茎方、有毛、花青碧色者或许是北玄参 *Scrophularia buergeriana*，而开白花者当是同属其他植物。至《本草纲目》始说玄参"花有紫、白二种"，其中紫花者应该是今用之玄参 *Scrophularia ningpoensis*。

《本草图经》绘有三幅玄参图例，其中"衡州玄参"应该就是今之玄参 *Scrophularia ningpoensis*，而"江州玄参""邢州玄参"两图则显然非玄参科植物，其中"江州玄参"尤其可能是受了陶弘景说玄参"茎似人参"的误导而形成的伪品。

金元医家以玄参为"足少阴肾经之君药"，《本草蒙筌》称其为"枢机之剂"，有谓："管领诸气，上下肃清而不致浊。治空中氤氲之气，散无根浮游之火，惟此为最也。"《药品化义》卷七论云："（玄参）属阴，体润，色黑，气和，味微苦，带微咸，略甘，性凉，能降，力滋阴，性气轻而味浊，入肾经。元参色黑，原名黑参，得元水之象，味苦咸沉下，用入肾脏，戴人谓肾本寒，虚则热，如纵欲耗精，真阴亏损，致虚火上炎，以此滋阴抑火，及头疼热毒，耳鸣咽痛，喉风瘰疬，伤寒阳毒，心下懊恼，皆无根浮游之火为患，此有清上彻下之功。凡治肾虚，大有分别：肾之经虚则寒而湿，宜温补之；肾之脏虚则热而燥，宜凉补之。独此性凉体润色黑，滋肾功胜知柏，特为肾脏君药。"

秦艽胶字　味苦、辛，平、微温，无毒。**主寒热邪气，寒湿风痹，肢节痛，下水，利小便，疗风无问久新，通身挛急。生飞乌山谷。二月、八月采根，暴干。**昌蒲为之使。

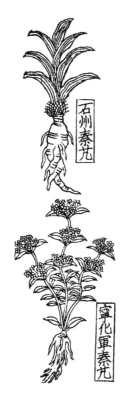

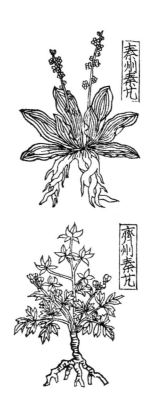

陶隐居云：飞乌或是地名，今出甘松、龙洞、蚕陵，长大黄白色为佳。根皆作罗文相交，中多衔土，用之熟破除去。方家多作秦胶字，与独活疗风常用，道家不须尔。**唐本注**云：今出泾州、鄜州、歧州者良。本作札，或作纠、作胶，正作艽也。**臣禹锡等谨按，药性论**云：秦艽，解米脂，人食谷不充悦，畏牛乳。点服之，利大小便。差五种黄病，解酒毒，去头风。**萧炳**云：本经名秦瓜，世人以疗酒黄、黄疸大效。**日华子**云：味苦，冷。主传尸，骨蒸，治疳及时气。又名秦瓜，罗纹者佳。

图经曰　秦艽生飞乌山谷，今河陕州军多有之。根土黄色，而相交纠，长一尺已来，粗细不等。枝秆高五六寸，叶婆娑连茎梗俱青色，如莴苣叶。六月中开花，紫色，似葛花，当月结子。每于春秋采根，阴干。《正元广利方》疗黄，心烦热，口干，皮肉皆黄。以秦艽十二分，牛乳一大升，同煮，取七合去滓，分温再服，差。此方出于许仁则。又崔元亮《集验方》，凡发背疑似者，须便服秦艽牛乳煎，当得快利三五行，即差。法并同此。又治黄方，用秦艽一大两细判，作两贴子，以上好酒一升，每贴半升，酒绞，取汁，去滓，空腹分两服。或利便止，就中好酒人易治。凡黄有数种：伤酒曰酒黄；夜食误餐鼠粪亦作黄；因劳发黄，多痰涕，目有赤脉，日益憔悴，或面赤，恶心者是。元亮用之，及治人皆得力极效。秦艽须用新好罗文者。

【雷公云 凡使，秦并芁，须于脚文处认取：左文列为秦，即治疾；芁，即发脚气。凡用秦，先以布拭上黄肉毛尽，然后用还元汤浸一宿，至明出，日干用。

圣惠方 治伤寒，心神热躁，口干烦渴：秦艽一两，去苗细剉，以牛乳一大盏，煎至六分，去滓，不计时候，分温二服。**又方** 治小便难，腹满闷，不急疗之杀人：用秦艽一两去苗，以水一大盏，煎取七分，去滓，每于食后，分为二服。

孙真人 治黄疸，皮肤、眼睛如金色，小便赤：取秦艽五两，牛乳三升，煮取一升，去滓，内芒消一两，服。

【点评】秦艽以根纠结交缠得名，即陶弘景所说"（秦艽）根皆作罗文相交"。《本草图经》所绘"石州秦艽""秦州秦艽"，披针形叶，具平行叶脉，基部有枯存的纤维状叶鞘，支根扭结或粘结成圆柱形的根，这与今龙胆科秦艽 *Gentiana macrophylla*、麻花秦艽 *Gentiana straminea*、粗茎秦艽 *Gentiana crassicaulis* 等基本一致，而"齐州秦艽""宁化军秦艽"，显然是其他科属的植物，根也没有明显的纠结，可能是当时的混淆品种。

秦艽主骨蒸，疗虚热，《本草纲目》"发明"项李时珍说："秦艽，手足阳明经药也，兼入肝胆，故手足不遂，黄疸烦渴之病须之，取其去阳明之湿热也。阳明有湿，则身体酸疼烦热；有热，则日晡潮热骨蒸，所以《圣惠方》治急劳烦热，身体酸疼，用秦艽、柴胡各一两，甘草五钱，为末，每服三钱，白汤调下。治小儿骨蒸潮热，减食瘦弱，用秦艽、炙甘草各一两，每用一二钱，水煎服之。钱乙加薄荷叶五钱。"

百合 味甘，平，无毒。**主邪气腹胀，心痛，利大小便，补中益气**，除浮肿胪胀，痞满，寒热，通身疼痛，及乳难，喉痹，止涕泪。一名重箱、一名摩罗、一名中逢花、一名强瞿。生荆州川谷。二月、八月采根，曝干。

陶隐居云：近道处处有。根如胡蒜，数十片相累。人亦蒸煮食之，乃言初是蚯蚓相缠结变作之。俗人皆呼为"强仇"，仇即瞿也，声之讹尔。亦堪服食。**唐本注云**：此药有二种：一种细叶，花红白色；一种叶大茎长，根粗花白，宜入药用。**臣禹锡等谨按**，**药性论云**：百合，使，有小毒。主百邪鬼魅，涕泣不止，除心下急满痛，治脚气，热咳逆。吴氏云：百合一名重迈，一名中庭。生冤胸及荆山。**日华子云**：白百合，安心定胆，益志，养五脏，治癫邪、啼泣、狂叫、惊悸，杀蛊毒，气燆、乳痈、发背及诸疮肿，并治产后血狂运。**又云**：红百合，凉，无毒。治疮肿及疔惊邪。此是红花者，名连珠。

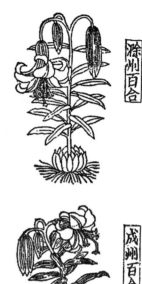

图经曰　百合生荆州川谷，今近道处处有之。春生苗，高数尺。秆粗如箭，四面有叶如鸡距，又似柳叶，青色，叶近茎微紫，茎端碧白。四五月开红、白花，如石榴觜而大。根如胡蒜，重叠生二三十瓣。二月、八月采根，暴干。人亦蒸食之，甚益气。又有一种，花黄有黑斑，细叶，叶间有黑子，不堪入药。徐锴《岁时广记》二月种百合法，宜鸡粪。或云百合是蚯蚓所化，而反好鸡粪，理不可知也。又百合作面最益人，取根暴干捣细筛，食之如法。张仲景治百合病，有百合知母汤、百合滑石代赭汤、百合鸡子汤、百合地黄汤。凡四方，病名百合，而用百合治之，不识其义。

【**食疗云**　平。主心急黄。蒸过蜜和食之，作粉尤佳。红花者名山丹，不甚良。

圣惠方　治肺脏壅热烦闷：新百合四两，蜜半盏，和蒸令软，时时含一枣大，咽津。**又方**治伤寒，腹中满痛：用百合一两，炒令黄色，捣为散，不计时候，粥饮调下二钱服。

孙真人食忌　治阴毒伤寒：煮百合浓汁，服一升良。

胜金方　治耳聋疼痛：以干百合为末，温水调下二钱匕，食后服。

衍义曰　百合，张仲景用治伤寒坏后百合病，须此也。茎高三尺许，叶如大柳叶，四向攒枝而上。其颠即有淡黄白花，四垂向下覆，长蕊。花心有檀色，每一枝颠，须五六花。子紫色，圆如梧子，生于枝叶间。每叶一子，不在花中，此又异也。根即百合，其色白，其形如松子壳，四向攒生，中间出苗。

【点评】百合的鳞茎由数十片鳞瓣相合而成，如陶弘景所形容"根如胡蒜，数十片相累"，因此得名百合。李时珍解释说："百合之根，以众瓣合成也。或云专治百合病故名，亦通。其根如大蒜，其味如山薯，故俗称蒜脑薯。顾野王《玉篇》亦云，乃百合蒜也。此物花、叶、根皆四向，故曰强瞿。凡物旁生谓之瞿，义出《韩诗外传》。"历代药用大致都是百合科百合属（Lilium）植物，一般以大花白色的 Lilium brownii var. viridulum 为百合，花橙色有紫色斑点的 Lilium lancifolium 为卷丹。《新修本草》开始即强调白花入药，《本草蒙筌》说："洲渚山野俱生，花开红白二种。根如葫蒜，小瓣多层。人因美之，称名百合。白花者，养脏益志，定胆安心。逐惊悸狂叫之邪，消浮肿痞满之气。止遍身痛，利大小便。辟鬼气，除时疫咳逆；杀蛊毒，治外科痈疽。乳肿喉痹殊功，发背搭肩立效。又张仲景治伤寒坏后，已成百合病证，用此治之，固取名同，然未识有何义也。蒸食能补中益气，作面可代粮过荒。赤花者，仅治外科，不理他病。凡采待用，务必分留。"

百合病见《金匮要略》，论云："百合病者，百脉一宗，悉致其病也。意欲食，复不能食，常默然，欲卧不能卧，欲行不能行；饮食或有美时，或有不用闻食臭时；如寒无寒，如热无热；口苦，小便赤；诸药不能治，得药则剧吐利。如有神灵者，身形如和，其脉微数。"治疗方皆以百合为主药，《本草图经》表示疑惑："病名百合，而用百合治之，不识其义。"《本草纲目》释名项也说："百合之根，以众瓣合成也。或云专治百合病故名，亦通。"所谓"百合病"，从症状表现来看，近似于癔症、焦虑、抑郁的精神状态，《本草经》所记百合功效看不出与此相关，《名医别录》谓"止涕泪"，也很难作更深一步联想，至于《药性论》："主百邪鬼魅，涕泣不止。"《日华子诸家本草》："安心定胆，益志，养五脏，治癫邪、啼泣、狂叫、惊悸。"则是由治疗百合病而附和的"事后解释"。

知母 味苦，寒，无毒。主**消渴热中**，除邪气，**肢体浮肿，下水，补不足，益气**，疗伤寒，久疟，烦热，胁下邪气，膈中恶及风汗，内疸。多服令人泄。**一名蚔**音歧**母、一名连母、一名野蓼、一名地参、一名水参、一名水浚、一名货母、一名蝭**音匙，又音提**母、一名女雷、一名女理、一名儿草、一名鹿列、一名韭逢、一名儿踵草、一名东根、一名水须、一名沈燔、一名葶**杜含切。**臣禹锡等谨按，唐本：**一名昌支。生河内川谷。二月、八月采根，曝干。

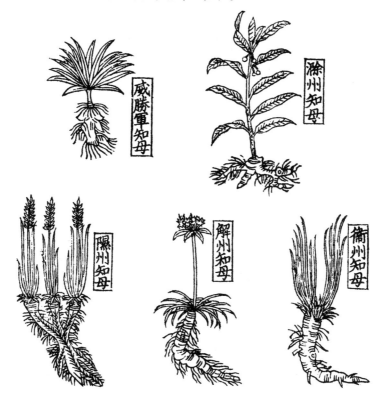

陶隐居云：今出彭城。形似菖蒲而柔润，叶至难死，掘出随生，须枯燥乃止。甚疗热结，亦主疟热烦也。**臣禹锡等谨按，尔雅云：**葶，莐藩。释曰：知母也，一名葶，一名莐藩。郭云：生山上，叶如韭。**范子云：**提母出三辅，黄白者善。吴氏云：知母，神农、桐君：无毒，补不足，益气。**药性论云：**知母，君，性平。主治心烦躁闷，骨热劳往来，生产后蓐劳，肾气劳，憎寒虚损，患人虚而口干，加而用之。**日华子云：**味苦、甘。治热劳，传尸痃病，通小肠，消痰止嗽，润心肺，补虚乏，安心，止惊悸。

图经曰 知母生河内川谷，今濒河诸郡及解州、滁州亦有之。根黄色，似菖蒲而柔润。叶至难死，掘出随生，须燥乃止。四月开青花如韭花，八月结实。二月、八月采根暴干用。《尔雅》谓之莐（徒南切），又谓之茛（直林切）藩是也。《肘后方》用此一物治溪毒大胜，其法：连根、叶捣作散服之。亦可投水捣绞汁，饮一二升。夏月出行，多取此屑自随。欲入水，先取少许投水上流，便无畏。兼辟射工，亦可和水作汤浴之，甚佳。

【雷公云 凡使，先于砧上细剉，焙干，木臼杵捣，勿令犯铁器。

圣惠方 治妊娠月未足似欲产，腹中痛：用知母二两末，蜜丸如梧桐子大，不计时候，粥饮下二十丸。《杨氏产乳》同。

【点评】《珍珠囊》谓知母之用有四："泻无根之肾火，疗有汗之骨蒸，止虚劳之阳胜，滋化源之阴生。"《汤液本草》引李东垣解析白虎汤组方原理云："（知母）入足阳明、手太阴，味苦，寒润。治有汗骨蒸，肾经气劳，泻心。仲景用此为白虎汤，治不得眠者，烦躁也。烦者，肺也；躁者，肾也。以石膏为君主，佐以知母之苦寒，以清肾之源。缓以甘草、粳米之甘，而使不速下也。"

按，知母别名中蚳母、连母、货母、蝭母，与儿草、儿踵草应该相关联，但《本草经》《名医别录》所记知母功效并不沿"母子关系"发挥，直到《药性论》才说"生产后蓐劳"，《本草纲目》增加"安胎，止子烦"的功效，这在本草条文中属比较少见者。至卢之颐《本草乘雅半偈》才根据知母的名称作更深入的发挥，其略云："知母，天一所生，水德体用具备者也。故主濡润燥润，对待热中，除邪气，肢体浮肿，润下水道者也。设舍肺金之母气，难以游溢转输矣。何也，母气之脏真高于肺，以行营卫阴阳，乃能游溢通调，转输决渎耳。盖益气者，亦母益子气；补不足者，亦母能令子实也。原夫金为水母，知母者，如子知有母也。别名蝭母、蚳母者，依母彰名也。儿草、儿踵、昌支者，繇母命名也。水浚、水参、水须者，离母立名也。连母者，正显子连母义。货母者，即子母递迁以成变化也。知此则立名之义，或远取物近取身，可深长思矣。"

贝母　味辛、苦，平、微寒，无毒。主伤寒烦热，淋沥、邪气、疝瘕，喉痹，乳难，金疮风痉，疗腹中结实，心下满，洗洗恶风寒，目眩项直，咳嗽上气，止烦热渴，出汗，安五脏，利骨髓。一名空草、一名药实、一名苦花、一名苦菜、一名商草、一名勤母。生晋地。十月采根，暴干。厚朴、白薇为之使，恶桃花，畏秦艽、礜石、莽草，反乌头。

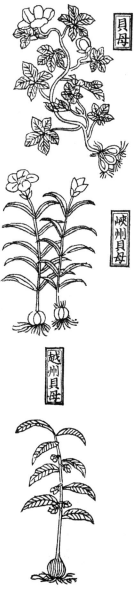

陶隐居云：今出近道。形似聚贝子，故名贝母。断谷，服之不饥。唐本注云：此叶似大蒜。四月蒜熟时，采良。若十月苗枯，根亦不佳也。出润州、荆州、襄州者最佳，江南诸州亦有。味甘苦，不辛。按《尔雅》一名茵（忙庚切）也。臣禹锡等谨按，尔雅云：茵，贝母。注：根如小贝，圆而白华，叶似韭。疏引陆机云：其叶如栝楼而细小，其子在根下，如芋子，正白，四方连累相著，有分解也。药性论云：贝母，臣，微寒。治虚热，主难产，作末服之。兼治胞衣不出，取七枚末酒下。末，点眼去肤翳。主胸胁逆气，疗时疾、黄疸，与连翘同主项下瘤瘿疾。日华子云：消痰，润心肺。末和沙糖为丸，含止嗽。烧灰油调傅人畜恶疮。

图经曰　贝母生晋地，今河中、江陵府、郧、寿、随、郑、蔡、润、滁州皆有之。根有瓣子，黄白色，如聚贝子，故名贝母。二月生苗，茎细青色，叶亦青，似荞麦，叶随苗出。七月开花碧绿色，形如鼓子花。八月采根，晒干。又云：四月蒜熟时采之良。此有数种。《鄘诗》"言采其茵（音虻）"，陆机疏云："贝母也。其叶如栝楼而细小，其子在根下，如芋子，正白，四方连累相著，有分解。"今近道出者正类此。郭璞注《尔雅》云，"白花，叶似韭"，此种罕复见之。此药亦治恶疮。唐人记其事云：江左尝有商人，左膊上有疮，如人面，亦无它苦。商人戏滴酒口中，其面亦赤色。以物食之，亦能食，食多则觉膊内肉胀起。或不食之，则一臂痹。有善医者，教其历试诸药，金石草木之类，悉试之无苦，至贝母，其疮乃聚眉闭口。商人喜曰：此药可治也。因以苇筒毁其口灌之，数日成痂，遂愈，然不知何疾也。谨按，本经主金疮，此岂金疮之类欤。

【雷公云　凡使，先于柳木灰中炮令黄，擘破。去内口鼻上有米许大者心一小颗，后拌糯米，于鏊上同炒，待米黄熟，然后去米，取出。其中有独颗团，不作两片无皱者，号曰丹龙精，不入用。若误服，令人筋脉永不收。用黄精、小蓝汁合服，立愈。

别说云 谨按，贝母能散心胸郁结之气，殊有功，则《诗》所谓"言采其蝱"者是也。盖作诗者本以不得志而言之，今用以治心中气不快多愁郁者殊有功，信矣。

【点评】 今用贝母是百合科贝母属（*Fritillaria*）植物，分川贝母和浙贝母两类，川贝母主要有暗紫贝母 *Fritillaria unibracteata*、卷叶贝母 *Fritillaria cirrhosa*、梭砂贝母 *Fritillaria delavayi* 等，浙贝母为同属浙贝母 *Fritillaria thunbergii*。此外，又有土贝母，来源于葫芦科植物土贝母 *Bolbostemma paniculatum*，《诗经·载驰》："陟彼阿丘，言采其蝱。"根据陆玑诗疏说，"蝱，今药草贝母也，其叶如栝楼而细小，其子在根下如芋子，正白，四方连累相着，有分解也"，即是土贝母。

治嗽止咳是百合科贝母的主要作用，但《本草经》不言此作用，仅《名医别录》提到贝母止"咳嗽上气"，早期治咳嗽处方亦少用贝母。《日华子诸家本草》说贝母"消痰，润心肺，末和沙糖为丸，含止嗽"，这算是"止咳糖浆"之滥觞。《本草正》又有发挥，谓："（贝母）祛肺痿肺痈痰脓喘嗽，研末，沙糖为丸，含咽最佳。"《本草蒙筌》也说："入肺行经。消膈上稠痰，久咳嗽者立效；散心中逆气，多愁郁者殊功。"

白芷 味辛，温，无毒。主女人漏下赤白，血闭，阴肿，寒热，风头侵目泪出，长肌肤，润泽，可作面脂，疗风邪，久渴，吐呕，两胁满，风痛，头眩目痒。可作膏药、面脂，润颜色。一名芳香，一名白茝、一名嚣^{许骄切}、一名莞、一名苻蓠、一名泽芬。叶名蒚^{音历}麻，可作浴汤。生河东川谷下泽。二月、八月采根，暴干。当归为之使，恶旋复花。

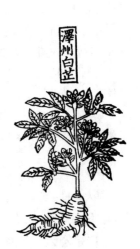

澤州白芷

陶隐居云：今出近道，处处有，近下湿地，东间甚多。叶亦可作浴汤，道家以此香浴，去尸虫，又用合香也。**臣禹锡等谨按，范子计然**云：白芷出齐郡，以春取黄泽者善也。**药性论**云：白芷，君。能治心腹血刺痛，除风邪，主女人血崩及呕逆，明目，止泪出。疗妇人沥血腰痛，能蚀脓。**日华子**云：治目赤努肉，及补胎漏滑落，破宿血，补新血，乳痈发背，瘰疬，肠风，痔痿，排脓，疮痍疥癣，止痛，生肌，去面皯疵瘢。

图经曰 白芷生河东川谷下泽，今所在有之，吴地尤多。根长尺余，白色，粗细不等，枝秆去地五寸已上。春生叶，相对婆娑，紫色，阔三指许。花白微黄，入伏后结子，立秋后苗枯。二月、八月采根暴干。以黄泽者为佳，楚人谓之药。《九歌》云"辛夷楣兮药房"，王逸注云："药，白芷是也。"

【雷公云 凡采得后，勿用四条作一处生者，此名丧公藤。兼勿用马蔺，并不入药中。采得后刮削上皮，细剉，用黄精细剉，以竹刀切，二味等分，两度蒸一伏时后，出。于日中晒干，去黄精用之。

外台秘要 治丹瘾疹：白芷及根叶煮汁洗之，效。

子母秘录 治小儿身热：白芷煮汤浴儿，避风。

衍义曰 白芷，蒚是也。出吴地者良。经曰"能蚀脓"，今人用治带下，肠有败脓，淋露不已，腥秽殊甚，遂至脐腹更增冷痛。此盖为败脓血所致，卒无已期，须以此排脓。白芷一两，单叶红蜀葵根二两，芍药根白者、白矾各半两，矾烧枯别研。余为末，同以蜡丸如梧子大，空肚及饭前，米饮下十丸或十五丸。俟脓尽，仍别以他药补之。

【点评】白芷为伞形科植物大活 *Angelica dahurica* 的栽培变种，《本草经》列为中品，谓其别名"芳香"。《本草经集注》云："今出近道，处处有，近下湿地东间甚多，叶亦可作浴汤，道家以此香浴，去尸虫，又用合香也。"因大活不具香味，其气臭浊，故知自古以来所用白芷皆其栽培变种。

《千金翼方·药出州土》及《外台秘要》都记载扬州和华州出白芷，说明白芷在唐代有江苏扬州和陕西华县两个出产中心。宋代白芷以江南出者最受重视，《本草图经》云："所在有之，吴地尤多。"《本草衍义》也说："出吴地者良。"南宋《乾道临安志》《咸淳临安志》中亦提到临安（今杭州）产白芷，此"白芷"毫无疑问为杭白芷。川白芷的出现年代较杭白芷略晚，据《遂宁白芷志》记载，川白芷约在600年前（南宋时期）由杭州引种而来，或是由于气候土壤适宜，加之栽培技术精良，逐渐后来居上。从南宋《妇人大全良方》开始，便有在方书中直接要求采用"川白芷"者，可见其影响。

《珍珠囊》谓白芷之用有四："去头面皮肤之风，除皮肤燥痒之症，止足阳胆头痛之邪，为手太阴引经之剂。"《本草纲目》引诸家之论可参："李杲曰：白芷疗风通用，其气芳香，能通九窍，表汗不可缺也。刘完素曰：治正阳明头痛，热厥头痛，加而用之。王好古曰：同辛夷、细辛用治鼻病，入内托散用长肌肉，则入阳明可知矣。"

淫羊藿 味辛，寒，无毒。主阴痿，绝伤，茎中痛，利小便，益气力，强志，坚筋骨，消瘰疬赤痛，下部有疮洗出虫。丈夫久服令人无子。一名刚前。生上郡阳山山谷。薯预为之使。

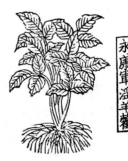
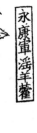

陶隐居云：服此使人好为阴阳。西川北部有淫羊，一日百遍合，盖食藿所致，故名淫羊藿。唐本注云：此草叶形似小豆而圆薄，茎细亦坚，所在皆有，俗名仙灵脾者是也。臣禹锡等谨按，蜀本云：淫羊藿，温。注云：生处不闻水声者良。药性论云：淫羊藿亦可单用。味甘，平。主坚筋益骨。日华子云：仙灵脾，紫芝为使，得酒良。治一切冷风劳气，补腰膝，强心力，丈夫绝阳不起，女人绝阴无子，筋骨挛急，四肢不任，老人昏耄，中年健忘。又名黄连祖、千两金、干鸡筋、放杖草、弃杖草。

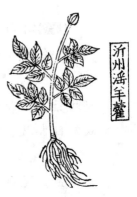

图经曰　淫羊藿，俗名仙灵脾。生上郡阳山山谷，今江东、陕西、泰山、汉中、湖湘间皆有之。叶青似杏叶，上有刺，茎如粟秆，根紫色有须，四月开花白色，亦有紫色碎小独头子，五月采叶晒干。湖湘出者叶如小豆，枝茎紧细，经冬不凋，根似黄连。关中俗呼三枝九叶草。苗高一二尺许，根、叶俱堪使。

【雷公云　凡使时呼仙灵脾，须用夹刀夹去叶四畔花枝尽后，细剉，用羊脂相对拌炒过，待羊脂尽为度。每修事一斤，用羊脂四两为度也。

圣惠方 治偏风，手足不遂，皮肤不仁，宜服仙灵脾浸酒方：仙灵脾一斤，好者，细剉，以生绢袋盛于不津器中，用无灰酒二斗浸之，以厚纸重重密封不通气，春夏三日，秋冬五日后旋开，每日随性暖饮之，常令醺醺，不得大醉。若酒尽，再合服之，无不效验。合时切忌鸡犬见之。

经验方 治疮子入眼：以仙灵脾、威灵仙等分为末，食后米汤下二钱匕，小儿半钱匕。

食医心镜 益丈夫，兴阳，理脚膝冷：淫羊藿一斤，酒一斗，浸经二日，饮之佳。

【**点评**】淫羊藿为小檗科淫羊藿属（*Epimedium*）植物，枝叶含有淫羊藿苷，具有促进性腺功能的作用，如陶弘景说："服此使人好为阴阳，西川北部有淫羊，一日百遍合，盖食藿所致，故名淫羊藿。"此属植物多为一回三出复叶，《本草图经》说："关中俗呼三枝九叶草。"因为与豆叶近似，故得名淫羊藿。

淫羊藿属植物种类甚多，不同时期或不同地域所用并不相同。《名医别录》谓："淫羊藿生上郡阳山山谷。"上郡即今陕西榆林地区，从地理分布考虑，该书所述之淫羊藿，很可能是淫羊藿 *Epimedium brevicornum*。《新修本草》云："叶形似小豆而圆薄，茎细亦坚，俗名仙灵脾是也。"在唐代道书《纯阳真人药石制》中亦提到淫羊藿为圆叶："团团细叶长青山，夏间恰用可窨干。"这极有可能是指叶形钝圆的川西淫羊藿 *Epimedium elongatum*，此种在唐代或是淫羊藿正品，今则少入药用。

《本草图经》云："叶青似杏叶，上有刺，茎如粟秆，根紫色有须，四月开白花，亦有紫色碎小独头子，五月采叶晒干。湖湘出者，叶如小豆，枝叶紧细，经冬不凋，根似黄连，关中俗呼三枝九叶草，苗高一二尺许，根叶俱堪使。"所绘淫羊藿药图两种，其中"永康军淫羊藿"确为 *Epimedium* 属植物，但品种难于确定，而"沂州淫羊藿"叶互生，为单数羽状复叶，小叶5枚，与小檗科 *Epimedium* 属植物全不相似，谢宗万先生认为这是"当时的异物同名品，近时山东未有这样的类似品发现，说明它经不起历史的长期考验，已经被淘汰了"，其说有理。

《名医别录》说淫羊藿"丈夫久服令人无子"，此与《日华子》"丈夫绝阳不起，女人绝阴无子"，显然矛盾。有解释为版本讹误者，如《本草纲目》引汪机云："无子字误，当作有子。"柯刻《大观本草》乃径改为"丈夫久服令人有子"。亦有另辟蹊径者，如《本草发明》说："丈夫久服无子，得非助人淫欲，多走泄真元欤。"李中梓《药性解》进一步发挥说："仙灵脾入肾，而主绝阳等症，其为补也明甚，乃继之曰久服无子，毋乃惑乎？不知此剂专助相火，令人淫欲不休，欲太甚则精气耗。经曰：因而强力，肾气乃伤，高骨乃坏。且命门之火，乘水之衰，挟土来克，生之不保，其能嗣耶。"

黄芩 味苦，平、大寒，无毒。**主诸热黄疸，肠澼泄痢，逐水，下血闭，恶疮疽蚀火疡，**疗热，胃中热，小腹绞痛，消谷，利小肠，女子血闭，淋露下血，小儿腹痛。**一名腐肠、**一名空肠、一名内虚、一名黄文、一名经芩、一名妒妇。其子主肠澼脓血。生秭归川谷及冤句。三月三日采根，阴干。得厚朴、黄连止腹痛；得五味子、牡蒙、牡蛎令人有子；得黄芪、白敛、赤小豆疗鼠瘘。山茱萸、龙骨为之使，恶葱实，畏丹砂、牡丹、藜芦。

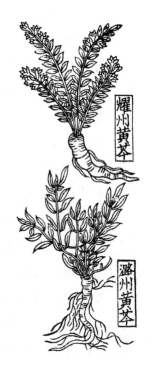

陶隐居云：秭归属建平郡，今第一出彭城，郁州亦有之。圆者名子芩为胜，破者名宿芩，其腹中皆烂，故名腐肠，惟取深色坚实者为好。俗方多用，道家不须。**唐本注云：**叶细长，两叶相对，作丛生，亦有独茎者。今出宜州、鄜州、泾州者佳。兖州者大实亦好，名豚尾芩也。**臣禹锡等谨按，药性论云：**黄芩，臣，味苦、甘。能治热毒，骨蒸，寒热往来，肠胃不利，破拥气，治五淋，令人宣畅，去关节烦闷，解热渴，治热，腹中疞痛，心腹坚胀。**日华子云：**下气，主天行热疾，丁疮，排脓，治乳痈、发背。

图经曰 黄芩生秭归山谷及冤句，今川蜀、河东、陕西近郡皆有之。苗长尺余，茎秆粗如箸，叶从地四面作丛生，类紫草，高一尺许，亦有独茎者。叶细长，青色，两两相对。六月开紫花，根黄如知母粗细，长四五寸，二月、八月采根，暴干用之。《吴普本草》云：黄芩又名印头，一名内虚。二月生赤黄叶，两两、四四相值，其茎空中，或方圆，高三四尺。花紫红赤，五月实黑，根黄。二月、九月采。与今所有小异。张仲景治伤寒心下痞满泻心汤，四方皆用黄芩，以其主诸热，利小肠故也。又太阳病下之利下止，有葛根黄芩黄连汤，及主妊娠安胎散亦多用黄芩。今医家尝用有效者，因著之。又《千金方》巴郡太守奏加减三黄丸，疗男子五劳七伤，消渴，不生肌肉，妇人带下，手足寒热者。春三月，黄芩四两，大黄三两，黄连四两；夏三月，黄芩六两，大黄一两，黄连七两；秋三月，黄芩六两，大黄二两，黄连三两；冬三月，黄芩三两，大黄五两，黄连二两。三物随时合捣下筛，蜜丸大如乌豆，米饮服五丸，日三。不知，稍增七丸，服一月病愈。久服走及走奔马，近频有验。食禁猪肉。又陶隐居云"黄芩圆名子芩"，仲景治杂病方多用之。

【千金翼】 治淋：黄芩四两，袋贮之，水五升煮三升，分三服。

梅师方 治火丹：杵黄芩末，水调傅之。

【点评】《伤寒论》泻心汤有五：半夏泻心汤用于心下痞而兼呕吐者；生姜泻心汤用于胃中不和，心下痞硬，干噫食臭，胁下有水气，腹中雷鸣而下利者；甘草泻心汤用于伤寒痞证，胃气虚弱，腹中雷鸣而下利，水谷不化，心下痞硬而满，干呕心烦不得安者；大黄黄连泻心汤用于心下痞，按之濡，其脉关上浮者；附子泻心汤用于心下痞，而复恶寒、汗出者。五方皆有黄连，其中大黄黄连泻心汤不用黄芩，故《本草图经》说："张仲景治伤寒心下痞满泻心汤，四方皆用黄芩，以其主诸热，利小肠故也。"另据《伤寒论》此条林亿按语云："臣亿等看详，大黄黄连泻心汤，诸本皆二味。又后附子泻心汤，用大黄、黄连、黄芩、附子，恐是前方中亦有黄芩，后但加附子也。故后云附子泻心汤，本云加附子也。"意即大黄黄连泻心汤也可能包含黄芩。

《珍珠囊》言黄芩之用有四："中枯而飘者泻肺火，消痰利气；细实而坚者泻大肠火，养阴退阳；中枯而飘者除风湿留热于肌表；细而坚实者，滋化源退热于膀胱。"此依药材性状而言，即陶弘景所说子芩、宿芩、腐肠之类。《本草发挥》则谓黄芩有九用："泻肺经热，一也；夏月须用，二也；上焦及皮肤气热，三也；去诸热，四也；妇人产后养阴退阳，五也；利胸中气，六也；消膈上痰，七也；除上焦热及皮湿，八也；安胎，九也。"乃据功效立言。

黄芩治肺热，《汤液本草》云："治肺中湿热，疗上热，目中赤肿，瘀血壅盛必用之药。泄肺受火邪上逆于膈，下补膀胱之寒不足，乃滋其化源也。"《本草纲目》"发明"项记李时珍亲身经历："予年二十时，因感冒咳嗽既久，且犯戒，遂病骨蒸发热，肤如火燎，每日吐痰碗许，暑月烦渴，寝食几废，六脉浮洪。遍服柴胡、麦门冬、荆沥诸药，月余益剧，皆以为必死矣。先君偶思李东垣治肺热如火燎，烦躁引饮而昼盛者，气分热也。宜一味黄芩汤，以泻肺气分之火。遂按方用片芩一两，水二钟，煎一钟，顿服。次日身热尽退，而痰嗽皆愈。药中肯綮，如鼓应桴，医中之妙，有如此哉。"

狗脊 味苦、甘，平，微温，无毒。**主腰背强，关机缓急，周痹寒湿膝痛，颇利老人**，疗失溺不节，男子脚弱腰痛，风邪淋露，少气，目暗，坚脊利俯仰，女子伤中，关节重。**一名百枝**、一名强膂、一名扶盖、一名扶筋。生常山川谷，二月、八月采根，暴干。草薢为之使，恶败酱。

陶隐居云：今山野处处有，与菝葜相似而小异。其茎叶小肥，其节疏，其茎大直，上有刺，叶圆有赤脉。根凹（乌交切）凸（徒结切）龍梉如羊角，细强者是。**唐本注云**：此药苗似贯众，根长多岐，状如狗脊骨，其肉作青绿色，今京下用者是。陶所说乃有刺草薢，非狗脊也，今江左俗犹用之。**臣禹**

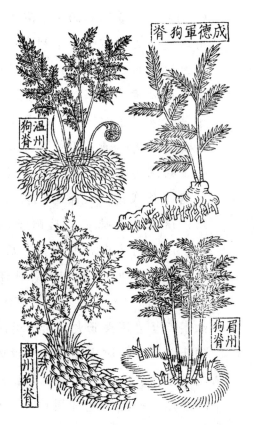

锡等谨按，吴氏云：狗脊，一名狗青，一名赤节。神农：苦；桐君、黄帝、岐伯、雷公、扁鹊：甘，无毒；季氏：小温。如萆薢，茎节如竹，有刺，叶圆赤，根黄白，亦如竹根，毛有刺。岐伯经云：茎无节，叶端圆青赤，皮白，有赤脉。**药性论**云：狗脊，味苦、辛，微热。能治男子、女人毒风，软脚邪气湿痹，肾气虚弱，补益男子，续筋骨。

图经曰　狗脊生常山川谷，今太行山、淄、温、眉州亦有。根黑色，长三四寸，两指许大，苗尖细碎，青色，高一尺已来，无花。其茎叶似贯众而细，其根长而多歧，似狗脊骨，故以名之。其肉青绿，春秋采根，暴干用。今方亦用金毛者。

【雷公云】　凡使，勿用透山藤，其大腕根与透山藤一般，只是入顶苦，不可饵之。凡修事，细剉了，酒拌，蒸，从巳至申，出，晒干用。

【点评】狗脊乃是因为其根"凹凸龙鬼"，与狗的脊骨相似而得名；又因象形比附出"坚脊利俯仰"，治疗"腰背强，关机缓急，周痹寒湿膝痛"的功效来，于是有"强膂、扶盖、扶筋"等别名。以形态得名的药物，名实混淆比较严重，如陶弘景所言"与菝葜相似而小异"，实本于《吴普本草》云："（狗脊）如萆薢，茎节如竹，有刺，叶圆赤，根黄白，亦如竹根，毛有刺。"此当是百合科菝葜属（Smilax）物种，《博物志》所说"菝葜与草薢相似，一名狗脊"，即是此类。

蕨类植物成为狗脊入药之主流，确切见于文献当以《新修本草》为最早，其言"此药苗似贯众，根长多歧，状如狗脊骨，其肉作青绿色，今京下用者是"之狗脊，可大致确定为乌毛蕨科植物狗脊蕨 Woodwardia japonica 之类。但如苏敬说，陶弘景所称的百合科菝葜属狗脊，当时"江左俗犹用之"。唐人施肩吾有句"池塘已长鸡头叶，篱落初开狗脊花"，能够开花的狗脊，显然也非蕨类植物。

至于后来医家喜欢用的"金毛狗脊"，更多的是为了取象，《本草图经》乃说"今方亦用金毛者"，指的是蚌壳蕨科的金毛狗脊 Cibotium barometz，该植物根茎表面密被光亮的金黄色茸毛，故得此名。金毛狗脊因为形状逼真，渐渐成为明清以来狗脊的主流。《本草蒙筌》云："深谷多生，在处俱有，根采类金毛狗脊，故假为名。"

石龙芮　味苦，平，无毒。主风寒湿痹，心腹邪气，利关节，止烦满，平肾、胃气，补阴气不足，失精茎冷。久服轻身，明目，不老，令人皮肤光泽，有子。一名鲁果能、一名地椹、一名石能、一名彭根、一名天豆。生太山川泽石边。五月五日采子，二月、八月采皮，阴干。大戟为之使，畏蛇蜕皮、吴茱萸。

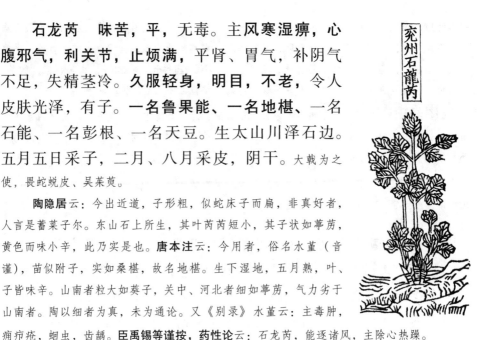

陶隐居云：今出近道，子形粗，似蛇床子而扁，非真好者，人言是蓄菜子尔。东山石上所生，其叶芮芮短小，其子状如葶苈，黄色而味小辛，此乃实是也。**唐本注**：今用者，俗名水堇（音谨），苗似附子，实如桑椹，故名地椹。生下湿地，五月熟，叶、子皆味辛。山南者粒大如葵子，关中、河北者细如葶苈，气力劣于山南者。陶以细者为真，未为通论。又《别录》水堇云：主毒肿，痈疖疮、蛔虫，齿龋。**臣禹锡等谨按，药性论**云：石龙芮，能逐诸风，主除心热躁。

图经曰　石龙芮生泰山川泽石边。陶隐居云"近道处处有之"，今惟出兖州。一丛数茎，茎青紫色，每茎三叶，其叶芮芮短小多刻缺。子如葶苈而色黄。五月采子，二月、八月采皮，阴干用。能逐诸风，除心热躁。苏恭云"俗名水堇，苗如附子，实如桑椹，生下湿地"，此乃水堇，非石龙芮也。今兖州所生者，正与本经、陶说相合，为得其真矣。

【陈藏器云　芮子，味辛。按苏《别①录》云："水堇，主毒肿，蛇虫，齿龋。"且水堇如苏所注，定是石龙芮，更非别草。《尔雅》云"芨，堇草"，郭注云：乌头苗也。苏又注天雄云："石龙芮，叶似堇草，故名水堇。"如此，则依苏所注是水堇，附子是堇草。水堇、堇草二物同名也。

衍义曰　石龙芮今有两种：水中生者，叶光而末圆；陆生者，叶有毛而末锐。入药须生水者。陆生者又谓之天灸，取少叶揉系臂上，一夜作大泡，如火烧者是。惟陆生者，补阴不足，茎常冷，失精。余如经。

【点评】近代文献通常将《本草经》石龙芮考订为毛茛科植物石龙芮 Ranunculus sceleratus，但根据敦煌写本《本草经集注·

---

① 别：此字后底本有"药"字，据本条"唐本注"引《别录》删。所谓"苏《别录》"，即是苏敬引《别录》的意思。

序录》，石龙芮列草部上品；从功效看，"久服轻身，明目，不老，令人皮肤光泽，有子"，也符合上品药的特征，因此《本草经》森立之、尚志钧、曹元宇、王筠默辑本都将石龙芮列为上品。毛茛科植物石龙芮 *Ranunculus sceleratus*，全株含有毛茛苷、原白头翁素等，有明显刺激性，如《南方主要有毒植物》记载："石龙芮全株有毒，人误食后，严重者十余小时内死亡。"这与《本草经》上品药"多服久服不伤人"不合。不特如此，《名医别录》说："五月五日采子，二月、八月采皮。"毛茛科石龙芮 *Ranunculus sceleratus* 为一年生草本，植株矮小、须根细短，茎皮、根皮都不可能采取，与本草记载显然不合。

石龙芮 *Ranunculus sceleratus* 植物，疑是《名医别录》草部下品之蒴藋，"主风瘙瘾疹，身痒湿痹，可作浴汤。一名堇草，一名芨。生田野，春夏采叶，秋冬采茎根"。陶弘景注："田野墟村中甚多。绝疗风痹痒痛，多用薄洗，不堪入服，亦有酒渍根，稍饮之者。"《新修本草》将其指为陆英，乃说："此陆英也，剩出此条。《尔雅》云：芨，堇草。郭注云：乌头苗也。检三堇别名。又无此者，蜀人谓乌头苗为堇草。陶引此条，不知所出处。《药对》及古方无蒴藋，惟言陆英也。"由此引起混淆。事实上，《名医别录》一名堇草的蒴藋，与一名蒴藋的陆英属于同名异物，但蒴藋有毒，且"不堪入服"，而陆英无毒，主疗"骨间诸痹，四肢拘挛疼酸，膝寒痛，阴痿，短气不足，脚肿"等，二者显非一物。

再从蒴藋的别名来看，一名堇草，一名芨。考《尔雅》："芨，堇草。"《说文》："藋，堇草也。"《广雅》："堇，藋也。"郭璞注《尔雅》："堇草，乌头苗也。"《国语》："置鸩于酒，置堇于肉。"韦昭注："堇，乌头也。"结合本草对蒴藋毒性和功效的认识，可以认为，《名医别录》之蒴藋很可能是毛茛科毛茛属或乌头属的植物。

将石龙芮讹为毛茛科植物始于唐代。据《本草纲目》引《吴普本草》"石龙芮一名水堇"，但检《太平御览》引吴氏并无"一名水堇"四字，焦循、孙星衍等《吴普本草》辑本也不取为《吴普本草》佚文，尚志钧、王筠默亦对此提出怀疑，认为是李时珍杜撰。事实上，唐代文献中虽然有水堇之名，但并未与石龙芮联系在一起，如《本草拾遗》引《肘后方》云："菜中有水茛，叶圆而光，有毒。生水旁，蟹多食之。"茛与堇一音之转，水茛即是水堇，亦即《名医别录》之蒴藋，至《新修本草》才将水堇附会为石龙芮，而将蒴藋指为陆英。

茅根 味甘，寒，无毒。主劳伤虚羸，补中益气，除瘀血、血闭，寒热，利小便，下五淋，除客热在肠胃，止渴，坚筋，妇人崩中。久服利人。其苗主下水。一名兰根、一名茹根、一名地菅、一名地筋、一名兼杜。生楚地山谷田野。六月采根。

陶隐居云：此即今白茅菅（音奸），《诗》云"露彼菅茅"。其根如渣芹，甜美。服食此断谷甚良，俗方稀用，惟疗淋及崩中尔。**唐本注**云：菅花，味甘，温，无毒。主衄血，吐血，灸疮。**臣禹锡等谨按**，药性论云：白茅，臣，能破血，主消渴。根治五淋，煎汁服之。**陈藏器**云：茅针，味甘，平，无毒。主恶疮肿未溃者，煮服之。服一针一孔，二针二孔。生授傅金疮，止血。煮服之，主鼻衄及暴下血。成白花者，功用亦同。针即茅笋也。**又**云：屋茅，主卒吐血。细剉三升，酒浸煮，服一升。屋上烂茅，和酱汁研傅斑疮，蚕啮疮，一名百足虫。茅屋滴溜水，杀云母毒。**日华子**云：茅针，凉。通小肠，痈毒、软疖不作头，浓煎和酒服。花，署刀箭疮，止血并痛。根，主妇人月经不匀。又云：茅根，通血脉淋沥，是白花茅根也。又云：屋四角茅，平，无毒。主鼻洪。

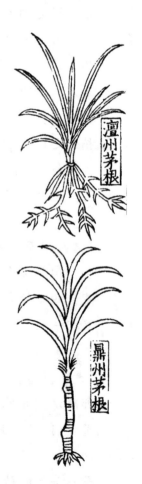

图经曰 茅根生楚地山谷田野，今处处有之。春生苗，布地如针，俗间谓之茅针，亦可啖，甚益小儿。夏生白花茸茸然，至秋而枯。其根至洁白，亦甚甘美，六月采根用。今人取茅针揉以傅金疮，塞鼻洪，止暴下血及溺血者，殊效。刘禹锡《传信方》疗痈肿有头，使必穴方。取茅锥一茎，正尔全煎十数沸，服之，立溃。若两茎即生两孔，或折断一枝为二，亦生两穴。白茅花，亦主金疮，止血。又有菅，亦茅类也。陆机《草木疏》云：菅似茅而滑无毛，根下五寸中有白粉者，柔韧宜为索，沤之尤善；其未沤者名野菅，《诗》所谓"白茅菅兮"是此也。入药与茅等。其屋苫茅经久者，主卒吐血。细剉三升，酒浸，煮服一升，良已。

【肘后方】① 疗热：取白茅根四升剉之，以水一斗五升，煮取五升，适冷暖饮之，日三服。又方诸竹木刺在肉中不出：取白茅根烧末，脂膏和涂之。亦治因风致肿。

【点评】《本草纲目》"集解"项李时珍说："茅有白茅、菅茅、黄茅、香茅、芭茅数种，叶皆相似。白茅短小，三四月开白花成穗，结细实。其根甚长，白软如筋而有节，味甘，俗呼丝茅，可以苫盖及供祭祀苞苴之用，《本经》所用茅根是也。其根干之，夜视有光，故腐则变为萤火。菅茅只生山上，似白茅而长，入秋抽茎，开花成穗如荻花，结实尖黑，长分许，粘衣刺人。其根短硬如细竹根，无节而微甘，亦可入药，功不及白茅，《尔雅》所谓白华野菅是也。黄茅似菅茅，而茎上开叶，茎下有白粉，根头有黄毛，根亦短而细硬无节，秋深开花重穗如菅，可为索綯，古名黄菅，《别录》所用菅根是也。香茅一名菁茅，一名琼茅，生湖南及江淮间，叶有三脊，其气香芬，可以包借及缩酒，禹贡所谓荆州苞匦菁茅是也。芭茅丛生，叶大如蒲，长六七尺，有二种，即芒也。"此即禾本科植物白茅 Imperata cylindrical var. major，入药用其根茎，故习称"白茅根"，简称"茅根"。《本草图经》所绘潭州茅根与鼎州茅根皆是本种。

白茅根利尿疗热，《本草纲目》有论云："白茅根甘，能除

---

① 肘后方：此前底本缺"【"，循本书体例加。

伏热，利小便，故能止诸血哕逆喘急消渴，治黄疸水肿，乃良物也。世人因微而忽之，惟事苦寒之剂，致伤冲和之气，乌足知此哉。"

紫菀　味苦、辛，温，无毒。主咳逆上气，胸中寒热结气，去蛊毒，痿蹶，安五脏，疗咳唾脓血，止喘悸，五劳体虚，补不足，小儿惊痫。一名紫蒨、一名青苑。生房陵山谷及真定、邯郸。二月、三月采根，阴干。款冬为之使，恶天雄、瞿麦、雷丸、远志，畏茵蔯蒿。

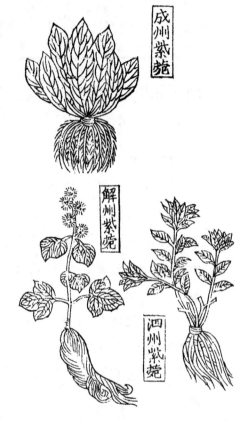

陶隐居云：近道处处有，生布地，花亦紫，本有白毛，根甚柔细。有白者名白菀，不复用。**唐本注**云：白菀即女菀也，疗体与紫菀同，无紫菀时亦用白菀。陶云不复用，或是未悉。**臣禹锡等谨按，药性论**云：紫菀，臣，味苦，平。能治尸疰，补虚，下气及胸胁逆气，治百邪鬼魅，劳气虚热。**日华子**云：调中及肺痿吐血，消痰止渴，润肌肤，添骨髓。形似重台，根作节，紫色，润软者佳。

图经曰　紫菀生房陵山谷及真定、邯郸，今耀、成、泗、寿、台、孟州、兴国军皆有之。三月内布地生苗叶，其叶三四相连，五月、六月内开黄、紫、白花，结黑子。本有白毛，根甚柔细。二月、三月内取根阴干用。又有一种白者名白菀，苏恭云"白菀即女菀也，疗体并同，无紫菀时，亦可通用"，女菀下自有条，今人亦稀用。《古今传信方》用之最要，近医疗久嗽不差，此方甚佳。紫菀去芦头、款冬花各一两，百部半两，三物捣罗为散，每服三钱匕。生姜三片，乌梅一个，同煎汤调下，食后、欲卧各一服。

【**唐本余**　治气喘，阴痿。

雷公云　凡使，先去髭。有白如练色者，号曰羊须草，自然不同。采得后，去头土了，用东流水淘洗令净，用蜜浸一宿，至明于火上焙干用。凡修一两，用蜜二分。

千金方 治妇人卒不得小便：紫菀末，以井花水服三撮，便通。小便血，服五撮立止。

斗门方 治缠喉风，喉闭饮食不通欲死者：用返魂草根一茎，净洗内入喉中，待取恶涎出即差，神效。更以马牙消津咽之，即绝根本。一名紫菀，又南中呼为液牵牛是也。

衍义曰 紫菀用根，其根柔细，紫色，益肺气，经具言之。唐本注言"无紫菀时亦用白菀"，白菀即女菀也。今本草无白菀之名，盖唐修本草时已删去。

【点评】紫菀止嗽，《本草经》言："咳逆上气，胸中寒热结气。"《名医别录》："疗咳唾脓血，止喘悸。"《本草发明》论述甚详："紫菀，清肺润肺之要药。故本草主咳逆上气，咳唾脓血，（痿）止喘，治痨嗽为专。疗胸中寒热结气，去蛊肺毒，止心悸，小儿惊痫，大人痿蹶，去百邪，劳气虚热，乃由辛散气，而苦泄火清肺之用也。又补五劳体虚，安五脏，调中止渴，润肌添髓，乃温补润肺之功也。单方治久嗽，见欬咳门。"

《武威医简》治久咳逆上气汤方用到"茈菀"，即是紫菀。录出备参："治久咳逆上气汤方：茈菀七束，门冬一升，款东一升，橐吾一升，石膏半升，白□一尺，桂一尺，密半升，枣卅枚，半夏十枚。凡十物皆父且，半夏毋父且，洎水斗六升，炊令六沸，浚去宰。温饮一小杯，日三饮。即药宿，当更沸之，不过三四日愈。"

紫草 味苦，寒，无毒。**主心腹邪气，五疸，补中益气，利九窍，通水道**，疗腹肿胀满痛。以合膏，疗小儿疮及面皵 侧加切。**一名紫丹、一名紫芙** 哀老反。生砀山山谷及楚地。三月采根，阴干。

陶隐居云：今出襄阳，多从南阳、新野来，彼人种之，即是今染紫者，方药家都不复用。《博物志》云：平氏阳山紫草特好，魏国以染色，殊黑。比年东山亦种，色小浅于北者。**唐本注云**：紫草，所在皆有。《尔雅》云"一名藐"。苗似兰香，茎赤节青，花紫白色，而实白。**臣禹锡等谨按**，广雅云：紫草，一名茈蒐。**药性论**云：紫草亦可单用。味甘，平。能治恶疮病癣。

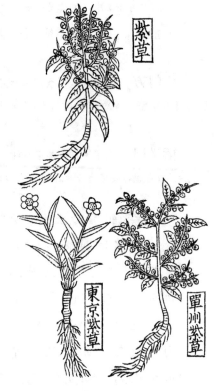

图经曰 紫草生砀①山山谷及楚地，今处处有之，人家园圃中或种莳，其根所以染紫也。《尔雅》谓之藐，《广雅》谓之茈蒐。苗似兰香，茎赤节青。二月有花，紫白色，秋实白，三月采根，阴干。古方稀见使，今医家多用治伤寒时疾，发疮疹不出者，以此作药，使其发出。韦宙《独行方》治豌豆疮，煮紫草汤饮。后人相承用之，其效尤速。

【雷公云】 凡使，须用蜡水蒸之，待水干，取去头并两畔髭，细到用。每修事紫草一斤，用蜡三两，于铛中熔熔尽，便投蜡水作汤用。

圣惠方 治恶虫咬人：用紫草油涂之。**又方**治卒小便淋沥痛：用紫草一两，捣罗为散，每于食前，以井花水调下二钱匕。《产宝》治淋涩产后同。

经验后方 治婴儿童子患疹豆疾：用紫草二两细到，以百沸汤一大盏泡，便以物合定，勿令气漏，放如人体温，量儿大小，服半合至一合，服此疮虽出，亦当轻减。

【点评】 紫草也是植物性染料，故《列仙传》说昌容"能致紫草，卖与染家"。紫草早有栽种，《齐民要术》有"种紫草法"，故品种变化不大，即紫草科植物紫草 *Lithospermum erythrorhizon* 为主流品种。

常用之紫草油是用植物油为溶剂提取紫草根中的乙酰紫草素、紫草素等制成，这些成分具有抗菌和收敛作用，用于皮肤损伤，可促进创面修复。

---

① 砀：底本作"阳"，据上文"生砀山山谷"改。

前胡　味苦，微寒，无毒。
主疗痰满，胸胁中痞，心腹结气，
风头痛，去痰实，下气。治伤寒
寒热，推陈致新，明目，益精。
二月、八月采根，暴干。半夏为之
使，恶皂荚，畏藜芦。

陶隐居云：前胡似茈胡而柔软，为疗殆
欲同，而本经上品有茈胡而无此，晚来医乃
用之，亦有畏恶，明畏恶非尽出本经也。此
近道皆有，生下湿地，出吴兴者为胜。臣禹
锡等谨按，药性论云：前胡，使，味甘、辛。
能去热实，下气，主时气内外俱热。单煮服
佳。日华子云：治一切劳，下一切气，止嗽，
破癥结，开胃下食，通五脏，主霍乱转筋，
骨节烦闷，反胃呕逆，气喘，安胎，小儿一
切疳气。越、衢、婺、睦等处皆好。七、八月采。外黑里白。

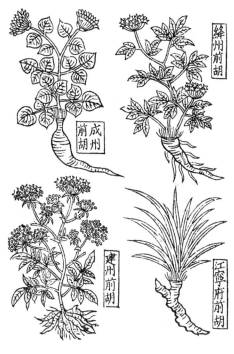

　　图经曰　前胡，旧不著所出州土，今陕西、梁汉、江
淮、荆襄州郡及相州、孟州皆有之。春生苗，青白色，似斜蒿。
初出时有白芽，长三四寸，味甚香美，又似芸蒿。七月内开白
花，与葱花相类。八月结实。根细，青紫色。二月、八月采，暴
干。今鄜延将来者，大与柴胡相似，但柴胡赤色而脆，前胡黄而
软不同耳。一说，今诸方所用前胡皆不同。京师北地者，色黄
白，枯脆，绝无气味。江东乃有三四种，一种类当归，皮斑黑，
肌黄而脂润，气味浓烈。一种色理黄白，似人参而细短，香味都
微。又有如草乌头，肤黑而坚，有两三歧为一本者，食之亦载人
咽喉。中破以姜汁渍，捣服之，甚下膈，解痰实。然皆非前胡
也。今最上者出吴中；又寿春生者，皆类柴胡而大，气芳烈，味
亦浓苦，疗痰下气最要，都胜诸道者。

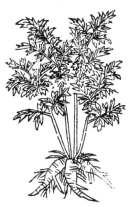

　　【雷公云　凡使，勿用野蒿根，缘真似前胡，只是味粗酸。若误用，令人胃反不受
食。若是前胡，味甘微苦。凡修事，先用刀刮上苍黑皮并髭土了，细剉，用甜竹沥浸令润，
于日中晒干用之。

外台秘要　治小儿夜啼：前胡捣筛，蜜丸如小豆。日服一丸，熟水下，至五六丸，以差为度。

【点评】《本草经》说柴胡"主心腹，去肠胃中结气，饮食积聚，寒热邪气，推陈致新"，《名医别录》补充"除伤寒心下烦热，诸痰热结实，胸中邪逆，五脏间游气，大肠停积水胀及湿痹拘挛"。其中"推陈致新"四字尤其需要注意，《本草经》《名医别录》仅在消石、朴硝、芒消、大黄，以及柴胡、前胡条用到这个词。在大黄、芒消等而言，推陈致新显然是描述其强大的泻下作用，而此作用对今天所用的伞形科柴胡、前胡来说，确实不具有，故令人疑惑。其实，柴胡功效古今不一致，寇宗奭在《本草衍义》中已含蓄地提出疑问："茈胡，本经并无一字治劳，今人治劳方中，鲜有不用者。"

前胡是《名医别录》药，陶弘景说："似茈胡而柔软，为疗殆欲同。"柴胡条说："状如前胡而强。"今用前胡为伞形科 *Peucedanum* 属植物，与 *Bupleurum* 属的柴胡并不相似，倒是《名医别录》记载前胡的功效"治伤寒寒热，推陈致新，明目"，与柴胡一致。从《本草图经》药图看，江宁府柴胡与江宁府前胡几乎一样，二者可能都是狭叶柴胡 *Bupleurum scorzonerifolium* Willd 之类。尽管如此，依然无助于解释柴胡、前胡"推陈致新"的作用。

值得注意的是，《名医别录》说柴胡"叶一名芸蒿，辛香可食"，陶弘景注引《博物志》云："芸蒿，叶似邪蒿，春秋有白蒻，长四五寸，香美可食。"另外，《齐民要术》卷10芸条引《仓颉解诂》也说："芸蒿叶似斜蒿，可食，春秋有白蒻，可食之。"今之柴胡、前胡叶苗皆不做食用，似乎也暗示当时品种与后世用者不同。

败酱　味苦、咸，平、微寒，无毒。**主暴热火疮赤气，疥瘙，疸痔，马鞍热气，除痈肿，浮肿，结热，风痹不足，产后疾痛。一名鹿肠、一名鹿首、一名马草、一名泽败。生江夏川谷。八月采根，暴干。**

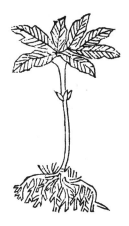

陶隐居云：出近道，叶似稀莶，根形似茈胡，气如败豆酱，故以为名。**唐本注云：**此药不出近道，多生岗岭间。叶似水莨及薇衔，丛生，花黄根紫，作陈酱色，其叶殊不似稀莶也。**臣禹锡等谨按，药性论云：**鹿酱，臣，败酱是也。味辛、苦，微寒。治毒风瘃痹，主破多年凝血，能化脓为水及产后诸病，止腹痛，余疹烦渴。**日华子云：**味酸。治赤眼障膜努肉，聤耳，血气心腹痛，破癥结，产前后诸疾，催生落胞，血运，排脓，补瘘，鼻洪，吐血，赤白带下，疮痍疥癣，丹毒。又名酸益。七八十月采。

图经曰　败酱生江夏川谷，今江东亦有之，多生岗岭间。叶似水莨及薇衔，丛生，花黄根紫色，似柴胡，作陈败豆酱气，故以为名。八月采根，暴干用。张仲景治腹痛，腹有脓者，薏苡人附子败酱汤：薏苡人十分，附子二分，败酱五分，三物捣为末，取方寸匕，以水二升，煎取一升，顿服之。小便当下，愈。

【雷公云　凡使，收得后便粗杵，入甘草叶相拌对蒸，从巳至未，出，焙干，去甘草叶，取用。

杨氏产乳　治蠼螋尿绕腰者。煎败酱汁涂之，差。

【点评】败酱因植株特殊气味而得名，即陶弘景说："气如败豆酱，故以为名。"古今品种变化不大，应该都是败酱科败酱属植物。《新修本草》说"花黄根紫"，当为黄花败酱 *Patrinia scabiosifolia*，《本草图经》所绘江宁府败酱应该也是本类植物，若按照苏颂"花黄"的描述，或许是黄花败酱，但图例过于简单，亦难于确定结论。《本草纲目》"集解"项描述说："处处原野有之，俗名苦菜，野人食之。江东人每采收储焉。春初生苗，深冬始凋。初时叶布地生，似菘菜叶而狭长，有锯齿，绿色，面深背浅。夏秋茎高二三尺而柔弱，数寸一节，节间生叶，四散如伞。颠顶开白花成簇，如芹花、蛇床子花状。结小实成簇。其根白紫，颇似柴胡。"此当是白花败酱 *Patrinia villosa*。

肠痈多用败酱，如《金匮要略》之薏苡附子败酱散，李时珍有论云："败酱乃手足阳明厥阴药也。善排脓破血，故仲景治痈及古方妇人科皆用之。乃易得之物，而后人不知用，盖未遇识者耳。"

白鲜 味苦、咸，寒，无毒。主头风，黄疸，咳逆，淋沥，女子阴中肿痛，湿痹死肌，不可屈伸，起止行步，疗四肢不安，时行腹中大热饮水，欲走大呼，小儿惊痫，妇人产后余痛。生上谷川谷及冤句。四月、五月采根，阴干。恶螵蛸、桔梗、茯苓、萆薢。

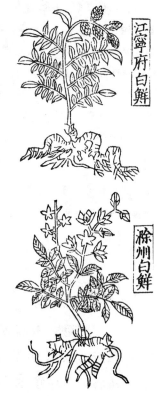

陶隐居云：近道处处有，以蜀中者为良。俗呼为白羊鲜（音仙），气息正似羊膻，或名白膻。**唐本注云**：此药叶似茱萸，苗高尺余，根皮白而心实，花紫白色。根宜二月采，若四月、五月采，便虚恶也。**臣禹锡等谨按，药性论**云：白鲜皮，臣。治一切热毒风，恶风，风疮疥癣赤烂，眉发脱脆，皮肌急，壮热恶寒，主解热黄、酒黄、急黄、谷黄、劳黄等良。**日华子云**：通关节，利九窍及血脉，并一切风痹，筋骨弱乏，通小肠水气，天行时疾，头痛眼疼。根皮良，花功用同上，亦可作菜食。又名金雀儿椒。

图经曰 白鲜生上谷川谷及冤句，今河中、江宁府、滁州、润州亦有之。苗高尺余，茎青，叶稍自如槐，亦似茱萸。四月开花淡紫色，似小蜀葵。根似蔓菁，皮黄白而心实。四月、五月采根，阴干用。又云：宜二月采，差晚则虚恶也。其气息都似羊膻，故俗呼为白羊鲜，又名地羊膻，又名金爵儿椒。其苗，山人以为菜茹。葛洪治鼠瘘已有口，脓血出者：白鲜皮煮汁服一升，当吐鼠子乃愈。李兵部《手集方》疗肺嗽，有白鲜皮汤方，甚妙。

【点评】与败酱一样，白鲜也是因特殊的气味得名的药物，如《本草图经》所言："其气息都似羊膻，故俗呼为白羊鲜，又名金爵儿椒，又名地羊膻。"《本草纲目》"释名"项李时珍说："鲜者，羊之气也。此草根白色，作羊膻气，其子累累如椒，故有诸名。"原植物为芸香科白鲜 *Dictamnus dasycarpus*，古今没有大变化。只是《名医别录》说"四月五月采根阴干"，今则抽取木心，仅用根皮，故名白鲜皮。

酸浆 味酸，平、寒，无毒。主热烦满，定志益气，利水道，产难吞其实立产。一名醋浆。生荆楚川泽及人家田园中。五月采，阴干。

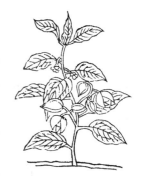

陶隐居云：处处人家多有。叶亦可食，子作房，房中有子，如梅李大，皆黄赤色。小儿食之能除热，亦主黄病，多效。**臣禹锡等谨按**，蜀本云：根如葁芹，白色，绝苦，捣其汁治黄病，多效。**尔雅**云：葴，寒浆。注：今酸浆草，江东人呼曰苦葴。

图经曰 酸浆生荆楚川泽及人家田园中，今处处有之。苗似水茄而小，叶亦可食。实作房如囊，囊中有子，如梅李大，皆赤黄色。小儿食之尤有益，可除热。根似葁芹，色白，绝苦。捣其汁饮之治黄病，多效。五月采，阴干。《尔雅》所谓"葴（音针），寒浆"，郭璞注云"今酸浆草，江东人呼为苦葴"是也。今医家稀用。

【千金方 治妇人赤白带下：三叶酸草阴干为末，空心酒下三钱匕。

灵苑方 治卒患诸淋，遗沥不止，小便赤涩疼痛：三叶酸浆草，人家园林亭槛中，著地开黄花，味酸者是。取嫩者净洗，研绞自然汁一合，酒一合，搅汤暖，令空心服之，立通。

衍义曰 酸浆，今天下皆有之。苗如天茄子，开小白花，结青壳，熟则深红；壳中子大如樱，亦红色；樱中腹有细子，如落苏之子，食之有青草气。此即苦耽也。今《图经》又立苦耽条，显然重复，本经无苦耽。

【点评】酸浆即茄科植物酸浆 *Physalis alkekengi* var. *franchetii*，为常见物种。《嘉祐本草》又立苦耽条，见本书卷27菜部上品。《梦溪笔谈》认为苦耽即是酸浆，不当重出，有云："苦耽即本草酸浆也，新集本草又重出苦耽一条。河西番界中，酸浆有盈丈者。"不仅如此，《新修本草》之灯笼草（见本书卷7）也是酸浆，故《本草纲目》将三者合并为一，酸浆条"释名"项解释说："酸浆，以子之味名也。苦葴、苦耽，以苗之味名也。灯笼、皮弁，以角之形名也。王母、洛神珠，以子之形名也。按杨慎《杨子厄言》云：本草灯笼草、苦耽、酸浆，皆一物也，修本草者非一时一人，故重复耳。燕京野果名红姑娘，处垂绛囊，中含赤子如珠，酸甘可食，盈盈绕砌，与翠草同芳，亦自可爱。盖姑娘乃瓜囊之讹，古者瓜姑同音，娘囊之音亦相近耳。此说得之，故今以《本经》酸浆，《唐本草》灯笼草，宋《嘉祐本草》苦耽，俱并为一焉。"

紫参 味苦、辛，寒、微寒，无毒。**主心腹积聚，寒热邪气，通九窍，利大小便，**疗肠胃大热，唾血、衄血，肠中聚血，痈肿，诸疮，止渴，益精。**一名牡蒙、一名众戎、一名童肠、一名马行。生河西及冤句山谷。三月采根，火炙使紫色。**畏辛夷。

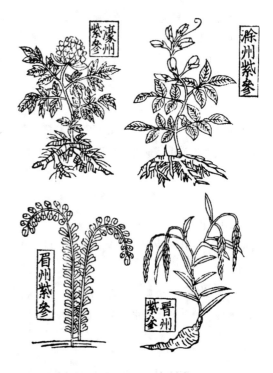

陶隐居云：今方家皆呼为牡蒙，用之亦少。唐本注云：紫参，叶似羊蹄，紫花青穗，皮紫黑，肉红白，肉浅皮深，所在有之。牡蒙，叶似及己而大，根长尺余，皮肉亦紫色，根苗并不相似。虽一名牡蒙，乃王孙也。紫参，京下见用者是，出蒲州也。**臣禹锡等谨按，**吴氏云：牡蒙，神农、黄帝：苦；季氏：小寒。生河西或商山。圆聚生，根黄赤有文，皮黑中紫。五月华紫赤，实黑大如豆。**药性论**云：紫参，使，味苦。能散瘀血，主心腹坚胀，治妇人血闭不通。

图经曰 紫参生河西及冤句山谷，今河中解、晋、齐及淮、蜀州郡皆有之。苗长一二尺，根淡紫色如地黄状，茎青而细，叶亦青似槐叶，亦有似羊蹄者。五月开花，白色似葱花，亦有红紫而似水莅者。根皮紫黑，肉红白色，肉浅而皮深。三月采根，火炙令紫色。又云：六月采，晒干用。张仲景治痢，紫参汤主之。紫参半斤，甘草二两，以水五升煎紫参，取二升，内甘草煎取半升，分温三服。

【点评】紫参为《本草经》六参之一，《金匮要略》治疗下利肺痈有紫参汤，用紫参、甘草二物。因"肺痈"不辞，注释家疑为错简，遂成聚讼。

早期紫参品种不得而详，《新修本草》描述说："叶似羊蹄，紫花青穗，皮紫黑，肉红白，肉浅皮深，所在有之。"与《本草图经》说亦有开花"红紫而似水莅"者，结合所绘晋州紫参图例，此即蓼科植物拳参 *Polygonum bistorta*，因其根皮紫褐色，故名紫参。可堪注意的是，《本草图经》人参条所绘威胜军人参仅有地上部分，却与本条晋州紫参非常接近，地点都在山西，这或许便是宋代鼎鼎大名的紫团参的原植物。

藁本 味辛、苦，温、微温、微寒，无毒。**主妇人疝瘕，阴中寒肿痛，腹中急，除风头痛，长肌肤，悦颜色，**辟雾露，润泽，疗风邪弹曳，金疮，可作沐药面脂。

实 主风流四肢。**一名鬼卿、一名地新、一名微茎。生崇山山谷。正月、二月采根，暴干，三十日成。**恶䕡茹。

陶隐居云：俗中皆用芎䓖根须，其形气乃相类，而《桐君药录》说芎䓖苗似藁本，论说花实皆不同，所生处又异。今东山别有藁本，形气甚相似，惟长大尔。**唐本注**云：藁本，茎叶根味与芎䓖小别，以其根上苗下似藁根，故名藁本，今出宕州者佳也。**臣禹锡等谨按，药性论**云：藁本，臣，微温。畏青葙子。能治一百六十种恶风，鬼疰，流入腰痛冷，能化小便，

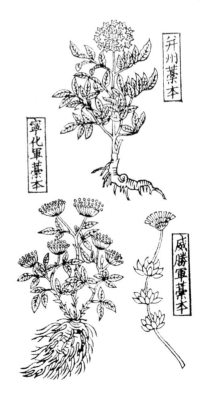

通血，去头风，皯皰。**日华子**云：治痫疾并皮肤疵皯、酒皯、粉刺。

图经曰 藁本生崇山山谷，今西川、河东州郡及兖州、杭州有之。叶似白芷香，又似芎䓖，但芎䓖似水芹而大，藁本叶细耳。根上苗下似禾藁，故以名之。五月有白花，七八月结子，根紫色。正月、二月采根，暴干，三十日成。

【点评】《淮南子·氾论训》说："夫乱人者，芎䓖之与藁本也，蛇床之与麋芜也，此皆相似。"故历代本草家颇注意藁本与芎䓖的区别。陶弘景注："俗中皆用芎䓖根须，其形气乃相类。而《桐君采药录》说芎䓖苗似藁本，论说花实皆不同，所生处又异。今东山别有藁本，形气甚相似，惟长大尔。"《新修本草》云："藁本，茎叶根味与芎䓖小别。以其根上苗下似槁根，故名藁本。今出宕州者佳也。"《本草图经》云："藁本，生崇山山谷，今西川、河东州郡及兖州、杭州有之。叶似白芷，香又似芎䓖，但芎䓖似水芹而大，藁本叶细耳。根上苗下似禾槁，故以名之。五月有白花，七、八月结子，根紫色。正月、二月采根，暴干，三十日成。"从描述来看，这应该是伞形科藁本属植物，结合产地分析，西川所出者大约是藁本 *Ligusticum sinense*，而山东兖州所出或许是辽藁本 *Ligusticum jeholense*。

需要指出的是，宋代医家似乎特别钟意于杭州出产的藁本。不仅苏颂提到杭州出藁本，宋室南迁以后，《干道临安志》卷2、《咸淳临安志》卷58、《梦粱录》卷18都记有杭州藁本。从植物分布看，这种藁本似乎不是 *Ligusticum sinense* 或辽藁本 *Ligusticum jeholense*，更像是伞形科的其他植物。

石韦 味苦、甘、平，无毒。**主劳热邪气，五癃闭不通，利小便水道**，止烦下气，通膀胱满，补五劳，安五脏，去恶风，益精气。一名石䏊之夜切、一名石皮。用之去黄毛，毛射人肺，令人咳不可疗。生华阴山谷石上，不闻水及人声者良。二月采叶，阴干。滑石（**臣禹锡**

等谨按，蜀本作络石），杏仁为之使，得昌蒲良。

陶隐居云：蔓延石上，生叶如皮，故名石韦。今处处有。以不闻水声、人声者为佳。出建平者，叶长大而厚。**唐本注**云：此物丛生石傍阴处，不蔓延生。生古瓦屋上，名瓦韦，用疗淋亦好也。**臣禹锡等谨按**，药性论云：石韦，使，微寒。治劳及五淋，胞囊结热不通，去膀胱热满。**日华子**云：治淋沥，遗溺。入药须微炙。

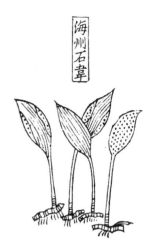

图经曰　石韦生华山谷石上，今晋、绛、滁、海、福州，江宁府皆有之。丛生石上，叶如柳，背有毛而斑点如皮，故以名。以不闻水声者良。二月、七月采叶，阴干用。南中医人炒末，冷酒调服，疗发背皆甚效。石韦一名石皮，而福州自有一种石皮，三月有花，其月采叶煎浴汤，主风。又有生古瓦屋上者，名瓦韦，用治淋亦佳。

【**点评**】石韦为利水通淋要药，《本草经》谓其主"五癃闭不通，利小便水道"，《本草备要》言："清肺金以资化源，通膀胱而利水道。"《外台秘要》卷27引《范汪方》石韦散，用石韦、滑石两物，主治石淋。又引《集验方》疗淋小便不利阴痛石韦散方，用石韦、瞿麦、滑石、车前子、冬葵子5物。

《名医别录》谓石韦"不闻水及人声者良"，此方士讲究与《雷公炮炙论》经常说"勿令妇人、鸡犬、新犯淫人见"，指清净新洁之地一样，此指远离尘嚣之处，但不解何以需要"不闻水声"。类似要求，如淫羊藿条《蜀本草》说"生处不闻水声者良"；威灵仙条《开宝本草》说"不闻水声者良"；《千金要方》卷6治目中息肉，用五加"不闻水声者根，去土取皮"。

萆解　味苦、甘，平，无毒。主腰背痛强，骨节风寒湿周痹，恶疮不瘳，热气，伤中，恚怒，阴痿失溺，关节老血，老人五缓。一名赤节。生真定山谷。二月、八月采根，暴干。薏苡为之使，畏葵根、大黄、茈胡、牡蛎。

陶隐居云：今处处有，亦似菝葜而小异，根大，不甚有角节，色小浅。**唐本注**云：此药有二种：茎有刺者，根白实；无刺者，根虚软。内软者为胜，叶似薯蓣，蔓生。**臣禹锡等谨按，药性论**云：萆薢能治冷风痹瘴，腰脚不遂，手足惊掣，主男子臂腰痛，久冷，是肾间有膀胱宿水。**博物志**云：菝葜与萆薢相乱。**日华子**云：治瘫，缓软，风头旋，痫疾，补水脏，坚筋骨，益精，明目，中风失音。时人呼为白菝葜。

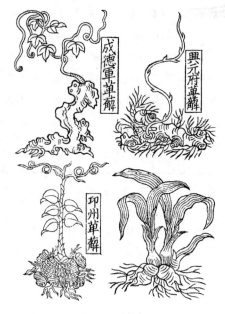

图经曰 萆薢生真定山谷，今河、陕、京东、荆、蜀诸郡有之。根黄白色，多节，三指许大。苗叶俱青，作蔓生，叶作三又似山芋，又似绿豆叶。花有黄、红、白数种，亦有无花结白子者。春、秋采根，暴干。旧说此药有二种，茎有刺者，根白实；无刺者，根虚软，以软者为胜。今成德军所产者，根亦如山芋，体硬，其苗引蔓，叶似荞麦，子三棱，不拘时月采。其根用利刀切作片子，暴干用之。《正元广利方》疗丈夫腰脚痹缓急，行履不稳者：以萆薢二十四分，合杜仲八分，捣筛。每旦温酒和服三钱匕，增至五匕。禁食牛肉。又有萆薢丸大方，功用亦同。

【**孙尚药**】 治肠风痔漏如圣散：萆薢细剉，贯众逐叶擘下了，去土，等分捣罗为末。每服二钱，温酒调下，空心食前服。

【点评】今用萆薢为薯蓣科绵萆薢 Dioscorea septemloba 为主，又有红萆薢，为百合科无刺菝葜 Smilax mairei。《本草纲目》"集解"项李时珍说云："萆薢蔓生，叶似菝葜而大如碗，其根长硬，大者如商陆而坚。今人皆以土茯苓为萆薢，误矣。茎叶根苗皆不同。《吴普本草》又以萆薢为狗脊，亦误矣。详狗脊下。《宋史》以怀庆萆薢充贡。"检《旧五代史》后周太祖有《却诸道贡物诏》，其中提到"申州蘘荷，亳州萆薢"，则以安徽亳州所出为正。

《名医别录》谓萆薢主"老人五缓"，《医学衷中参西录》云："萆薢为治失溺要药不可用之治淋。《名医别录》谓萆薢治阴萎、失溺、老人五缓。盖失溺之证实因膀胱之括约筋少约束之力，此系筋缓之病，实为五缓之一，草薢善治五缓，所以治之。"

杜衡　味辛，温，无毒。主风寒咳逆。香人衣体。生山谷。三月三日采根，熟洗，暴干。

陶隐居云：根、叶都似细辛，惟气小异尔。处处有之。方药少用，惟道家服之，令人身衣香。《山海经》云：可疗瘿。**唐本注**云：杜衡叶似葵，形如马蹄，故俗云马蹄香。生山之阴，水泽下湿地。根似细辛、白前等。今俗以及已代之，谬矣。及已独茎，茎端四叶，叶间白花，殊无芳气。有毒，服之令人吐，惟疗疮疥，不可乱杜衡也。**臣禹锡等谨按，尔雅**云：杜，土卤。注：杜衡也。似葵而香。**山海经**云：天帝山有草，状如葵，其臭如蘼芜，名曰杜衡，可以走马，食之已瘿。郭璞注云：带之令人便马，或曰马得之而健走。**药性论**云：杜衡，使。能止气奔喘促，消痰饮，破留血，主项间瘤瘿之疾。

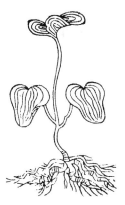

图经曰　杜衡旧不著所出州土，今江淮间皆有之。苗、叶都似细辛，惟香气小异，而根亦粗，黄白色，叶似马蹄，故名马蹄香。三月三日采根，熟洗，暴干。谨按，《山海经》云："天帝之山有草，状如葵，其臭如蘼芜，名曰杜衡，可以走马，食之已瘿。"郭璞注云："带之可以走马，或曰马得之而健走。"《尔雅》谓之杜，又名土卤。然杜若亦名杜衡，或疑是杜若，据郭璞注云"似葵而香"，故知是此杜衡也。今人用作浴汤及衣香甚佳。

衍义曰　杜衡用根，似细辛，但根色白，叶如马蹄之下。市者往往乱细辛，须如此别之。《尔雅》以谓"似葵而香"是也。将杜衡与细辛相对，便见真伪。况细辛惟出华州者良。杜衡其色黄白，拳局而脆，干则作圆。

【点评】杜衡为马兜铃科植物杜衡 *Asarum forbesii*，与细辛同属，形状形似，叶多为肾状心形，似马蹄，故又名马蹄香。《本草图经》细辛条说："今人多以杜衡当之。杜衡吐人，用时须细辨耳。杜衡春初于宿根上生苗，叶似马蹄形状，高三、二寸，茎如麦藁粗细，每窠上有五、七叶，或八、九叶，别无枝蔓。又于叶、茎间缚内，芦头上贴地生紫花，其花似见不见，暗结实如豆大，窠内有碎子似天仙子。苗、叶俱青，经霜即枯。其根成窠，有似饭帚密闹，细长四、五寸，微黄白色，味辛。江淮俗呼为马蹄香，以人多误用，故此详述之。"

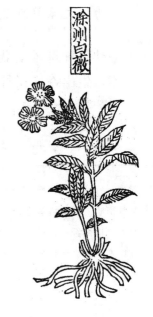

白薇 味苦、咸，平、大寒，无毒。主暴中风，身热肢满，忽忽不知人，狂惑邪气，寒热酸疼，温疟洗洗，发作有时，疗①伤中淋露，下水气，利阴气，益精。一名白幕、一名薇草、一名春草、一名骨美。久服利人。生平原川谷。三月三日采根，阴干。恶黄芪、大黄、大戟、干姜、干漆、山茱萸、大枣。

陶隐居云：近道处处有。根状似牛膝而短小尔。方家用多疗惊邪，风狂，疰病。**臣禹锡等谨按，药性论**云：白薇，臣。能治忽忽睡不知人，百邪鬼魅。

图经曰 白薇生平原川谷，今陕西诸郡及滁、舒、润、辽州亦有之。茎叶俱青，颇类柳叶。六七月开红花，八月结实。根黄白色，类牛膝而短小。三月三日采根，阴干用。今云八月采。

【雷公云 凡采得后，用糯米泔汁浸一宿，至明取出去髭了，于槐砧上细剉蒸，从巳至申，出用。

【点评】《救荒本草》云："白薇，一名白幕、一名薇草、一名春草、一名骨美。生平原川谷，并陕西诸郡及滁州，今钧州密县山野中亦有之。苗高一二尺，茎叶俱青，颇类柳叶而阔短，又似女娄脚叶，而长硬毛涩，开花红色，又云紫花，结角似地稍瓜而大，中有白瓢，根状如牛膝根而短，黄白色。"结合所绘图例，原植物即为萝藦科白薇 Cynanchum atratum。

检《鸡肋编》有一条涉及白薇的混淆品，录此备参："至衢州开化县，山间多春兰。而医僧允济谓兰根即白薇也。按白薇一名白幕，又名薇草。本草乃云生平原川谷，陶隐居谓近道处处有之。又与兰小异，然药肆皆收货为白薇，未知是否？夷齐采食，岂谓是邪？味虽苦咸，大寒而无毒也。"

---

① 疗：底本作白字《本草经》文，据本书体例改。

菝_{蒲八切}葜_{弃八切}　味甘，平、温，无毒。主腰背寒痛，风痹，益血气，止小便利。生山野。二月、八月采根，暴干。

陶隐居云：此有三种，大略根、苗并相类。菝葜茎紫，短小，多细刺，小减草薢而色深，人用作饮。唐本注云：陶云三种相类，非也。草薢有刺者，叶粗相类，根不相类。草薢细长而白，菝葜根作块结，黄赤色，殊非狗脊之流也。臣禹锡等谨按，日华子云：治时疾瘟瘴。叶治风肿，止痛，扑损，恶疮。以盐涂傅，佳。又名金刚根，又名王瓜草。

图经曰　菝葜旧不载所出州土，但云生山野，今近京及江浙州郡多有之。苗茎成蔓，长二三尺，有刺。其叶如冬青、乌药叶，又似菱叶差大。秋生黄花，结黑子，樱桃许大。其根作块，赤黄色。二月、八月采根，暴干用。江浙间人呼为金刚根，浸赤汁以煮粉食，云啖之可以辟瘴。其叶以盐捣，傅风肿恶疮等，俗用有效。田舍贫家亦取以酿酒，以风毒脚弱，痹满上气，殊佳。

【点评】陶弘景说"此有三种，大略根苗并相类"，但注释内容只提到菝葜与草薢两种相似，结合狗脊条注释"今山野处处有，与菝葜相似而小异"，乃知是指菝葜、草薢与狗脊三种"大略根苗并相类"，故《新修本草》即依此立言，《本草纲目》"集解"项引用该文乃将苏敬的话改为"陶云三种，乃狗脊、菝葜、草薢相类"云云。

按照狗脊条陶注"其茎叶小肥，其节疏，其茎大直，上有刺，叶圆有赤脉"，所描述的恐怕也是百合科菝葜属（*Smilax*）植物，而非今天所称的蕨类植物。

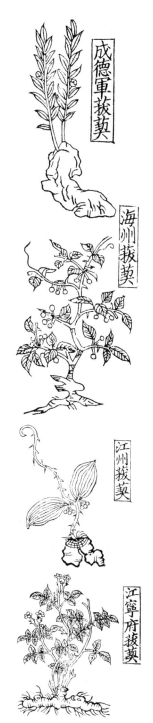

成德军菝葜

海州菝葜

江州菝葜

江宁府菝葜

大青　味苦，大寒，无毒。主疗时气头痛，大热口疮。三四月采茎，阴干。

陶隐居云：疗伤寒方多用此，本经又无。今出东境及近道。长尺许，紫茎。除时行热毒为良。唐本注云：大青用叶兼茎，不独用茎也。臣禹锡等谨按，药性论云：大青，臣，味甘。能去大热，治温疫，寒热。日华子云：治热毒风，心烦闷渴疾，口干，小儿身热疾，风疹，天行热疾及金石药毒，兼涂署肿毒。

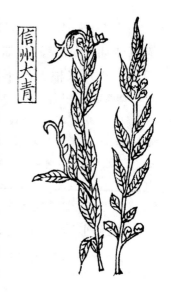

图经曰　大青旧不载所出州土，今江东州郡及荆南，眉、蜀、濠、淄诸州皆有之。春生青紫茎似石竹，苗、叶、花红紫色似马蓼，亦似芜花，根黄。三月、四月采茎叶，阴干用之。古方治伤寒、黄汗、黄疸等有大青汤，又治伤寒头身强、腰脊痛。葛根汤亦用大青。大抵时疾药多用之。

【点评】"大青"一名始见于《名医别录》，药用其茎，"三四月采茎阴干"，陶注："疗伤寒方多用此，本经又无，今出东境及近道，长尺许，紫茎。"仅此寥寥数语固然不足以判断大青的品种，但《名医别录》蓝实条云"其茎叶可以染青"，又陶云本经无大青，皆证明此"大青"与彼"蓝实"并非一物。

唐代开始兼用其叶，《新修本草》云："大青用叶兼茎，不独用茎也。"《本草图经》云："春生，青紫茎，似石竹苗叶，花红紫色，似马蓼，亦似芜花，根黄。"按其所说似为蓼蓝一类，但其所绘信州大青图例，尤其是《履巉岩本草》所绘大青图，可肯定为马鞭草科植物大青 Clerodendrum cyrtophyllum。值得注意的是，《履巉岩本草》别有青蓝，文字出于《证类本草》蓝实条，图例则是爵床科马蓝 Baphicacanthus cusia。这至少说明两个问题：一者，宋代的"蓝"与"青"植物来源不同；其二，马蓝被称为"青蓝"，为后世大青叶与板蓝根的品种混淆埋下了隐患。

明清亦以马鞭草科大青为正品，《本草纲目》云："大青，处处有之，高二三尺，茎圆，叶长三四寸，面青背淡，对节而生，八月开小花，红色成簇，结青实，大如椒颗，九月色赤。"《植物名实图考》亦云："叶长四五寸，开五瓣圆紫花，结实生青熟黑，唯实成时，花瓣尚在，宛似托盘，土人皆识之。暑月为饮以解渴。"

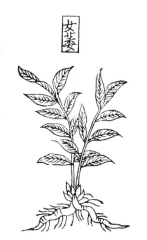

女蒌 味辛，温。主风寒洒洒，霍乱泄痢，肠鸣游气上下无常，惊痫寒热百病，出汗。《李氏本草》云：止下，消食。

唐本注云：其叶似白敛，蔓生，花白，子细。荆、襄之间名为女蒌，亦名蔓楚。止痢有效。用苗不用根，与蒌蕪全别。今太常谬以为白头翁者是也。唐本先附。

图经 文具蒌蕪条下。

【雷公云 凡采得，阴干，去头并白蕊，于槐砧上剉，拌豆淋酒蒸，从巳至未出，晒令干用。

【点评】这条"女蒌"是《新修本草》从《本草经集注》女蒌蒌蕪条分出，此幅女蒌图例也是根据卷6舒州蒌蕪改造而来，恐不代表真实物种。从《新修本草》对女蒌的描述来看，这种被误用为白头翁的女蒌，当是毛茛科植物女蒌 *Clematis apiifolia*。

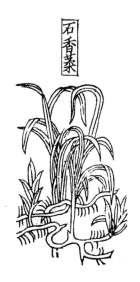

石香菜 味辛，香，温，无毒。主调中温胃，止霍乱吐泻，心腹胀满，脐腹痛，肠鸣。一名石苏。生蜀郡陵、荣、资、简州及南中诸处，在山岩石缝中生。二月、八月采。苗、茎、花、实俱用。今附。

衍义曰 石香菜，处处有之，不必山岩石缝中，但山中临水附崖处或有之。九月、十月尚有花。

【点评】石香菜即石香薷，《本草纲目》香薷条"释名"项李时珍说："薷，本作菜。

《玉篇》云'菜菜苏之类',是也。其气香,其叶柔,故以名之。"从此幅石香菜图例来看,并非后世所说的唇形科石香薷 *Mosla chinensis*。

二十二种陈藏器余

兜纳香　味甘,温,无毒。去恶气,温中,除暴冷。《广志》云:生剽国。《魏略》曰:大秦国出兜纳香。

【海药】　谨按,《广志》云:生西海诸山。味辛,平,无毒。主恶疮肿瘘,止痛生肌,并入膏用。烧之能辟远近恶气。带之夜行,壮胆安神。与茅香、柳枝合为汤浴小儿,则易长。

风延母　味苦,寒,无毒。小儿发热发强,惊痫寒热,热淋,解烦,利小便,明目。主蛇、犬毒,恶疮,痈肿,黄疸。并煮服之。细叶蔓生,缨绕草木。《南都赋》云"风衍蔓延于衡皋",是也。

【海药】　谨按,徐表《南州记》:生南海山野中。主三消五淋,下痰,小儿赤白毒痢,蛇毒瘴溪等毒,一切疮肿。并宜煎服,只出南中,诸无所出也。

　　【点评】今本张衡《南都赋》中无"风衍蔓延于衡皋",当属佚文。

耕香　味辛,温,无毒。主臭鬼气,调中。生乌浒国。《南方草木状》曰:耕香,茎生细叶。

大瓠藤水　味甘,寒,无毒。主烦热,止渴,润五脏,利小便。藤如瓠,断之水出。生安南。《太康地记》曰:朱崖、担耳无水处,种用此藤,取汁用之。

【海药云】　谨按,《太原记》云:生安南、朱崖上,彼无水,惟大瓠中有天生水。味甘冷,香美。主解大热,止烦渴,润五脏,利水道。彼人造饮馔皆瓠也。

筋子根　味苦,温,无毒。主心腹痛,不问冷热远近,恶鬼气注刺痛,霍乱,蛊毒,暴下血,腹冷不调,酒饮磨服。生四明山。苗高尺余，叶圆厚光润，冬不凋，根大如指，亦名根子。

土芋　味甘，寒，小毒。解诸药毒。生研水服，当吐出恶物尽便止。煮食之，甘美不饥，厚人肠胃，去热嗽。蔓如豆，根圆如卵。鹍鸠食后弥吐，人不可食。

优殿　味辛，温。去恶气，温中消食。生安南，人种为茹。《南方草木状》曰：合浦有优殿，人种之，以豆酱汁食，芳香好味。

【点评】《太平御览》卷980引《南方草木状》云："合浦有菜名优殿，以豆酱汁茹食，芳好。可食胡饼。"

土落草　味甘，温，无毒。主腹冷疼气，痃癖。作煎酒，亦捣绞汁，温服。叶细长，生岭南山谷，土人服之。

獐猪孝切菜　味辛，温，无毒。主冷气，腹内久寒，食饮不消，令人能食。《字林》曰：獐，辛菜，南人食之，去冷气。

必似勒　味辛，温，无毒。主冷气，胃闭不消食，心腹胀满。生昆仑，似马蔺子。

胡面莽　味甘，温。去痃癖及冷气，止腹痛。煮之。生岭南。叶如地黄。

海蕴　味咸，寒，无毒。主瘿瘤结气在喉间，下水。生大海中，细叶如马尾，似海藻而短也。

【点评】《本草纲目》"释名"云："蕴，乱丝也。其叶似之，故名。"《本草拾遗》云："生大海中，细叶如马尾，似海藻而短也。"此为海蕴科藻类海蕴 *Nemacystus decipiens*。

百丈青　味苦，寒、平，无毒。主解诸毒物，天行瘴疟疫毒。并煮服，亦生捣绞汁。生江南林泽，藤蔓紧硬，叶如署预，对生。根服令人下痢。

斫合子　无毒。主金疮，生肤，止血。捣碎傅疮上。叶主目热赤，接碎滴目中。云昔汉高帝战时，用此傅军士金疮，故云斫合子。

篱落间藤蔓生，至秋霜，子如柳絮。一名熏桑、一名鸡肠。

【点评】《本草纲目》将斫合子并入萝摩条，"集解"项李时珍说："斫合子即萝摩子也。三月生苗，蔓延篱垣，极易繁衍。其根白软。其叶长而后大前尖。根与茎叶，断之皆有白乳如构汁。六七月开小长花，如铃状，紫白色。结实长二三寸，大如马兜铃，一头尖。其壳青软，中有白绒及浆。霜后枯裂则子飞，其子轻薄，亦如兜铃子。商人取其绒作坐褥代绵，云甚轻暖。"此段所指即萝摩科植物萝摩 *Metaplexis japonica*。

独自草　有大毒。煎傅箭镞，人中之立死。生西南夷中，独茎生。《续汉书》曰：出西夜国，人中之辄死。今西南夷獠中，犹用此药傅箭镞。解之法，在《拾遗》石部盐药条中。

金钗股　味辛，平，小毒。解诸药毒，人中毒者，煮汁服之。亦生研，更烈，必大吐下。如无毒，亦吐，去热痰疟瘴，天行蛊毒，喉闭。生岭南山谷。根如细辛，三四十茎，一名三十根钗子股，岭南人用之。

博落回　有大毒。主恶疮瘿根，瘤赘，瘜肉，白癜风，蛊毒，精魅溪毒。已上疮瘘者，和百丈青、鸡桑灰等为末，傅瘘疮；蛊毒、精魅，当有别法。生江南山谷。茎叶如蓖麻，茎中空，吹作声如博落回，折之有黄汁，药人立死，不可入口也。

毛建草及子　味辛，温，有毒。主恶疮、痈肿疼痛未溃，煎捣叶傅之，不得入疮，令人肉烂。主疟，令病者取一握，微碎，缚臂上，男左女右，勿令近肉，便即成疮。子和姜捣破，破冷气。田野间呼为猴蒜。生江东泽畔，叶如芥而大，上有毛，花黄，子如蒺藜。又有建，有毒。生水旁，叶似胡芹，未闻余功，大相似。

【点评】《本草纲目》将毛建草并入毛茛条，原植物为毛茛科毛茛 *Ranunculus japonicus*，所言以毛建草一握，"微碎，缚臂上，男左女右，勿令近肉，便即成疮”，乃是毛茛所含原白头翁素的发泡作用。

数低　味甘，温，无毒。主冷风冷气，下宿食不消，胀满。生西蕃，北土亦无有，似茴香，胡人作羹食之。

仰盆　味辛，温，有小毒。主蛊、飞尸，喉闭，水磨服少许，亦磨傅皮肤恶肿。生东阳山谷。苗似承露仙，根圆如仰盆，子大如鸡卵。

离鬲草　味辛，寒，有小毒。主瘰疬丹毒，小儿无辜寒热，大腹痞满，痰饮膈上热。生研绞汁服一合，当吐出胸膈间宿物。生人家阶庭湿处，高三二寸，苗叶似罂粟。去疟为上，江东有之，北土无。

虚药　味咸，温，无毒。主折伤内损血瘀，生肤止痛，主产后血病，治五脏，除邪气，补虚损，乳及水煮服之，亦捣碎傅伤折处。生胡国，似干茅，黄赤色。

重修政和经史证类备用本草卷第九

己酉新增衍义

成　都　唐　慎　微　续　证　类

中卫大夫康州防御使句当龙德宫总辖修建明堂所医药
提举入内医官编类圣济经提举太医学臣曹孝忠**奉敕校勘**

草部中品之下总七十八种

一十四种神农本经白字

一十三种名医别录墨字

一十二种唐本先附注云"唐附"

二十二种今附皆医家尝用有效，注云"今附"

四种新补

二种新定

一种新分条

一十种陈藏器余

凡墨盖子已下并唐慎微续证类

艾叶实续注	恶实牛蒡叶续注	水萍
王瓜	地榆	大小蓟
海藻石帆、水松、石发、瓦松续注	泽兰	昆布紫菜续注
防己木防己续注	天麻今附	阿魏唐附
高良姜	百部根	蘹香子亦名茴香，唐附
款冬花	红蓝花红花也，今附	牡丹
京三棱今附　鸡爪三棱等附	姜黄唐附 莲药附	荜拨根续注　今附
蒟音矩酱唐附	萝摩子唐附	青黛今附

郁金 唐附	卢会 今附	**马先蒿**
延胡索 今附	肉豆蔻 今附	补骨脂 今附
零陵香 今附	缩沙蜜 今附	蓬莪茂 旬律切 今附
积雪草 连钱草附	白前	荪苴
白药 唐附	荭草	莎草 根即香附子也　水香稜附
荜澄茄 今附	胡黄连 今附	船底苔 新补
红豆蔻 今附	莳萝 今附	艾蒳香 今附
甘松香 今附	垣衣 地衣续注	陟厘 音离
凫葵 荇菜也　唐附	**女菀**	**王孙**
土马骏 新定	**蜀羊泉**	菟葵 唐附
蒴草 唐附	鳢肠 莲子草也　唐附	**爵床** 今名香苏
井中苔萍 蓝附	茅香花 白茅香花续注　今附	马兰 新补 山兰附
使君子 今附	干苔 新补	百脉根 唐附
白豆蔻 今附	地笋 新补	海带 新定
陀得花 今附	蒴草 元附白药条下，今分条	

　　一十种陈藏器余

迷迭香[①]	故鱼网	故缴脚布
江中采出芦	虺建草	含生草
菟肝草	石芒	蚕网草
问荆		

　　艾叶　味苦，微温，无毒。主灸百病。可作煎，止下痢，吐血，下部䘌疮，妇人漏血，利阴气，生肌肉，辟风寒，使人有子。一名冰台、一名医草。生田野。三月三日采，暴干。作煎勿令见风。

　　陶隐居云：捣叶以灸百病，亦止伤血，汁又杀蛔虫，苦酒煎叶，疗癣甚良。**唐本注**云：《别录》云：艾，寒熟热。主下血，衄血，脓血痢。水煮及丸散任用。**臣禹锡等谨按，药性论**云：艾叶，使。能止崩血，安胎，止腹痛。醋煎作煎，治癣，止赤白痢及五脏痔泻血。

---

　　① 香：底本无，据刘甲本补。

煎叶,主吐血。实,主明目,疗一切鬼气。初生取作干菜食之。又除鬼气,炒艾作馄饨,吞三五枚,以饭压之良。长服止冷痢。又心腹恶气,取叶捣汁饮。又捣末和干姜末为丸,一服三十丸,饭压,日再服。治一切冷气,鬼邪毒气,最去恶气。**孟诜云**:艾实与干姜为末,蜜丸。消一切冷气。田野人尤与相当。**日华子云**:止霍乱转筋,治心痛,鼻洪,并带下及患痢人后分寒热急痛。和蜡并诃子烧熏,神验。艾实,暖,无毒。壮阳助水脏、腰膝及暖子宫。

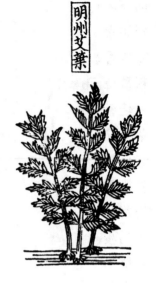

明州艾叶

图经曰 艾叶旧不著所出州土,但云生田野,今处处有之,以复道者为佳,云此种灸百病尤胜。初春布地生苗,茎类蒿而叶背白,以苗短者为佳。三月三日、五月五日采叶,暴干,经陈久方可用。俗间亦生捣叶取汁饮,止心腹恶气。古方亦用熟艾拓金疮,又中风掣痛,不仁不随,并以干艾斟许,揉团之,内瓦甑中,并下塞诸孔,独留一目,以痛处著甑目下,烧艾一时久,知矣。又治癣,取干艾随多少以浸曲,酿酒如常法,饮之,觉痹即差。近世亦有单服艾者,或用蒸木瓜丸之,或作汤,空腹饮之,甚补虚羸。然亦有毒,其毒发则热气冲上,狂躁不能禁,至攻眼有疮出血者,诚不可妄服也。

【食疗云 干者并煎者,金疮,崩中,霍乱,止胎漏。春初采,为干饼子,入生姜煎服,止泻痢。三月三日可采作煎,甚治冷。若患冷气,取熟艾面裹作馄饨,可大如弹许。又治百恶气。取其子,和干姜捣作末,蜜丸如梧子大。空心三十丸服,以饭三五匙压之,日再服。其鬼神速走出,颇消一切冷血。田野之人与此方相宜也。又,产后泻血不止:取干艾叶半两炙熟,老生姜半两,浓煎汤,一服便止。妙。

外台秘要 治霍乱洞下不止:艾一把,水三升,煮取一升,顿服。**又方**治诸骨鲠:生艾蒿数升,水、酒共一斗,煮取四升,稍稍饮之良。

肘后方 鬼击之病,得之无渐,卒著人如刀刺状,胸胁腹内疠刺切痛,不可抑按,或即吐血,鼻中出血,下血,一名鬼排。以熟艾如鸡子三枚,水五升,煎取二升,顿服之。**又方**治卒心痛:白熟艾成熟者一升,以水三升,煮取一升,去滓,顿服。若为客气所中者,当吐虫物。**又方**治伤寒及时气温病,头痛壮热,脉盛:干艾叶三升,以水一斗,煮取一升,去滓,顿服,取汗。**又方**治病人齿无色,舌上白,或喜睡,不知痛痒处,或下痢,急治下部。不晓此者,但攻其上,不以为意,下部生虫,食其肛,烂见五脏,便死。烧艾于管中,熏下部,令烟入,更入少雄黄良。

葛氏方 治蛔虫,或心如刺,口吐清水:捣生艾取汁,宿勿食,但取肥香脯一方寸片先吃，令虫闻香，然后即饮一升，当下蛔。**又方**妊娠卒胎动不安，或但腰痛，或胎转抢心，或下血不止：艾叶一鸡子大，以酒四升煮取二升，分为二服，良。

经验方 治喉痹：青艾和茎叶一握，用醋捣敷痹上，若冬月，取干艾亦得。李亚传。**又方**王峡州传野鸡痔病方：用槐柳汤洗，便以艾灸其上七壮，以知为度。王及郎中充西川安抚判官，乘骡入洛谷，数日而痔，病因是大作，如胡苽贯于肠头，其热如糖煨火，至一驿，僵仆，无计。有主邮者云，须灸即差。及命所使为槐柳汤热洗苽上，因用艾灸三五壮，忽觉一道热气盛入肠中，因大转泻，鲜血秽物一时出，至楚痛，泻后遂失胡苽所在。

孙真人 粪后有血：浓煎艾叶、生姜汁，三合服。

斗门方 治火眼：用艾烧令烟起，以碗盖之，候烟上碗成煤取下，用温水调化洗火眼，即差。更入黄连，甚妙。**又方**治癫痫：用艾于阴囊下谷道正门当中间，随年岁灸之。

胜金方 治中风口喎：以苇筒子长五寸，一头刺于耳内，四面以面密封塞不透风，一头以艾灸之七壮。患右灸左，患左灸右。耳痛亦灸得。

初虞世 治妇人崩中连日不止：熟艾鸡子大，阿胶炒为末半两，干姜一钱剉，右以水五盏先煮艾、姜至二盏半，入胶消扬，温分三服，空腹服，一日尽。

兵部手集 治发背，头未成疮及诸热肿：以湿纸拓上，先干处是热气冲上，欲作疮子，便灸之。如先疼痛，灸即不痛，即以痛为度。

钱相公箧中方 治误吞钱：取艾蒿一把细剉，用水五升，煎取一升，顿服便下。

伤寒类要 治妇人妊娠七月，若伤寒壮热，赤斑变为黑斑，溺血：用艾叶如鸡子大，酒三升，煮取一升半，分为二服。**又方**䘌虫蚀下部：以泥作罂，以竹筒如指大，一头坐罂缸中，一头内下部孔中，以鸡子大艾一团烧之，以泥作罂口吹之，常令艾烟熏下部，强人可益久，良。

子母秘录 胎动上迫心痛：取艾叶如鸡子大，以头醋四升，煎取二升，分温服。**又方**治倒产子死腹中：艾叶半斤，酒四升，煮取一升服。**又方**小儿黄烂疮，烧艾叶灰傅上。

荆楚岁时记 端午，四民踏百草，采艾以为人，悬之户上禳毒气。又宗士炳之孙，常以端午日，鸡未鸣时采似人者，缚用灸有验。

衍义曰 艾叶，干捣，筛去青滓，取白，入石硫黄，为硫黄艾，灸家用。得米粉少许，可捣为末，入服食药。入硫黄别有法。

【点评】《说文》云："艾，冰台也。"《尔雅·释草》同，郭璞注："今艾蒿。"《本草纲目》"释名"云："王安石《字说》云：艾可乂疾，久而弥善，故字从乂。陆佃《埤雅》云：《博物志》言削冰令圆，举而向日，以艾承其影则得火。则艾名冰台，其以此乎。医家用灸百病，故曰灸草。一灼谓之一壮，以壮人为法也。"

艾在汉代是医家常用之品，《急就篇》也有"半夏皂荚艾橐吾"之句，却不载于《神农本草经》，颇令人费解。通常认为《本草经》草部上品之白蒿即指艾，并引《离骚》"户服艾以盈要兮"，王逸注"艾，白蒿也"为证。从《尔雅·释草》来看，"艾，冰台"，与"蘩，皤蒿"各是一条，后者按照郭璞注，才是白蒿。再研究《本草经》白蒿条文，无一字提到灸，也没有任何别名可以与艾相联系，其所指代的固然接近菊科蒿属某种植物，恐非是今所称的艾。《本草经》没有收载艾叶，更可能是陶弘景整理所用的底本脱缺，至于汉代《本草经》原本究竟有没有艾或者艾叶，实不得而知。

艾原植物为菊科艾 Artemisia argyi，分布甚广，《名医别录》泛言"生田野"，不特别指定产地，《本草图经》说"以复道者为佳，云此种灸百病尤胜"，《圣济总录》卷185"补虚破宿冷内灸丸"用到"复道艾"。按，复道艾，他书多写作"伏道艾"。范成大《揽辔录》记其出使金国见闻，其中一条提到："壬申过伏道，有扁鹊墓。墓上有幡竿，人传云：四旁土，可以为药。或于土中得小团黑褐色，以治疾。伏道艾，医家最贵之。十里即汤阴县。"《本草纲目》"集解"项李时珍总结艾的产地变迁说："宋时以汤阴复道者为佳，四明者图形。近代惟汤阴者谓之北艾，四明者谓之海艾。自成化以来，则以蕲州者为胜，用充方物，天下重之，谓之蕲艾。"蕲州是李时珍的家乡，《本草纲目》又说："先君月池子讳言闻，尝著《蕲艾传》一卷。有赞云：产于山阳，采以端午。治病灸疾，功非小补。"

恶实 味辛，平。主明目，补中，除风伤。根、茎疗伤寒寒热汗出，中风面肿，消渴热中，逐水。久服轻身耐老。生鲁山平泽。

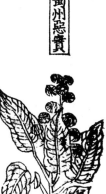

陶隐居云：方药不复用。**唐本注**云：鲁山在邓州东北。其草，叶大如芋，子壳似栗状，实细长如茺蔚子。根主牙齿疼痛，劳疟、脚缓弱，风毒痈疽，咳嗽伤肺，肺壅，疝瘕，积血，主诸风癥瘕，冷气。吞一枚，出痈疽头。《别录》名牛蒡，一名鼠黏草。**今按**，陈藏器本草云：恶实根，蒸，暴干，不尔令人欲吐。浸酒去风，又主恶疮。子名鼠黏，上有芒，能缀鼠。味苦，主风毒肿，诸痿。根可作茹食之，叶亦捣傅杖疮，不脓，辟风。**臣禹锡等谨按，药性论**云：牛蒡亦可单用，味甘，无毒。能主面目烦闷，四肢不健，通十二经脉，洗五脏恶气。可常作菜食之，令人身轻。子研末，投酒中浸三日，每日服三二盏，任性饮多少，除诸风，去丹石毒，主明目，利腰脚。又食前吞三枚，熟挼下，散诸结节，筋骨烦热毒。又根细切如豆，面拌作饭食之，消胀壅。又茎叶煮汁酿酒良。又取汁夏月多浴，去皮间习习如虫行风，洗了慎风少时。又能拓一切肿毒，用根、叶入少许盐花捣。

图经曰 恶实即牛蒡子也。生鲁山平泽，今处处有之。叶如芋而长，实似葡萄核而褐色，外壳如栗球，小而多刺，鼠过之则缀惹不可脱，故谓之鼠黏子，亦如羊负来之比。根有极大者，作菜茹尤益人。秋后采子入药用。根、叶亦可生捣，入少盐花，以拓肿毒。又冬月采根蒸暴之入药。刘禹锡《传信方》疗暴中风，用紧细牛蒡根，取时须避风，以竹刀或荆刀刮去土，用生布拭了，捣绞取汁一大升，和灼然好蜜四大合，温，分为两服，每服相去五六里。初服得汗，汗出便差。此方得之岳鄂郑中丞。郑顷年至颍阳，因食一顿热肉，便中暴风，外生①卢氏为颍阳尉，有此方，当时便服得汗，随差，神效。又《箧中方》风头及脑掣痛不可禁者，摩膏主之。取牛蒡茎叶，捣取浓汁二升，合无灰酒一升，盐花一匙，头焗火煎，令稠成膏，以摩痛处，风毒散自止。亦主时行头痛，摩时须极力令作热，乃速效。冬月无苗，用根代之亦可。

【**雷公云** 凡使，采之净拣，勿令有杂子，然后用酒拌蒸，待上有薄白霜重出，却用布拭上，然后焙干。别捣如粉用。

食疗云 根，作脯食之良。热毒肿，捣根及叶封之。杖疮、金疮，取叶贴之，永不畏风。又，瘫缓及丹石风毒，石热发毒，明耳目，利腰膝，则取其子末之，投酒中浸经三

---

① 外生：即外甥。

日，每日欲三两盏，随性多少。欲散支节筋骨烦热毒，则食前取子三七粒，熟挼吞之，十服后甚良。细切根如小豆大，拌面作饭煮食，尤良。又，皮毛间习习如虫行，煮根汁浴之。夏浴慎风。却入其子炒过，末之如茶，煎三匕，通利小便。

圣惠方　治时气余热不退，烦躁发渴，四肢无力，不能饮食：用根捣绞取汁，不计时候，服一小盏，效。

外台秘要　治喉痹：牛蒡子六分，马蔺子八分，捣为散。每空心暖水服方寸匕，渐加至一匕半，日再服。

经验方　治风热闭塞咽喉，遍身浮肿：以牛蒡子一合，半生半熟杵为末，热酒调下一钱匕，立差。

孙真人食忌　主天行：以生牛蒡根捣取汁五大合，空腹分为两服。服讫，取桑叶一大把炙令黄，水一升，煮取五合，去滓顿服，暖覆取汗。无叶用枝。

食医心镜　治热攻心烦躁恍惚：以牛蒡根捣汁一升，食后分为三服良。

斗门方　治头面忽肿，热毒风内攻，或手足头面赤肿，触着痛：用牛蒡子根，一名蝙蝠刺，洗净烂研，酒煎成膏，摊在纸上，贴肿处。仍热酒调下一服，肿止痛减。

王氏博济　治疮疱将出：以牛蒡子炒令熟，杵为末，每服一钱，入荆芥二穗，水一盏同煎至七分，放温服。如疮疹已出，更服亦妙。

初虞世　治皮肤风热，遍身生瘾疹：牛蒡子、浮萍等分，以薄荷汤调下二钱，日二服。

衍义曰　恶实是子也，今谓之牛蒡，未去萼时，又谓之鼠粘子，根谓之牛菜。疏风壅，涎唾多，咽膈不利。微炒，同入荆芥穗各一两，甘草炙半两，同为末。食后、夜卧汤点二钱服，当缓取效。子在萼中，萼上有细钩，多至百十，谓之芒则误矣。根长一二尺，粗如拇指，煮烂为菜。

【点评】 恶实乃因其果实得名，故《本草纲目》"释名"项说："其实状恶而多刺钩，故名。"原植物为菊科牛蒡 *Arctium lappa*，古今没有变化。牛蒡之名见于《名医别录》，李时珍说："其根叶皆可食，人呼为牛菜，术人隐之，呼为大力也。俚人谓之便牵牛。河南人呼为夜叉头。"因为名称中涉及"牛"，于是用"大力"影射之，故其果实入药也称为"大力子"。

牛蒡子善于疗风，据《本草纲目》载李东垣总结其用有四：

"治风湿瘾疹，咽喉风热，散诸肿疮疡之毒，利凝滞腰膝之气。"明清小儿麻疹痘疹处方多用之。《本草经疏》云："入手太阴足阳明经，为散风除热解毒之要药。辛能散结，苦能泄热。热结散则脏气清明，故明目而补中。风之所伤，卫气必壅，壅则发热，辛凉解散，则表气和风无所留矣。"

牛蒡主根粗大肉质可以作食材，《本草拾遗》说"根可作茹食之"，宋人高翥《山行即事》有句云："屋角尽悬牛蒡菜，篱根多发马兰花。"《食疗本草》谓"作脯食之良"，《山家清供》有牛蒡脯的做法："孟冬后采根去皮净洗，煮毋失之过，捶扁，压以盐、酱、茴、萝、姜、椒、熟油诸料研细一两，火焙干。食之如肉脯之味。"《饮膳正要》又记其叶食法，称为"恶实菜"，取恶实菜叶肥嫩者，与酥油一起煮汤后取出，"以新水淘过，布绞取汁，入五味，酥点食之"。

水萍 味辛、酸，寒，无毒。主暴热身痒，下水气，胜酒，长须发，止消渴，下气。以沐浴，生毛发。久服轻身。一名水花、一名水白、一名水苏。生雷泽池泽。三月采，暴干。

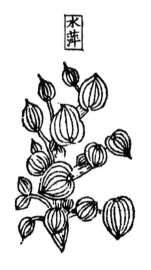

陶隐居云：此是水中大萍尔，非今浮萍子。《药录》云"五月有花，白色"，即非今沟渠所生者。楚王渡江所得，非斯实也。**唐本注**云：水萍者有三种：大者名蘋；水中又有荇菜，亦相似，而叶圆；水上小浮萍，主火疮。**今按**，陈藏器本草云：水萍有三种，大者曰蘋，叶圆阔寸许，叶下有一点如水沫，一名芣菜。暴干，与栝楼等分，以人乳为丸，主消渴。捣绞取汁饮，主蛇咬毒入腹，亦可傅热疮。小萍子是沟渠间者。末傅面䵟，捣汁服之，主水肿，利小便。又人中毒，取萍子暴干，末，酒服方寸匕。又为膏，长发。本经云水萍，应是小者。**臣禹锡等谨按**，尔雅云：苹，萍。其大者蘋。注：水中浮萍，江东谓之藻。陆机《毛诗义疏》云：其粗大者谓之蘋，小者曰藻。季春始生，可糁蒸为茹，又可苦酒淹以就酒。**日华子**云：治热毒风，热疾，热狂，爁肿毒，汤火疮，风疹。

图经曰 水萍生雷泽池泽，今处处溪涧水中皆有之。此是水中大萍，叶圆阔寸许，叶下有一点，如水沫，一名苹菜。《尔雅》谓之"苹，其大者曰蘋"是也。《周南》诗云"于以采蘋"，陆机云：海中浮萍，粗大者谓之蘋。季春始生，可糁蒸，以为茹。又可用苦酒淹，以按酒。三月采，暴干。苏恭云："此有三种，大者曰蘋；中者荇菜，即下凫葵是也；小者水上浮萍，即沟渠间生者是也。"大蘋，今医方鲜用。浮萍，俗医用治时行热病，亦堪发汗，甚有功。其方用浮萍草一两，四月十五日者，麻黄去节根，桂心、附子炮裂去脐皮各半两，四物捣，细筛，每服二钱，以水一中盏，入生姜半分，煎至六分，不计时候，和滓热服，汗出乃差。又治恶疾遍身疮者，取水中浮萍浓煮汁，渍浴半日，多效。此方甚奇古也。

【圣惠方】 治少年面上起细疱：授浮萍搻①之，亦可饮少许汁，良也。**又方**发背初得，毒肿掀热，赤烂：捣和鸡子清贴之，良。

千金方 治中水毒，手足指冷即是，或至膝肘：以浮萍日干，服方寸匕，差。

千金翼 治小便不利，膀胱水气流滞：以浮萍日干，末，服方寸匕，日一二服，良。

孙真人食忌 五月取浮萍阴干，烧烟去蚊子。又主消渴，以浮萍汁服之。

子母秘录 热毒，浮萍捣汁傅之令遍。

高供奉 采萍时日歌：不在山、不在岸，采我之时七月半。选甚瘫风与缓风，此小微风都不算。豆淋酒内下三丸，铁幞头上也出汗。

【点评】 萍、苹、蘋为三字，意思本来就不太清楚，现有人将"蘋"简化为"苹"，于是更加混淆。本条正文"萍、苹、蘋"皆保持原状。

《尔雅·释草》云："苹，蓱。其大者蘋。"《说文》苹与蓱互训，"苹，蓱也。无根浮水而生者。"郭璞注："水中浮蓱，江东谓之蘋。"《本草纲目》认为："苹本作蘋。《左传》苹蘩蕴藻之菜，可荐于鬼神，可羞于王公。则蘋有宾之之义，故字从宾。其草四叶相合，中折十字，故俗呼为四叶菜、田字草、破铜钱，皆象形也。"这应该是蕨类植物苹科田字草*Marsilea quadrifolia*。"大者为蘋"，按照《本草拾遗》的描述："叶圆阔寸许，叶下有一点如水沫，一名茗菜。"应该是水鳖科植物水

---

① 搻：底本作"盦"，据刘甲本改。搻，覆盖之意。

鳖 *Hydrocharis dubia*，《本草图经》所描绘的水萍即此。柳宗元的诗句"春风无限潇湘意，欲采苹花不自由"，苹花即是水鳖所开的白花，又呼作"白苹花"。至于"萍"，《说文》云："萍，苹也，水草也。"此即陶弘景言"浮萍子"，《新修本草》说"水上小浮萍"，原植物为浮萍科青萍 *Lemna minor*、紫萍 *Spirodela polyrhiza* 一类。

水萍发汗，据《本草图经》说："浮萍，俗医用治时行热病，亦堪发汗，甚有功。"并记录其方云："用浮萍草一两，四月十五日者，麻黄去节根，桂心、附子炮裂去脐皮各半两，四物捣，细筛，每服二钱，以水一中盏，入生姜半分，煎至六分，不计时候，和滓热服，汗出乃差。"此与黑盖子下引高供奉《采萍时日歌》言以水萍合药，"豆淋酒内下三丸，铁幞头上也出汗"相合，或有所关联。《本草衍义补遗》谓："水萍、浮萍发汗，尤甚麻黄。"并引用高供奉此歌。《本草纲目》"发明"项李时珍说："浮萍其性轻浮，入肺经，达皮肤，所以能发扬邪汗也。世传宋时东京开河，掘得石碑，梵书大篆一诗，无能晓者。真人林灵素逐字辨译，乃是治中风方，名去风丹也。诗云：天生灵草无根干，不在山间不在岸。始因飞絮逐东风，泛梗青青飘水面。神仙一味去沉疴，采时须在七月半。选甚瘫风与大风，些小微风都不算。豆淋酒化服三丸，铁镶头上也出汗。其法：以紫色浮萍晒干为细末，炼蜜和丸弹子大。每服一粒，以豆淋酒化下。治左瘫右痪，三十六种风，偏正头风，口眼㖞斜，大风癞风，一切无名风及脚气，并打扑伤折，及胎孕有伤。服过百粒，即为全人。此方，后人易名紫萍一粒丹。"

王瓜 味苦，寒，无毒。主消渴，内痹，瘀血，月闭寒热，酸疼，益气，愈聋，疗诸邪气，热结，鼠瘘，散痈肿留血，妇人带下不通，下乳汁，止小便数不禁，逐四肢骨节中水，疗马骨刺人疮。一名土瓜。生鲁地平泽田野及人家垣墙间。三月采根，阴干。

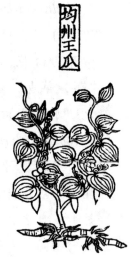

陶隐居云：今土瓜生篱院间亦有，子熟时赤，如弹丸大。根今多不预干，临用时乃掘取。不堪入大方，正单行小小尔。《礼记·月令》云"王瓜生"，此之谓也。郑玄云菝葜，殊为缪矣。唐本注云：此物蔓生，叶似栝楼，圆无叉缺，子如栀子，生青熟赤，但无棱尔。根似葛，细而多糁。北间者累累相连，大如枣，皮黄肉白，苗子相似，根状不同。试疗黄疸，破血，南者大胜也。今按，陈藏器本草云：王瓜，主蛊毒，小儿闪癖，痞满并疰。取根及叶，捣绞汁服，当吐下，宜少进之，有小毒故也。臣禹锡等谨按，尔雅云：钩，藈姑。释曰：钩，一名藈姑。郭云：钩，藈也。一名王瓜。实如胞瓜，正赤味苦。药性论云：土瓜根，使，平，一名王瓜子，主蛊毒。治小便数，遗不禁。日华子云：王瓜子，润心肺，治黄病，生用。肺痿，吐血，肠风泻血，赤白痢，炒用。又云：土瓜根，通血脉，天行热疾，酒黄病，壮热，心烦闷，吐痰痰疟，排脓，热劳，治扑损，消瘀血，破癥癖，落胎。

图经曰　王瓜生鲁地平泽田野及人家垣墙间，今处处有之。《月令》"四月王瓜生"，即此也。叶似栝楼，圆无叉缺，有刺如毛。五月开黄花，花下结子如弹丸，生青熟赤。根似葛，细而多糁，谓之土瓜根。北间者，其实累累相连，大如枣，皮黄肉白。苗叶都相似，但根状不同耳。三月采根，阴干。均、房间人呼为老鸦瓜，亦曰菟瓜。谨按《尔雅》曰"黄（羊善切），菟瓜"，郭璞注云："似土瓜。"而土瓜自谓之藈（与暌同）菇（与姑同），又名钩菇，盖菟瓜别是一种也。又云"芴（音物），菲"，亦谓之土瓜，自别是一物。《诗》所谓"采葑采菲"者，非此土瓜也。大凡物有异类，同名甚多，不可不辨也。葛氏疗面上痱瘰子用之，仍得光润皮急。以土瓜根捣筛，浆水匀和，入夜先浆水洗面傅药，旦复洗之，百日光华射人。小儿四岁发黄，生捣绞汁三合与饮，不过三饮已。

【圣惠方】　治黑疸，多死，宜急治：用瓜根一斤，捣绞汁六合，顿服。当有黄水随小便出。如未出，更服之。

外台秘要　治蛊：土瓜根大如拇指，长三寸，切。以酒半升渍一宿，一服，当吐下。

肘后方　治黄疸变成黑疸，医所不能治：土瓜根汁，顿服一小升。平旦服食后须病汗，当小便出，愈。不尔，再服。又方治小便不通及关格方：生土瓜根捣取汁，以少水解之简中，吹下部取通。

产书　下乳汁：土瓜根为末，酒服一钱，一日三。

衍义曰　王瓜，体如栝楼，其壳径寸。一种长二寸许，上微圆，下尖长，七八间熟，红赤色。壳中子如螳螂头者，今人又谓之赤霆子，其根即土瓜根也。于细根上又生淡黄根，三五相连，如大指许。根与子两用。红子同白土子治头风。

【点评】王瓜一名土瓜，《本草纲目》"释名"项李时珍说："土瓜其根作土气，其实似瓜也。或云根味如瓜，故名土瓜。王字不知何义。瓜似霆子，熟则色赤，鸦喜食之，故俗名赤霆、老鸦瓜。一叶之下一须，故俚人呼为公公须。与地黄苗名婆婆奶，可为属对。"其原为植物葫芦科王瓜 *Trichosanthes cucumeroides*、赤爬 *Trichosanthes dubia* 之类。

栝楼与王瓜均载《本草经》，植物来源同科同属，王瓜属罕用之品。缪希雍注意及此，《本草经疏》云："王瓜禀土中清肃阴寒之气，故味苦气寒而无毒。其能除湿热热毒，大约与栝楼性同，故其主治内疸消渴，邪气热结，鼠瘘，痈肿等证，皆与栝楼相似，而此则入血分诸病为多耳。"

地榆　味苦、甘、酸，微寒，无毒。主妇人乳痓痛，七伤，带下病，止痛，除恶肉，止汗，疗金疮，止脓血，诸瘘恶疮，热疮，消酒，除消渴，补绝伤，产后内塞，可作金疮膏。生桐柏及冤句山谷。二月、八月采根，暴干。得发良，恶麦门冬。

陶隐居云：今近道处处有，叶似榆而长，初生布地，而花、子紫黑色如豉，故名玉豉。一茎长直上，根亦入酿酒。道方烧作灰，能烂石也。乏茗时用叶作饮亦好。**今按**，别本注云：今人止冷热痢及疳痢热极，效。**臣禹锡等谨按，药性论**云：地榆，味苦，平。能治产后余瘀，疹痛，七伤，治金疮，止血痢，蚀脓。**萧炳**云：今方用共樗皮同疗赤白痢。**日华子**云：排脓，止吐血，鼻洪，月经不止，血崩，产前后诸血疾，赤白痢并水泻，浓煎止肠风。但是平原川泽皆有，独茎，花紫，七八月采。

图经曰　地榆生桐柏及冤句山谷，今处处有之。宿根，三

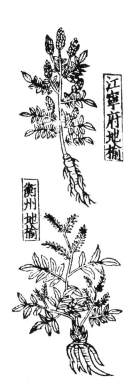

月内生苗，初生布地，茎直，高三四尺，对分出叶。叶似榆少狭，细长作锯齿状，青色。七月开花如椹子，紫黑色。根外黑里红，似柳根。二月、八月采，暴干。叶不用，山人乏茗时，采此叶作饮亦好。古断下方多用之。葛氏载徐平疗下血二十年者：取地榆、鼠尾草各三两，水二升，煮半，顿服。不断，水渍屋尘，饮一小杯投之。不过重作，乃愈。小儿疳痢，亦单煮汁如饴糖与服，便已。又毒蛇螫人，捣新根取汁饮，兼以渍疮，良。崔元亮《海上方》，赤白下，骨立者，地榆一斤，水三升，煮取一升半，去滓再煎如稠饧，绞滤，空腹服三合，日再。

【唐本注云 主带下十二病。《孔氏音义》云：一曰多赤，二曰多白，三曰月水不通，四曰阴蚀，五曰子脏坚，六曰子门僻，七曰合阴阳患痛，八曰小腹寒痛，九曰子门闭，十曰子宫冷，十一曰梦与鬼交，十二曰五脏不定。用叶作饮代茶，甚解热。

圣惠方 治妇人漏下赤白不止，令人黄瘦虚竭：以地榆三两细剉，米醋一升，煮十余沸，去滓。食前稍热服一合，亦治吐血。

千金翼 伐指逆肿：单煮地榆作汤渍之，半日愈。

肘后方 疗虎、犬咬人：地榆根末，服方寸匕，日一二服，傅疮尤佳。

葛氏 毒蛇螫人：捣地榆根，绞取汁饮，兼以渍疮。

梅师方 治猘犬咬人：煮地榆饮之，兼末傅疮上，服方寸匕，日三服，忌酒。若治疮已差者。捣生韭汁，饮之一二升。

齐民要术 地榆汁酿酒，治风痹，补脑。

三洞要录 地榆草剉一升，稻米一升，白玉屑一升，三物取白露汁二升，置铜器中煮米熟，绞取汁。玉屑化为水，名曰玉液。以药内杯美醴中，所谓神玉浆也。

衍义曰 地榆，性沉寒，入下焦，热血痢则可用。若虚寒人及水泻白痢，即未可轻使。

【点评】 根据《证类本草》正文所显示的情况，《新修本草》并没有在地榆条增加按语，故本条黑盖子下引"唐本注"云云就令人很疑惑，因为现存《新修本草》卷9缺佚，无法核对唐代原书的状态，故存在两种可能性：①《新修本草》原有按语，《开宝本草》或《嘉祐本草》编辑时脱漏，唐慎微著《证类本草》时添补在黑盖子下，尚志钧辑《新修本草》即将此补全。若真实情况如此，仍无法判断究竟是编辑疏漏所致，还是刻意芟落。②此并非《新修本草》按语，而是《（新修）本草图经》或五代《重广英公本草》（即《蜀本草》）的注释，唐慎微加以引用，也用"唐本注"为标记。如此则不应该纳入《新修本草》辑本中。

　　如果是第一种情况，则不免令人怀疑，《开宝本草》或《嘉祐本草》在编辑过程中，还可能有更多的条文被遗漏。检黑盖子下有十余条引用"唐本注"，卷27菜部上品冬葵子条最能说明问题。此条陶弘景注之后，又有"唐本注"云云，黑盖子下又引有唐本注："此即常食者葵根也。《左传》能卫其足者是也。据此有数种，多不入药用。"这一段与正文之唐本注毫无重复。冬葵子条载《新修本草》卷18，写本尚在，对勘发现，此条下陶弘景注、唐本注，皆与《证类本草》正文相合，并没有黑盖子下所引的文句。此外，本卷红蓝花条，乃是《开宝本草》新增药物，黑盖子下也引用有唐本注，则更像是《重广英公本草》中的文字。由此可见，唐慎微黑盖子下所引"唐本注"并不是《新修本草》原文，故怀疑是第二种情况。再补充一项小证据，此段唐本注除"主带下十二病"中的数字外，都是引用《孔氏音义》，这应该是指孔志约所著《本草音义》（据《新唐书·艺文志》孔志约有《本草音义》20卷）。本书卷21乌贼鱼骨条，正文"唐本注"仅有"此鱼骨，疗牛马目中障翳，亦疗人目中翳，用之良也"一句，其下《嘉祐本草》所引《蜀本草》图经文提到："苏恭引《音义》云'无鸒字，言是鸭字'。"同样引用《本草音义》，但显然是《（新修）本草图经》中的文字，故尚志钧辑《新修本草》未补入乌贼鱼骨条。

　　地榆代茶饮，陶弘景说"乏茗时用叶作饮亦好"，此言用叶，民间亦多用叶。如《西游记》第13回，刘伯钦的母亲款待唐僧，"先烧半锅滚水别用，却又将些山地榆叶子，着水煎作茶汤"。但《齐民要术》却说："炙其根作饮，如茗气。"乃是用根。

大小蓟根　味甘，温，主养精保血。

大蓟　主女子赤白沃，安胎，止吐血，衄鼻，令人肥健。五月采。

陶隐居云：大蓟是虎蓟，小蓟是猫蓟，叶并多刺相似。田野甚多，方药不复用，是贱之故。大蓟根甚疗血，亦有毒。**唐本注**云：大、小蓟，叶欲相似，功力有殊，并无毒，亦非虎、猫蓟也。大蓟生山谷，根疗痈肿，小蓟生平泽，俱能破血，小蓟不能消肿也。**今按**，陈藏器本草云：小蓟破宿血，止新血，暴下血，血痢，金疮出血，呕血等，绞取汁温服。作煎和糖，合金疮，及蜘蛛、蛇、蝎毒，服之亦佳。**臣禹锡等谨按，药性论**云：大蓟亦可单用，味苦，平。止崩中血下。生取根捣绞汁，服半升许，多立定。**日华子**云：小蓟根，凉，无毒。治热毒风，并胸膈烦闷，开胃下食，退热，补虚损。苗，去烦热，生研汁服。小蓟力微，只可退热，不似大蓟能补养下气。**又云**：大蓟叶，凉。治肠痈，腹脏瘀血，血运，扑损，可生研，酒并小便任服。恶疮疥癣，盐研罾傅。又名刺蓟、山牛蒡。

图经曰　小蓟根本经不著所出州土，今处处有之，俗名青刺蓟。苗高尺余，叶多刺，心中出花头，如红蓝花而青紫色，北人呼为千针草。当二月苗初生二三寸时，并根作茹，食之甚美。四月采苗，九月采根，并阴干入药，亦生捣根绞汁饮。以止吐血，衄血，下血，皆验。大蓟根，苗与此相似，但肥大耳。而功力有殊，破血之外，亦疗痈肿。小蓟专主血疾。

【**陈藏器云**　蓟门以蓟为名，北方者胜也。

食疗云　小蓟根，主养气，取生根、叶，捣取自然汁，服一盏立佳。又，取叶煮食之，除风热。根主崩中。又，女子月候伤过，捣汁半升服之。金疮血不止，挼叶封之。夏月热，烦闷不止，捣叶取汁半升，服之立差。

圣惠方　治心热吐血，口干：用刺蓟叶及根，捣绞取汁，每服一小盏，顿服。又方乳石发动，壅热心闷，吐血：以生刺蓟捣取汁，每服三合，入蜜少许，搅匀服之。

外台秘要　治鼻窒塞下通：小蓟一把，水二升，煮取一升，去滓分服。曾有人阴冷，渐渐冷气入阴囊，肿满恐死，夜疼闷不得眠，煮大蓟根汁服，立差。

梅师方　治卒吐血及泻鲜血：取小蓟叶捣绞取汁，温服。

简要济众　治九窍出血：以刺蓟一握绞取汁，以酒半盏调和，顿服之。如无清汁，

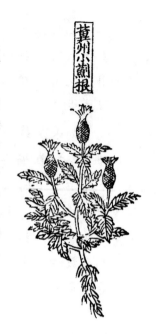

只捣干者为末，冷水调三钱匕。**又方**治小儿浸淫疮，疼痛不可忍，发寒热：刺蓟末，新水调傅疮上，干即易之。

衍义曰 大、小蓟皆相似，花如髻。但大蓟高三四尺，叶皱；小蓟高一尺许，叶不皱，以此为异。小蓟，山野人取为蔬，甚适用。虽有微芒，亦不能害人。

【点评】《本草拾遗》谓"蓟门以蓟为名，北方者胜也"，蓟门即是蓟丘，在今北京地界，《史记·乐毅列传》云："乐毅报遗燕惠王书曰：蓟丘之植，植于汶篁。"张守节正义："幽州蓟地西北隅，有蓟丘。"《本草纲目》"释名"项解释说："蓟犹髻也，其花如髻也。曰虎、曰猫，因其苗状狰狞也。曰马者，大也。"由此了解，蓟很可能是菊科蓟属、刺儿菜属、飞廉属多种植物的泛称。最初可能根据植株大小，针刺多少，生于山地或者平原，简单分作大小两类。早期本草虽然有大蓟、小蓟之名，但并不分条，《本草纲目》也是在"大蓟、小蓟"标题下分别记载大蓟根、小蓟根的功用。《救荒本草》首次将刺蓟菜与大蓟并列，各自立条。"刺蓟菜，本草名小蓟，俗名青刺蓟，北人呼为千针草。出冀州，生平泽中，今处处有之。苗高尺余，叶似苦苣叶，茎叶俱有刺，而叶不皱，叶中心出花头，如红蓝花而青紫色。性凉，无毒。一云味甘，性温。"根据图例，其原植物为刺儿菜属刻叶刺儿菜 *Cephalanoplos setosum*。"大蓟，旧不着所出州土，云生山谷中，今郑州山野间亦有之。苗高三四尺，茎五棱，叶似大花苦苣菜，茎叶俱多刺，其叶多皱，叶中心开淡紫花。味苦，性平，无毒，根有毒。"其描述大蓟茎有五棱，茎上有刺，所绘图例中茎上翅状棱亦隐约可见，其原植物当是飞廉属飞廉 *Carduus crispus*，非今天认定的蓟属植物大蓟 *Cirsium japonicum*。

本条《名医别录》以大小蓟根立条，又单独叙述大蓟，而《本草图经》直接说"小蓟根本经不著所出州土，今处处有之，俗名青刺蓟"云云，所附图例也是冀州小蓟根，只是在文内提到大蓟的情况，这是《本草图经》与《嘉祐本草》不对等之处。

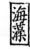

海藻　味苦、咸，寒，无毒。主瘿瘤气，颈下核，破散结气，痈肿，癥瘕坚气，腹中上下鸣，下十二水肿，疗皮间积聚，暴溃，留气热结，利小便。一名落首、一名薄。生东海池泽。七月七日采，暴干。反甘草。

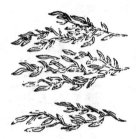

陶隐居云：生海岛上，黑色如乱发而大少许，叶大都似藻叶。又有石帆，状如柏，疗石淋。又有水松，状如松，疗溪毒。**今按**，陈藏器本草云：此物有马尾者，大而有叶者。本经及注，海藻功状不分。马尾藻，生浅水，如短马尾，细黑色，用之当浸去咸；大叶藻，生深海中及新罗，叶如水藻而大，本经云"主结气瘿瘤"是也。尔雅云：纶（音關）似纶，组似组，正为二藻也。海人取大叶藻，正在深海底，以绳系腰没水下刈得，旋系绳上。五月已后，当有大鱼伤人，不可取也。**臣禹锡等谨按**，尔雅云：莙，海藻。注：药草也。一名海萝。如乱发，生海中。**药性论**云：海藻，臣，味咸，有小毒。主辟百邪鬼魅，治气疾急满，疗疝气下坠疼痛，核肿，去腹中雷鸣，幽幽作声。**孟诜**云：海藻，主起男子阴气，常食之，消男子溃疾。南方人多食之，传于北人，北人食之倍生诸病，更不宜矣。**陈藏器**云：马藻，大寒。捣傅小儿赤白游，疹火焱热疮。捣绞汁服，去暴热，热痢，止渴。生水上，如马齿相连。**又云**：石帆，高尺余，根如漆，上渐软，作交罗文，生海底。煮汁服，主妇人血结，月闭，石淋。**又云**：水松，叶如松，丰茸，食之主①水肿，亦生海底。《吴都赋》云"石帆水松"是也。**日华子**云：石帆，平，无毒。紫色，梗大者如箸，见风渐硬，色如漆。多人饰作珊瑚装。

图经曰　海藻生东海池泽，今出登、莱诸州海中。凡水中皆有藻。《周南》诗云"于以采藻，于沼于沚"是也。陆机云："藻，水草，生水底。有二种：一种叶如鸡苏，茎如箸，长四五尺；一种茎如钗股，叶如蓬蒿，谓之聚藻，扶风人谓之藻聚，为发声也。二藻皆可食，熟挼其腥气，米面糁蒸为茹，甚佳美。荆、扬人饥荒以当谷食。"今谓海藻者，乃是海中所生，根著水底石上，黑色如乱发，而粗大少许，叶类水藻而大，谓之大叶藻，本经云主瘿瘤是也。海人以绳系腰，没水下刈得之，旋系绳上。又有一种马尾藻，生浅水中，状如短马尾，细黑色。此主水瘕，下水用之。陶隐居云：《尔雅》所谓"纶似纶，组似组，东海有之"。今青苔、紫菜皆似纶，昆布亦似组，恐即是此也。而陈藏器乃谓纶、组，正谓此二藻也。谨按，本经"海藻一名薄"，而《尔雅》谓薄为石衣，又谓莙（徒南切）名海藻（与藻同），是海藻自有此二名，而注释皆以为药草，谓纶、组乃别草。若然，隐居所云似近之，

---

①　主：底本作"生"，据刘甲本改。

藏器之说，亦未可的据。又，注释以石衣为水苔，一名石发，石发即陟厘也，色类似苔而粗涩为异。又云薄叶似蓥（音薤）而大，生海底。且陟厘下自有条，味性功用与海藻全别，又生江南池泽，乃是水中青苔，古人用以为纸，亦青黄色，今注以为石发是也。然则薄与荨皆是海藻之名，石发别是一类，无疑也。昆布，今亦出登、莱诸州，功用乃与海藻相近也。陶又云："凡海中菜，皆疗瘿瘤，结气。青苔、紫菜辈亦然。"又有石帆如柏，主石淋；水松如松，主溪毒。《吴都赋》所谓"草则石帆、水松"，刘渊林注云："石帆生海屿石上，草类也。无叶，高尺许，其华离楼相贯连，死则浮水中，人于海边得之，稀有见其生者。"水松，药草，生水中，出南海交趾是也。紫菜，附石生海上，正青，取干之则紫色，南海有之。东海又有一种海带，似海藻而粗且长，登州人取干之，柔韧可以系束物，医家用下水，速于海藻、昆布之类。石发，今人亦干之作菜，以斋臛啖之尤美。青苔，可以作脯食之，皆利人。苔之类，又有井中苔，生废井中，并井蓝，皆主热毒。又上有垣衣条云"生古垣墙阴"，苏恭云："即古墙北阴青苔衣也。生石上者名昔邪，屋上生者名屋游。"大抵主疗略同。陆龟蒙《苔赋》云"高有瓦松，卑有泽葵，散岩窦者曰石发，补空田者曰垣衣，在屋曰昔邪，在药曰陟厘"是也。瓦松生古瓦屋上，若松子作层。泽葵，凫葵也。虽曰异类，而皆感瓦石而生，故陆推类而云耳。今人罕复用之，故但附见于此。瓦松，即下条昨叶何草也。《广志》谓之兰香，段成式云"或言构木上多松栽，土木气泄，则生瓦松"，然亦不必尔。今医家或用作女子行经络药。陟厘，古方治虚冷下痢最要，范汪治腹中留饮有海藻丸。又有瘿酒方，用海藻一斤，绢袋盛，以清酒二升浸，春夏二日，秋冬三日，一服两合，日三。酒尽更合饮之如前，滓暴干末服方寸匕，日三，不过两剂，皆差。《广济》疗气膀胱急妨宜下气昆布臛法：高丽昆布一斤，白米泔浸一宿，洗去咸味，以水一斗，煮令向热，擘长三寸，阔四五分，仍取葱白一握，二寸切断，擘之，更煮，令昆布极烂，仍下盐、酢、豉、糁调和，一依臛法，不得令咸酸。以生姜、橘皮、椒末等调和，宜食粱米、粳米饭。海藻亦依此法，极下气，大效。无所忌。

【海药云】　主宿食不消，五鬲痰壅，水气浮肿，脚气，贲豚气，并良。

雷公　　凡使，先须用生乌豆并紫背①天葵和海藻，三件同蒸一伏时，候日干用之。

肘后方　　治颌下瘰疬如梅李，宜速消之：海藻一斤，酒二升，渍数日。稍稍饮之。

又方　治颈下卒结囊欲成瘿：海藻一斤，洗去咸，酒浸饮之。

【点评】《左传·隐公三年》提到"可荐于鬼神，可羞于王公"之品有"苹蘩蕰藻之菜"，蕰藻即是水藻之属。《本草纲目》

───────────────

① 背：底本作"贝"，据前后药名"紫背天葵"改。

"集解"项李时珍说："藻有二种，水中甚多。水藻，叶长二三寸，两两对生，即马藻也；聚藻，叶细如丝及鱼鳃状，节节连生，即水蕰也，俗名鳃草，又名牛尾蕰，是矣。《尔雅》云：芋，牛藻也。郭璞注云：细叶蓬茸，如丝可爱，一节长数寸，长者二三十节，即蕰也。二藻皆可食，入药以马藻为胜。"海藻为马尾藻科藻类羊栖菜 Sargassum fusiforme、海蒿子 Sargassum pallidum、马尾藻 Sargassum enerve、水藻金鱼藻科金鱼藻 Ceratophyllum demersum 之类。

海藻含碘，对因缺碘引起的地方性甲状腺肿有治疗作用，《本草经》总结其功效"主瘿瘤气，颈下核"，黑盖子下引《肘后方》治疗"颔下瘰疬如梅李"，或"颈下卒结囊欲成瘿"，应该都与此有关。但推衍出来的如《嵩崖尊生全书》之玉壶甘草汤、《证治准绳》之消瘿散等，泛用于一切瘿瘤肿块，疏为无稽。

泽兰 味苦、甘，微温，无毒。主乳妇内衄，中风余疾，大腹水肿，身面四肢浮肿，骨节中水，金疮，痈肿疮脓，产后金疮内塞。一名虎兰、一名龙枣、一名虎蒲。生汝南诸大泽傍。三月三日采，阴干。防己为之使。

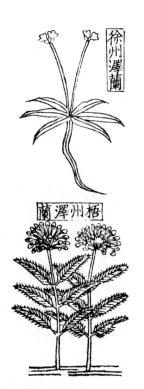

陶隐居云：今处处有，多生下湿地。叶微香，可煎油。或生泽傍，故名泽兰，亦名都梁香，可作浴汤。人家多种之而叶小异。今山中又有一种甚相似，茎方，叶小强，不甚香。既云泽兰又生泽傍，故山中者为非，而药家乃采用之。**唐本注**云：泽兰，茎方，节紫色，叶似兰草而不香，今京下用之者是。陶云都梁香，乃兰草尔，俗名兰香，煮以洗浴，亦生泽畔，人家种之，花白紫萼，茎圆，殊非泽兰也。陶注兰草，复云名都梁香，并不深识也。**臣禹锡等谨按**，吴氏云：泽兰一名水香。神农、黄帝、岐伯、桐君：酸，无毒；季氏：温。生下地水傍，叶如兰，二月生香，赤节，四叶相值枝节间。**药性论**云：泽兰，使，味苦、辛。主产后腹痛，频产血气衰冷成劳，瘦羸，又治通身面目大肿。主妇人血沥，腰痛。**日华**

子：泽兰，通九窍，利关脉，养血气，破宿血，消癥瘕，产前产后百病，通小肠，长肉生肌，消扑损瘀血，治鼻洪吐血，头风目痛，妇人劳瘦，丈夫面黄。四月、五月采，作缠把子。

图经曰 泽兰生汝南诸大泽傍，今荆、徐、随、寿、蜀、梧州，河中府皆有之。根紫黑色，如粟根。二月生苗，高二三尺，茎秆青紫色，作四棱。叶生相对，如薄荷，微香。七月开花，带紫白色，萼通紫色，亦似薄荷花。三月采苗，阴干。荆、湖、岭南人家多种之。寿州出者无花子。此与兰草大抵相类，但兰草生水傍，叶光润，阴小紫，五六月盛；而泽兰生水泽中及下湿地，叶尖，微有毛，不光润，方茎紫节，七月、八月初采，微辛，此为异耳。今妇人方中最急用也。又有一种马兰，生水泽傍，颇似泽兰，而气臭，味辛。亦主破血，补金创，断下血。陈藏器以为《楚词》所喻恶草即是也。北人呼为紫菊，以其花似菊也。又有一种山兰，生山侧，似刘寄奴，叶无桠，不对生，花心微黄赤。亦能破血，皆可用。

【雷公云】 凡使，须要别识雄雌，其形不同。大泽兰形叶皆圆，根青黄，能生血调气与荣合，小泽兰迥别。采得后，看叶上斑，根须尖。此药能破血，通久积。凡修事，大小泽兰须细剉之，用绢袋盛，悬于屋南畔角上，令干用。

子母秘录 治小儿蓐疮：嚼泽兰心封上。

衍义曰 泽兰，按《补注》云"叶如兰"，今兰叶如麦门冬，稍阔而长及一二尺，无枝梗，殊不与泽兰相似。泽兰才出土便分枝，梗叶如菊，但尖长。若取香嗅，则稍相类。既谓之泽兰，又曰生汝南大泽傍，则其种本别，如兰之说误矣。

【点评】 在卷7兰草条理清了菊科佩兰 *Eupatorium fortunei* 与兰科观赏植物蕙兰 *Cymbidium faberi* 的混淆，兰草与泽兰同载《本草经》，二者的关系也很复杂，需要仔细分辨。

先说名称，"泽兰"当是泽生兰草的意思，故"生汝南诸大泽傍"。既然是兰草之类，就应该有香味，陶弘景说"叶微香"，此应该是与佩兰同属的植物 *Eupatorium japonicum*，中文名圆梗泽兰。陶弘景还提到一种"山中所生，略相似，但茎方形，无香味"的植物，则是唇形科植物地瓜儿苗 *Lycopus lucidus*。《新修本草》乃以唇形科地瓜儿苗 *Lycopus lucidus* 为泽兰，并从此确定下来。后来《嘉祐本草》新补"地笋"，谓其"即泽兰根也"，这是指地瓜儿苗 *Lycopus lucidus* 具环节的圆柱状地下横走根茎。因此《本草纲目》将地笋并入泽兰条，"释名"项李时珍说："此草亦可为香泽，不独指其生泽旁也。齐安人呼为风药，《吴普本草》一名水香，陶氏云亦名都梁，今俗通呼为孩儿菊，则其与兰草为一物二种，尤可证矣。其根可食，故曰地笋。"此后的研究者皆赞同李时珍的意见，以唇形科地瓜儿苗 *Lycopus lucidus* 或毛叶地瓜儿苗 *Lycopus lucidus* var. *hirtus* 作为泽兰的正品来源。

需要说明者有二，一是尽管《本草图经》描述的泽兰完全指向唇形科地瓜儿苗一类，但所绘梧州泽兰其实是菊科圆梗泽兰 *Eupatorium japonicum* 一类，并不是唇形科植物。二是《本草衍义》继续兰草条的错误，说"兰叶如麦门冬，稍阔而长及一二尺，无枝梗，殊不与泽兰相似"，这是用兰科蕙兰 *Cymbidium faberi* 的特征去与泽兰相比较。

昆布　味咸，寒，无毒。主十二种水肿，瘿瘤聚结气，瘘疮。生东海。

陶隐居云：今惟出高丽，绳把索之如卷麻，作黄黑色，柔韧可食。《尔雅》云"纶（音關）似纶，组似组，东海有之"，今青苔、紫菜皆似纶，此昆布亦似组，恐即是也。凡海中菜皆疗瘿瘤结气，青苔、紫菜辈亦然。干苔性热，柔苔甚冷也。**今按**，陈藏器本草云：昆布，主阴癀，含之咽汁。生南海。叶如手大，如薄苇，紫色。**臣禹锡等谨按**，药性论云：昆布，臣，有小毒。利水道，去面肿，治恶疮，鼠瘘。**陈藏器**云：紫菜，味甘，寒。主下热烦气，多食令人腹痛，发气，吐白沫，饮少热醋消之。**萧炳**云：海中菜有小螺子，损人，不可多食。

图经　文具海藻条下。

【唐本注云　又有石帆，状如柏，治石淋。又有水松，状如松，治溪毒。

陈藏器云　主颏卵肿，煮汁咽之。生南海。叶如手。干紫赤色，大似薄苇。陶云"出新罗，黄黑色，叶柔细"，陶解昆布，乃是马尾海藻也。新注云：如瘿气，取末蜜丸，含化自消也。

海药云　谨按，《异志》：生东海水中，其草顺流而生。新罗者黄黑色，叶细，胡人采得，搓之为索，阴干，舶上来中国。性温，主大腹水肿，诸浮气，并瘿瘤气结等，良。

雷公云 凡使，先弊甑箪同煮，去咸味，焙，细挫用。每修事一斤，用甑箪大小十个，同昆布细剉，二味各一处，下东流水，从巳煮至亥，水旋添，勿令少。

食疗云 下气，久服瘦人，无此疾者，不可食。海岛之人爱食，为无好菜，只食此物，服久，病亦不生；遂传说其功于北人，北人食之，病皆生，是水土不宜尔。又云：紫菜，下热气，多食胀人。若热气塞咽喉，煮汁饮之。此是海中之物，味犹有毒性。凡是海中菜，所以有损人矣。

圣惠方 治瘿气结核，瘰疬肿硬：昆布一两，洗去咸，捣为散，每以一钱绵裹，于好醋中浸过。含咽津，药味尽，再含之。

外台秘要 治颔下卒结囊，渐大欲成瘿：以昆布、海藻等分为末，蜜丸，含如杏核大，稍稍咽汁。

千金翼 治五瘿：昆布一两，并切如指大，酢渍，含咽汁，愈。

【点评】昆布一名纶布，《本草纲目》"释名"说："按《吴普本草》，纶布一名昆布，则《尔雅》所谓纶似纶，东海有之者，即昆布也。纶音关，青丝绶也，讹而为昆耳。陶弘景以纶为青苔、紫菜辈，谓组为昆布；陈藏器又谓纶、组是二种藻。不同如此。"此为昆布科昆布 *Laminaria japonica* 之类，至于《本草拾遗》言"叶如手大"者，则应该是翅藻科藻类鹅掌菜 *Ecklonia kurome*。

海藻与昆布来源近似，古人对二者的认识也非常接近，本草功效皆以散瘿瘤、下水肿为主，医方中经常同用，所以《本草纲目》说："海中诸菜性味相近，主疗一致，虽稍有不同，亦无大异也。"但海藻与甘草被列为十八反配伍禁忌，而不言昆布反甘草，相反之无谓，于兹可见一斑。

防己 味辛、苦，平、温，无毒。**主风寒，温疟，热气，诸痫，除邪，利大小便，**疗水肿风肿，去膀胱热，伤寒，寒热邪气，中风手脚挛急，止泄，散痈肿恶结，诸蜗疥癣，虫疮，通腠理，利九窍。**一名解离**。文如车辐解者良。生汉中川谷。二月、八月采根，阴干。殷孽为之使，杀雄黄毒，恶细辛，畏草薢。

陶隐居云：今出宜都、建平，大而青白色，虚软者好，黯黑冰强者不佳。服食亦须之。是疗风水家要药尔。**唐本注云：** 防己，本出汉中者，作车辐解，黄实而香；其青白虚软者，名木防己，都不任用。陶谓之佳者，盖未见汉中者尔。**臣禹锡等谨按，药性论云：** 汉防己，君，味苦，有小毒。能治湿风，口面㖞斜，手足疼，散留痰，主肺气嗽喘。**又云：** 木防己，使，畏女菀、卤碱，味苦、辛。能治男子肢节中风，毒风不语，主散结气，痈肿，温疟，风水肿，治膀胱。**萧炳云：** 木防己出华州。

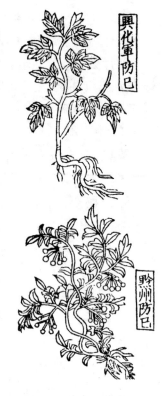

图经曰 防己生汉中川谷，今黔中亦有之。但汉中出者，破之文作车辐解，黄实而香，茎梗甚嫩，苗叶小类牵牛，折其茎，一头吹之，气从中贯，如木通类。它处者青白虚软，又有腥气，皮皱，上有丁足子，名木防己。二月、八月采，阴干用。木防己，虽今不入药，而古方亦通用之。张仲景治伤寒有增减木防己汤，及防己地黄、五物防己、黄芪六物等汤。深师疗膈间支满，其人喘满，心下痞坚，面鳖黑，其脉沉紧，得之数十日，吐下之乃愈，木防己汤主之：木防己二两，石膏二枚，鸡子大，碎，绵裹，桂心二两，人参四两，四物以水六升，煮取二升，分再服。虚者便愈，实者三日复发汗，至三日复不愈者，宜去石膏，加芒硝三合。以水六升煮三味，取二升，去滓。内芒硝，分再服。微下利则愈。禁生葱。孙思邈疗遗溺，小溲涩，亦用三物木防己汤。

【陈藏器云】 如陶所注，即是木防己，用体小同。按木、汉二防己，即是根、苗为名。汉主水气，木主风气，宣通，作藤著木生，吹气通一头如通草。

雷公云 凡使，勿使木条，以其木条只黄腥皮皱，上有丁足子，不堪用。夫使防己要心花文黄色者。然细锉，又剉车前草根相对同蒸，半日后出晒，去车前草根，细剉用之。

肘后方 服雄黄中毒，防己汁解之。防己实焙干为末，如茶法煎服，俗用治脱肛。

初虞世方 治肺痿咯血，多痰：防己、葶苈等分为末，糯米饮调下一钱。

【点评】 防己是品种混淆最严重的药物之一，《本草经》防己一名解离，生汉中山谷，按照《名医别录》提示"文如车辐理解者良"，这比较符合后来所称"汉防己"，即马兜铃科异叶马兜铃 *Aristolochia hetrophylla* 的特征，或许就是当时主流的防己品种。但《金匮要略》中既有防己黄芪汤、防己猪苓汤，也有木防己汤，据《吴普本草》解说："木防己一名解离，一名解燕。茎蔓延如芄，白根，外黄似桔梗，内黑又如车辐解，二月八月十月采根。"从文中描述木防己的性状来看，可能仍然是异叶马兜铃 *Aristolochia hetrophylla*，只是如《本草拾遗》所言，"木、汉二防己，即是根、苗为名"，即以异叶马兜铃的茎梗作防己，根作木防己用。

唐代开始，木防己主要以防己科植物为主，后世使用的青藤 *Sinomenium acutum*、木防己 *Cocculus orbiculatus* 可能都包括在内。《本草品汇精要》要求防己"根大有粉性为佳"，于是粉性较强的防己科石蟾蜍 *Stephania tetrandra* 渐渐成为主流，又称为"粉防己"。晚近两广地区使用的防己为马兜铃科植物广防己 *Aristolochia fangchi*，入药亦称"广防己"，客观言之，广防己接近汉唐之际防己药材使用实况，但因为含马兜铃酸，有严重肾脏损害，现已禁用。

天麻　味辛，平，无毒。主诸风湿痹，四肢拘挛，小儿风痫惊气，利腰膝，强筋力。久服益气，轻身长年。生郓州、利州、太山、崂山诸山。五月采根，暴干。

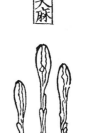

邵州天麻

叶如芍药而小，当中抽一茎，直上如箭秆。茎端结实，状若续随子。至叶枯时，子黄熟。其根连一二十枚，犹如天门冬之类。形如黄瓜，亦如芦菔，大小不定。彼人多生啖，或蒸煮食之。今多用郓州者佳。今附。

臣禹锡等谨按，别注又云：主诸毒恶气，支满，寒疝，下血。今处处有之，时人多用焉。茎似箭秆，赤色，故茎名赤箭也。**药性论**云：赤箭脂，一名天麻，又名定风草。味甘，平。能治冷气瘫痹，摊缓不遂，语多恍惚，多惊失志。**陈藏器**云：天麻，寒。主热毒痈肿。捣茎、叶傅之，亦取子作饮，去热气。生平泽。似马鞭草，节节生紫花，花中有子，如青葙子。**日华子**

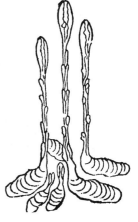

云：味甘，暖。助阳气，补五劳七伤，鬼疰蛊毒，通血脉开窍，服无忌。

图经曰　天麻生郓州、利州、泰山、崂山诸山，今京东、京西、湖南、淮南州郡亦有之。春生苗，初抽若芍药，独抽一茎直上，高三二尺，如箭秆状，青赤色，故名赤箭脂。茎中空，依半以上，贴茎微有尖小叶。梢头生成穗，开花，结子如豆粒大。其子至夏不落，却透虚入茎中，潜生土内。其根形如黄瓜，连生一二十枚，大者有重半斤或五六两。其皮黄白色，名白龙皮，肉名天麻。二月、三月、五月、八月内采。初取得，乘润刮去皮，沸汤略煮过，暴干收之。嵩山、衡山人或取生者蜜煎作果食之，甚珍。

【雷公云】　凡使，勿用御风草，缘与天麻相似，只是叶、茎不同，其御风草根、茎、斑叶皆白有青点。使御风草根，勿使天麻。二件若同用，即令人有肠结之患。修事天麻十两，用蒺藜子一镒，缓火熬焦熟后，便先安置天麻十两于瓶中，上用火熬过蒺藜子盖内，外便用三重纸盖并系，从巳至未时。又出蒺藜子，再入熬炒，准前安天麻瓶内，用炒了蒺藜子于中，依前盖。又隔一伏时后出，如此七遍，瓶盛出后，用布拭上气汗，用刀劈，焙之，细剉，单捣。然用御风草，修事法亦同天麻。

别说云　谨按，赤箭条下所说甚详，今就此考之，尤为分明。详此《图经》之状，即赤箭苗之未长大者。二说前后自同，则所为紫花者，又不知是何物也。若依赤箭条后用之为是。

衍义曰　天麻用根，须别药相佐使，然后见其功，仍须加而用之。人或蜜渍为果，或蒸煮食。用天麻者，深思之则得矣。苗则赤箭也。

【点评】天麻与赤箭的关系可详见卷6赤箭条的评注。本条有一细节需要注意，《开宝本草》描述天麻"叶如芍药而小"，而兰科天麻 Gastrodia elata 为腐生草本，叶鳞片状，膜质，与芍药毫无相似之处；《本草图经》则修饰为"春生苗，初出若芍药"，这是形容天麻初生茎肉红色，近似于芍药的苗芽。事实上，即使用芍药苗芽来形容天麻也不太准确，推测《开宝本草》撰写者并未见过天麻实物，仅根据药农呈报的材料，想当然地加以润色；《本草图经》作者则了解实物，对《开宝本草》的失误稍加矫正。可后来《本草纲目》金陵本绘赤箭天麻图例，则比照芍药叶的形状，为天麻添上基生叶，这就是所谓"谬种流传"了。

阿魏　味辛，平，无毒。主杀诸小虫，去臭气，破癥积，下恶气，除邪鬼蛊毒。生西蕃及昆仑。

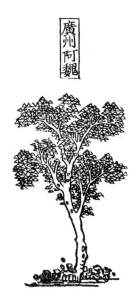

唐本注云：苗、叶、根、茎酷似白芷。捣根汁，日煎作饼者为上，截根穿暴干者为次。体性极臭而能止臭，亦为奇物也。唐本先附。臣禹锡等谨按，萧炳云：今人日煎蒜白为假者，真者极臭而去臭，为奇物。今下细虫极效。段成式酉阳杂俎云：阿魏出伽阇那国，即北天竺也。伽阇那呼为形虞；亦出波斯国，波斯呼为阿虞截。树长八九尺，皮色青黄。三月生叶，叶形似鼠耳，无花实，断其枝，汁出如饴，久乃坚凝，名阿魏。拂林国僧弯所说同。摩伽陀僧提婆言：取其汁和米、豆屑合成阿魏。日华子云：阿魏，热。治传尸，破癥癖冷气，辟温治疟，兼主霍乱，心腹痛，肾气，温瘴，御一切蕈菜毒。

图经曰　阿魏出西蕃及昆仑，今惟广州有之。旧说苗、叶、根极似白芷，捣根汁，日煎作饼者为上，截根穿暴干者为次。今广州出者，云是木膏液滴酿结成。二说不同。谨按段成式《酉阳杂俎》云："阿魏木，生波斯国，呼为阿虞。木长八九尺，皮色青黄，三月生叶，似鼠耳，无花实，断其枝，汁出如饴，久乃坚凝，名阿魏。"或云"取其汁和米、豆屑合酿而成"，乃与今广州所上相近耳。

【海药云　谨按，《广志》云：生石昆仑国。是木津液，如桃胶状。其色黑者不堪，其状黄散者为上。其味辛，温。善主于风邪鬼注，并心腹中冷，服饵。又云南长河中亦有阿魏，与舶上来者滋味相似一般，只无黄色。

雷公云　凡使，多有讹伪。其有三验：第一验，将半铢安于熟铜器中一宿，明沾阿魏处白如银，永无赤色；第二验，将一铢置于五斗草自然汁中一夜，至明如鲜血色；第三验，将一铢安于柚树上，树立干便是真。凡使，先于静钵中研如粉了，于热酒器上裹过，任入药用。

千金翼　尸疰恶气，阿魏治之，神效。

别说云　谨按，阿魏，《补注图经》所说，合在木部，今二浙人家亦种，枝叶香气皆同而差淡薄，但无汁膏尔。

【点评】阿魏是外来药，唐代或稍早进入中国，因气味奇臭，给人留下深刻印象。《全唐诗》卷878载五代前蜀王衍时的童谣："我有一帖药，其名曰阿魏，卖与十八子。"又因其为外来药，国人对其原植物了解不多，乃至以讹传讹。药用阿魏为伞形科植物阿魏 *Ferula assafoetida* 及同属近缘植物所分泌的树脂，植物阿魏是一种多年生高大草本，《新修本草》谓其"苗叶根茎酷似白芷"，为真实物种的写照。至于本书引《酉阳杂俎》说阿魏"树长八九尺"云云，显然荒谬。《本草图经》因之，乃至陈承疑惑阿魏"合在木部"，后来《本草纲目》遂将阿魏调整到木部。

破癥积以阿魏丸最为常用，处方有多种，《重订严氏济生方》用木香、槟榔、胡椒、阿魏四物为细末，以阿魏膏子并粟米饭杵和为丸，主治"气积、肉积，心腹膜满，结块疼痛。或引胁肋疼痛，或痛连背膂，不思饮食"，用生姜、橘皮汤送下。《丹溪心法》用连翘、山楂、黄连、阿魏为末，醋煮阿魏糊作丸，主治肉积。徐大椿《医略六书》谓丹溪此方为"消积清热之剂，为肉积蕴热之专方"，有论云："肉食不消，停滞胃脘，蕴蓄为热，故发热而成癥积焉。阿魏善消肉积，连翘清解蕴热，山楂化瘀滞以磨积，黄连清湿热以开胃也。俾结消热化，则脾胃清和而健运有常，何患肉积不化，蕴热不解乎。"

高良姜　大温。主暴冷，胃中冷逆，霍乱腹痛。

陶隐居云：出高良郡，人腹痛不止，但嚼食亦效。形气与杜若相似，而叶如山姜。**唐本注**云：生岭南者，形大虚软，江左者细紧，味亦不甚辛，其实一也。今相与呼细者为杜若，大者为高良姜，此非也。**今按**，陈藏器本草云：高良姜，味辛，温。下气益声，好颜色。煮作饮服之，止痢及霍乱。**又按**，别本注云：二月、三月采根，暴干。味辛、苦，大热，无毒。**臣禹锡等谨按，药性论**云：高良姜，使。能治腹内久冷，胃气逆呕吐，治风破气，腹冷气痛，去风冷痹弱，疗下气冷逆冲心，腹痛吐泻。**日华子**云：治转筋泻痢，反胃呕食，解酒毒，消宿食。

图经曰　高良姜旧不载所出州土，陶隐居云出高良郡，今岭南诸州及黔、蜀皆有之，内郡虽有而不堪入药。春生，茎叶

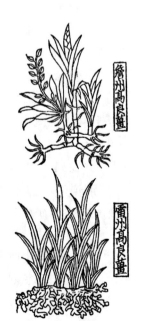

儋州高良薑

雷州高良薑

如姜苗而大，高一二尺许，花红紫色如山姜。二月、三月采根，暴干。古方亦单用，治忽心中恶，口吐清水者。取根如骰子块，含之咽津，逡巡即差。若臭亦含咽。更加草豆蔻同为末，煎汤常饮之佳。

【圣惠方】 治霍乱、吐利、腹痛等疾：高良姜一两剉，水三大盏，煎取二盏半，去滓，下粳米二合，煮粥食之。

外台秘要 《备急》霍乱吐利方：火炙高良姜令焦香，每用五两，打破，以酒一升煮三四沸，顿服。亦治腹痛气恶。

苏恭云 凡患脚气，每旦任意饱食，午后少食，日晚不食。如饥，可食豉粥。若暝不消，欲致霍乱者，即以高良姜一两打碎，以水三升，煮取一升，顿服尽即消。待极饥，乃食一碗薄粥。其药唯饮之良。若卒无高良姜，母姜一两代之，以清酒一升，煮令极熟，去滓食之。虽不及高良姜，亦大效矣。

十全方 治心脾痛。以高良姜细剉，微炒杵末，米饮调下一钱匕，立止。

【点评】 高良姜因产地得名，《本草纲目》"释名"项李时珍说："陶隐居言此姜始出高良郡，故得此名。按高良，即今高州也。汉为高凉县，吴改为郡。其山高而稍凉，因以为名，则高良当作高凉也。"高良郡为今广东省湛江地区茂名市一带。杜若为山姜属植物高良姜 *Alpinia officinarum* 或和山姜 *Alpinia japonica*，这里所描述高良姜是与山姜相似之植物，应当也是姜科 *Alpinia* 属植物，从植物的地理分布来看则与今之大高良姜 *Aipinia galanga* 相近。

《本草纲目》"发明"项论高良姜云："孙思邈《千金方》言：心脾冷痛，用高良姜，细剉炒为末，米饮服一钱，立止。太祖高皇帝御制周颠仙碑文，亦载其有验云。又秽迹佛有治心口痛方云：凡男女心口一点痛者，乃胃脘有滞或有虫也。多因怒及受寒而起，遂致终身。俗言心气痛者，非也。用高良姜以酒洗七次焙研，香附子以醋洗七次焙研，各记收之。病因寒得，用姜末二钱，附末一钱；因怒得，用附末二钱，姜末一钱；寒怒兼有，各一钱半，以米饮加入生姜汁一匙，盐一捻，服之立止。韩飞霞《医通》书亦称其功云。"

百部根　微温。**臣禹锡等谨按，**蜀本云：微寒。**主咳嗽上气。**

陶隐居云：山野处处有，根数十相连，似天门冬而苦强，亦有小毒。火炙酒渍饮之，疗咳嗽。亦主去虱，煮作汤，洗牛、犬虱即去。《博物志》云：九真有一种草似百部，但长大尔，悬火上令干，夜取四五寸短切，含咽汁，勿令人知，主暴嗽甚良，名为嗽药。疑此是百部，恐其土肥润处，是以长大尔。**今按，**陈藏器木草云：百部根，火炙浸酒，空腹饮，去虫蚕咬兼疥癣疮。**臣禹锡等谨按，**药性论云：百部，使，味甘，无毒。能治肺家热，上气咳逆，主润益肺。**日华子云：**味苦，无毒。治疳蛔及传尸，骨蒸劳，杀蛔虫、寸白、蛲虫，并治一切树木蛀蚛，烬之亦可杀蝇蠓。又名婆妇草。一根三十来茎。

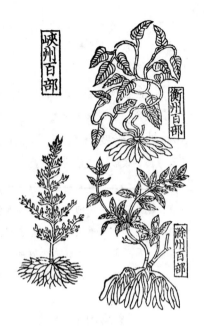

图经曰　百部根旧不著所出州土，今江、湖、淮、陕、齐、鲁州郡皆有之。春生苗作藤蔓，叶大而尖长，颇似竹叶，面青色而光，根下作撮如芋子。一撮乃十五六枚，黄白色，二月、三月、八月采，暴干用。古今方书治嗽多用。葛洪主卒嗽，以百部根、生姜二物，各绞汁合煎，服二合。张文仲单用百部根，酒渍再宿。大温，服一升，日再。《千金方》疗三十年嗽，以百部根二十斤，捣绞取汁，煎之如饴，服方寸匕，日三。验。

**【唐本云　**微寒，有小毒。

雷公云：凡使，采得后，用竹刀劈破，去心、皮、花作数十条，于檐下悬令风吹，待土干后，却用酒浸一宿，漉出焙干，细剉用。忽一窠自有八十三条者，号曰地仙苗，若修事饵之，可千岁也。

外台秘要　治误吞钱：百部根四两，酒一升，渍一宿，温服一升，日再服。

续十全方　治暴嗽：百部藤根捣自然汁，和蜜等分，沸汤煎成膏咽之。

抱朴子　百部根，理咳嗽及杀虱。

【点评】百部灭虱杀虫，陶弘景说："主去虱，煮作汤，洗牛、犬虱即去。"此记载可以作为品种鉴别的依据。药理实验证实，百部生物碱属接触杀虫剂，其水浸液和醇浸液对体虱和阴虱均有杀灭作用，并能使虱卵难以孵化，醇浸液的灭虱作用远较水浸液强。对蝇子、臭虫、柑橘蚜、烟螟、地老虎等昆虫有毒杀作用，亦可作为生物农药使用。因此确定，古代所用正品百部为百部科百部属（Stemona）植物，如蔓生百部 Stemona japonica、对叶百部 Stemona tuberosa、直立百部 Stemona sessilifolia 之类，而百合科羊齿天门冬 Asparagus filicinus 之类，只是百部的混淆品。

百部为止嗽常用之品，如《备急千金要方》卷18 治三十年久嗽方，用"百部根二十斤，捣取汁，煎如饴，服一方寸匕，日三服"，是单用百部一物取验。

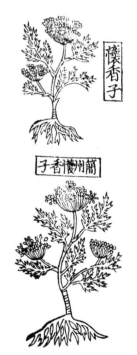

懷音怀香子　味辛，平，无毒。主诸瘘，霍乱及蛇伤。

唐本注云：叶似老胡荽，极细，茎粗，高五六尺，丛生。**今注**：一名茴香子。亦主膀胱、肾间冷气，及盲肠气，调中止痛，呕吐。唐本先附。**臣禹锡等谨按，药性论**云：懷香亦可单用，味苦、辛。和诸食中甚香，破一切臭气。又卒恶心，腹中不安。取茎叶煮食之，即差。川中多食之。**日华子**云：得酒良，治干湿脚气并肾劳，癞疝气，开胃下食，治膀胱痛，阴疼。入药炒。

图经曰　懷香子亦名茴香。本经不载所出，今交广诸蕃及近郡皆有之。入药多用蕃舶者，或云不及近处者有力。三月生叶似老胡荽，极疏细，作丛，至五月高三四尺，七月生花，头如伞盖，黄色。结实如麦而小，青色。北人呼为土茴香。茴、懷声近，故云耳。八九月采实，阴干。今近地人家园圃种之甚多。古方疗恶毒痈肿，或连阴髀间疼痛急挛，牵入少腹不可忍，一宿则杀人者：用茴香苗叶，捣取汁一升，服之，日三四，用其滓以贴肿上。冬中根亦可用。此外国方，永嘉以来用之，起死神效。

【食疗云　国人重之，云有助阳道，用之未得其方法也。生捣茎叶汁一合，投热酒一合服之。治卒肾气冲胁如刀刺痛，喘息不得。亦甚理小肠气。

孙真人云　治瘴疟，浑身热连背项：蕹、茴香子捣取汁服。

经验后方　治脾胃进食。茴香二两，生姜四两，同捣令匀，净器内湿纸盖一宿。次以银、石器中，文武火炒令黄焦为末，酒丸如梧子大。每服十九至十五丸，茶酒下。

食医心镜 茴香治霍乱，辟热除口气臭，煮作羹及生食并得。

衍义曰 蘹香子今人止呼为茴香，治膀胱冷气及癊痛，亦调和胃气。唐本注"似老胡荽"，此误矣，胡荽叶如蛇床，蘹香徒有叶之名，但散如丝发，特异诸草。枝上时有大青虫，形如蚕，治小肠气甚良。

【点评】 蘹香亦作茴香，为区别八角茴香，通常称"小茴香"。《本草纲目》"释名"说："俚俗多怀之衿衽咀嚼，恐蘹香之名，或以此也。"按，"茴香"之名已见于《备急千金要方》，有云："臭肉和水煮，下少许，即无臭气，故曰茴香；酱臭，末中亦香。"其原植物为伞形科茴香 *Foeniculum vulgare*，茴香的叶为4~5回羽状全裂，末回叶片丝状，所以《植物名实图考》说"土呼香丝菜"。

款冬花 味辛、甘，温，无毒。主咳逆上气，善喘，喉痹，诸惊痫，寒热邪气，消渴，喘息呼吸。一名橐吾、一名颗东、一名虎须、一名菟奚、一名氏冬。生常山山谷及上党水傍。十一月采花，阴干。杏仁为之使，得紫菀良，恶皂荚、消石、玄参，畏贝母、辛夷、麻黄、黄芪、黄芩、黄连、青葙。

陶隐居云：第一出河北，其形如宿莼未舒者佳，其腹里有丝；次出高丽百济，其花乃似大菊花；次亦出蜀北部宕昌，而并不如。其冬月在冰下生，十二月、正月旦取之。**唐本注云**：今出雍州南山溪水及华州山谷涧间。叶似葵而大，丛生，花出根下。**臣禹锡等谨按，尔雅**云：菟奚，颗冻。释曰：药草也。郭云：款冻也，紫赤华生水中。**药性论**云：款冬花，君。主疗肺气心促急，热乏劳咳，连连不绝，涕唾稠粘，治肺痿肺痈，吐脓。**日华子**云：润心肺，益五脏，除烦，补劳劣，消痰止嗽，肺痿吐血，心虚惊悸，洗肝明目及中风等疾。十一、十二月雪中出花。

图经曰 款冬花出常山山谷及上党水傍，今关中亦有之。

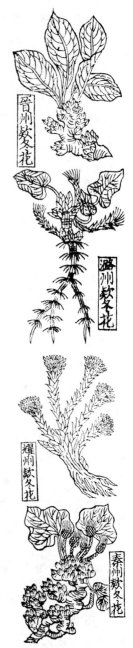

晋州款冬花

潞州款冬花

雍州款冬花

泰州款冬花

根紫色，茎青紫，叶似草薢。十二月开黄花，青紫萼，去土一二寸，初出如菊花萼，通直而肥实无子。则陶隐居所谓"出高丽百济"者，近此类也。又有红花者，叶如荷而斗直，大者容一升，小者容数合，俗呼为蜂斗叶，又名水斗叶。则唐注所谓"大如葵而丛生"者是也。十一月采花，阴干。或云花生于冰下，正月旦采之。郭璞注《尔雅》颗冻云："紫赤，花生水中。"冰、水字近，疑一有误。而傅咸《款冬赋序》曰："余曾逐禽，登于北山，于时仲冬之月也，冰凌盈谷，积雪被崖，顾见款冬炜然，始敷华艳。"当是生于冰下为正也。本经主咳逆，古今方用之，为治嗽之最。崔知悌疗久嗽熏法：每旦取款冬花如鸡子许，少蜜拌花使润，内一升铁铛中，又用一瓦碗钻一孔，孔内安一小竹筒，笔管亦得，其筒稍长，作碗铛相合，及插筒处皆面涅之，勿令漏气。铛下著炭，少时，款冬烟自从筒出，则口含筒吸取烟咽之。如胸中少闷，须举头，即将指头捻筒头，勿使漏烟气，吸烟使尽止。凡如是，五日一为之。待至六日则饱食羊肉傅饦一顿，永差。

【雷公云】　凡采得，须去向里裹花蕊壳，并向里实如粟零壳者。并枝、叶用，以甘草水浸一宿，却取款冬花、叶相伴裹一夜，临用时即干晒去两件拌者叶了用。

衍义曰　款冬花，百草中惟此不顾冰雪最先春也。世又谓之钻冻，虽在冰雪之下，至时亦生芽。春时，人或采以代蔬，入药须微见花者良。如已芬芳，则都无力也。今人又多使如筋头者，恐未有花尔。有人病嗽多日，或教以然款冬花三两枚，于无风处，以笔管吸其烟，满口则咽之，数日效。

【点评】款冬花以菊科植物款冬花 *Tussilago farfara* 为正品，花期1~2月，先花后叶，凌寒耐冬，遂有款冻、颗冻、氐冬、钻冻诸名。

款冬花长于止嗽，即《本草经》说"主咳逆上气，善喘"。《备急千金要方》卷18有治新久嗽之款冬煎，用款冬花、干姜、紫菀、五味子、芫花五物，合蜜作煎，令如饴，每服半枣许。同卷又有治"三十年上气咳嗽唾脓血喘息不得卧"之款冬丸方，方大不具录。《本草图经》提到崔知悌疗久嗽熏法，据《外台秘要》卷九载熏咳法，除此方外，尚有《古今录验》疗咳、腹胀、气上不得卧、身体水肿之"长孙振熏法"，以蜡纸一张熟艾薄布遍纸上，熏黄末、款冬花末，并遍布艾，上着一苇筒卷之，寸别，以绳系之，烧下头，欲烟，咽之亦可，三十咽讫则瘥。又引《必效方》疗咳嗽积年不瘥者，胸膈干痛不利方，单用款冬花一味，"和蜜火烧，含取烟咽之，三数度则瘥"。按，对哮喘病人来说，烟雾本身即可诱发或加重哮喘，甚至有致命可能，需加以注意。此外，款冬花中含有吡咯里西啶类生物碱，有明显肝脏毒性，可引致肝小静脉闭塞，甚至有致癌可能。

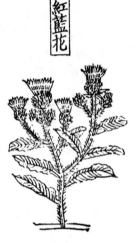

红蓝花　味辛，温，无毒。主产后血运口噤，腹内恶血不尽绞痛，胎死腹中，并酒煮服。亦主蛊毒下血。堪作燕脂。其苗生捣碎，傅游肿。其子吞数颗，主天行疮子不出。其燕脂，主小儿聤耳，滴耳中。生梁、汉及西域。一名黄蓝。《博物志》云：黄蓝，张骞所得，今沧、魏地亦种之。今附。

图经曰　红蓝花即红花也。生梁、汉及西域，今处处有之。人家场圃所种，冬而布子于熟地，至春生苗，夏乃有花，下作梂汇，多刺，花蕊出梂上。圃人承露采之，采已复出，至尽而罢。梂中结实，白颗如小豆大。其花暴干，以染真红及作燕脂，主产后血病为胜，其实亦同。叶颇似蓝，故有蓝名，又名黄蓝。《博物志》云"张骞所得"也。张仲景治六十二种风，兼腹内血气刺痛，用红花一大两，分为四分，以酒一升，煎强半，顿服之。不止，再服。又一方：用红蓝子一升捣碎，以无灰酒一大升八合，拌了暴令干，重捣筛，蜜丸如桐子大，空腹酒下四十丸。《正元广利方》治女子中风，血热烦渴者，以红蓝子五大合，微熬捣碎，旦日取半大匙，以水一升，煎取七合，去滓，细细咽之。又崔元亮《海上方》治喉痹，壅塞不通者，取红蓝花捣，绞取汁一小升服之，以差为度。如冬月无湿花，可浸干者浓绞取汁，如前服之，极验。但咽喉塞服之皆差，亦疗妇人产运绝也。

【唐本注云　治口噤不语，血结，产后诸疾。堪染红。

外台秘要　治一切肿方：以红花熟烂捣取汁服之，不过再三服便差。服之多少，量肿大小而进之。

简要济众　产后血晕，心闷气绝：红花一两，捣为末，分作两服，酒二中盏，煎取一盏并服。如口噤，斡开灌之。《子母秘录》同。

产宝　疗产后中风，烦渴：红花子五合，微熬研碎，以一匙水一升，煎取七合，徐徐呷之。

近效方 治血晕绝不识人，烦闷者：红花三两，新者佳，无灰酒半升，童子小便半升，煮取一大盏，去滓，候冷，顿服之，新汲水煮之亦良。

【点评】红蓝花即是通常所称"红花"，传说张骞从西域带回种子后流布中国，原植物是菊科红花 *Carthamus tinctorius*。红花是重要的染料作物，在红花传入以前，染料中红色主要来源于茜草色素，色泽相对红花红色素偏于暗淡，于是被称为"土红"，而以红花之红为"真红"，《本草图经》说："其花暴干，以染真红及作燕脂。"就是此意。

红花中有红花黄色素和红花红色素，黄色素含量远高于红色素，黄色素可溶于水和酸性溶液，红色素只溶于碱性溶液，于是利用酸化发酵，一方面弃去黄色素，另一方面则可增加红花苷的收得率。《齐民要术》有称为"杀花法"的做法，其略云："摘取，即碓捣使熟，以水淘，布袋绞去黄汁；更捣，以粟饭浆清而醋者淘之，又以布袋绞去汁，即收取染红，勿弃也。绞讫，着瓷器中，以布盖上，鸡鸣更捣以令均，于席上摊而曝干，胜作饼。作饼者，不得干，令花浥郁也。"又有作燕支法云："预烧落藜、藜藋及蒿作灰，以汤淋取清汁，揉花，布袋绞取纯汁，着瓷椀中。取醋石榴两三个，擘取子，捣破，少着粟饭浆水极酸者和之，布绞取沈，以和花汁。下白米粉，大如酸枣，以净竹箸不腻者，良久痛搅，盖冒至夜，泻去上清汁，至淳处止，倾着帛练角袋子中悬之。明日干浥浥时，捻作小瓣如半麻子，阴干之，则成矣。"

红花入药用较晚，因为色红，遂如《本草汇言》所说，为"破血、行血、和血、调血之药"。《开宝本草》言红花"主产后血运"，《本草纲目》记医案云："血生于心包，藏于肝，属于冲任。红花汁与之同类，故能行男子血脉，通女子经水。多则行血，少则养血。按《养疴漫笔》云：新昌徐氏妇，病产运已死，但胸膈微热。有名医陆氏曰：血闷也。得红花数十斤，乃可活。遂亟购得，以大锅煮汤，盛三桶于窗格之下，舁妇寝其上熏之，汤冷再加。有顷指动，半日乃苏。按此亦得唐许胤宗以黄芪汤熏柳太后风病之法也。"

牡丹 味辛、苦，寒、微寒，无毒。主寒热，**中风瘈**音契**疭**音纵，**痉、惊痫邪气，除癥坚，瘀血留舍肠胃，安五脏，疗痈疮，除时气，头痛，客热，五劳，劳气，头、腰痛，风噤。癫疾。一名鹿韭、一名鼠姑。生巴郡山谷及汉中。二月、八月采根，阴干。**畏菟丝子。

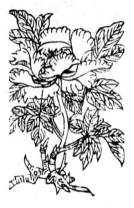

陶隐居云：今东间亦有。色赤者为好，用之去心。按，鼠妇亦名鼠姑，而此又同，殆非其类，恐字误。**唐本注**云：牡丹，生汉中。剑南所出者苗似羊桃，夏生白花，秋实圆绿，冬实赤色，凌冬不凋。根似芍药，肉白皮丹。出江、剑南，土人谓之牡丹，亦名百两金，京下谓之吴牡丹者，是真也。今俗用者异于此，别有臊气也。**臣禹锡等谨按，药性论**：牡丹，能治冷气，散诸痛，治女子经脉不通，血沥腰疼。**萧炳**云：今出合州者佳。白者补，赤者利。出和州、宣州者并良。**日华子**云：除邪气，悦色，通关腠血脉，排脓，通月经，消扑损瘀血，续筋骨，除风痹，落胎下胞，产后一切女人冷热血气。此便是牡丹花根。巴、蜀、渝、合州者上，海盐者次。服忌蒜。

图经曰 牡丹生巴郡山谷及汉中，今丹、延、青、越、滁、和州山中皆有之。花有黄、紫、红、白数色，此当是山牡丹，其茎便枯燥，黑白色，二月于梗上生苗叶，三月开花。其花叶与人家所种者相似，但花止五六叶耳。五月结子黑色，如鸡头子大。根黄白色，可五七寸长，如笔管大。二月、八月采，铜刀劈去骨，阴干用。此花一名木芍药，近世人多贵重，圃人欲其花之诡异，皆秋冬移接，培以壤土，至春盛开，其状百变。故其根性殊失本真，药中不可用此品，绝无力也。牡丹主血，乃去瘀滞。《正元广利方》疗因伤损血瘀不散者，取牡丹皮八分，合虻虫二十一枚，熬过同捣筛，每旦温酒和散方寸匕服，血当化为水下。

【雷公云 凡使，采得后日干，用铜刀劈破去骨了，细剉如大豆许，用清酒拌蒸，从巳至未，出，日干用。

外台秘要 治蛊毒方：取牡丹根捣为末，服一钱匕，日三服，良。

肘后方 下部生疮已决洞者：服牡丹方寸匕，日三服。

衍义曰 牡丹，用其根上皮。花亦有绯者，如西洛潜溪绯是也，今禁苑又有深碧色者。惟山中单叶花红者为佳，家椑子次之。若移枝接者不堪用，为其花叶既多发，夺根之气也。何以知之，今千叶牡丹初春留花稍多，来年花枝并叶便瘦，多是开不成。市人或以枝梗皮售于人，其乖殊甚。

【点评】有意思的是，"牡丹"一词最早见于医方本草，而非经传词章。东汉初年的《武威医简》，处方中既有牡丹、芍药（写作"勺约"），其应用基本与《本草经》记载吻合。《本草经》言牡丹"除癥坚，瘀血留舍肠胃"，医简疗瘀方，牡丹与干当归、芎䓖、漏芦、桂、蜀椒、虻合用；芍药"主邪气腹痛，除血痹"，医简治伏梁裹脓在胃肠之外，芍药与大黄、黄芩、消石等合用。此不仅证明《本草经》的年代与《武威医简》接近，也可以确定，两种文献所涉及的牡丹与芍药，名实基本一致。

入药使用的牡丹一直以毛茛科牡丹 *Paeonia suffruticosa* 为主，但因系牡丹重要的观赏植物，各地载培变种极多，入药旧以单瓣红花者的根皮为贵。按照李时珍的说法："牡丹以色丹者为上，虽结子而根上生苗，故谓之牡丹。"又说："牡丹惟取红白单瓣者入药。其千叶异品，皆人巧所致，气味不纯，不可用。《花谱》载丹州、延州以西及褒斜道中最多，与荆棘无异，土人取以为薪，其根入药尤妙。"

《本草衍义》言："花亦有绯者，如西洛潜溪绯是也。"这是指洛阳龙门潜溪寺培育的牡丹特色品种，欧阳修《牡丹花品》云："潜溪绯，千叶绯花，出于潜溪寺。"题洛阳牡丹图有句："四十年间花百变，最后最好潜溪绯。"梅尧臣也有诗说："寒溪随山回，修竹隐深寺。颇逢老僧谈，能忆先到事。白楷圣君怜，绯花士人莳。不到三十秋，依稀犹可记。"

京三棱 味苦，平，无毒。主老癖癥瘕结块，俗传昔人患癥癖死，遗言令开腹取之，得病块干硬如石，文理有五色，人谓异物，窃取削成刀柄。后因以刀刈三棱，柄消成水，乃知此可疗癥癖也。黄色体重，状若鲫鱼而小。又有黑三棱，状似乌梅而稍大，有须相连蔓延，体轻。为疗体并同。今附。

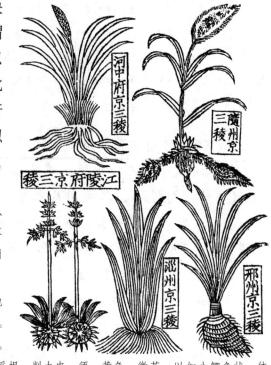

臣禹锡等谨按，日华子云：味甘、涩，凉。治妇人血脉不调，心腹痛，落胎，消恶血，补劳，通月经治气胀，消扑损瘀血，产后腹痛，血运并宿血不下。

图经曰 京三棱旧不著所出地土，今河陕、江、淮、荆襄间皆有之。春生苗，高三四尺，似茇蒲，叶皆三棱。五六月开花，似莎草，黄紫色。霜降后采根，削去皮、须，黄色，微苦，以如小鲫鱼状，体重者佳。多生浅水傍，或陂泽中。其根初生成块，如附子大，或有扁者。傍生一根，又成块，亦出苗；其不出苗，只生细根者，谓之鸡爪三棱；又不生细根者，谓之黑三棱，大小不常，其色黑，去皮即白。河中府又有石三棱，根黄白色，形如钗股，叶绿色，如蒲，苗高及尺，叶上亦有三棱，四月开花，白色，如红蓼花。五月采根。亦消积气。下品别有草三棱条，云生蜀地，即鸡爪三棱也，其实一类，故附见于此。一说三棱生荆楚，字当作荆，以著其地。本经作京，非也。今世都不复有，三棱所用皆淮南红蒲根也，泰州尤多，举世皆用之，虽太医不以为谬。盖流习既久，用根者不识其苗，采药者莫究其用，因缘差失，不复更辨。今三棱，荆湘、江淮水泽之间皆有。叶如莎草，极长，茎三棱如削，大如人指，高五六尺，茎端开花，大体皆如莎草而大，生水际及浅水中。苗下即魁，其傍有根横贯，一根则连数魁，魁上发苗。采时断其苗及横根，形扁长如鲫鱼者，三棱也；根末将尽，一魁末发苗，小圆如乌梅者，黑三棱也；又根之端钩屈如爪者，为鸡爪三棱。皆皮黑肌白而至轻。三者本一物，但力有刚柔，各适其用，因其形为名，如乌头、乌喙，云母、云华之类，本非两物也，今人乃妄以兔茨、香附子为之。又本草谓京三棱形如鲫鱼，黑三棱如乌梅而轻，今红蒲根至坚重，刻削而成，莫如形体，又叶扁茎圆，不复有三棱处，不知何缘名三棱也。今三棱皆独傍引二根，无直下根，其形大体多亦如鲫鱼。

【陈藏器云 本经无传，三棱总有三四种，但取根似乌梅，有须相连蔓如縆，作漆色，蜀人织为器，一名蓬者是也。

外台秘要 治癥痕及主鼓胀满：以三棱草切一石，水五石，煮一石，去滓更煎，取三斗汁，铜器中重釜煎如稠糖，出内密器中，旦服一匕，酒一盏服之，日二。每服恒令酒气相续。**又方**下乳汁：取京三棱三个，以水二碗，煎取一碗，洗奶，取汁为度，极妙。

子母秘录 治小儿气癖：取三棱汁作羹粥，以米面为之，与奶母食。每日取一枣大，与小儿吃亦得。作粥与痫热食之。治小儿十岁已下及新生百日，无问痫热、无辜、疳癖等，皆理之，秘妙不可具言，大效。

【**点评**】《证类本草》循《开宝本草》以"京三棱"立条，附录鸡爪三棱、石三棱，另立"草三棱"条；《本草纲目》将多条合并为一，以"荆三棱"为正名，记录别名有京三棱、草三棱、鸡爪三棱、黑三棱、石三棱。《本草拾遗》说"蜀人织为器，一名蓬者是也"，《玉篇》云："蓬，草也，生水中，根可以缘器。"李时珍解释说："其叶茎花实俱有三棱，并与香附苗叶花实一样，但长大尔。其茎光滑三棱，如棕之叶茎。茎中有白穰，剖之织物，柔韧如藤。吕忱《字林》云：蓬草生水中，根可缘器。即此草茎，非根也。《抱朴子》言蓬根花鳝，亦是此草。"

三棱因茎叶具三棱而得名，似以莎草科植物荆三棱 *Scirpus yagara* 为正品。《本草图经》绘有 5 幅京三棱图例（刘甲本也是 5 幅图例，但将"河中府京三棱"标注为"河中府石三棱"），其中江陵府京三棱、邢州京三棱，都似黑三棱科植物黑三棱 *Sparganium stoloniferum*，河中府京三棱、随州京三棱，似香蒲科植物，淄州京三棱特征不明显，难于判定。至于说"不生细根者，谓之黑三棱"，乃是莎草科荆三棱 *Scirpus yagara*，其所提到的"草三棱""石三棱""鸡爪三棱"可能是莎草科或香蒲科植物。

姜黄 味辛、苦，大寒，无毒。主心腹结积，疰忤，下气破血，除风热，消痈肿，功力烈于郁金。

唐本注云：叶、根都似郁金。花春生于根，与苗并出，夏花烂无子。根有黄、青、白三色。其作之方法，与郁金同尔。西戎人谓之蒁药。其味辛，少苦，多与郁金同，惟花生异尔。唐本先附。**臣禹锡等谨按，陈藏器**云：姜黄真者，是经种三年已上老姜，能生花。花在根际，一如蘘荷。根节紧硬，气味辛辣。种姜处有之，终是难得。性热不冷，本经云寒，误也。破血下气。西番亦有来者，与郁金、蒁药相似。如苏所附，即是蒁药而非姜黄，苏不能分别二物也。又云：蒁，味苦，温。主恶气疰忤，心痛，血气结积。苏云姜黄是蒁，又云郁金是胡蒁。夫如此，则三物无别，递相连名，总称为蒁，功状则合不殊。今蒁味苦，色青；姜黄味辛，温，无毒，色黄，主破血下气，温，不寒；郁金味苦，寒，色赤，主马热病。三物不同，所用各别。**日华子**云：姜黄，热，无毒。治癥瘕血块痈肿，通月经，治扑损瘀血，消肿毒，止暴风痛冷气，下食。海南生者，即名蓬莪蒁；江南生者，即为姜黄。

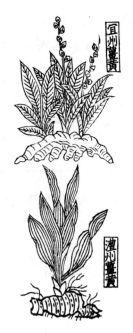

图经曰 姜黄旧不载所出州郡，今江、广、蜀川多有之。叶青绿，长一二尺许，阔三四寸，有斜文如红蕉叶而小。花红白色，至中秋渐凋。春末方生，其花先生，次方生叶，不结实。根盘屈，黄色，类生姜而圆，有节。或云真者是经种三年以上老姜，能生花，花在根际，一如蘘荷。根节坚硬，气味辛辣，种姜处有之。八月采根，片切暴干。蜀人以治气胀，及产后败血攻心，甚验。蛮人生啖，云可以祛邪辟恶。谨按，郁金、姜黄、蒁药三物相近，苏恭不细辨，所说乃如一物。藏器解纷云：蒁味苦，色青；姜黄味辛，温，色黄；郁金味苦，寒，色赤，主马热病。三物不同，所用全别。又刘渊林注《吴都赋》"姜汇非一"云："姜汇大如螺，气猛近于臭，南土人捣之以为齑。荄，一名廉姜。生沙石中，姜类也。其味大辛而香，削皮以黑梅并盐汁渍之，乃成也。始安有之。"据此，廉姜亦是其类，而自是一物耳。都下近年多种姜，往往有姜黄生卖，乃是老姜。市人买生啖之，云治气为最，医家治气药大方中，亦时用之。

【千金翼 疮癣初生，或始痛痒：以姜黄傅之，妙。

经验后方 治心痛：姜黄一两，桂穰三两为末，醋汤下一钱匕。

【点评】 郁金、姜黄、莪术的品种混乱情况将在郁金条讨论，此处略谈姜黄的药性。《新修本草》谓郁金性寒，姜黄与郁金同效而强，故姜黄药性标为"大寒"。陈藏器不以苏敬之说为然，定姜黄药性为温，《本草拾遗·解纷》云："蒁味苦，色青。姜黄味辛，温，无毒，色黄，主破血下气。温，不寒。郁金味苦，寒，色赤，主马热病。三物不同，所用各别。"姜黄性温之说颇为后世遵从，《日华子诸家本草》言："姜黄，热，无毒。"直至今日，《中国药典》亦以姜黄药性为温。事实上，陈藏器姜黄性温之说，缘于其误会老姜为姜黄，因姜性温热，遂说姜黄亦温，《本草拾遗》云："姜黄真者，是经种三年已上老姜，能生花，花生根际，一如蘘荷，根茎坚硬，气味辛辣。种姜处有之，终是难得。性热不冷，本经云寒，误也。"这种以老姜冒充姜黄的情况宋代亦有，《本草图经》说："都下近年多种姜，往往有姜黄生卖，乃是老姜。"但这些只都是姜黄的伪品而已，焉能据干姜、生姜的药性来推演姜黄的药性？试想今天以姜科植物姜黄 *Curcuma longa* 的块根为郁金，根茎为姜黄，所含成分基本类似，药性居然一寒一热，实在荒谬。

荜拨　味辛，大温，无毒。主温中下气，补腰脚，杀腥气，消食，除胃冷，阴疝痃癖。其根名荜拨没，主五劳七伤，阴汗核肿。生波斯国。此药丛生，茎、叶似蒟酱，子紧细，味辛烈于蒟酱。今附。

臣禹锡等谨按，日华子云：治霍乱冷气，心痛血气。陈藏器云：毕勃没，味辛，温，无毒。主冷气呕逆，心腹胀满，食不消，寒疝核肿，妇人内冷无子，治腰肾冷，除血气。生波斯国，似柴胡黑硬，毕拨根也。

图经曰　荜拨出波斯国，今岭南有之，多生竹林内。正月发苗作丛，高三四尺，其茎如箸，叶青圆，阔二三寸如桑，面光而厚。三月开花白色在表，七月结子如小指大，长二寸已来，青黑色，类椹子，九月收采，灰杀暴干。南人爱其辛香，或取叶生茹之。黄牛乳煎其子治气痢神良。谨按，《唐太宗实录》云：贞观中，上以气痢久未瘥，服它名医药不应，因诏访求其方。有卫士进乳煎荜拨法，御用有效。刘禹锡亦记其事云。后累试年长而虚冷者必效。

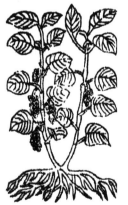

【海药云　谨按，徐表《南州记》：本出南海，长一指，赤褐色为上。复有荜拨，短小黑，味不堪。舶上者味辛，温。又主老冷心痛，水泻虚痢，呕逆醋心，产后泄痢，与阿魏和合良。亦滋食味。得诃子、人参、桂心、干姜，治脏腑虚冷，肠鸣泄痢，神效。

陈藏器云 蒟酱注，苏云："荜拨丛生，子细味辛，烈于蒟酱。"按荜拨温中下气，补腰脚，煞腥气，消食，除胃冷，阴疝痃癖。根名荜拨没。主五劳七伤，阴汗核肿。已出《拾遗》。生波斯国，胡人将来此，调食用之。

唐本注 今人以调食味。

雷公云 凡使，先去挺，用头醋浸一宿，焙干，以刀刮去皮粟子令净方用，免伤人肺，令人上气。

圣惠方 治冷痰饮恶心：用荜拨一两，捣为末，于食前清粥饮调半钱服。

经验后方 治偏头疼绝妙：荜拨为末，令患者口中含温水，左边疼，令左鼻吸一字；右边疼，令右鼻吸一字。效。

衍义曰 荜拨走肠胃中冷气、呕吐、心腹满痛。多服走泄真气，令人肠虚下重。

【点评】《本草图经》引《唐太宗实录》记乳煎荜拨治疗唐太宗气痢，《太平广记》卷221引《定命录》云："裴（某）至京，当番已二十一日，属太宗气疾发动，良医名药，进服皆不效，坐卧寝食不安。有召三卫已上，朝士已下，皆令进方。裴随例进一方，乳煎荜拨而服，其疾便愈。敕付中书，使与一五品官。宰相逡巡，未敢进拟。数日，太宗气疾又发，又服荜拨差。因问前三卫得何官？中书云：未审与五品文官武官。太宗怒曰：治一拨乱天子得活，何不与官？向若治宰相病可，必当日得官。其日，特恩与三品正员京官，拜鸿胪卿。累迁至本州刺史。"按，裴某所进乳煎荜拨，当即《千金翼方》卷12养老食疗之悖散汤。方云："服牛乳补虚破气方。牛乳三升，荜拨半两，末之绵裹。上二味，铜器中取三升水和乳合，煎取三升，空肚顿服之，日一。二七日除一切气，慎面猪鱼鸡蒜生冷。张澹云：波斯国及大秦甚重此法，谓之悖散汤。"

蒟音矩**酱** 味辛，温，无毒。主下气温中，破痰积。生巴蜀。

唐本注云：《蜀都赋》所谓"流味于番禺"者。蔓生，叶似王瓜而厚大，味辛香，实似桑椹，皮黑肉白。西戎亦时将来，细而辛烈。或谓二种。交州、爱州人云：蒟酱，人家多种，蔓生，子长大，谓苗为浮留藤。取叶合槟榔食之，辛而香也。又有荜拨，丛生，子细味辛，烈于蒟酱。此当信也。**今注**：渝、泸等州出焉。唐本先附。

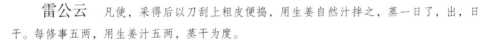

图经曰 蒟（音矩）酱生巴蜀，今夔川、岭南皆有之。昔汉武使唐蒙晓谕南越，南越食蒙以蒟酱，蒙问所从来，答曰：西北牂柯，江广数里，出番禺城下。武帝感之，于是开牂柯、越巂也。刘渊林注《蜀都赋》云："蒟酱，缘木而生。其子如桑椹，熟时正青，长二三寸。以蜜藏而食之，辛香，温调五脏。"今云蔓生，叶似王瓜而厚大，实皮黑肉白，其苗为浮留藤。取叶合槟榔食之，辛而香也。两说大同小异，然则渊林所云乃蜀种，如此今说是海南所传耳。今惟贵荜拨而不尚蒟酱，故鲜有用者。

【海药云】 谨按，《广州记》云：波斯国文，实状若桑椹，紫褐色者为上，黑者是老不堪。黔中亦有，形状相似，滋味一般。主咳逆上气，心腹虫痛，胃弱虚泻，霍乱吐逆，解酒食味。近多黑色，少见褐色者也。

雷公云 凡使，采得后以刀刮上粗皮便捣，用生姜自然汁拌之，蒸一日了，出，日干。每修事五两，用生姜汁五两，蒸干为度。

食疗 温。散结气，治心腹中冷气。亦名土荜拨。岭南荜拨，尤治胃气疾。巴蜀有之。

齐民要术 蒟子下气消谷。

【点评】 荜拨与蒟酱皆是胡椒科胡椒属（Piper）的植物，早期不甚分别，《南方草木状》云："蒟酱，荜茇也。生于蕃国者，大而紫，谓之荜茇。生于番禺者，小而青，谓之蒟焉，可以调食，故谓之酱焉。交趾九真人家多种，蔓生。"根据《本草图经》对荜拨的描述，结合所绘图例，其原植物当为荜拨 Piper longum。此种为草质藤本，用其果穗。

蒟酱，顾名思义，应该是用名字叫"蒟"的植物制作而成的酱。蒟酱是一种外来食物，最早见于《史记·西南夷列传》，其略云："建元六年，大行王恢击东越，东越杀王郢以报。恢因兵威，使番阳令唐蒙风指晓南越。南越食蒙蜀枸酱，蒙问所从来，曰道西北牂柯，牂柯江广数里，出番禺城下。蒙归至长安，问蜀贾人，贾人曰：独蜀出枸酱，多持窃出市夜郎。"左思《蜀都赋》"邛杖传节于大夏之邑，蒟酱流味于番禺之乡"即用此典故。刘逵注蒟酱"缘木而生，其子如桑椹，熟时正青，长二三寸"，乃直接将蒟酱作为植物名称。顾微《广州记》说："扶留藤，缘树生。其花实，即蒟也，可以为酱。"一般认为，制作蒟酱的"蒟"，主要是胡椒科蒌叶 *Piper betle*，当然也可能包括同属近缘植物，如荜拔 *Piper longum* 等。

萝摩子　味甘、辛，温，无毒。主虚劳。叶食之功同于子。陆机云：一名芄兰，幽州谓之雀瓢。

唐本注云：按雀瓢是女青别名。叶盖相似，以叶似女青，故兼名雀瓢。今按，陈藏器本草云：萝摩条中，白汁主蜘蛛、蚕咬，折取汁点疮上。此汁烂丝，煮食补益。按，陶注枸杞条云：傅肿。东人呼为白环，藤生篱落间，折有白汁，一名雀瓢。此注又云"雀瓢是女青"，然女青终非白环，二物相似，不能分别。唐本先附。臣禹锡等谨按，尔雅云：萝，芄兰。释曰：萝，一名芄兰。郭璞云：萝芄蔓生，断之有白汁，可啖。如此注，则似萝芄一名兰，或传写误，"芄"衍字。

【外台秘要】　治白癜风：以萝摩草白汁傅上，揩令破再傅，三度差。

梅师方　治丹火毒，遍身赤肿不可忍：以萝摩草捣绞取汁傅之，或捣傅上，随手消。

【点评】萝摩即萝摩科植物萝摩 *Metaplexis japonica*，与本书卷8 斫合子同是一物，《本草纲目》将二者合并为一条。"集解"项李时珍说："斫合子即萝摩子也。三月生苗，蔓延篱垣，极易繁衍。其根白软。其叶长而后大前尖。根与茎叶，断之皆有白乳如枸汁。六七月开小长花，如铃状，紫白色。结实长二三寸，大如马兜铃，一头尖。其壳青软，中有白绒及浆。霜后枯裂则子飞，其子轻薄，亦如兜铃子。商人取其绒作坐褥代绵，云甚轻暖。《诗》云：芄兰之支，童子佩觿。芄兰之叶，童子佩韘。觿（音畦），解结角锥也。此物实尖，垂于支间似之。韘（音涉），张弓指訣也。此叶后弯似之。故以比兴也。一种茎叶及花皆似萝摩，但气臭根紫，结子圆大如豆，生青熟赤为异，此则苏恭所谓女青似萝摩，陈藏器所谓二物相似者也。苏恭言其根似白微，子似瓢形，则误矣。当从陈说。此乃藤生女青，与蛇衔根之女青，名同物异，宜互考之。"检《救荒本草》羊角苗条云："又名羊奶科，亦名合钵儿，俗名婆婆针扎儿，又名纽丝藤，一名过路黄。生田野下湿地中。拖藤蔓而生，茎色青白，叶似马兜零叶而长大，又似山药叶，亦长大，面青背颇白，皆两叶相对生，茎叶折之，俱有白汁出，叶间出穗，开五瓣小白花，结角似羊角状，中有白穰。"根据图例，也是本种或近缘植物。

本条《本草拾遗》说："陶注枸杞条云：傅肿。东人呼为白环，藤生篱落间，折有白汁，一名雀瓢。"枸杞条陶注提到萝摩，云："萝摩一名苦丸，叶厚大，作藤生，摘之有白乳汁，人家多种之。可生啖，亦蒸煮食也。"与陈藏器引文小有不同。

青黛　味咸，寒，无毒。主解诸药毒，小儿诸热，惊痫发热，天行头痛寒热，并水研服之。亦摩傅热疮恶肿，金疮，下血，蛇、犬等毒。从波斯国来，及太原并庐陵、南康等。染淀，亦堪傅热恶肿，蛇虺螫毒。染瓷上池沫紫碧色者，用之同青黛功。今附。

臣禹锡等谨按，**药性论**云：青黛，君，味甘，平。能解小儿疳热消瘦，杀虫。**陈藏器**云：青黛并鸡子白、大黄，傅疮痈、蛇虺等。

图经　文具蓝实条下。

【梅师方　治伤寒，发碗豆疮未成脓方：以波斯青黛大枣许，冷水研服。

宫气方　疳痢羸瘦毛焦方歌曰：孩儿杂病变成疳，不问强羸女与男。恰似脊傍多变动，还如瘦疾困耽耽。又歌曰：烦热毛焦鼻口干，皮肤枯槁四肢摊。腹中时时更下痢，青黄赤白一般般。眼涩面黄鼻孔赤，谷道开张不欲食。忽然泻下成疳淀，又却浓涕一团团。唇焦呕逆不乳哺，壮热增寒卧不安。腹中有病须医药，何须祈祷信神盘。此方便是青黛散，孩儿百病服来看。

初虞世　治诸虫毒所伤：青黛、雄黄等分，同研为末，新汲水调下二钱匕。

太平广记　青黛，杀恶虫物，化为水。

衍义曰 青黛，乃蓝为之。有一妇人患脐下腹上下连二阴，遍满生湿疮，状如马瓜疮，他处并无。热痒而痛，大小便涩，出黄汁，食亦减，身面微肿。医作恶疮治，用鳗鲡鱼、松脂、黄丹之类。药涂上，疮愈热，痛甚。治不对，故如此。问之，此人嗜酒贪啖，喜鱼蟹发风等物。急令用温水洗，拭去膏药。寻以马齿苋四两，烂研细，入青黛一两，再研匀，涂疮上，即时热减，痛痒皆去。仍服八政散，日三服，分败客热。每涂药，得一时久，药已干燥，又再涂新湿药。凡如此二日，减三分之一，五日减三分之二，自此二十日愈。既愈而问曰：此疮何缘至此？曰：中下焦蓄风热毒气，若不出，当作肠痈内痔，仍常须禁酒及发风物。然不能禁酒，后果然患内痔。

【点评】青黛是含靛蓝植物的人工制成品，乃制靛时液面上的蓝色泡沫状物干燥净制而成。《本草纲目》"释名"说："淀，石殿也，其滓澄殿在下也。亦作淀，俗作靛。南人掘地作坑，以蓝浸水一宿，入石灰搅至千下，澄去水，则青黑色。亦可干收，用染青碧。其搅刈浮沫，掠出阴干，谓之靛花，即青黛。"又说："黛，眉色也。刘熙《释名》云：灭去眉毛，以此代之，故谓之黛。"

青黛含靛玉红、靛苷等，有骨髓抑制作用，可用于慢性粒细胞性白血病的治疗。由此考虑，含有靛苷类成分的中药，如青黛、大青叶、板蓝根等，对造血系统功能障碍（如血小板减少症、再生障碍性贫血等）患者，其实存在潜在风险，需要谨慎使用。

郁金 味辛、苦，寒，无毒。主血积下气，生肌止血，破恶血，血淋尿血，金疮。

唐本注云：此药苗似姜黄，花白质红，末秋出茎心，无实，根黄赤。取四畔子根，去皮，火干之。生蜀地及西戎。马药用之，破血而补，胡人谓之马莲。岭南者有实，似小豆蔻，不堪啖。唐本先附。**臣禹锡等谨按，药性论**云：郁金，单用亦可。治女人宿血气心痛，冷气结聚，温醋摩服之。亦啖马药，用治胀痛。

图经曰 郁金本经不载所出州土，苏恭云"生蜀地及西戎，胡人主谓之马莲"，今广南、江西州郡亦有之，然不及蜀中者佳。四月初生，苗似姜黄，花白质红，末秋出茎心，无实。根黄赤，取四畔子根，去皮，火干之。古方稀用，今小儿方及马医多用之。谨按，许慎《说文解字》云："鬱，芳草也。十叶为贯，百二十贯筑以煮之为鬱。鬱，今鬱林郡也。"木部中品有郁金香，云生大秦国。二月、三月有花，状如红蓝，其花即香也。陈氏云"为百草之英"，既云百草之英，乃是草类。又与此同名，而在木部，非也。今人不复用，亦无辨之者，故但附于此耳。

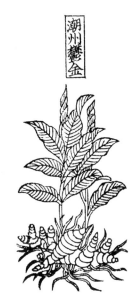

【经验方】 治尿血不定：以一两捣为末，葱白一握相和，以水一盏，煎至三合，去滓，温服，日须三服。

经验后方 治风痰：郁金一分，藜芦十分，各为末，和令匀，每服一字，用温浆水一盏，先以少浆水调下，余者水漱口都服，便以食压之。

孙用和 治阳毒入胃，下血频，疼痛不可忍：郁金五个大者，牛黄一皂荚子，别细研，二味同为散。每服用醋浆水一盏，同煎三沸，温服。

丹房镜源 云灰可用结砂子。

说文曰 芳草也。十叶为贯，百廿贯筑以煮之为鬱。从臼、冂、缶、鬯，彡其饰也。一曰郁鬯，百草之华。远方郁人所贡芳草，合酿之以降神。

周礼 郁人，凡祭祀之祼，用郁鬯。

衍义曰 郁金不香，今人将染妇人衣最鲜明，然不耐日炙。染成衣，则微有郁金之气。

【点评】郁金正写应作"鬱金"，异体则作"鬰金"，简化以后则是"郁金"，但如果严格以《说文》为据，"郁""鬰""鬱"是不同的三个字，"鬱（郁）金"其实应该写作"鬱金"。先说"鬰"，《说文》云："木丛生者。从林，鬱省声。"形容林木茂盛的"郁郁葱葱"，即用"鬰"字。引申郁塞、郁闷，也是此字。再说"鬱"，《说文》云："芳草也。十叶为贯，百廿贯筑以煮之为鬱。从、冂、缶、鬯，彡其饰也。一曰鬱鬯，百草之华，远方鬱人所贡芳草，合酿之以降神。"《玉篇》："鬱，芳草也，鬱金香草。"这才是郁金的正写，《周礼·春官》郁人正写当用此字。《说文》又云："鬱，今鬱林郡也。"可见，汉代设置郁林郡的"郁"，也应该用此字。不仅如此，郦道元注《水经》郁水条亦云："郁，芳草也，百草之华煮以合酿黑黍，以降神者也。或说今郁金香是也。一日郁人所贡，因氏郡矣。"意即"鬱"金就是因为"鬱"林郡所出而得名。至于"郁"字，《说文》云："右扶风郁夷也。从邑有声。"这是古地名，在陕西宝鸡附近，今天为姓氏字。由此了解本书黑盖子下引《说文》"鬱"字的解释，而不是"鬱"字。检《政和本草》晦明轩本、《大观本草》刘甲本此处都是"鬱"，而商务印书馆四部丛刊影印明翻刻本《政和本草》则错成了"鬱"，精粗可见一斑。晚近标点本用简体字排印，皆改为"郁"，就贻笑大方了。

　　姜黄 Curcuma longa 的主、侧根茎是明代以前药用郁金的主要来源，清代开始，忽然由原来的单一品种变为多基源品种，按照 2020 年版《中国药典》，郁金是温郁金 Curcuma wenyujin、姜黄 Curcuma longa、广西莪术 Curcuma kwangsiensis 或蓬莪术 Curcuma phaeocaulis 的干燥块根，前两者分别的块根习称"温郁金"和"黄丝郁金"，其余按性状不同习称"桂郁金"或"绿丝郁金"。何以至此呢？《增订伪药条辨》中的解释最有道理，曹炳章云："郁金山草之根，野生也。两广、江西咸有之，而以蜀产者为胜。上古不甚重，用以治马病，故又名马莬，因其形像莪莲也。自唐以后始入药料，治血证有功，本非贵重之品。清初吴乱未靖时，蜀道不通，货少居奇，致价数倍，甚则以姜黄辈伪之者。然其形锐圆，如蝉腹状，根杪有细须一缕，如菱脐之苗，长一二寸，市人因呼金线吊虾蟆、蝉肚郁金是也。其皮黄白，有皱纹，而心内黄赤。到开俨然两层，如井栏，产四川重庆。惟本年生者嫩小而黄，若遗地未采，逾年而收，则老而深黯色，如三七状，为老广郁金。然老郁金治血证，化瘀削积之力胜于嫩者，若开郁散痛，即嫩黄者亦效。乃近年传黑者为野郁金，黄者为假，并误其为姜黄，殊不知此物本是野生。若姜黄皮有节纹，肉色深黄无晕，蓬莬色黑无心，最易辨也。然老郁金虽产四川，近今名称广郁金。所谓川郁金，乃温州产也，色黯黑，形扁亦有心，惟不香耳。"其中涉及关键的原因是清初三藩之乱，蜀中药物不能及时送达省外，郁金价格腾贵，如叶桂珠《阅世编》卷7记载："郁金之贵，于经传见之，诗歌咏之，然未有如顺治、康熙初年之价者，则川广之乱甫平，百货未通，郁金一两值银二百余金，亦并无处可觅。"正因为此，各地代用品纷纷出笼，这些代用品原先或是地方惯用品，或是药材姜黄、莪术的来源，此时都改作郁金入药，今用之所谓温郁金、黄丝郁金、桂郁金、绿丝郁金，乃至白丝郁金、黄白丝郁金等规格品种，大约就是这样来的。

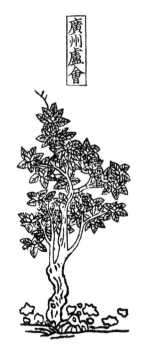

卢会　味苦，寒，无毒。主热风烦闷，胸膈间热气，明目镇心，小儿癫痫惊风，疗五疳，杀三虫及痔病疮瘘，解巴豆毒。一名讷会、一名奴会，俗呼为象胆，盖以其味苦如胆故也。生波斯国，似黑饧。今附。

臣禹锡等谨按，**药性论**云：卢会亦可单用，杀小儿疳蛔，主吹鼻，杀脑疳，除鼻痒。**南海药谱**云：树脂也，本草不细委之，谓是象胆，殊非也。兼治小儿诸热。

图经曰　卢会出波斯国，今惟广州有来者。其木生山野中，滴脂泪而成。采之不拘时月。俗呼为象胆，以其味苦而云耳。卢会治湿痒，搔之有黄汁者，刘禹锡著其方云：余少年曾患癣，初在颈项间，后延上左耳，遂成湿疮。用斑猫、狗胆、桃根等诸药，徒令蜇蠚，其疮转盛。偶于楚州，卖药人教用卢会一两研，炙甘草半两末，相和令匀，先以温浆水洗癣，乃用旧干帛子拭干，便以二味合和傅之，立干便差，神奇。又治蜃齿，崔元亮《海上方》云：取卢会四分，杵末，先以盐揩齿令先净，然后傅少末于上，妙也。

【雷公云】　凡使，勿用杂胆，其象胆干了，上有青竹文斑并光腻，微微甘，勿使和众药捣，此药先捣成粉，待众药末出，然后入药中。此物是胡人杀得白象，取胆干入汉中是也。

【点评】卢会今写作"芦荟"，是百合科芦荟 *Aloe vera* 及同属近缘植物叶汁的浓缩加工品。芦荟是多年生常绿草本，非中国原产，宋代加工制成品从广州口岸进口，故《本草图经》所绘广州卢会乃是示意图，作木本植物状。受此图误导，《本草纲目》将卢会由草部移到木部，"集解"项李时珍说："卢会原在草部。药谱及图经所状，皆言是木脂。而《一统志》云：爪哇、三佛齐诸国所出者，乃草属，状如鲎尾，采之以玉器捣成膏。与前说不同，何哉，岂亦木质草形乎？"

《海药本草》与《南海药谱》为两书，李时珍误为一种，遂将《证类本草》引用《南海药谱》的资料也作为《海药本草》的内容，用"李珣曰"为标目引入《本草纲目》。本条《南海药谱》的内容，"兼治小儿诸热"一句《本草纲目》化裁为"主小儿诸疳热"，加以引据。不仅如此，"集解"项又引李珣云："卢会生波斯国。状似黑饧，乃树脂也。"此句其实是《开宝本草》正文，李时珍强行理解为此条是摘编《本草拾遗》《海药本草》的内容而成，于是将此句"分配"给《海药本草》，而将"俗呼为象胆，以其味苦如胆也"一句，"分配"给《本草拾遗》。

芦荟植物大约在清代引入中国，《植物名实图考》卷三十载油葱引《岭南杂记》云："油葱形如水仙叶，叶厚一指，而边有刺；不开花结子，从根发生，长者尺余；破其叶，中有膏，妇人涂掌中以泽发代油，贫家妇多种之屋头。问之则怒，以为笑其贫也。"吴其浚按语说："油葱粤西人以其膏治汤火灼伤，有效。又名罗帏花，如山丹，以为妇女所植故名。"从图例来看，应该就是芦荟。检道光本《晋江县志》卷73记晋江物产有"龙舌草，青色，厚皮，有脂，可泽发，俗名芦荟"。

马先蒿 味苦，平，无毒。主寒热鬼疰，中风湿痹，女子带下病，无子。一名马屎蒿。生南阳川泽。

陶隐居云：方云一名烂石草，主恶疮，方药亦不复用。**唐本注**云：此叶大如茺蔚，花红白色，实八月、九月熟，俗谓之虎麻是也。一名马新蒿。所在有之。芜蔚苗短小，子夏中熟，而初生二种极相似也。**今按**，别本注云：近道处处有。三月、八月采茎、叶，阴干。**臣禹锡等谨按**，尔雅云：蔚，牡菣。释曰：蔚，即蒿之雄无子者。又曰：蔚，一名牡菣。《诗·蓼莪》云：匪莪伊蔚。陆机云：牡蒿也。三月始生，七月华，华似胡麻华而紫赤，八月为角，角似小豆角，锐而长。一名马新蒿是也。

图经　文具第六卷中白蒿条下。

【圣惠方】治大风癞疾，骨肉疽败，百节疼酸，眉鬓堕落，身体习习痒痛：以马先蒿细剉，炒为末，每空心及晚食前，温酒调下二钱匕。

外台秘要　治癞：马先蒿一名马矢蒿，捣末服方寸匕，日三服，如更赤起，一年都差。

【点评】从陶弘景以来，马先蒿即属罕用之品，其重要原因是名实纠结不清。因为《本草经》言此物一名"马屎蒿"，《本草纲目》"释名"项李时珍认为："蒿气如马矢，故名。马先，乃马矢字讹也。"循此特征，马先蒿的原植物被确定为玄参科返顾马先蒿 *Pedicularis resupinata*，因为全株有特殊气味，所以别名马尿蒿、马尿泡、马尿烧、马屎蒿等。此可备一说者。

延胡索　味辛，温，无毒。主破血，产后诸病因血所为者，妇人月经不调，腹中结块，崩中淋露，产后血运，暴血冲上，因损下血，或酒摩及煮服。生奚国。根如半夏，色黄。今附。

臣禹锡等谨按，日华子云：除风治气，暖腰膝，破癥癖，扑损瘀血，落胎，及暴腰痛。

【海药云】生奚国，从安东道来。味苦、甘，无毒。主肾气，破产后恶露及儿枕。与三棱、鳖甲、大黄为散，能散气通经络，蛀蚘成末者，使之惟良。偏主产后病也。

圣惠方　治产后秽污不尽腹满方：延胡索末，和酒服一钱，立止。**又方**治堕落车马，筋骨疼痛不止：用延胡索一两，捣罗为散，不计时候，以豆淋酒调下二钱匕。

胜金方　治膜外气及气块方：延胡索不限多少为末，猪胰一具切作块子，炙熟蘸药末食之。

产书　治产后心闷，手脚烦热，气力欲绝，血晕连心头硬，及寒热不禁：延胡索熬捣为末，酒服一钱匕。

拾遗序云　延胡索，止心痛，酒服。

【点评】《海药本草》说："延胡索生奚国，从安东道来。"按，"奚"为隋唐时的游牧民族，分布在以今承德为中心的河北省东北部，旁及内蒙古、辽宁的毗邻地区。"安东"指唐代安东都护府，大体以今辽宁省为主，并包括河北省东北部和内蒙古东南一角。由此说明当时延胡索药材主要来自今东北地区，从产地看，品种当为齿瓣延胡索 Corydalis turtschaninovii。

明代的情况有所不同，《本草品汇精要》谓延胡索"镇江为佳"，同时代的弘治《句容县志》"土产"项下也载有延胡索。《本草蒙筌》虽然说延胡索"来自安东，生从奚国"，但所附药材图却注明为茅山玄胡索和西玄胡索。《本草纲目》谓："今二茅山西上龙洞种之，每年寒露后栽，立春后生苗，叶如竹叶样，三月长三寸高，根丛生如芋卵样，立夏掘起。"方以智《物理小识》也说："延胡索叶似竹叶，根似半夏，茅山上龙洞、杭州笕桥种之。"茅山山脉主要分布在句容县境内，句容位于江苏省西南部，当时属于镇江府。说明明朝江苏一带所产的延胡索成了南方的道地药材，道地产地由东北南迁至江苏镇江一带，原品种齿瓣延胡索 Corydalis turtschaninovii 或许由于不便运输等原因，逐渐被分布于江苏、安徽、浙江一带的延胡索 Corydalis yanhusuo 所取代，并沿用至今。

延胡索为止痛的要药，本书卷 1 引《雷公炮炙论·序》："心痛欲死，速觅延胡。"小字注释说："以延胡索作散，酒服之，立愈也。"与本条黑盖子下引《本草拾遗·序》内容大同小异。《本草纲目》"发明"项论述甚详："玄胡索味苦微辛，气温，入手足太阴厥阴四经，能行血中气滞，气中血滞，故专治一身上下诸痛，用之中的，妙不可言。荆穆王妃胡氏，因食荞麦面着怒，遂病胃脘当心痛，不可忍。医用吐下行气化滞诸药，皆入口即吐，不能奏功。大便三日不通。因思《雷公炮炙论》云：心痛欲死，速觅延胡。乃以玄胡索末三钱，温酒调下，即纳入，少顷大便行而痛遂止。又华老年五十余，病下痢腹痛垂死，已备棺木。予用此药三钱，米饮服之，痛即减十之五，调理而安。按方勺《泊宅编》云：一人病遍体作痛，殆不可忍。都下医或云中风，或云中湿，或云脚气，药悉不效。周离亨言：是气血凝滞所致。用玄胡索、当归、桂心等分，为末，温酒服三四钱，随量频进，以止为度，遂痛止。盖玄胡索能活血化气，第一品药也。其后赵待制霆因导引失节，肢体拘挛，亦用此数服而愈。"

　　值得推究的是"心痛欲死"四字，对应西医学概念，可以是以下 3 种情况："心痛欲死，速觅硝酸甘油"，这是指心绞痛，中医标准说法是"真心痛"；"心痛欲死，速觅阿托品"，这是胃肠绞痛，通常称为"胃脘痛"；"心痛欲死，速觅吗啡"，这才是药理学意义的镇痛药，能够在不影响感觉知觉的前提下，选择性地缓解、消除疼痛。现代研究能确定，延胡索中所含生物碱类成分，尤其是延胡索乙素具有中枢镇痛作用，功效类似于吗啡，但不作用于内啡肽受体，而是中枢多巴胺受体的拮抗剂。结合现代研究，我们能确定，"心痛欲死，速觅延胡"，大致相当于"心痛欲死，速觅吗啡"。语句的侧重点在"痛"而不在"心"，李时珍说"故专治一身上下诸痛，用之中的，妙不可言"，正是此意。

　　又值得注意的是，延胡索所含生物碱是中枢多巴胺受体的拮抗剂，作用原理类似氯丙嗪，不仅有镇静、抗精神分裂症作用，也会扰乱黑质纹状体束多巴胺与胆碱能神经平衡，导致药源性帕金森症状。临床多次报告，使用延胡止痛片后病人出现震颤症状，因此应该注意，帕金森病患者应禁止使用延胡索及其制剂。

肉豆蔻　味辛，温，无毒。主鬼气，温中，治积冷，心腹胀痛，霍乱中恶，冷疰，呕沫冷气，消食止泄，小儿乳霍。其形圆小，皮紫紧薄，中肉辛辣。生胡国，胡名迦拘勒。今附。

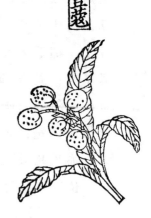

臣禹锡等谨按，药性论云：肉豆蔻，君，味苦、辛，能主小儿吐逆，不下乳，腹痛，治宿食不消，痰饮。日华子云：调中下气，止泻痢，开胃消食。皮外络下气，解酒毒，治霍乱，味珍，力更殊。

图经曰　肉豆蔻出胡国，今惟岭南人家种之。春生苗，花实似豆蔻而圆小，皮紫紧薄，中肉辛辣，六月、七月采。《续传信方》治脾泄气痢等，以豆蔻二颗，米醋调面裹之，置灰中煨令黄焦，和面碾末。更以炒了榄子末一两相和，又焦炒陈廪米为末，每用二钱匕煎作饮，调前二物三钱匕，旦暮各一，便差。

【陈藏器云　大舶来即有，中国无。

海药云　谨按，《广志》云：生秦国及昆仑，味辛，温，无毒。主心腹虫痛，脾胃虚冷，气并冷热，虚泄赤白痢等。凡痢以白粥饮服佳。霍乱气并以生姜汤服良。

雷公云　凡使，须以糯米作粉，使热汤搜裹豆蔻，于塘灰中炮，待米团子焦黄熟，然后出，去米，其中有子取用。勿令犯铜。

圣惠方　治冷痢腹痛不能食：肉豆蔻一两去皮，以醋面裹煨令面熟为度，捣为散，非时粥饮下一钱匕。

衍义曰　肉豆蔻，对草豆蔻言之。去壳，只用肉，肉油色者佳。枯白，味薄，瘦虚者下等。亦善下气，多服则泄气，得中则和平其气。

【**点评**】《日华子诸家本草》说肉豆蔻"皮外络下气，解酒毒，治霍乱，味珍，力更殊"。按，肉豆蔻为肉豆蔻科植物肉豆蔻 *Myristica fragrans*，药用其种仁，"皮外络"疑指种仁外面红色网状的种皮。李时珍对此句理解有误，"发明"项引《日华子诸家本草》作"肉豆蔻调中下气，消皮外络下气，味珍，力更殊"，实误。

补骨脂　味辛，大温，无毒。主五劳七伤，风虚冷，骨髓伤败，肾冷精流，及妇人血气堕胎。一名破故纸。生广南诸州及波斯国。树高三四尺，叶小似薄荷。其舶上来者最佳。今附。

臣禹锡等谨按，药性论云：婆固脂，一名破故纸。味苦、辛。能主男子腰疼，膝冷囊湿，逐诸冷痹顽，止小便利，利腹中冷。**日华子**云：兴阳事，治冷劳，明耳目。南蕃者色赤，广南者色绿。入药微炒用。又名胡韭子。

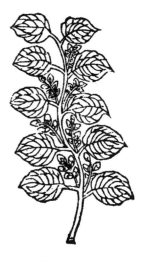

图经曰 补骨脂生广南诸州及波斯国，今岭外山坂间多有之，不及蕃舶者佳。茎高三四尺，叶似薄荷，花微紫色，实如麻子，圆扁而黑，九月采。或云胡韭子也。胡人呼若婆固脂，故别名破故纸。今人多以胡桃合服，此法出于唐郑相国，自叙云：予为南海节度，年七十有五，越地卑湿，伤于内外，众疾俱作，阳气衰绝，服乳石补益之药，百端不应。元和七年，有诃陵国舶主李摩诃，知予病状，遂传此方并药。予初疑而未服，摩诃稽颡固请，遂服之。经七八日而觉应验。自尔常服，其功神验。十年二月，罢郡归京，录方传之。破故纸十两，净择去皮洗过，捣筛令细，用胡桃瓤二十两，汤浸去皮，细研如泥，即入前末，更以好蜜和，搅令匀如饴糖，盛于瓷器中。旦日以暖酒二合，调药一匙服之，便以饭压。如不饮人，以暖熟水调亦可。服弥久则延年益气，悦心明目，补添筋骨。但禁食芸台、羊血，余无忌。此物本自外蕃随海舶而来，非中华所有。蕃人呼为补骨鸱，语讹为破故纸也。《续传信方》载其事，其义颇详，故并录之。

【海药云 恶甘草。

雷公云 凡使，性本大燥毒。用酒浸一宿后漉出，却用东流水浸三日夜，却蒸，从巳至申出，日干用。

经验后方 治腰疼神妙：用破故纸为末，温酒下三钱匕。**又方**治男子、女人五劳七伤，下元久冷，乌髭鬓，一切风病，四肢疼痛，驻颜壮气：补骨脂一斤，酒浸一宿放干。却用乌油麻一升和炒，令麻子声绝，即播去，只取补骨脂为末，醋煮面糊丸如梧子大。早辰温酒、盐汤下二十丸。

【点评】中医以补骨脂为补肾固精的要药，《本草纲目》总结其功效"治肾泄，通命门，暖丹田，敛精神"。《开宝本草》正文有"妇人血气堕胎"一语，此由前"主"字统领，本无疑义，因为古书无句读，后人点读，也可能将此句在"血气"后断开，误会补骨脂可令人堕胎。陈修园《神农本草经读》乃作长篇辩论，其略云："堕胎者，言其人素有堕胎之病，以此药治之，非谓以此药堕之也。上文主字，直贯至此。盖胎借脾气之长，借肾气之举，此药温补脾肾，所以大有固胎之功。数百年来，误以黄芩为安胎之品，遂疑温药碍胎，见《开宝》有堕胎二字，遽以堕字不作病情解，另作药功解，与上文不相连贯。李濒湖、汪切庵、叶天士辈因之，贻害千古。或问《本经》牛膝本文，亦有堕胎二字，岂非以堕字作药功解乎？曰彼顶逐血气句来，唯其善逐，所以善堕。古书错综变化，难与执一不通者道。"

零陵香　味甘，平，无毒。主恶气疰心腹痛满，下气，令体香。和诸香作汤丸用之。得酒良。生零陵山谷。叶如罗勒。《南越志》名燕草，又名薰草，即香草也。《山海经》云："薰草，麻叶方茎，气如蘼芜，可以止疠"，即零陵香也。今附。

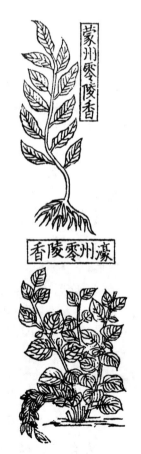

臣禹锡等谨按，陈藏器云：薰草，明目止泪，疗泄精，去邪恶气，伤寒头疼。一名蕙草，生下湿地，三月采，阴干。脱节者良。按，薰草即蕙根也，叶如麻，两两相对，此即是零陵香也。**日华子**云：治血气腹胀，酒煎服茎、叶。

图经曰　零陵香生零陵山谷，今湖岭诸州皆有之，多生下湿地。叶如麻，两两相对，茎方，气如蘼芜，常以七月中旬开花，至香，古所谓薰草是也。或云蕙草，亦此也。又云：其茎叶谓之蕙，其根谓之薰。三月采，脱节者良。今岭南收之，皆作窟灶以火炭焙干，令黄色乃佳。江淮间亦有土生者，作香亦可用，但不及湖岭者芬薰耳。古方但用薰草，而不用零陵香。今合香家及面膏、澡豆诸法皆用之，都下市肆货之甚多。

【唐本注　生水山间，可和诸香，煮汁饮之亦宜。合衣中香。

海药云　谨按，《山海经》生广南山谷。陈氏云"地名零陵，故以地为名"。味辛，温，无毒。主风邪冲心，牙车肿痛，虚劳疳䘌。凡是齿痛煎含良。得升麻、细辛善。不宜多服，令人气喘。

衍义曰 零陵香至枯干犹香，入药绝可用。妇人浸油饰发，香无以加，此即蕙草是也。

【点评】零陵香是本土的香料植物，用来熏衣，如薛涛诗："低头久立向蔷薇，爱似零陵香惹衣。"《本草纲目》将《名医别录》"熏草"与《开宝本草》"零陵香"合并为一，以"熏草零陵香"为标题，"释名"项李时珍解释说："古者烧香草以降神，故曰熏，曰蕙。熏者熏也，蕙者和也。《汉书》云，熏以香自烧，是矣。或云，古人祓除，以此草熏之，故谓之熏。亦通。范成大《虞衡志》言，零陵即今永州，不出此香，惟融、宜等州甚多，土人以编席荐，性暖宜人。谨按，零陵旧治在今全州，全乃湘水之源，多生此香，今人呼为广零陵香者，乃真熏草也。若永州、道州、武冈州，皆零陵属地也。今镇江、丹阳皆莳而刈之，以酒洒制货之，芬香更烈，谓之香草，与兰草同称。《楚辞》云'既滋兰之九畹，又树蕙之百亩'，古人皆栽之矣。张揖《广雅》云：卤，熏也，其叶谓之蕙。而黄山谷言一干数花者为蕙。盖因不识兰草、熏草，强以兰花为分别也。郑樵修本草，言兰即蕙，蕙即零陵香，亦是臆见，殊欠分明。但兰草、蕙草，乃一类二种耳。"这种零陵香应该是唇形科植物罗勒 *Ocimum basilicum*，或同属近缘植物。

缩沙蜜 味辛，温，无毒。主虚劳冷泄，宿食不消，赤白泄痢，腹中虚痛，下气。生南地。苗似廉姜，形如白豆蔻，其皮紧厚而皱，黄赤色，八月采。今附。

臣禹锡等谨按，药性论云：缩沙蜜，君，出波斯国。味苦、辛。能主冷气腹痛，止休息气痢，劳损，消化水谷，温暖脾胃，治冷滑下痢不禁，虚羸。方曰：熬末，以羊子肝薄切，用末逐片糁，瓦上焙干为末，入干姜末，饭为丸，日二服五十丸。又方：炮附子末、干姜、厚朴、陈橘皮等分为丸，日二服四十丸。**陈藏器**云：缩沙蜜，味酸。主上气咳嗽，奔豚鬼疰，惊痫邪气。似白豆蔻子。**嵩阳子**①曰：止痢，味辛香。**日华子**云：治一切气，霍乱转筋，心腹痛，能起酒香味。

图经曰 缩沙蜜生南地，今惟岭南山泽间有之。苗茎似高良姜，高三四尺，叶青，长八九寸，阔半寸已来，三月、四月开花在根下，五、六月成实，五七十枚作一穗，状似益智，皮紧厚而皱如栗文，外有刺，黄赤色。皮间细子一团，八漏，可四十余粒，如黍米大，微黑色，七月、八月采。

【海药云】 今按陈氏，生西海及西戎诸国。味辛，平，咸。得诃子、鳖甲、豆蔻、白芜荑等良。多从安东道来。

孙尚药 治妇人妊娠偶因所触或坠高伤打，致胎动不安，腹中痛不可忍者：缩沙不计多少，熨斗内盛，慢火炒令热透，去皮用仁，捣罗为末，每服二钱，用热酒调下。须臾觉腹中胎动处极热，即胎已安。神效。

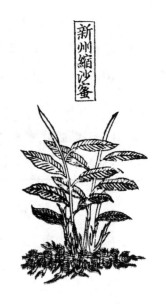

新州缩沙蜜

【点评】唐代缩砂蜜皆系进口，按分布来看，应主要是绿壳砂 *Amomum villosum* var. *xanthioides*。宋代岭南开始提供缩砂蜜的药材，尽管《本草图经》说"岭南山泽间有之"，但唐代以及唐以前岭南地志物录均没有提到此类植物，恐怕还是以引种的可能性较大。根据《本草图经》所绘新州缩砂蜜图例，原植物应该就是至今在广东新兴、阳春栽种的阳春砂 *Amomum villosum*。

关于缩砂蜜的国内产地，广东新州、春州应该是最初栽培地，其地即今新兴、阳春两县，历代亦以此出者最有名，《广东新语》云："缩砂蔤，阳春、新兴皆产之，而生阳江南河者大而有力，其种之所曰果山，以缩砂蔤为果山，犹专以素馨为花田也。"《南越笔记》说者亦同。习惯认为阳春蟠龙山砂仁为优中最优，《药物出产辨》云："产广东阳春县为最，以蟠龙山为第一。"《中国常用中药材》引《阳春县志》亦谓："蜜产蟠龙特色

---

① 嵩阳子：底本为与此前"陈藏器"同级别的阴刻白字标目；刘甲本则为**正常字体**，意即"嵩阳子"云云，乃是陈藏器引用，整体属于《本草拾遗》的内容。

夸，医林珍品重春砂。"

缩砂在清代除广东外，广西亦有产出，《广西通志》云："缩砂苗似姜，形似白豆蔻，出足滩以下者不减罗浮所产。"《增订伪药条辨》云："缩砂即阳春砂，产广东肇庆府阳春县者名阳春砂，三角长圆形，两头微尖，外皮刺灵红紫色，肉紫黑色，嚼之辛香微辣，为最道地。罗定产者，头平而圆，刺短，皮紫褐色，气味较薄，略次。广西出者名西砂，颗圆皮薄，刺更浅，色赭黑色，香味皆淡薄，更次。"

蓬莪茂　味苦、辛，温，无毒。主心腹痛，中恶疰忤鬼气，霍乱冷气，吐酸水，解毒，食饮不消，酒研服之。又疗妇人血气，丈夫奔豚。生西戎及广南诸州。

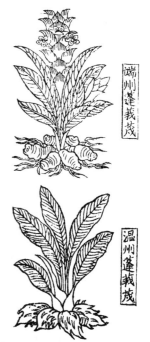

子似干椹，叶似襄荷，茂在根下，并生一好一恶，恶者有毒。西戎人取之，先放羊食，羊不食者弃之。今附。

臣禹锡等谨按，陈藏器云：一名蓬莪，黑色；二名莛，黄色；三名波杀，味甘，有大毒。**药性论**云：蓬莪茂亦可单用，能治女子血气心痛，破痃癖冷气，以酒、醋摩服，效。**日华子**云：得酒、醋良。治一切气，开胃消食，通月经，消瘀血，止扑损痛下血，及内损恶血等。此即是南中姜黄根也。

图经曰　蓬莪茂生西戎及广南诸州，今江浙或有之。三月生苗，在田野中。其茎如钱大，高二三尺，叶青白色，长一二尺，大五寸已来，颇类襄荷。五月有花作穗，黄色，头微紫。根如生姜，而茂在根下，似鸡鸭卵，大小不常。九月采，削去粗皮，蒸熟暴干用。此物极坚硬难捣，治用时，热灰火中煨令透熟，乘热入白中，捣之即碎如粉。古方不见用者，今医家治积聚诸气，为最要之药。与京三棱同用之良，妇人药中亦多使。

【雷公云　凡使，于砂盆中用醋磨令尽，然后于火畔吸令干，重筛过用。

十全博救方　治小儿气候止疼：蓬莪茂炮，候热捣为末，用一大钱，热酒调下。

孙用和　正元散治气不接，续气短，兼治滑泄及小便数，王丞相服之有验：蓬莪茂一两，金铃子去核一两，上件为末，更入鹏砂一钱，炼过研细。都和匀，每服二钱，盐汤或温酒调下，空心服。

【点评】《周礼·春官》记载有郁人,"郁人掌祼器。凡祭祀宾客之祼事,和郁鬯以实彝而陈之",注:"筑郁金,煮之以和鬯酒。"郑玄云:"郁,草名,十叶为贯,百二十贯为筑,以煮之镬中,停于祭前。郁为草若兰。"注释中提到的这种郁金,应该就是姜科姜黄属(Curcuma)植物,尤其像是姜黄素含量比较高的姜黄 Curcuma longa 一类。不知什么原因,这种"郁金"一直没有被收载入本草,直到唐代或稍早舶来一种被称为"莲"或者"茂"的马药以后,本土及进口的姜科 Curcuma 属植物才进入本草家的视野,《新修本草》正式收载郁金、姜黄,作为《新修本草》的补充,陈藏器《本草拾遗》又增添了蓬莪茂。

尽管《本草拾遗》首次正式记载蓬莪茂,而此前苏敬在郁金、姜黄条已经两次提到此物。先看苏敬的观点,"郁金,胡人谓之马莲";"姜黄,西戎人谓之莲药",即苏敬认为西域人视郁金、姜黄为一物,换一种说法,甚至可以说苏敬认为"莲"是郁金、姜黄的统称,由此可以解释何以《新修本草》没有为蓬莪茂单列一条。无独有偶,唐代翻译的佛经中,也有以姜黄、郁金为一物的说法,稍不同者姜黄往往被称为"黄姜",如义净译《根本说一切有部毗奈耶药事》提到:"云何根药,谓香附子、菖蒲、黄姜、生姜、白附子。"宝思惟译《观世音菩萨如意摩尼陀罗尼经》有郁金根,小字注释"一名黄姜"。据陈明先生在《殊方异药:出土文书与西域医学》中的解释,黄姜即姜黄,菩提流志译《不空羂索神变真言经》三昧眼药即作"櫃黄",梵语 haridra,汉译诃栗陀罗。

陈藏器反对苏敬以"莲"总括郁金、姜黄的观点,根本原因是陈误以姜科植物姜 Zingiber officinale 的根茎作为姜黄,这样苏敬原作为姜黄入药的温郁金 Curcuma wenyujin 等植物就无法安排,于是陈藏器将这些植物统统视为"莲",由此可以理解《本草拾遗》在姜黄条下的论述:"(姜黄)破血下气,西番亦有来者，与郁金、莸药相似，如苏所附，即是莸药而非姜黄，苏不能分别二物也。"又云："莸味苦温，主恶气疰忤，心痛，血气结积。苏云姜黄是莸，又云郁金是胡莸，夫如此，则三物无别，总称为莸，功状则合不殊。"

《备急千金要方》《外台秘要》都遵从苏敬的看法，没有使用蓬莪术，宋代的苏颂也注意到这一现象，他说"（此物）古代医方不见用者"。中晚唐医家开始接受陈藏器的意见，将蓬莪术单独作为一个药物，如《雷公炮炙论》《药性论》开始讨论蓬莪术的问题。五代《日华子诸家本草》的记载则涉及莪术的名实，蓬莪茂条云："此即是南中姜黄根也。"姜黄条云："海南生者即名蓬莪莸，江南生者即为姜黄。"按如所说，当时的莪术大约是两广所出的广西莪术 Curcuma kwangsiensis，而江南（比如浙江温州）所出的温郁金 Curcuma wenyujin，依然和唐代一样，作姜黄用。

宋代则完全认可蓬莪术的药用地位，《开宝本草》正式著录此药，苏颂描述说："蓬莪茂生西戎及广南诸州，今江浙或有之，三月生苗，在田野中，其茎如钱大，高二三尺，叶青白色，长一二尺，大五寸已来，颇类蘘荷，五月有花作穗，黄色，头微紫，根如生姜，而茂在根下，似鸡鸭卵，大小不常。"结合《本草图经》所绘两幅温州、端州蓬莪术，这大约是以温郁金 Curcuma wenyujin 和广西莪术 Curcuma kwangsiensis 作为莪术的主流品种。Curcuma wenyujin 被作为莪术入药，这可能与宋代以后莪术的使用频度高于姜黄有关，利用四库全书检索系统，考察《普济方》中姜黄（包括片姜黄、片子姜黄）出现 273 次，而莪术（包括莪莸、莪茂、莪茂、蓬术、蓬茂、蓬莸）出现 605 次，经营者出于经济利益考虑也有可能将姜黄改为莪术。

莪术自古以来品种变化不大，除上述两种外，《本经逢源》提到"蓬术则大块，色青黑"，则应该是今之蓬莪术 Curcuma

phaeocaulis 一类。至于苏敬说到的"马蒁""蒁药",《开宝本草》记载生西戎的蓬莪术,可能是进口的郁金 *Curcuma aromatica* 以及莪术 *Curcuma zedoaria* 等。

积雪草　味苦,寒,无毒。主大热,恶疮痏疽,浸淫赤熛,皮肤赤,身热。生荆州川谷。

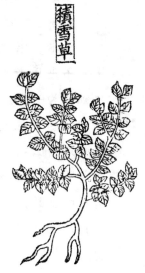

陶隐居云：方药亦不用,想此草当寒冷尔。**唐本注**云：此草叶圆如钱大,茎细劲,蔓延生溪涧侧,捣傅热肿丹毒,不入药用。荆楚人以叶如钱,谓为地钱草,《徐仪药图》名连钱草,生处亦稀。**今按**,陈藏器本草云：积雪草,主暴热,小儿丹毒,寒热,腹内热结,捣绞汁服之。**又按**,别本注云：今处处有,并入药用。生阴湿地,八月、九月采苗、叶,阴干。**臣禹锡等谨按**,药性论云：连钱草亦可单用。能治瘰疬鼠漏,寒热时节来往。**日华子**云：味苦、辛。以盐挼贴,消肿毒并风疹疥癣。

图经曰　积雪草生荆州川谷,今处处有之。叶圆如钱大,茎细而劲,蔓延生溪涧之侧,荆楚人以叶如钱,谓为地钱草,《徐仪药图》名连钱草。八月、九月采苗叶,阴干用。段成式《酉阳杂俎》云：地钱叶圆,茎细有蔓,一曰积雪草,一曰连钱草。谨按,《天宝单行方》云：连钱草,味甘,平,无毒。元生咸阳下湿地,亦生临淄郡、济阳郡池泽中,甚香。俗间或云圆叶似薄荷,江东吴越丹阳郡极多,彼人常充生菜食之。河北柳城郡尽呼为海苏,好近水生,经冬不死,咸、洛二京亦有。或名胡薄荷,所在有之。单服疗女子小腹痛。又云：女子忽得小腹中痛,月经初来,便觉腰中切痛连脊间,如刀锥所刺,忍不可堪者。众医不别,谓是鬼疰,妄服诸药,终无所益,其疾转增。审察前状相当,即用此药。其药,夏五月正放花时,即采取暴干,捣筛为散。女子有患前件病者,取二方寸匕,和好醋二小合,搅令匀,平旦空腹顿服之。每日一服,以知为度。如女子先冷者,即取前件药五两,加桃仁二百枚,去尖、皮,熬捣为散,以蜜为丸如梧子大。每日空腹以饮及酒下三十丸,日再服,以疾愈为度。忌麻子、荞麦。

【陈藏器云　东人呼为连钱,生阴处,蔓延地,叶如钱。

衍义曰　积雪草今南方多有,生阴湿地,不必荆楚。形如水荇而小,面亦光洁,微尖为异。今人谓之连钱草,盖取象也。叶叶各生,捣烂,贴一切热毒痈疽等。秋后收之,荫干为末,水调傅。

【点评】积雪草载于《本草经》，是名实纠纷较大的品种，陶弘景已不能识，只是顾名思义地加注释说："方药亦不用，想此草当寒冷尔。"其后《新修本草》说："此草叶圆如钱大，茎细劲，蔓延生溪涧侧。捣敷热肿丹毒，不入药用。荆楚人以叶如钱，谓为地钱草，《徐仪药图》名连钱草，生处亦稀。"叶子圆如钱的蔓生草本种类太多，于是不同地区、不同时代的"连钱草""地钱草"不胜枚举。根据图例，或许可以判定《本草图经》所绘，至于《本草图经》所绘，叶对生，披针形，也不似唇形科活血丹 Glechoma longituba（有较长的叶柄，叶形为心形或肾形）。《植物名实图考》所绘为伞形科积雪草 Centella asiatica，但欲上推《本草经》积雪草品种，实在是痴人说梦。

白前　味甘，微温，**臣禹锡等谨按蜀本云**：微寒。无毒。主胸胁逆气，咳嗽上气。

陶隐居云：此药出近道。似细辛而大，色白，易折。主气嗽方多用之。**唐本注云**：此药叶似柳，或似芫花，苗高尺许，生洲渚沙碛之上。根白，长于细辛，味甘，俗以酒渍服，主上气。不生近道。俗名石蓝，又名嗽药。今用蔓生者，味苦，非真也。**今按**，别本注云：二月、八月采根，暴干。根似牛膝、白薇。**臣禹锡等谨按，药性论**云：白前，臣，味辛。兼主一切气。**日华子**云：治贲豚肾气，肺气烦闷及上气。

图经曰　白前旧不载所出州土，陶隐居云出近道，今蜀中及淮、浙州郡皆有之。似细辛而大，色白，易折。亦有叶似柳，或似芫花苗者，并高尺许，生洲渚沙碛之上，根白，长于细辛，亦似牛膝、白薇辈。今用蔓生者，味苦，非真也。二月、八月采根，暴干。深师疗久咳逆上气，体肿，短气胀满，昼夜倚壁不得卧，常作水鸡声者，白前汤主之。白前二两，紫菀、半夏洗各三两，大戟七合切，四物以水一斗，渍一宿，明旦煮取三升，分三服。禁食羊肉、饧，大佳。

【唐本云　微寒。主上气冲喉中，呼吸欲绝。

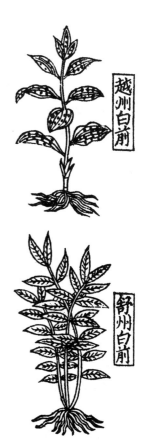

雷公云 凡使，先用生甘草水浸一伏时后漉出，去头须了，焙干，任入药中用。

梅师方 治久患暇呷咳嗽，喉中作声，不得眠：取白前捣为末，温酒调二钱匕服。

衍义曰 白前保定肺气，治嗽多用。白而长于细辛，但粗而脆，不似细辛之柔。以温药相佐使，则尤佳，余如经。

【点评】白前主流品种一直是萝藦科植物柳叶白前 *Cynanchum stauntonii*，也使用同属芫花叶白前 *Cynanchum glaucescens*。《本草图经》所绘越州白前，从图例看，更接近白薇 *Cynanchum atratum*；而舒州白前则似芫花叶白前 *Cynanchum glaucescens*。至于柳叶白前 *Cynanchum stauntonii*，在浙江、湖南、江西、福建等地均通称为"水杨柳"。《本草纲目拾遗》水杨柳条引张琰《种痘新书》云："水杨柳乃草本，生溪涧水旁，叶如柳，其茎春时青，至夏末秋初则赤矣，条条直上，不分枝桠，至秋略含赤花。"所述形态、生境与柳叶白前相吻合。

荠苨 味甘，寒。主解百药毒。

陶隐居云：根、茎都似人参，而叶小异，根味甜。绝能杀毒，以其与毒药共处，而毒皆自然歇，不正入方家用也。**今按**，别本注云：根似桔梗，以无心为异，无毒。二月、八月采根，暴干。**臣禹锡等谨按，**尔雅云：苨，菧苨。释曰：苨，一名菧苨。郭云：荠苨也。日华子云：荠苨，杀蛊毒，治蛇虫咬，热狂温疾，署毒箭。

图经曰 荠苨旧不载所出州土，今川蜀、江浙皆有之。春生苗，茎都似人参，而叶小异，根似桔梗根，但无心为异。润州尤多，人家收以为果菜，或作脯啖，味甚甘美。二月、八月采根暴干。古方解五石毒，多生服荠苨汁，良。又《小品方》疗蛊。取荠苨根捣末，以饮服方寸匕，立差。

【食疗云 丹石发动，取根食之尤良。

千金翼 封丁肿：取生荠苨根汁一合，去滓傅，不过三。

食医心镜 荠苨，主利肺气，和中，明目，止痛。蒸切作羹粥食之，齑菹亦得。

金匮玉函方 钩吻叶与芹叶相似，误食之杀人：荠苨八

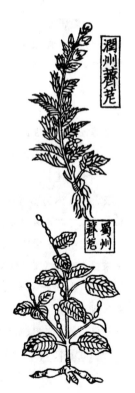

润州荠苨

蜀州荠苨

两，水六升，煮取三升，为两服解之。

朝野佥载 野猪中毒药箭，多食此物出。

别说云 今多以蒸，压褊乱人参，但味淡尔。

衍义曰 荠苨，今陕州采为脯，别有法，甚甘美，兼可寄远。古人以谓荠苨似人参者是此。解药毒甚验。

【点评】《本草纲目》认为荠苨即是《救荒本草》之"杏叶沙参"，并将《本草图经》外类之杏参并入本条。"集解"项李时珍说："荠苨苗似桔梗，根似沙参，故奸商往往以沙参、荠苨通乱人参。苏颂《图经》所谓杏参，周定王《救荒本草》所谓杏叶沙参，皆此荠苨也。《图经》云：杏参生淄州田野，根如小菜根。土人五月采苗叶，治咳嗽上气。《救荒本草》云：杏叶沙参，一名白面根，苗高一二尺，茎色清白。叶似杏叶而小，微尖而背白，边有叉牙。杪间开五瓣白碗子花。根形如野胡萝卜，颇肥，皮色灰黝，中间白色。味甜微寒。亦有开碧花者。嫩苗煤熟水淘，油盐拌食。根换水煮，亦可食，人以蜜煎充果。又陶弘景注桔梗，言其叶名隐忍，可煮食之，治蛊毒。谨按《尔雅》云：菩，隐忍也。郭璞注云：似苏。有毛。江东人藏以为菹，亦可瀹食。葛洪《肘后方》云：隐忍草，苗似桔梗，人皆食之。捣汁饮，治蛊毒。据此则隐忍非桔梗，乃荠苨苗也。荠苨苗甘可食，桔梗苗苦不可食，尤为可证。《神农本经》无荠苨，止有桔梗一名荠苨，至《别录》始出荠苨。盖荠苨、桔梗乃一类，有甜、苦二种，则其苗亦可呼为隐忍也。"按，杏叶沙参通常认为即桔梗科沙参 *Adenophora stricta* 或裂叶沙参 *Adenophora hunanensis*，荠苨则是同属植物荠苨 *Adenophora trachelioides*。

荠苨善于解毒，《名医别录》说"主解百药毒"，《肘后方》谓，"今取一种而兼解众毒"，可以"煮荠苨，令浓饮一二升，秘方。卒无，可煮嚼食之。亦可作散服之。此药在诸药中，诸药则皆验。"《朝野佥载》又载传说云:"野猪中药箭,豗荠苨而食。"

白药 味辛,温,无毒。主金疮生肌。出原州。

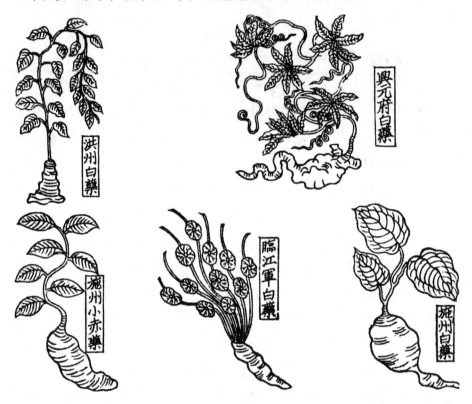

唐本注云:三月苗生,叶似苦苣,四月抽赤茎,花白,根皮黄,八月叶落,九月枝折,采根,日干。**今按**,别本注云:解野葛、生金、巴豆药毒,刀斧折伤,能止血、痛,干末傅之。唐本先附。**臣禹锡等谨按**,药性论云:白药亦可单用,味苦。能治喉中热塞,噎痹不通,胸中隘塞,咽中常痛,肿胀。**日华子**云:白药,冷。消痰止嗽,治渴并吐血,喉闭,消肿毒。**又云**:荷草,凉,无毒。治恶疮疥癣风瘙。根名白药。

图经曰 白药出原州,今夔、施、江西、岭南亦有之。三月生苗,似苦苣叶,四月而赤,茎长似葫芦蔓,六月开白花,八月结子,亦名苽蒌。九月采根,以水洗,切碎,暴干,名白药子。江西出者,叶似乌白,子如绿豆,至八月,其子变成赤色。施州人取根,并野猪尾二味,洗净去粗皮,焙干,等分,停捣筛,酒调服钱匕。疗心气痛,解热毒,甚效。又诸疮痈肿不散者,取生根烂捣傅贴,干则易之。无生者用末水调涂之亦可。崔元亮《海上方》治一切天行，取白药研如面，浆水一大盏，空腹顿服之，便仰卧一食顷，候心头闷乱，或恶心，腹内如车鸣疠刺痛，良久当有吐利数行，勿怪。欲服药时，先令煮浆水粥于井中悬著待冷。若吐利过度，即吃冷粥一碗止之，不吃即困人。

【经验后方】 治妊娠伤寒，护胎：以白药子不拘多少为末，用鸡子清调摊于纸花上，可碗来大，贴在脐下胎存生处，干即以温水润之。

衍义曰 白药，今为治马肺热药，有效。

【点评】《新修本草》之白药应该是本书卷6《本草拾遗》收载之会州白药、陈家白药、甘家白药的总和，属于一类"广谱解毒剂"。因为来源各异，所以《本草图经》绘有四幅白药，一幅赤药图例，性状各不相同。

《本草图经》说"三月生苗，似苦苣叶，四月而赤，茎长似葫芦蔓，六月开白花，八月结子，亦名苁蓉"，此种大约是图例中兴元府白药，原植物或为葫芦科华中栝楼 *Trichosanthes rosthornii* 之类。检《本草图经》栝楼条说："栝楼，生洪农山谷及山阴地，今所在有之。实名黄瓜。《诗》所谓果蓏之实是也。根亦名白药，皮黄肉白。"亦相吻合。

荭_{音红}草 味咸，微寒，无毒。主消渴，去热，明目，益气。一名鸿藊_{音缬}。如马蓼而大，生水傍，五月采实。

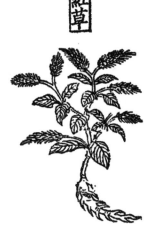

陶隐居云：此类甚多，今生下湿地，极似马蓼，甚长大。《诗》称"隰有游龙"，注云：荭草，郭景纯云：即笼古也。**今按，别本注云：此即水红也。以为汤，浸疗脚气。臣禹锡等谨按，尔雅云：红，笼古。其大者蘬。疏引陆机云：一名马蓼，叶大而赤白色，生水泽中，高丈余。郭云：俗呼红草为笼鼓，语转耳。**

图经曰 荭草即水红也。旧不著所出州郡，云生水傍，今所在下湿地皆有之。似蓼而叶大，赤白色，高丈余。《尔雅》云："红，笼古。其大者蘬丘追切。"《郑诗》云"隰有游龙"是也。陆机云"一名马蓼"，本经云"似马蓼而大"，若然，马蓼自是一种也。五月采实，今亦稀用。但取根、茎作汤，捋脚气耳。

【陈藏器云　作汤浸水气，恶疮肿，佳。

唐本注云　有毛，花红白，除恶疮肿，脚气，煮浓汁渍之，多差。

衍义　文具水蓼条下。

【点评】本书卷28蓼实条陶弘景注："马蓼，生下湿地，茎斑，叶大有黑点。亦有两三种，其最大者名笼鼓，即是荭草，已在上卷中品。"陶所说的"笼鼓"即此，原植物为蓼科植物 *Polygonum orientale*，为常见物种。

莎草根　味甘，微寒，无毒。主除胸中热，充皮毛。久服利人，益气，长须眉。一名薃音号、一名侯莎。其实名缇。生田野，二月、八月采。

陶隐居云：方药亦不复用。《离骚》云"青莎杂树，繁草霍（音髓）靡（音美）"，古人为诗多用之，而无识者，乃有鼠蓑，疗体异此。唐本注云：此草根名香附子，一名雀头香。大下气，除胸腹中热，所在有之。茎、叶都似三棱，根若附子，周匝多毛。交州者最胜，大者如枣，近道者如杏仁许。荆襄人谓之莎草根，合和香用之。

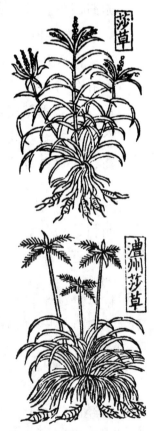

图经曰　莎草根又名香附子。旧不著所出州土，但云生田野，今处处有之。或云交州者胜，大如枣，近道者如杏仁许。苗、茎、叶都似三棱，根若附子，周匝多毛。今近道生者，苗叶如薤而瘦，根如箸头大。二月、八月采。谨按，《天宝单方图》载水香棱，功状与此颇相类，但味差不同。其方云：水香棱，味辛，微寒，无毒，性涩。元生博平郡池泽中，苗名香棱，根名莎结，亦名草附子。河南及淮南下湿地即有，名水莎，陇西谓之地藾根，蜀郡名续根草，亦名水巴戟。今涪都最饶，名三棱草。用茎作鞋履，所在皆有。单服疗肺风。又云：其药疗丈夫心肺中虚风及客热，膀胱间连胁下时有气妨，皮肤瘙痒瘾疹，饮食不多，日渐瘦损，常有忧愁，心忪少气等。并春收苗及花，阴干。入冬采根，切，贮于风凉处。有患前病者，取苗二十余斤，剉，以水二石五斗，煮取一石五斗，于浴斛中浸身，令汗出五六度。浸兼浴，其肺中风，皮肤痒即止。每载四时常用，则瘾疹风永差。其心中客热，膀胱间连胁下气妨，常日忧愁不乐，兼心忪者，取根二大斤，切，熬令香，以生绢袋盛贮，于三大斗无灰清酒中浸之。春三月浸一日即堪服，冬十月后即七日，近暖处乃佳。每空腹服一盏，日夜三四服之，常令酒气相续，以知为度。若不饮酒，即取根十两，加桂心五两，芜荑三两，和捣为散，以蜜和为丸，捣一千杵，丸如梧子大。每空腹，以酒及姜蜜汤饮汁等，下二十丸，日再服，渐加至三十丸，以差为度。

【雷公云　凡采得后，阴干，于石臼中捣，勿令犯铁，用之切忌尔。

衍义曰　莎草，其根上如枣核者，又谓之香附子，亦入印香中，亦能走气，今人多用。虽生于莎草根，然根上或有或无。有薄皱皮，紫黑色，非多毛也。刮去皮则色白。若便以根为之，则误矣。其味苦。

【点评】莎草根乃是莎草科植物莎草 *Cyperus rotundus* 根状茎膨大呈纺锤状的部分，唐代开始称为"香附子"，后来简称作"香附"。《本草纲目》"释名"说："其根相附连续而生，可以合香，故谓之香附子。上古谓之雀头香。按《江表传》云，魏文帝遣使于吴求雀头香即此。"以香附子作香，见于《清异录》："香附子，湖湘人谓之回头青，言就地划去，转首已青。用之之法，砂盆中熟擦去毛，作细末，水搅，浸澄一日夜去水，膏熬稠捏饼，微火焙干，复浸。如此五七遍入药，宛然有沉水香味，单服尤清。"但客观言之，香附并没有很浓郁的香气。《三国志·吴志·吴主传》裴松之注引《江表传》云："魏文帝遣使求雀头香。"《资治通鉴》卷69亦记此事，胡三省注："本草以香附子为雀头香，此物处处有之，非珍也，恐别是一物。"结合陶弘景说"无识者"，《名医别录》之莎草根，恐怕真不是今天南方地区非常常见的"香附子"。

荜澄茄　味辛，温，无毒。主下气消食，皮肤风，心腹间气胀，令人能食，疗鬼气。能染发及香身。生佛誓国。似梧桐子及蔓荆子微大，亦名毗陵茄子。今附。

臣禹锡等谨按，日华子云：治一切气并霍乱泻，肚腹痛，肾气膀胱冷。

图经曰　荜澄茄生佛誓国，今广州亦有之。春夏生叶，青滑可爱，结实似梧桐子及蔓荆子微大，八月、九月采之。今医方脾胃药中多用。又治伤寒咳癔，日夜不定者，其方以荜澄茄三分，高良姜三分，二物捣罗为散，每服二钱，水六分煎十余沸，入少许醋，搅匀和滓，如茶热呷。

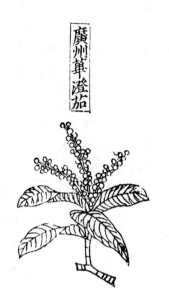

【海药云　谨按，《广志》云：生诸海。嫩胡椒也。青时就树采摘造之，有柄粗而蒂圆是也。其味辛、苦，微温，无毒。主心腹卒痛，霍乱吐泻，痰癖冷气。古方偏用染发，不用治病也。

雷公云　凡使，采得后去柄及皱皮了，用酒浸蒸，从巳至酉出，细杵，任用也。

【点评】荜澄茄是舶来品，原种植区分布在印度尼西亚、马来半岛，为胡椒科植物荜澄茄 *Piper cubeba* 的果实。荜澄茄与胡椒 *Piper nigrum* 为近缘物种，所以《海药本草》引《广志》说"嫩胡椒也"；胡椒条乃说"向阴者澄茄，向阳者胡椒"。《本草纲目》将山胡椒附录在荜澄茄之后，据唐本余描述，山胡椒"似胡椒，颗粒大如黑豆，其色黑，俗用有效"，此是樟科山胡椒属植物，如 *Lindera glauca* 之类，也有辛香味，可以作调味品，兼有健胃祛风作用。李时珍这样安排，恐为后来以樟科植物山鸡椒 *Litsea cubeba* 果实冒充荜澄茄埋下伏笔。

胡黄连　味苦，平，无毒。主久痢成疳，伤寒咳嗽，温疟骨热，理腰肾，去阴汗，小儿惊痫，寒热不下食，霍乱下痢。生胡国，似干杨柳，心黑外黄。一名割孤露泽。今附。

图经曰　胡黄连生胡国，今南海及秦陇间亦有之。初生似芦，干似杨柳枯枝，心黑外黄，不拘时月收采。今小儿药中多用之。又治伤寒劳复，身热，大小便赤如血色者，胡黄连一两，山栀子二两去皮，入蜜半两，拌和，炒令微焦，二味捣罗为末，用猪肠汁和丸，如梧桐子大。每服用生姜二片，乌梅一个，童子小便三合，浸半日去滓，食后暖小便令温，下十丸，临卧再服，甚效。

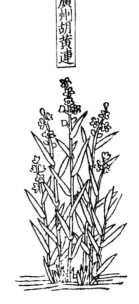

廣州胡黄連

【唐本云　大寒。主骨蒸劳热，补肝胆，明目，治冷热泄痢，益颜色，厚肠胃，治妇人胎蒸虚惊，治三消五痔，大人五心烦热。出波斯国，生海畔陆地，八月上旬采。恶菊花、玄参、白藓皮，解巴豆毒。服之忌猪肉，令人漏精。以人乳浸点目甚良。苗若夏枯草，根头似乌嘴，折之肉似鸜鹆眼者良。

孙尚药　治小儿盗汗，潮热往来：南蕃胡黄连、柴胡等分，罗极细，炼蜜和丸如鸡头大，每服二丸至三丸，银器中用酒少许化开，更入水五分，重汤煮三二十沸，放温，食后和滓服。

别说云　谨按，胡黄连，折之尘出如烟者为真。

【点评】胡黄连也是外来药，从《开宝本草》中的简单描述来看，应该与今用品种玄参科胡印度胡黄连 *Picrorhiza kurrooa* 之类基本一致，至于《本草图经》说的"今南海及秦陇间亦有之"，则似伪品或代用品。本书此处所绘广州胡黄连图例，与胡黄连真实物种差异甚大，实指从广州口岸进口，非广州出产。按，刘甲本此图无"广州"二字。

船底苔　冷，无毒。治鼻洪吐血，淋疾，以炙甘草并豉汁，浓煎汤旋呷。又主五淋，取一团鸭子大，煮服之。又水中细苔，主天行病，心闷，捣绞汁服。新补。见孟诜、陈藏器、日华子。

【陈藏器云　主五淋，取一鸭卵大块，水煮服之。

圣惠方　治乳石发动，小便淋涩不通，心神闷乱：用船底青苔如半鸡子大，以水一大盏，煎至五分，去滓温服，日三四服。

子母秘录　小儿赤游，行于体上下，至心即死：水中苔捣末，傅上良。

红豆蔻　味辛，温，无毒。主肠虚水泻，心腹搅痛，霍乱，呕吐酸水，解酒毒。不宜多服，令人舌粗，不思饮食。云是高良姜子，其苗如芦，叶似姜，花作穗，嫩叶卷而生，微带红色。生南海诸谷。今附。

臣禹锡等谨按，药性论云：红豆蔻亦可单用，味苦、辛。能治冷气腹痛，消瘴雾气毒，去宿食，温腹肠，吐泻痢疾。

【**海药云**】择嫩者加入盐，累累作朵不散落，须以朱槿染令色深，善醒于醉，解酒毒。此外无诸要使也。

【**点评**】本草中的豆蔻最初可能是两广一带产出的某种姜科植物的果实，尤其可能是草果 *Amomum tsao ko* 或草豆蔻 *Alpinia katsumadai* 之类；后来一些舶来的药物或者香料，因为有近似的滋味，所以也被称为"豆蔻"，只是根据外在特征冠以限定词，如白豆蔻、肉豆蔻之类；原来呼作豆蔻者，则称为草豆蔻，以示区别。

红豆蔻是两广地区原产，并非舶来品，如果是因为果实红色而得名，其原植物可能是大高良姜 *Alpinia galanga*。但《本草纲目》引范成大《桂海虞衡志》说："红豆蔻花丛生，叶瘦如碧芦，春末始发。初开花抽一干，有大箨包之。箨拆花见。一穗数十蕊，淡红鲜妍，如桃杏花色。蕊重则下垂如葡萄，又如火齐璎珞及剪彩鸾枝之状。每蕊有心两瓣，人比之连理也。"大高良姜 *Alpinia galanga* 圆锥花序顶生，直立，花绿白色，与描述差异甚大；范成大所说的红豆蔻，更像是顶生圆锥花序下垂，花粉白色至粉红色的艳山姜 *Alpinia zerumbet* 呈总状。艳山姜的果实稍偏黄色，《海药本草》说红豆蔻采摘后需要"以朱槿染令色深"，亦相吻合。

莳萝　味辛，温，无毒。主小儿气胀，霍乱呕逆，腹冷食不下，两肋痞满。生佛誓国，如马芹子，辛香。亦名慈谋勒。今附。

臣禹锡等谨按，日华子云：健脾，开胃气，温肠，杀鱼肉毒，补水脏及壮筋骨，治肾气。

图经曰　莳萝出佛誓国，今岭南及近道皆有之。三月、四月生苗，花、实大类蛇床而香辛。六月、七月采实。今人多以和五味，不闻入药用。

【海药云　谨按，《广州记》云：生波斯国。马芹子即黑色而重，莳萝子即褐色而轻。主膈气，消食温胃，善滋食味，多食无损，即不可与阿魏同合，夺其味尔。

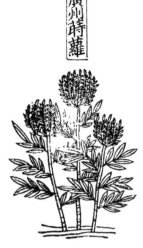

【点评】莳萝为伞形科植物莳萝 Anethum graveolens，主要用作香料，《本草纲目》记其别名小茴香，这是相对于藟香之为茴香而言，但通常称八角茴香为大茴香，而以藟香为小茴香，所以就把莳萝改称为土茴香。《随息居饮食谱》云："莳萝一名小茴，辛甘温。开胃健脾，散寒止痛，杀虫，消食，调气止呕。定腰齿之疼，解鱼肉之毒。"

艾蒳香　味甘，温，无毒。去恶气，杀虫，主腹冷泄痢。《广志》曰：出西国，似细艾。又有松树皮绿衣，亦名艾纳。可以和合诸香，烧之能聚其烟，青白不散，而与此不同也。今附。

臣禹锡等谨按，古乐府诗云"行胡从何方，列国持何来，氍毹毾𣰆五木香，迷迭艾蒳与都梁"是也。

【陈藏器云　主癣辟虱。

海药云　谨按，《广志》云：生剽国。温，平。主伤寒，五泄，主心腹注气，下寸白，止肠鸣。烧之，辟温疫。合螫窠，浴脚气，甚良。

【点评】"行胡从何方，列国持何来，氍毹毾𣰆五木香，迷迭艾蒳与都梁"为掌禹锡引《古乐府》诗句，见《法苑珠林》卷49、《太平御览》卷982。"氍毹"与"毾𣰆"皆是毛织物。

艾蒳香为菊科植物艾纳香 Blumea balsamifera，其蒸馏提取后所得结晶体，即为"艾片"。此应该是艾蒳香的正规来源，而《广志》说"又有松树皮绿衣，亦名艾纳"，则可能是讹传而出现的别品。本书卷12松脂条《新修本草》说："树皮绿衣名艾蒳，合和诸香烧之，其烟团聚，青白可爱也。"此说与《广志》相合，宋人合香所用的"艾蒳"，多数是此，而非真正的菊科艾纳香。如《香谱》球子香法，用艾蒳一两，注释说："松树上青衣是也。"苏轼《再和杨公济梅花十绝》云："天教桃李作舆台，故遣寒梅第一开。凭仗幽人收艾纳，国香和雨入青苔。"也是指松树上的绿苔。

甘松香 味甘，温，无毒。主恶气，卒心腹痛满，兼用合诸香，丛生，叶细。《广志》云：甘松香出姑臧。今附。

臣禹锡等谨按，日华子云：治心腹胀，下气。作浴汤，令人身香。

图经曰 甘松香出姑臧，今黔、蜀州郡及辽州亦有之。丛生山野，叶细如茅草，根极繁密，八月采，作汤浴令人体香。

【陈藏器云 丛生，叶细，出凉州。

海药云 谨按，《广志》云：生源州，苗细引蔓而生。又陈氏云：主黑皮䵟䵢，风疳齿䘌，野鸡痔。得白芷、附子良。合诸香及裹衣妙也。

垣衣 味酸，无毒。主黄疸心烦，咳逆血气，暴热在肠胃，金疮内塞。久服补中益气，长肌好颜色。一名昔邪、一名乌韭、一名垣嬴、一名天韭、一名鼠韭。生古垣墙阴或屋上。三月三日采，阴干。

陶隐居云：方药不甚用，俗中少见有者，《离骚》亦有昔邪，或云即是天蒜尔。**唐本注云**：此即古墙北阴青苔衣也。其生石上者名昔邪，一名乌韭。江南少墙，陶故云少见。本经载之，屋上者名屋游，在下品，形并相似，为疗略同。《别录》云：主暴风口噤，金疮，酒渍服之效。**臣禹锡等谨按**，日华子云：垣衣，冷。又云：地衣，冷，微毒。治卒心痛，中恶。以人垢腻为丸，服七粒。此是阴湿地被日晒起苔藓是也，并生油调，傅马反花疮良。

图经 文具海藻条下。

文州甘松香

【点评】《本草纲目》"集解"项李时珍说："此乃砖墙城垣上苔衣也。生屋瓦上者，即为屋游。"此即真藓科植物银叶真藓 *Bryum argenteum* 之类。有意思的是，《新修本草》在解释了垣衣的植物学属性以后说："江南少墙，陶故云少见。"咨询古建筑学家得知，生长垣衣的"墙"应该是夯土墙，江南土壤韧性较差，隔墙多以木板为之，不似关中、中原，皆以黄土易于版筑。所谓"江南少墙"，即少见夯土墙的意思。

陟厘音离　味甘，大温，无毒。主心腹大寒，温中消谷，强胃气，止泄痢。生江南池泽。

陶隐居云：此即南人用作纸者，方家惟合断下药用之。**唐本注云**：此物乃水中苔，今取以为纸，名苔纸，青黄色，体涩。《小品方》云：水中粗苔也。范东阳方云：水中石上生，如毛，绿色者。《药对》云：河中侧梨。侧梨、陟厘，声相近也。王子年《拾遗》云：张华撰《博物志》上，晋武帝嫌繁，命削之，赐华侧理纸万张。子年云：陟厘纸也，此纸以水苔为之，溪人语讹，谓之侧理也。**今按**，别本注云：此即石发也。色类似苔，而粗涩为异。且水苔性冷，陟厘甘温，明其陟厘与苔全异，池泽中石上名陟厘，浮水中者名苔尔。

图经　文具海藻条下。

衍义曰　陟厘，今人事治（音池）为苔脯堪啖，京城市中甚多。然治渴疾，仍须禁食盐。余方家亦罕用。

【点评】陟厘为双星藻科水绵属（*Spirogyra*）多种藻类，可作造纸原料，故陶弘景言"此即南人用作纸者"。此药古今罕用，《千金要方》卷15有陟厘丸，"治百病下痢及伤寒身热，头痛目赤，四肢烦疼不解，协热下利。或医已吐下之，腹内虚烦，欲得冷饮，饮不能消，腹中急痛，温食则吐，乍热乍冷，状如温疟；或小便不利，气满呕逆，下痢不止"。

凫葵　味甘，冷，无毒。主消渴，去热淋，利小便。生水中，即苦音杏菜也。一名接余。

唐本注云：南人名猪莼，堪食。有名未用条中载也。**今按**，别本注云：即荇菜也，生水中。菜似莼，茎涩，根极长。江南人多食，云是猪莼，全为误也。猪莼与丝莼并一种，以春夏细长肥滑为丝莼，至冬短为猪莼，亦呼为龟莼，此与凫葵殊不相似也。南人捣汁服之，疗寒热也。唐本先附。**臣禹锡等谨按，**日华子云：猪莼，解蛊毒，毒药。丝莼已见莼条解之。**今据，**唐本注云"有名未用条中载也"，而寻有名未用条中，即无凫葵、猪莼，盖经开宝详定已删去也。

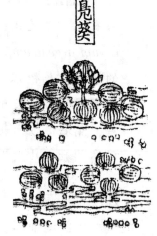

　　图经曰　　凫葵即荇菜也。旧不著所出州土，云生水中，今处处池泽皆有之。叶似莼，茎涩，根甚长，花黄色，水中极繁盛。谨按，《尔雅》荇谓之接余，其叶谓之苻，郭璞以为"丛生水中，叶圆在茎端，长短随水深浅，江东人食之"，《诗·周南》所谓"参差荇菜"是也。陆机云："白茎，叶紫赤色，正圆，径寸余，浮在水上，根在水底，大如钗股，上青下白，煮其白茎，以苦酒浸脆美，可以按酒。"今人不食，医方亦鲜用。

　　【点评】《本草纲目》荇菜条"释名"说："按《尔雅》云'荇，接余也。其叶苻'。则凫葵当作苻葵，古文通用耳。或云，凫喜食之，故称凫葵，亦通。其性滑如葵，其叶颇似苻，故曰葵、曰苻。《诗经》作荇，俗呼荇丝菜。池人谓之荇公须，淮人谓之屚子菜，江东谓之金莲子。许氏《说文》谓之蕸，音恋。《楚辞》谓之屏风，云紫茎屏风文绿波，是矣。"此即龙胆科植物荇菜 *Nymphoides peltatum*。《救荒本草》名荇丝菜，有云："又名金莲儿，一名藕蔬菜。水中拖蔓而生，叶似初生小荷叶，近茎有桠劃，叶浮水上，叶中撺茎，上开金黄花。茎味甜。"亦是本种。

　　至于《新修本草》说有名未用条中载有猪莼，《嘉祐本草》云："寻有名未用条中，即无凫葵、猪莼，盖经开宝详定已删去也。"因为《新修本草》卷20写本尚在，有名无用部分确实没有猪莼，故此为掌禹锡臆断，也证明掌禹锡等编修《嘉祐本草》时，《新修本草》已经亡佚。

女菀 味辛，温，无毒。主风寒洗洗，霍乱泄痢，肠鸣上下无常处，惊痫，寒热百疾，疗肺伤咳逆出汗，久寒在膀胱支满，饮酒夜食发病。一名白菀、一名织女菀、一名茆音柳。生汉中川谷或山阳。正月、二月采，阴干。畏卤碱。

陶隐居云：比来医方都无复用之。市人亦少有，便是欲绝。别复有白菀似紫菀，非此之别名也。**唐本注云**：白菀即女菀，更别无者，有名未用中浪出一条。无紫菀时亦用之，功效相似也。**臣禹锡等今据**，有名未用中无白菀者，盖唐修本草时删去尔。

衍义曰 女菀一名白菀，或者谓为二物，非也。唐删去白菀之条，甚合宜。陶能言，不能指说性状。余从经中所说甚明，今直取经。

【点评】学界通常认为女菀即是白菀，《本草纲目》"集解"项李时珍说："白菀，即紫菀之色白者也。雷敩言，紫菀白如练色者，名羊须草，恐即此物也。"此即菊科女菀属植物女菀 *Turczaninowia fastigiata*。

女菀条《新修本草》说"白菀即女菀，更无别者，有名未用中浪出一条"，而掌禹锡发现"有名未用中无白菀者"，遂认为是"唐修本草时删去尔"。这与前兔葵条提到猪莼的情况一样，只是掌禹锡将删去白菀的责任推给了《新修本草》。因为《本草经集注》有名无用原始状态不可知，掌禹锡的观点便无法对证，但从《新修本草》药数变化来看，苏敬似乎未对《本草经集注》有名无用部分做过删削。至于《新修本草》说猪莼"有名未用条中载"，白菀"有名未用中浪出一条"，究竟是何种情况，存疑待考。

王孙 味苦，平，无毒。主五脏邪气，寒湿痹，四肢疼酸，膝冷痛，疗百病，益气。吴名白功草、楚名王孙、齐名长孙，一名黄孙、一名黄昏、一名海孙、一名蔓延。生海西川谷及汝南城郭垣下。

陶隐居云：今方家皆呼名黄昏，又云牡蒙，市人亦少识者。**唐本注云**：《小品》述本草牡蒙一名王孙，《药对》有牡蒙无王孙，此则一物明矣。又主金疮，破血，生肌肉，止痛，赤白痢，补虚益气，除脚肿，发阴阳也。**臣禹锡等谨按，**蜀本注云：叶似及己而大，根长尺余，皮、肉亦紫色。

【点评】王孙与牡蒙的关系因年代久远，已不得而详。《蜀本草》简单描述王孙的形态为："叶似及己而大，根长尺余，皮肉亦紫色。"李时珍又补充说："王孙叶生颠顶，似紫河车叶。"后人根据《本草纲目》所绘不准确的图例，推测王孙是百合科巴山重楼 *Paris bashanensis* 之类。

《本草纲目》又将《本草拾遗》之旱藕并入此条，"集解"项李时珍说："唐玄宗时隐民姜抚上言：终南山有旱藕，饵之延年，状类葛粉。帝取作汤饼，赐大臣。右骁骑将军甘守诚曰：旱藕者，牡蒙也，方家久不用，抚易名以神之尔。"这一段引文亦见于《新唐书·姜抚传》，本书卷7千岁蘽条《本草衍义》亦引此。受李时珍以旱藕为王孙的影响，《植物名实图考》卷8王孙条说："王孙《本经》中品，《唐本草》注以为即牡蒙，甘守诚谓旱藕为蒙牡。今江西谓之百节藕，以治虚劳，俚医犹有呼为王孙者。其根类初生藕，白润而嫩，芽微红，姜抚所进，状类葛粉，干而研之，当无异矣。"从图例来看，《植物名实图考》之王孙乃是三白草科植物三白草 *Saururus chinensis* 之类，其根茎有节，节上有须根，因此别名塘边藕。

土马鬃　治骨热败烦，热毒壅，衄鼻。所在背阴古墙垣上有之，岁多雨则茂盛。世人或便以为垣衣，非也。垣衣生垣墙之侧，此物生垣墙之上，比垣衣更长，大抵苔之类也。以其所附不同，故立名与主疗亦异。在屋则谓之屋游、瓦苔；在墙垣则谓之垣衣、土马鬃；在地则谓之地衣；在井则谓之井苔；在水中石上则谓之陟厘。土马鬃，近世常用，而诸书未著，故附新定条焉。新定。

【点评】土马鬃应该是附生于墙垣上的苔藓类植物，《本草纲目药物彩色图鉴》根据《植物名实图考》所绘土马鬃图例，将其指认为金发藓科大金发藓 *Polytrichum commune*，可备一说。

蜀羊泉 味苦，微寒，无毒。**主头秃恶疮，热气，疗瘑痂癣虫，**疗䘌①齿，女子阴中内伤，皮间实积。一名羊泉、一名羊饴。生蜀郡川谷。

陶隐居云：方药亦不复用，彼土人时有采识者。**唐本注**云：此草俗名漆姑。叶似菊，花紫色，子类枸杞子，根如远志，无心有糁。苗主小儿惊，兼疗漆疮，生毛发，所在平泽皆有之。**今按**，别本注云：今处处有，生阴湿地，三月、四月采苗、叶，阴干之。

【点评】蜀羊泉一名漆姑草，《本草纲目》解释说："能治漆疮，故曰漆姑。""集解"项李时珍说："漆姑有二种：苏恭所说是羊泉，陶、陈所说是小草。苏颂所说老鸦眼睛草，乃龙葵也。又黄蜂作窠，衔漆姑草汁为蒂，即此草也。"通常以蜀羊泉为茄科裂叶龙葵 *Solanum septemlobum*，至于老鸦眼睛草则可能是同属植物龙葵 *Solanum nigrum*。

蓳葵 味甘，寒，无毒。**主下诸石五淋，止虎、蛇毒。**

唐本注云：苗如石龙芮，叶光泽，花白似梅，茎紫色，煮汁极滑，堪啖。《尔雅·释草》一名蓳，所在平泽皆有，田间人多识之。**今按**，别本注云：蛇、虎毒，诸疮，捣汁饮之，及涂疮能解毒止痛。六月、七月采茎叶，暴干。唐本先附。**臣禹锡等谨按**，尔雅云：蓳，蓳葵。注：颇似葵而小，叶状如藜，有毛，汋啖之滑。疏：汋，煮也。

图经 文具第二十七卷冬葵条下。

衍义曰 蓳葵绿叶如黄蜀葵，花似拗霜甚雅，形如至小者初开单叶蜀葵。有檀心，色如牡丹姚黄蕊，则蓳葵也。唐刘梦得还京云"唯蓳葵、燕麦，动摇春风"者是也。

---

① 疗䘌：底本为黑体，据刘甲本改。

【点评】《本草纲目》"集解"项李时珍说："按郑樵《通志》云：菟葵，天葵也。状如葵菜。叶大如钱而厚，面青背微紫，生于崖石。凡丹石之类，得此而后能神。"天葵为炼丹家常用，因其背面紫色，故称"紫背天葵"。本书卷1《雷公炮炙论·序》："如要形坚，岂忘紫背。"注云："有紫背天葵，如常食葵菜，只是背紫面青，能坚铅形。"《铅汞甲庚至宝集成》引此略同。按，此紫背天葵当是毛茛科植物天葵 Semiaquilegia adoxoides，全株有毒，与郭璞注《尔雅》说可以"汋啖"不合。据《植物名实图考》云："菟葵即野葵，比家葵瘦小耳。"故一般将其指定为锦葵科野葵 Malva verticillata，或中华野葵 Malva verticillata var. chinensis。

蕺草 味甘，寒，无毒。主暴热喘息，小儿丹肿。一名蕺荣。生水傍。

唐本注云：叶圆似泽泻而小，花青白，亦堪啖。所在有之。**今按**，别本注云：江南人用蒸鱼，食之甚美。五月、六月采茎、叶，暴干。唐本先附。

【点评】本书卷6白英条陶弘景注释说："此乃有蕺菜，生水中，人蒸食之。"《植物名实图考》云："蕺草，《唐本草》始著录。叶似泽泻，堪蒸啖，江南人用以蒸鱼云。"《植物名实图考》卷十三鸭舌草条云："鸭舌草，处处有之。固始呼为鸭儿嘴。生稻田中。高五六寸，微似茨菇叶，末尖后圆，无歧。一叶一茎，中空，从茎中抽葶，破茎而出，开小蓝紫花六瓣，小大相错。黄蕊数点，袅袅下垂，质极柔脆。芸田者恶之。《湘阴县志》云可煮食。"通常认为，鸭舌草即此蕺草，遂根据图例将其原植物确定为雨久花科鸭舌草 Monochoria vaginalis。

鳢肠 味甘、酸，平，无毒。主血痢。针灸疮发，洪血不可止者，傅之立已。汁涂发眉，生速而繁。生下湿地。

唐本注云：苗似旋覆，一名莲子草，所在坑渠间有之。**今**
按，别本注云：二月、八月采，阴干。唐本先附。**臣禹锡等谨**
按，萧炳云：作膏点鼻中，添脑。日华子云：排脓止血，通小
肠，长须发，傅一切疮并蚕病。

图经曰　鳢肠即莲子草也。旧不载所出州郡，但云生下
湿地，今处处有之，南方尤多。此有二种：一种叶似柳而光泽，
茎似马齿苋，高一二尺许，花细而白，其实若小莲房，苏恭云
"苗似旋覆"者是也；一种苗梗枯瘦，颇似莲花而黄色，实亦作
房而圆，南人谓之莲翘者。二种摘其苗皆有汁出，须臾而黑，故
多作乌髭发药用。俗谓之旱莲子。三月、八月采，阴干。亦谓
之金陵草，见孙思邈《千金·月令》云：益髭发，变白为黑，
金陵草煎方：金陵草一秤，六月以后收采，拣择无泥土者，不用
洗，须青嫩不杂黄叶乃堪，烂捣研，新布绞取汁，又以纱绢滤令
滓尽，内通油器钵盛之，日中煎五日。又取生姜一斤绞汁，白蜜
一斤，合和，日煎中，以柳木篦搅勿停手，令匀调。又置日中煎
之，令如稀饧，为药成矣。每旦日及午后各服一匙，以温酒一盏
化下。如欲作丸，日中再煎，令可丸，大如梧子，依前法酒服三
十丸。及时多合制为佳。其效甚速。

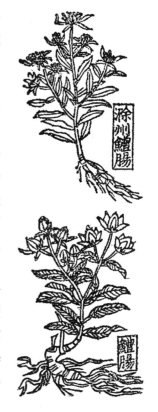

【点评】《本草图经》绘有两幅鳢肠图例，其中滁州鳢肠应该
就是所谓"苗似旋覆"者，原植物为菊科植物鳢肠 *Eclipata pros-*
trata；另一种"南人谓之莲翘"，似莲花而黄色者，当为金丝桃
科长柱金丝桃（湖南连翘）*Hypericum ascyron* 之类，所绘鳢肠略
近似此种。

爵床　味咸，寒，无毒。主腰脊痛，不得著床，俯仰艰难，除
热，可作浴汤。生汉中川谷及田野。

唐本注云：此草似香菜，叶长而大，或如荏且细。生平泽熟田近道傍，甚疗血胀下气。
又主杖疮，汁涂立差。俗名赤眼老母草。**今按**，别本注云：今人名为香苏。

【点评】爵床载于《本草经》，《太平御览》卷991作"爵
麻"，引《吴氏本草经》云："爵麻，一名爵卿。"《本草纲目》

"释名"项李时珍说："爵床不可解。按《吴氏本草》作爵麻，甚通。""集解"项又说："原野甚多。方茎对节，与大叶香薷一样。但香薷搓之气香，而爵床搓之不香微臭，以此为别。"其原植物为爵床科爵床 *Rostellularia procumbens*。

井中苔及萍 大寒。主漆疮，热疮，水肿。井中蓝，杀野葛、巴豆诸毒。

陶隐居云：废井中多生苔、萍，及砖土间生杂草、莱蓝，既解毒，在井中者弥佳，不应复别是一种名井中蓝。井底泥至冷，亦疗汤火灼疮。井华水，又服炼法用之。**臣禹锡等谨按**，蜀本云：井中苔及萍，味苦。**日华子**云：无毒。

图经 文具海藻条下。

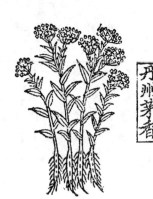

茅香花 味苦，温，无毒。主中恶，温胃止呕吐，疗心腹冷痛。苗、叶可煮作浴汤，辟邪气，令人身香。生剑南道诸州。其茎叶黑褐色，花白，即非白茅香也。今附。

臣禹锡等谨按，陈藏器云：茅香，味甘，平。生安南，如茅根。**日华子**云：白茅香花塞鼻洪，傅久不合灸疮，署刀箭疮，止血并痛。煎汤止吐血，鼻衄。

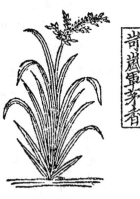

图经曰 茅香花生剑南道诸州，今陕西、河东、京东州郡亦有之。三月生苗，似大麦，五月开白花，亦有黄花者，或有结实者，亦有无实者，并正月、二月采根，五月采花，八月采苗。其茎叶黑褐色而花白者，名白①茅香也。

【陈藏器 白茅香，味甘，平，无毒。主恶气，令人身香美。煮服之，主腹内冷痛。生安南，如茅根，作浴用之。

海药云 谨按，《广志》云：生广南山谷。味甘，平，无毒。主小儿遍身疮疱，以桃叶同煮浴之，合诸名香甚奇妙，尤胜舶上来者。

肘后方 治热淋：取白茅根四斤剉之，以水一斗五升，煮取五升，令冷，仍暖饮

---

① 白：刘甲本作"曰"。

之。日三服。**又方** 诸竹木刺在肉中不出：取白茅根烧末，脂膏和涂之，亦治因风致肿。

衍义曰 茅香，花白，根如茅，但明洁而长，皆可作浴汤，同藁本尤佳。仍入印香中，合香附子用。

【点评】《开宝本草》云："生剑南道诸州。其茎叶黑褐色，花白，即非白茅香也。"按，白茅香载于《本草拾遗》，与此茅香花不同，故云"非白茅香也"。《本草纲目》"集解"项李时珍进一步解释说："茅香凡有二：此是一种香茅也；其白茅香，别是南番一种香草，唐慎微本草不知

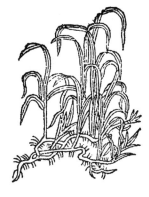

此义，乃以白茅花及白茅香诸注引入茅香之下。今并提归各条。"按照《本草图经》的描述，这种茅香花为禾本科植物茅香 *Hierochloe odorata*；陈藏器说的生安南的白茅香为同科植物香茅 *Mosla chinensis*，有柠檬香气，故又称柠檬草。

马兰 味辛，平，无毒。主破宿血，养新血，合金疮，断血痢，蛊毒，解酒疸，止鼻衄，吐血及诸菌毒。生捣傅蛇咬。生泽傍，如泽兰气臭，《楚词》以恶草喻恶人。北人见其花呼为紫菊，以其花似菊而紫也。又山兰，生山侧，似刘寄奴，叶无桠，不对生，花心微黄赤，亦大破血，下俚人多用之。新补。见陈藏器及日华子。

图经 文具泽兰条下。

【点评】《本草图经》中提到马兰，说"陈藏器以为《楚词》所喻恶草即是也，北人呼为紫菊，以其花似菊也"。《嘉祐本草》据《本草拾遗》和《日华子诸家本草》新补马兰条，见本卷后文，亦有此语。这种马兰的原植物为菊科马兰 *Kalimeris indica*，枝叶稍有腥味，故俗名泥鳅串，幼芽可以作菜蔬，称为马兰头。高翥诗："屋角尽悬牛蒡菜，篱根多发马兰花。""马兰旋摘和菘

煮，枸杞新生傍菊栽。"应该就是这种马兰。

使君子 味甘，温，无毒。主小儿五疳，小便白浊，杀虫，疗泻痢。生交、广等州。形如栀子，棱瓣深而两头尖，亦似诃梨勒而轻。俗传始因潘州郭使君疗小儿，多是独用此物，后来医家因号为使君子也。今附。

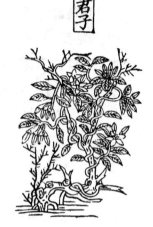

眉州使君子

图经曰 使君子生交、广等州，今岭南州郡皆有之，生山野中及水岸。其叶青，如两指头，长二寸。春茎作藤，如手指，三月生花，淡红色，久乃深红，有五瓣。七八月结子如拇指，长一寸许，大类栀子而有五棱，其壳青黑色，内有人，白色，七月采实。

衍义曰 使君子紫黑色，四棱高，瓣深。今经中谓之棱瓣深，似令人难解。秋末冬初，人将入鼎、漕。其人味如椰子肉。经不言用人，为复用皮。今按，文"味甘"即是用肉，然难得仁，盖绝小。今医家或兼用壳。

【点评】使君子即使君子科植物使君子 *Quisqualis indica*，原产于印度，中国古籍以《南方草木状》记载最早。据《南方草木状》，使君子最早栽种于"南海、交趾"，直到宋代，使君子仍主要产于两广。《本草图经》绘有"眉州使君子药图"，眉州是今四川眉山，此或川产使君子的最早记录。而南宋编《淳熙三山志》卷41记载当时福建福州出产使君子。明代使君子的主要产地也集中在福建与四川。《本草乘雅半偈》卷10说："今闽之邵武，蜀之眉州皆有。"《本草纲目》也说："原出海南交趾，今闽之邵武，蜀之眉州皆栽种之，亦易生。"

使君子祛蛔虫，《对山医话》卷4云："使君子之名，相传有潘州郭使君，疗小儿腹痛，每用此取效，因有是称。按小儿腹痛，虫患为多，而凡杀虫药多苦辛，惟使君子味甘，孩提服饵，不损脾胃，故尤相宜也。至民俗谓虫无尽杀，尽则无以消食，此真愚俗之言。李时珍尝譬之树有蠹、屋有蚁、国有盗，是福是祸，不问可知矣。余亦谓修养之家，必以去三尸，即此类推，虫固宜杀而不宜留也。"

干苔　味咸，寒。一云温。主痔，杀虫及霍乱呕吐不止，煮汁服之。又心腹烦闷者，冷水研如泥，饮之即止。又发诸疮疥，下一切丹石，杀诸药毒。不可多食，令人萎黄少血色。杀木蠹虫，内木孔中。但是海族之流，皆下丹石。新补。见孟诜、陈藏器、日华子。

百脉根　味甘、苦，微寒，无毒。主下气，止渴去热，除虚劳，补不足。酒浸，若水煮，丸散兼用之。出肃州、巴西。

唐本注云：叶似苜蓿，花黄，根如远志。二月、八月采根，日干。唐本先附。

白豆蔻　味辛，大温，无毒。主积冷气，止吐逆反胃，消谷下气。出伽古罗国，呼为多骨。形如芭蕉，叶似杜若，长八九尺，冬夏不凋，花浅黄色，子作朵如葡。其子初出微青，熟则变白，七月采。今附。

图经曰　白豆蔻出伽古罗国，今广州、宜州亦有之，不及蕃舶者佳。苗类芭蕉，叶似杜若，长八九尺而光滑，冬夏不凋，花浅黄色，子作朵如葡萄，生青熟白，七月采。张文仲治胃气冷，吃食即欲得吐，以白豆蔻子三枚，捣筛更研细，好酒一盏，微温调之，并饮三两盏，佳。又有治呕吐白术等六物汤，亦用白豆蔻，大抵主胃冷，即宜服也。

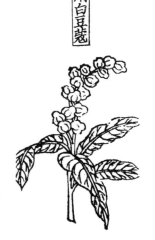

廣州白豆蔻

【**点评**】白豆蔻为舶来品，原植物为姜科豆蔻属的白豆蔻 *Amomum kravanh*。《本草纲目》"集解"项李时珍描述白豆蔻药材说："白豆蔻子圆大如白牵牛子，其壳白厚，其仁如缩砂仁，入药去皮炒用。"从药材来看，应该就是本种。至于《本草图经》说"广州、宜州亦有之"者，其实是山姜属的草豆蔻 *Alpinia katsumadai* 之类。

《本草求真》谓白豆蔻"专入肺脾胃，兼入大肠"，有论云：

"白豆蔻本与缩砂密一类，气味既同，功亦莫别。然此另有一种清爽妙气，上入肺经气分，而为肺家散气要药；且其辛温香窜，流行三焦，温暖脾胃，而使寒湿膨胀，虚疟吐逆，反胃腹痛，并翳膜、目红筋等症悉除。不似缩砂密辛温香窜兼苦，功专和胃醒脾调中，而于肺肾他部则止兼而及之也。是以肺胃有火，及肺胃气薄切忌。"

地笋　温，无毒。利九窍，通血脉，排脓治血，止鼻洪吐血，产后心腹痛，一切血病。肥白人、产妇可作蔬菜食，甚佳。即泽兰根也。_{新补。出陈藏器及日华子。}

【点评】地笋是唇形科地瓜儿苗 *Lycopus lucidus* 或毛叶地瓜儿苗 *Lycopus lucidus* var. *hirtus* 具环节的圆柱状地下横走根茎，可作蔬菜食用。唐代开始，唇形科地瓜儿苗取代菊科圆梗泽兰 *Eupatorium japonicum* 成为泽兰的正品，后世因之，所以《嘉祐本草》此条说地笋"即泽兰根也"。

海带　催生，治妇人及疗风。亦可作下水药。出东海水中石上，比海藻更粗，柔韧而长，今登州人干之以苴束器物。_{新定。}

【点评】刘甲本有海带图例，安排在海藻图之后，图注谓"合在后海带条下"，晦明轩本则阙如；《绍兴本草》据《大观本草》系统而来，故也有海带图。刘甲本图中的海带作海藻状，此当为大叶藻科大叶藻 *Zostera marina*，与今天所称之海带为昆布科的昆布 *Laminaria japonica* 不同。

陀得花　味甘，温，无毒。主一切风血，浸酒服。生西国，胡人将来，胡人采此花以酿酒，呼为三勒浆。_{今附。}

【点评】据《唐国史补》卷下云："三勒浆，其法出波斯。三勒者，谓庵摩勒、毗黎勒、诃黎勒。"《四时纂要》载有三勒浆酿制法，其略云："造三勒浆，诃梨勒、毗梨勒、庵摩勒，已上并和核用，各三大两。捣如麻豆大，不用细。以白蜜一斗、新汲水二斗，调熟，投干净五斗瓮中，即下三勒末，搅和匀。数重纸密封。三四日开，更搅。以干净帛拭去汗。候发定，即止。但密封。此月一日合，满三十日即成，味至甘美，饮之醉人，消食、下气。须是八月合即成，非此月不佳矣。"此言三勒浆由三种名字带"勒"的药物制成，与《开宝本草》说以陀得花酿酒不同。陈明老师对此有专题研究，认为《开宝本草》的记载，乃是缘于"在酿造三勒浆的时候加入了陀得花，作为三果的辅助成分"，其说可参。

翦草 凉，无毒。治恶疮，疥癣，风瘙。根名白药。<small>新分条。见日华子。</small>

图经曰 <small>翦草生润州。味苦、平，有毒。主诸疮疥痂瘘蚀，及牛马诸疮。二月、三月采，暴干用。</small>

【陈藏器】 <small>翦草，味甚苦，平，无毒。主虫疮疥癣，浸酒服之。生山泽间，叶如蓍而细，江东用之。</small>

治劳瘵方云 <small>婺、台州皆有，惟婺州者可用。状如茜草，又如细辛。每用一斤，净洗为末，入生蜜二斤，和为膏。以器皿盛之，不得犯铁器。九蒸九曝，日一蒸曝。病人五更起，面东坐，不得语，令匙抄药，如粥服之。每服四两，服已良久，用稀粟米饮压之。药冷服，粥饮亦不可太热，或吐或下皆不妨。如久病肺损咯血，只一服愈。寻常咳嗽，血妄行，每服一匙可也。有一贵人，其国封病瘵，其尊人尝以此方畀之，九日而药成。前一夕，病者梦人戒令翌日勿乱服药。次日将服之，为屋</small>

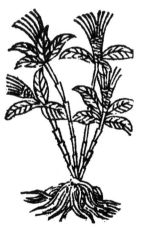

润州翦草

上土坠器中，不可服。再合即成，又将服之，为籍覆器，又不得食。又再合未就，而夫人卒矣。此药之异如此，若小小血妄行，一啜而愈矣。

【点评】翦草是《嘉祐本草》从白药条分条而来，其原植物似为金粟兰科银线草 *Chloranthus japonicus*，这也是当时各地多种

"白药"之一。

本条黑盖子下所附"治劳瘵方"亦见于《普济本事方》卷5，称"神传剪草膏"，其略云："剪草一斤，婺、台州皆有，惟婺州者可用。状如茜草，又如细辛。每用一斤，净洗为末，入生蜜一斤，和为膏，以器盛之，不得犯铁。九蒸九曝，日一蒸曝。病人五更起，面东坐，不得语，令匙抄药，和粥服之，每服四匙，良久用稀粟米饮压之。药冷服，粥饮亦不可太热，或吐或下皆不妨。如久病肺损咯血，只一服愈。寻常咳嗽血妄行，每服一匙可也。"《普济方》引此，较《普济本事方》多出以下字句："有一贵人，其国封病瘵，其尊人尝以此方示之，九日而药成。前一夕，病者梦人戒令翌日勿令服药。次日将服之，为屋土坠器中，不可服。再合既成，又将服为猫覆器，又不可食。又再作未就，而是人卒矣。此药之异如此，若小小血妄行，一啜而愈。或云是陆农师夫人。乡人艾孚先尝亲说此事，渠后作《大观本草》亦取入集中。但人未识，不甚信耳。"由此知此段是艾晟增补，"孚先"当是艾晟的字。《证类本草》黑盖子以下，以病名引起的条目，恐怕都是艾晟增补的内容。

一十种陈藏器余

迷迭香　味辛，温，无毒。主恶气，令人衣香，烧之去鬼。《魏略》云：出大秦国。《广志》云：出西海。

【海药云　味平，不治疾，烧之祛鬼气。合羌活为丸散，夜烧之，辟蚊蚋。此外别无用矣。

故鱼网　主鲠，以网覆鲠者颈差。如煮汁饮之，骨当下矣。

故缴脚布　无毒。主天行劳复，马骏风黑汗，洗汁饮，带垢者佳。

江中采出芦　芦令夫妇和同，用之有法。此江中出波芦也。

虱建草　味苦，无毒。去虮虱，挼取汁沐头，尽死。人有误吞虱成病者，捣绞汁，服一小合。亦主诸虫疮。生山足湿地，茎叶似山丹，微赤，高一二尺。又有水竹叶，如竹叶而短小。生水中，亦云去虱，人取水竹叶生食。

含生草　主妇人难产，口中含之，立产。亦咽其汁。叶如卷柏而大。生鞑羯国。其叶，煮之不热，无毒。

兔肝草　味甘，平，无毒。主金疮，止血生肉，解丹石发热。初生细软，似兔肝。一名鸡肝，与蘩蒌同名。

石芒　味甘，平，无毒。主人畜为虎狼等伤，恐毒入肉者。取茎杂葛根，浓煮服之，亦取汁。生高山，如芒，节短。江西人呼为折草。六月、七月生穗如荻也。

蚕蒬草　味辛，平，无毒。主蚕及诸虫。如蚕类咬人，恐毒入腹，煮汁服之，生捣傅疮。生湿地，如蓼大，茎赤花白，东土亦有之。

问荆　味苦，平，无毒。主结气瘤痛上气，气急，煮服之。生伊、洛间洲渚，苗似木贼，节节相接，亦名接续草。

重修政和经史证类备用本草卷第十

己酉新增衍义

成 都 唐 慎 微 续 证 类

中卫大夫康州防御使句当龙德宫总辖修建明堂所医药

提举入内医官编类圣济经提举太医学_{臣曹孝忠}奉敕校勘

草部下品之上总六十二种

三十种神农本经_{白字}

四种名医别录_{墨字}

三种海药余

二十五种陈藏器余

凡墨盖子已下并唐慎微续证类

附子	乌头_{射罔、乌喙附}	天雄
侧子	半夏	虎掌
由跋	鸢尾	大黄
葶苈	桔梗	莨_{音浪}菪_荡子
草蒿_{音义作蒝　青蒿子} 　　续注	旋覆花	藜芦
钩吻	射_{音夜}干	蛇全_{合是含字}
常山	蜀漆	甘遂
白敛_{赤敛附}	青葙子	藋_{音桓}菌_{音郡}
白及	大戟	泽漆
茵芋	赭_{音者}魁	贯众_{花附}
荛_{音饶}花	牙子	及已
羊踯躅		

三种海药余

瓶香　　　　　　钗子股　　　　　　宜南草

二十五种陈藏器余

藕车香　　　　朝生暮落花　　　　冲洞根

井口边草　　　豚耳草　　　　　　灯花末

千金鑼草　　　断罐草　　　　　　狼杷草

百草灰　　　　产死妇人冢上草　　孝子衫襟灰

灵床下鞋履　　虻母草　　　　　　故蓑衣结

故炊帚　　　　天罗勒　　　　　　毛蓼

蛇芮草　　　　万一藤　　　　　　螺厣草

继母草　　　　甲煎　　　　　　　金疮小草

鬼钗草

附子　味辛、甘，温、大热，有大毒。主风寒咳逆，邪气，温中，金疮，破癥坚积聚血痕，寒湿踒<small>乌卧切</small>躄，拘挛膝痛，脚疼冷弱，不能行步，腰脊风寒，心腹冷痛，霍乱转筋，下痢赤白，坚肌骨，强阴。又堕胎，为百药长。生犍为山谷及广汉。冬月采为附子，春采为乌头。地胆为之使，恶蜈蚣，畏防风、黑豆、甘草、黄耆、人参、乌韭。

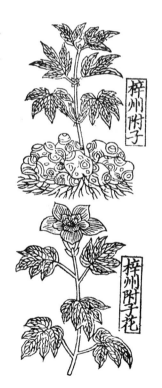

陶隐居云：附子，以八月上旬采，八角者良。凡用，（华夏）三建皆热灰微炮令拆，勿过焦。惟姜附汤生用之。俗方每用附子，皆须甘草、人参、生姜相配者，正制其毒故也。今按，陈藏器本草云：附子醋浸，削如小指，内耳中，去聋。去皮炮令拆，以蜜涂上炙之，令蜜入内，含之，勿咽其汁，主喉痹。

图经　文具侧子条下。

【陈藏器云　附子无八角，陶强名之。古方多用八角附子，市人所货，亦八角为名。

雷公云 凡使，先须细认，勿误用。有乌头、乌喙、天雄、侧子、木鳖子。乌头少有茎苗，长身乌黑，少有傍尖。乌喙皮上苍，有大豆许者，孕八九个，周围底陷，黑如乌铁，宜于文武火中，炮令皴坼，即劈破用。天雄身全矮，无尖，周匝四面有附孕十一个，皮苍色即是天雄。宜炮皴拆后，去皮尖底用。不然阴制用并得。侧子只是附子傍有小颗附子，如枣核者是，宜生用，治风疹神妙。木鳖子，只是诸喙、附、雄、乌、侧中毗槵者，号曰木鳖子，不入药中用。若服，令人丧目。若附子底平有九角，如铁色，一个个[①]重一两，即是气全堪用。夫修事十两，于文武火中炮，令皴坼者去之，用刀刮上孕子，并去底尖，微细劈破，于屋下午地上掘一坑，可深一尺，安于中一宿，至明取出，焙干用。夫欲炮者，灰火勿用杂木火，只用柳木最妙。若阴制使，即生去尖皮底了，薄切，用东流水并黑豆浸五日夜，然后漉出，于日中晒令干用。凡使，须阴制去皮尖了，每十两，用生乌豆五两，东流水六升。

圣惠方 治丁疮肿甚者：用附子末，醋和涂之，干即再涂。《千金翼方》同。

外台秘要 疗偏风半身不遂，冷癖疰：附子一两生用，无灰酒一升，右㕮咀内于酒中，经一七日，隔日饮之，服一小合，差。

千金翼 治大风，冷痰癖，胀满，诸痹等病：用大附子一枚重半两者，二枚亦得，炮之，酒渍，春冬五日，夏秋三日。服一合，以差为度。日再服，无所不治。**又方**治口噤卒不开：捣附子末内管中，开口吹喉中，差。

百一方 治卒忤，停尸不能言，口噤不开：生附子末置管中，吹内舌下，即差。

经验方 呕逆翻胃：用大附子一个，生姜一斤，细剉煮研如面糊，米饮下之。

经验后方 治大人久患口疮：生附子为末，醋、面调，男左女右贴脚心，日再换。**又方**治热病，吐下水及下利，身冷脉微，发躁不止：附子一枚去皮脐，分作八片，入盐一钱，水一升，煎半升，温服，立效。

斗门方 治翻胃：用附子一个最大者，坐于砖上，四面着火渐逼碎，入生姜自然汁中，又依前火逼干，复淬之，约生姜汁可尽半碗许，捣罗为末。用粟米饮下一钱，不过三服差。**又方**治元脏伤冷及开胃：附子炮过，去皮尖，捣罗为末，以水两盏，入药二钱，盐、葱、枣、姜同煎，取一盏，空心服。大去积冷，暖下元，肥肠益气，酒食无碍。

简要济众 治脚气连腿肿满，久不差方：黑附子一两，去皮脐，生用捣为散，生姜汁调如膏，涂傅肿上。药干再调涂之，肿消为度。

孙用和 治大泻霍乱不止：附子一枚重七钱，炮去皮脐，为末。每服四钱，水两

---

① 个个：刘甲本只有一个“个”字。

盏，盐半钱，煎取一盏，温服立止。

张文仲 疗眼暴赤肿，碜痛不得开，又泪出不止：削附子赤皮，末如蚕屎，着眦中，以定为度。

崔氏方 疗耳聋风，牙关急不得开方：取八角附子一枚，酢渍之三宿令润，微削一头内耳中，灸上十四壮，令气通耳中，即差。

孙兆口诀云 治阴盛隔阳伤寒，其人必躁热，而不欲饮水者是也，宜服霹雳散：附子一枚，烧为灰存性，为末，蜜水调下为一服而愈。此逼散寒气，然后热气上行而汗出，乃愈。**又方** 治头痛：附子炮，石膏煅，等分为末，入脑、麝少许，茶、酒下半钱。

修真秘旨 治头风至验：以附子一个，生去皮脐，用绿豆一合，同入铫子内，煮豆熟为度。去附子服豆，即立差。每个附子，可煮五服，后为未服之。

[点评]《本草经》记载乌头类药物有天雄、附子、乌头，此为陶弘景所说的"三建"，《名医别录》又增加侧子，此外还有乌喙、射罔、漏篮子等，这些名目之间关系如何，说法不一。

《本草经》言三物分生三处，经云"附子生犍为山谷""乌头生朗陵川谷""天雄生少室山谷"，对此陶弘景颇不理解，他说："凡此三建，俗中乃是同根，而本经分生三处，当各有所宜故也，今则无别矣。"其实，三者产地的不同正暗示了品种的差别。魏晋以后，渐渐将三者视同一物，代表性说法即谢灵运《山居赋》所云："三建异形而同出。"但各类药物之间的关系，各家看法又有不同。《广雅》云："奚毒，附子也。一岁为萴子，二岁为乌喙，三岁为附子，四岁为乌头，五岁为天雄。"此主张用生长年限来区别。《博物志》云："物有同类而异用者，乌头、天雄、附子一物，春夏秋冬采之各异。"此则认为是采收时间的不同所造成，与《名医别录》说"冬采为附子，春采为乌头"相合。《吴普本草》说乌头："正月始生，叶厚，茎方中空，叶四面相当，与蒿相似。"而说乌喙"形如乌头，有两歧相合，如乌头之喙，名曰乌喙也"；侧子"是附子角之大者"；附子"皮黑肌白"。

南宋赵与时《宾退录》卷 3 中所载杨天惠《彰明县附子记》被认为是研究乌头、附子名实的重要文献，其说的确较上述诸家为详："其茎类野艾而泽，其叶类地麻而厚，其花紫，叶黄，蕤长包而圆盖。"又云："盖附子之品有七，实本同而末异，其种之化者为乌头，附乌头而旁生者为附子，又左右附而偶生者为鬲子，又附而长者为天雄，又附而尖者为天佳，又附而上出者为侧子，又附而散者为漏蓝。皆脉络连贯，如子附母，而附子以贵，故独专附名，自余不得与焉。凡种一而子六七以上，则其实皆小，种一而子二三，则其实稍大，种一而子特生，则其实特大。附子之形，以蹲坐正节角少为上，有节多鼠乳者次之，形不正而伤缺风皱者为下。附子之色，以花白为上，铁色次之，青绿为下。天雄、乌头、天佳，以丰实过握为胜，而漏蓝、侧子，园人以乞役夫，不足数也。"此所描述的植物形态，以及主产地四川历代相沿的栽种优势，并结合《本草图经》龙州乌头图例，可以确定，宋代以来附子的正宗来源就是毛茛科川乌头 Aconitum carmichaeli。至于附子之得名，《本草纲目》"释名"项李时珍解释说："初种为乌头，象乌之头也。附乌头而生者为附子，如子附母也。乌头如芋魁，附子如芋子，盖一物也。别有草乌头、白附子，故俗呼此为黑附子、川乌头以别之。"

　　从《本草经》药性功效来看，三建皆标为辛温，主疗风寒湿痹、破积聚，附子、乌头兼主咳逆，附子、天雄兼疗金疮，总体差别不大，功效描述中没有特别突出补益、增强等作用。《名医别录》标记三建热性有程度差别，附子、乌头大热，天雄大温，三建增加"堕胎"警告，属于毒性作用的延伸。乌头功效没有明显增加，附子增加"坚肌骨，强阴"作用，形容其"为百药长"，天雄也增加"长阴气，强志，令人武勇力作不倦"的功效。

　　直至隋唐，附子虽然疗寒常用，仍不出疗风寒、祛寒湿、止痹痛、温中散寒诸用，宋代《本草衍义》始提到"后世补虚寒则须用附子"，《本草经》中附子为"百药长"的说法渐渐得到发挥。金元命门学说兴起，刘完素把《内经》五运六气中"君火以明，相火以位"的君火与相火引入到人体藏象当中，以心为君火，命门为相火，首创命门相火之说。附子乃被发明为补命门火之要药。《汤液本草》谓黑附子气热，味大辛，纯阳，通行诸经引用药。入手少阳经，三焦、命门之剂。有论云："附子味辛大热，为阳中之阳，故行而不止，非若干姜止而不行也。非身表凉而四肢厥者，不可僭用。如用之者，以其治四逆也。"《本草纲目》"发明"项引《医学正传》云："附子禀雄壮之质，有斩关夺将之气。能引补气药行十二经，以追复散失之元阳；引补血药入血分，以滋养不足之真阴；引发散药开腠理，以驱逐在表之风寒；引温暖药达下焦，以祛除在里之冷湿。"《本草求真》更夸张为"为补先天命门真火第一要剂，凡一切沉寒痼冷之症，用此无不奏效"。

但附子的毒性既客观存在，又著在《本草经》中，如何与"补益元阳"的作用相调和的问题，医论也有涉及。如张景岳《本草正》论附子之毒性，先肯定说，"附子之性，刚急而热，制用失宜，难云无毒"，然后提出"无药无毒"的理论，所谓"热者有热毒，寒者有寒毒，若用之不当，凡能病人者，无非毒也"。因此"附子之性虽云有毒，而实无大毒，但制得其法，用得其宜，何毒之有"。《本草崇原》又创意一云："附子禀雄壮之质，具温热之性，故有大毒。《本经》下品之药，大毒、有毒者居多，《素问》所谓毒药攻邪也。夫攻其邪而正气复，是攻之即所以补之。"

乌头 味辛、甘，温、大热，有大毒。**主中风恶风，洗洗出汗，除寒湿痹，咳逆上气，破积聚寒热**，消胸上痰冷，食不下；心腹冷疾，脐间痛；肩胛痛，不可俯仰；目中痛，不可久视。又堕胎。**其汁煎之名射罔，杀禽兽。**

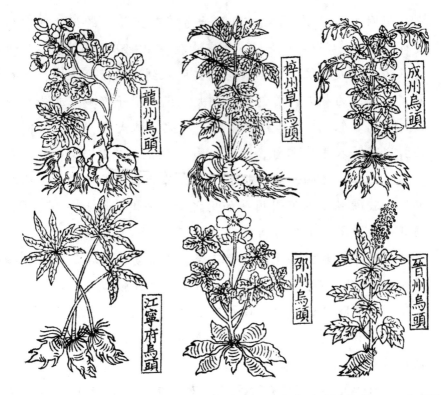

射罔　味苦，有大毒。疗尸疰癥坚，及头中风痹痛。**一名奚毒、一名即子、一名乌喙。臣禹锡等谨按，中蛊通用**药云：射罔，温，大热。

乌喙音讳　味辛，微温，有大毒。主风湿，丈夫肾湿阴囊痒，寒热历节，制引腰痛，不能行步，痈肿脓结。又堕胎。生朗陵山谷，正月、二月采，阴干。长三寸已上为天雄。莽草为之使，反半夏、栝楼、贝母、白敛、白及、恶藜芦。

陶隐居云：今采用四月，乌头与附子同根，春时茎初生，有脑形似乌乌之头，故谓之乌头。有两歧共蒂状如牛角，名乌喙，喙即乌之口也。亦以八月采，捣笮茎取汁，日煎为射罔。猎人以傅箭，射禽兽，中人亦死，宜速解之。**唐本注**云：乌喙，即乌头异名也。此物同苗，或有三歧者，然两歧者少。纵天雄、附子有两歧者，仍依本名。如乌头两歧，即名乌喙，天雄、附子若有两歧者，复云何名之？**臣禹锡等谨按，吴氏**云：乌头一名茛，一名千秋，一名毒公，一名果负，一名耿子。神农、雷公、桐君、黄帝：甘，有毒。正月始生，叶厚，茎方中空，叶四四相当，与蒿相似。又云：乌喙，神农、雷公、桐君、黄帝：有毒。十月采。形如乌头，有两歧，相合如乌之喙，名曰乌喙也。所畏、恶、使，尽与乌头同。**尔雅**云：茛，堇草。注：即乌头也，江东呼为堇（音靳）。**崔寔四民月令**云：三月可采乌头。**药性论**云：

乌头，使，远志为之使，忌豉汁，味苦、辛，大热，有大毒。能治恶风憎寒，湿痹逆气，冷痰包心，肠腹疙痛，痃癖气块，益阳事，中风洗洗恶寒，除寒热，主胸中痰满，冷气，不下食，治咳逆上气，治齿痛，破积聚寒，主强志。**又云**：乌喙，使，忌豉汁，味苦、辛，大热。能治男子肾气衰弱，阴汗，主疗风温湿邪痛，治寒热痈肿岁月不消者。**陈藏器云**：射罔本功外。主瘘疮，疮根结核，瘰疬，毒肿及蛇咬。先取药涂肉四畔，渐渐近疮，习习逐病至骨。疮有熟脓及黄水出，涂之；若无脓水，有生血，及新伤肉破，即不可涂，立杀人。亦如杀走兽，傅箭镞射之，十步倒也。**日华子云**：土附子，味瘥、辛，热，有毒。生去皮，捣滤汁澄清，旋添，晒干取膏，名为射罔。猎人将作毒箭使用，或中者，以甘草、蓝青、小豆叶、浮萍、冷水、荠苨，皆可御也。

图经
文具侧子条下。

【圣惠方
治风，腰脚冷痹疼痛：用川乌头三分去皮脐，生捣罗，醋醋调涂，于故帛上傅之，须臾痛止。**又方**治久疥癣方：用川乌头七枚，生用捣碎，以水三大盏，煎至一大盏，去滓，温洗之。

外台秘要
治头风头痛：腊月乌头一升，炒令黄，末之，绢袋盛，酒三升浸，温服。

千金方
治耳鸣如流水声，耳痒及风声，不治久成聋：全乌头一味，掘得承湿削如枣核大，塞耳。旦易夜易，不过三日愈。**又方**治沙虱毒，以射罔傅之佳。

经验方
治一切冷气，去风痰，定遍身疼痛，益元气，强精力，固精益髓，令人少病：川乌头一斤，用五升许大瓷钵子盛，以童子小便浸，逐日添注任令溢出，浸二七日，其乌头通软，拣去烂坏者不用，余以竹刀切破，每个作四片，却用新汲井水淘七遍后浸之，每日换。七日，通前浸二十一日，取出焙干。其药洁白，捣罗为末，酒煮面糊丸绿豆大。每服十九，空心盐汤、酒下，少粥饭压之。如冷气稍盛，加丸数服之。

经验后方
治痢独圣丸：川乌头一个好者，柴灰火烧烟欲尽取出，地上盏子合，良久，细研，用酒、蜡丸如大麻子，每服三丸。赤痢用黄连、甘草、黑豆煎汤放冷吞下；如白，用甘草、黑豆煎汤放冷吞下；如泻及肚疼，水吞下。每于空心服之，忌热物。

梅师方
治蛇虺螫人，以射罔涂螫处，频易。**又方**治妇人血风虚冷，月候不匀，或即脚手心烦热，或头面浮肿顽麻：川乌头一斤，清油四两，盐四两，一处铛内熬令裂，如桑椹色为度，去皮脐。五灵脂四两，合一处为末。入白中捣匀后，蒸饼丸如梧桐子大。空心温酒、盐汤下二十丸，亦治丈夫风疾。**又方**补益元脏，进饮食，壮筋骨，二虎丸：乌头、附子各四两，醋醋浸三宿，取出切作片子，穿一小坑，以炭火烧令通赤，用好醋三升，同药倾入热坑子内，盆合之，经一宿取出，去砂土，用好青盐四两，研与前药同炒，令赤黄色，杵为末，醋、面糊丸如梧子大。空心冷酒下十五丸，盐汤亦得，妇人亦宜。**又方**疗瘫缓风，手足軃曳，口眼㖞斜，语言蹇涩，履步不正，神验，乌龙丹：川乌头去脐了，五灵脂各五两，右为末，入龙脑、麝香研令细匀，滴水丸如弹子大。每服一丸，先以生姜汁研化，次暖酒调服之，一日两服，空心、晚食前服。治一人只三十丸，服得五七丸，便觉抬得手，移得步，十九可以自梳头。

胜金方 治蝎螫：乌头末少许，头醋调傅之。

灵苑方 治马汗入疮，肿痛渐甚，宜急疗之，迟则毒深难理：以生乌头末傅疮口，良久有黄水出，立愈。

初虞世 治陷甲，割甲成疮，连年不差：川乌头尖、黄檗等分，为末，洗了贴药。

修真秘诀 治泻痢，三神丸：草乌头三两，一两生，一两熟炒，一两烧存性，研为末，以醋、面糊丸如绿豆大。每服五丸，空心服。泻用井花水；赤痢甘草汤下；白痢干姜汤下；赤白痢生姜甘草汤下。

孙兆口诀 治阴毒伤寒，手足逆冷，脉息沉细，头疼腰重，兼治阴毒咳逆等疾：川乌头、干姜等分，右为粗散，炒令转色，放冷再捣为细散，每一钱，水一盏，盐一撮，煎取半盏，温服。

古今录验 治痈攻肿，若有瘜肉突出者：乌头五枚，以苦酒三升，渍三日，洗之，日夜三四度。

杨氏产乳 疗耳鸣无昼夜：乌头烧作灰，菖蒲等分为末，绵裹塞耳中，日再用，效也。

唐李宝臣 为妖人置堇于液，宝臣饮之即暗，三日死。

唐武后 置堇于食，贺兰氏食之，暴死。

衍义曰 乌头、乌喙、天雄、附子、侧子，凡五等，皆一物也。止以大小、长短、似像而名之。后世补虚寒则须用附子，仍取其端平而圆，大及半两以上者，其力全不僭。风家即多用天雄，亦取其大者，以其尖角多热性，不肯就下，故取敷散也。此用乌头、附子之大略如此。余三等，则量其材而用之。其炮制之法，经方已著。

【**点评**】尽管历代本草家对附子、天雄与乌头的关系纠结不清，但所言乌头基本都是毛茛科乌头属（Aconitum）植物，含有乌头碱，其心脏毒性和中枢神经系统毒性可致人死亡。《本草图经》绘有多幅乌头图例，暗示品种来源多样，宋代以来川乌头 *Aconitum carmichaeli* 的子根成为附子的主要来源，其主根也就是乌头的主流品种，后来称为"川乌头"，其他乌头品种则被归为"草乌头"。

蔺道人《仙授理伤续断方》大约是最早同时提到川乌与草乌的方书，而草乌之得名应是相对于川乌而言，"草"当是草莽之意，南宋《宝庆本草折衷》始正式收载，陈衍云："草乌头，一名草乌、一名土附子。生江东及梓、邵、成、晋州，江宁府。"其续说云："《日华子》尝着土附子之名，孙绍远乃云即草乌头也。蜀川亦有此种，故图中亦画梓州草乌头之形，而性用未显也。"《本草纲目》亦云："处处有之，根苗花实并与川乌头相同，但此系野生，又无酿造之法，其根外黑内白，皱而枯燥为异尔，然毒则甚焉。段成式《酉阳杂俎》言雀芋状如雀头，置干地反湿，湿地反干，飞鸟触之堕，走兽遇之僵，似亦草乌之类，而毒更甚也。"由此可见，草乌既可以指乌头 *Aconitum carmichaeli* 之野生者，也可以是 *Aconitum* 属其他植物。至于为何包括《中国药典》在内的多数药材学及植物学文献将北乌头 *Aconitum kusnezoffii* 确定为草乌正品，原因不详。但事实上因药用草乌来源主要是野生，据报道，各地有至少 20 种 *Aconitum* 属植物依然在作草乌使用，鉴于不同品种间的乌头生物碱含量差别甚大，即使从用药安全的角度考虑，也应该对入药品种规范化。

附子、乌头、天雄被称为"三建"，天雄条陶弘景解释："本并出建平，故谓之三建。"《新修本草》中则不以为然，批评说："此物本出蜀汉，其本名堇，今讹为建，遂以建平释之。又石龙芮叶似堇，故名水堇，今复为水茛，亦作建音，此岂复生建平耶。检字书，又无茛字，甄立言《本草音义》亦论之。"苏敬的意思是说，乌头别名"堇"，讹读成"建"，遂写成"茛"，这就像石龙芮别名水堇，也写成"水茛"，但仍读作"水建"一样。按，"茛"字虽见于《广雅·释草》："茛，钩吻也。"但收入字书较晚，《玉篇》无，《唐韵》始有之，谓"古恨切，音艮”,《集韵》始标“居万切,音建”。此所以苏敬说“检字书,又无莨字”。

天雄 味辛、甘,温、大温,有大毒。主大风,寒湿痹,历节痛,拘挛缓急,破积聚邪气,金疮,强筋骨,轻身健行,疗头面风去来疼痛,心腹结积,关节重,不能行步,除骨间痛,长阴气,强志,令人武勇力作不倦。又堕胎。一名白幕。生少室山谷。二月采根,阴干。远志为之使,恶腐婢。

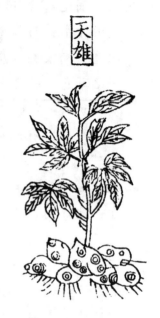

陶隐居云:今采用八月中旬。天雄似附子,细而长便是。长者乃至三四寸许。此与乌头、附子三种,本并出建平,故谓之三建。今宜都很山最好,谓为西建,钱塘间者谓为东建,气力劣弱不相似,故曰西冰犹胜东白也。其用灰杀之,时有冰强巨两切者,不佳。**唐本注云:**天雄、附子、乌头等,并以蜀道绵州、龙州出者佳。余处纵有造得者,力弱,都不相似。江南来者,全不堪用。陶以三物俱出建平故名之,非也。按,《国语》“置堇于肉”,注云:“乌头也。”《尔雅》云“芨,堇(音靳)草”,郭注云:“乌头苗也。”此物本出蜀汉,其本名堇,今讹为建,遂以建平释之。又石龙芮叶似堇,故名水堇,今复为水莨,亦作建音,此岂复生建平耶?检字书又无莨字,甄立言《本草音义》亦论之。天雄、附子、侧子并同用。八月采造,其乌头四月上旬,今云二月采,恐非时也。**臣禹锡等谨按,**淮南子云:天雄、雄鸡志气益。注云:取天雄三枚,内雄鸡肠中,捣生食之,令人勇。**药性论云:**天雄,君,忌豉汁,大热,有大毒。干姜制,用之能治风痰,冷痹,软脚,毒风,能止气喘促急,杀禽虫毒。**日华子云:**治一切风,一切气,助阳道,暖水脏,补腰膝,益精,明目,通九窍,利皮肤,调血脉,四肢不遂,破痃癖癥结,排脓止痛,续骨消瘀血,补冷气虚损,霍乱转筋,背脊偻伛,消风痰,下胸膈水,发汗,止阴汗,炮含治喉痹。凡丸散,炮去皮脐用,饮药即和皮生使,甚佳。可以便验。又云:天雄,大长少角刺而虚,乌喙似天雄,而附子大短有角,平稳而实,乌头次于附子,侧子小于乌头,连聚生者名为虎掌,并是天雄一窠,子母之类,力气乃有殊等,即宿根与嫩者耳。已上并忌豉汁。

图经 文具侧子条下。

【陈藏器】 天雄,身全短无尖,周匝四面有附子,孕十一个,皮苍色即是。天雄宜炮皴坼后,去皮尖底用之。不然,阴制用,并得。

别说云 　谨按，此数条说前项悉备，但天雄者始种乌头，而不生诸附子、侧子之类，经年独生，长大者是也。蜀人种之忌生此，以为不利，如养蚕而为白僵之类也。

【**点评**】天雄虽然被认为是乌头根的一部分，但常见的说法有些奇怪，陶弘景谓："天雄似附子，细而长便是，长者乃至三四寸许。"此说被多数文献接受，不仅《彰明县附子记》附和说："又附而长者为天雄。"直到《中药大辞典》天雄条也只是含混地说："为附子或草乌头之形长而细者。"而事实上，Aconitum 属植物的子根几乎没有呈条形者，陶弘景云云，其实是对《名医别录》"乌喙长三寸已上为天雄"一语的误解。按，乌头、乌喙一物二名，或说乌喙是乌头之两歧者亦无不妥，天雄的本意疑是指乌头（喙）之长大者，陈承的论述最为得体："但天雄者，始种乌头，而不生诸附子、侧子之类，经年独生，长大者是也。蜀人种之忌生此，以为不利。"此即说未结附子之独条乌头为天雄。李时珍的看法亦同，《本草纲目》"集解"项云："天雄乃种附子而生出或变出，其形长而不生子，故曰天雄。其长而尖者，谓之天锥，象形也。"此外，《宾退录》对天雄的来历别有看法，有云："（《古涪志》）云：天雄与附子类同而种殊，附子种近漏篮，天雄种如香附子。凡种必取土为槽，作倾邪之势，下广而上狭，置种其间，其生也与附子绝不类，虽物性使然，亦人力有以使之。此又杨说所未及也，审如志言，则附子与天雄非一本矣，杨说失之。"按赵与时所说的这种天雄颇可能是铁棒锤 Aconitum szechenyianum 之类，其根为纺锤形，少有子根。

由此亦可理解"三建"之一的天雄从处方中淡化的原因。天雄本指独根乌头，这类品种变异本来就少，且严重影响附子的产量，故陈承专门说："蜀人种之忌生此，以为不利。"后来又用铁棒锤之类冒充，此即《宾退录》所见者，或因为毒性过大的缘故，也被淘汰。但毕竟天雄载于《本草经》，古方经常提到，故晚近好古的中医也偶有使用者，对此，药材行自有解决的办法。在 1940 年陕西西京市（今陕西省西安市）国药商业同业公会《药材行规》中，天雄条说"详乌头条"，而乌头条只字不提天雄事，其实暗示天雄的处方应付为川乌。此外，谢宗万先生提到盐附子有三等：一等名大附；二等名超雄；三等名天雄。对此谢先生十分不理解："古人称天雄为附而长者，但目前天雄实为较小的附子。"这可能也是药材商人应付那些好古医生的一种手段，现代盐附子已无此规格。其实，以附子冒充天雄，在《伪药条辨》中已有提及："近今每有以厚附伪充（天雄），施之重证必不能奏效矣。"

侧子 味辛，大热，有大毒。主痈肿，风痹历节，腰脚疼冷，寒热，鼠瘘。又堕胎。

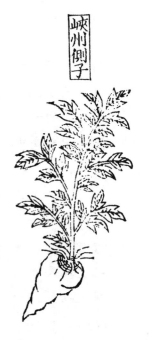

峡州侧子

陶隐居云：此即附子边角之大者脱取之，昔时不用，比来医家以疗脚气多验。凡此三建，俗中乃是同根，而本经分生三处，当各有所宜故也。方云"少室天雄，朗陵乌头"，皆称本土，今则无别矣。少室山连嵩高，朗陵县属豫州汝南郡，今在北国。**唐本注**云：侧子，只是乌头下共附子、天雄同生。小者侧子，与附子皆非正生，谓从乌头傍出也。以小者为侧子，大者为附子。今称附子角为侧子，理必不然。若当阳已下，江左及山南嵩高、齐、鲁间，附子时复有角，如大豆许。夔州已上剑南所出者，附子之角，曾微黍粟，持此为用，诚亦难充。比来京下，皆用细附子有效，未尝取角。若然，方须八角附子，应言八角侧子，言取角用，不近人情也。**臣禹锡等谨按，蜀本**注云：昔多不用，今以疗脚气甚效。按，陶云"侧子即附子边角之大者削取之"，苏云"只是乌头下共附子同生，小者为侧子，大者为附子"，殊无证据。但云附子角小如黍粟，难充于用，故有此说。今据附子边，果有角大如枣核及槟榔已来者，形状亦自是一颗，仍不小。是则乌头傍出附子，附子傍出侧子，明矣。似乌乌头为乌头，两歧者为乌喙，细长乃至三四寸者为天雄，根傍如芋散生者名附子，傍连生者名侧子，五物同出而异名。苗高二尺许，叶似石龙芮及艾，其花紫赤，其实紫黑。今以龙州、绵州者为佳。作之法：以生、熟汤浸半日，勿令灭气出。以白灰裹之，数易使干。又法：以米粥及糟曲等，并不及前法。**吴氏**云：侧子一名萈。神农、岐伯：有大毒。八月采，阴干。是附子角之大者，畏恶与附子同。**药性论**云：侧子，使。能治冷风湿痹，大风筋骨挛急。

图经曰　乌头、乌喙生朗陵山谷，天雄生少室山谷，附子、侧子生犍为山谷及广汉，今并出蜀土。然四品都是一种所产，其种出于龙州。种之法：冬至前，先将肥腴陆田耕五七遍，以猪粪粪之，然后布种，逐月耕耔，至次年八月后方成。其苗高三四尺已来，茎作四棱，叶如艾，花紫碧色，作穗，实小紫黑色，如桑椹。本只种附子一物，至成熟后有此四物，收时仍一处造酿方成。酿之法：先于六月内，踏造大、小麦曲，至收采前半月，预先用大麦煮成粥，后将上件曲造醋，候热淋去糟。其醋不用太酸，酸则以水解之。便将所收附子等去根须，于新洁瓮内淹浸七日，每日搅一遍，日足捞出，以弥疏筛摊之，令生白衣。后向慢风日中晒之百十日，以透干为度。若猛日晒，则皱而皮不附肉。其长三二寸者，为天雄，割削附子傍尖芽角为侧子，附子之绝小者亦名为侧子。元种者，母为乌头，其余大、小者皆为附子，以八角者为上。如方药要用，须炮令裂，去皮脐使之。绵州彰明县多种之，惟赤水一乡者最佳。然收采时月与本经所说不同，盖今时所种如此。其内地所出者，与此殊别，今亦稀用。谨按，本经"冬采为附子，春采为乌头"，而《广雅》云"奚毒，附子也。一岁为萴与侧同，二岁为乌喙，三岁为附子，四岁为乌头，五岁为天雄"。今一年种之，便有此五物，岂今人种莳之法，用力倍至，故尔繁盛也。虽然药力当缓，于岁久者耳。崔氏治寒疝心腹胁引痛，诸药不可近者，蜜煎乌头主之。以乌头五枚大者，去芒角及皮，四破，以白蜜一斤，煎令透润，取出焙干，捣筛，又以熟蜜丸，冷盐汤吞二十九如梧子，永除。又法：用煎乌头蜜汁，以桂枝汤五合解之。饮三合，不知加五合。其知者如醉，以为中病。《续传信方》治阴毒伤寒，烦躁，迷闷不主悟人，急者用大附子一个，可半两者，立劈作四片，生姜一大块，立劈作三片，如中指长，糯米一撮，三味以水一升，煎取六合，去滓，如人体温，顿服，厚衣覆之。或汗出，或不出，候心神定，即别服水解散。太白通关散之类，不得与冷水，如渴，更将滓煎与吃，今人多用有效，故详著之。

【陈藏器云　侧子，冷酒调服，治遍身风疹。

雷公云　侧子，只是附子傍有小颗。附子，如枣核者是。宜生用，治风疹神妙也。木鳖子，只是诸喙附雄乌侧中毗楟者，号曰木鳖子，不入药用。若服之，令人丧目。

　　【点评】侧子来源于乌头，但究竟是乌头根的哪一部分，则有两种说法，陶弘景等说为附子上的侧根或加工附子时切削的边角，《新修本草》《彰明附子记》等说为附子之小者或子根位置形状特殊者。按 *Aconitum carmichaeli* 植物子根为附子，而附子虽有若干瘤状突起，俗称丁包，但其上只有须根而基本不生侧根。因此古代商品中的侧子，应该是附子加工过程中削下的丁包，或个头较小的附子，故苏颂的意见十分正确："割削附子傍尖芽角为侧子，附子之绝小者亦名为侧子。"侧子主要是附子削下的边角，随着附子加工工艺的改变，其来源成了问题，至于以个头小的附子充侧子，因本品不出于《本草经》，故后世使用本来就少，且又与晚起的漏篮子相混，故被淘汰。

侧子之外还有漏篮子，别名虎掌，《本草纲目》"释名"说："此乃附子之琐细未成者，小而漏篮，故名。南星之最小者名虎掌，此物类之，故亦同名。《大明会典》载：四川成都府，岁贡天雄二十对，附子五十对，乌头五十对，漏篮二十斤。不知何用。""发明"项李时珍又说："按杨士瀛《直指方》云：凡漏疮年久者，复其元阳，当用漏篮子辈，加减用之。如不当用而轻用之，又恐热气乘虚变移结核，而为害尤甚也。又按《类编》云：一人两足生疮，臭溃难近。夜宿五夫人祠下，梦神授方：用漏篮子一枚，生研为末，入腻粉少许，井水调涂。依法治之，果愈。盖此物不堪服饵，止宜入疮科也。"

半夏　味辛，平，生微寒、熟温，有毒。**主伤寒寒热，心下坚，下气，喉咽肿痛，头眩，胸胀咳逆，肠鸣，止汗**，消心腹胸膈痰热满结，咳嗽上气，心下急痛坚痞，时气呕逆，消痈肿，堕胎，疗痿黄，悦泽面目。生令人吐，熟令人

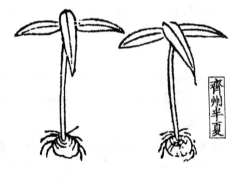

下。用之汤洗令滑尽。一名守田、**一名地文、一名水玉、一名示姑**。生槐里川谷。五月、八月采根，暴干。<small>射干为之使，恶皂荚，畏雄黄、生姜、干姜、秦皮、龟甲，反乌头。</small>

陶隐居云：槐里属扶风，今第一出青州，吴中亦有。以肉白者为佳，不厌陈久，用之皆先汤洗十许过，令滑尽，不尔，戟人咽喉。方中有半夏，必须生姜者，亦以制其毒故也。

唐本注云：半夏，所在皆有，生平泽中者，名羊眼半夏，圆白为胜，然江南者大乃径寸，南人特重之，顷来互用，功状殊异。问南人，说苗乃是由跋，陶注云"虎掌极似半夏"，注由

跋乃说鸢尾，于此注中似说由跋，三事混淆，陶终不识。**臣禹锡等谨按**，蜀本云：熟可以下痰。又，图经云：苗一茎，茎端三叶，有二根相重，上小下大，五月采则虚小，八月采实大。采得当以灰裹二日，汤洗暴干之。**药性论云**：半夏，使，忌羊血、海藻、饴糖，柴胡为之使，有大毒。汤淋十遍去涎方尽，其毒以生姜等分制而用之。能消痰涎，开胃健脾，止呕吐，去胸中痰满，下肺气，主咳结。新生者，摩涂痈肿不消，能除瘤瘿气。虚而有痰气，加而用之。**日华子**云：味痰、辛。治吐食反胃，霍乱转筋，肠腹冷痰疟。

  图经曰 半夏生槐里川谷，今在处有之，以齐州者为佳。二月生苗一茎，茎端出三叶，浅绿色，颇似竹叶而光，江南者似芍药叶。根下相重生，上大下小，皮黄肉白。五月、八月内采根，以灰裹二日，汤洗暴干。一云五月采者虚小，八月采者实大。然以圆白、陈久者为佳。其平泽生者甚小，名羊眼半夏。又由跋绝类半夏，而苗高近一二尺许，根如鸡卵大，多生林下，或云即虎掌之小者，足以相乱。半夏主胃冷呕哕，方药之最要。张仲景治反胃呕吐，大半夏汤：半夏三升，人参三两，白蜜一升，以水一斗二升和，扬之一百二十遍，煮取三升半，温服一升，日再。亦治膈间支饮。又主呕哕，谷不得下，眩悸，半夏加茯苓汤：半夏一升，生姜半斤，茯苓三两，切，以水七升，煎取一升半，分温服之。又主心下悸，半夏麻黄丸：二物等分，筛末蜜丸，大如小豆。每服三丸，日三。其余主寒厥赤丸，四逆呕吐，附子粳米汤及伤寒方。用半夏一升，洗去滑，焙干，捣末，小麦面一升，合和，以水搜令熟，丸如弹丸，以水煮令面熟则药成。初吞四五枚，日二，稍稍增至十五枚，旋煮旋服，觉病减，欲更重合亦佳。禁食饧与羊肉。

  【雷公云 凡使，勿误用白傍绳子，真似半夏，只是咬着微酸，不入药用。若修事半夏四两，用捣了白芥子末二两，头醋六两，二味搅令浊，将半夏投于中，洗三遍用之。半夏上有隙涎，若洗不净，令人气逆，肝气怒满。

  圣惠方 治时气，呕逆不下食：用半夏半两，汤浸洗七遍去滑，生姜一两同㓾碎，以水一大盏，煎至六分，去滓，分二服，不计时候温服。**又方**治蝎瘘五孔皆相通：半夏一分为末，以水调傅之。

  经验后方 正胃：半夏二两，天南星二两，上以为末，用水五升，入坛子内，与药搅匀，浸一宿，去清水，焙干，重碾令细。每服水二盏，药末二钱，姜三片同煎至八分，温服，至五服效。

  斗门方 治胸膈壅滞，去痰开胃：用半夏净洗焙干，捣罗为末，以生姜自然汁和为饼子，用湿纸裹，于慢火中煨令香熟。水两盏，用饼子一块如弹丸大，入盐半钱，煎取一盏，温服。能去胸膈壅逆，大压痰毒及治酒食所伤，其功极验。

  简要济众 治久积冷，不下食，呕吐不止，冷在胃中：半夏五两，洗过为末，每服二钱，白面一两，以水和搜，切作棋子，水煮面熟为度。用生姜、醋调和服之。

古今录验 治喉痹：半夏末方寸匕，鸡子一枚头开窍子，去内黄白，盛淳苦酒令小满，内半夏末着中，搅和鸡子内，以环子坐之，于炭上煎，药成置杯中，稍暖咽之。

钱相公箧中方 治蝎螫人，取半夏以水研涂之立止。

深师方 治伤寒病哕不止：半夏熟洗干末之，生姜汤服一钱匕。

子母秘录 治小儿腹胀：半夏少许洗，捣末，酒和丸如粟米大。每服二丸，生姜汤吞下。不差，加之，日再服。又若以火炮之为末，贴脐亦佳。**又方**治五绝，一曰自缢，二曰墙壁压，三曰溺水，四曰魇魅，五曰产乳。凡五绝，皆以半夏一两，捣筛为末，丸如大豆，内鼻中愈。心温者，一日可治。

产书 治产后运绝：半夏一两，捣为末，冷水和丸如大豆，内鼻孔中即愈。此是扁鹊法。

御药院 治膈壅风痰：半夏不计多少，酸浆浸一宿，温汤洗五七遍，去恶气，日中晒干，捣为末，浆水搜饼子，日中干之，再为末。每五两入生脑子一钱，研匀，以浆水浓脚丸鸡头大。纱袋盛，通风处阴干。每一丸，好茶或薄荷汤下。

紫灵元君南岳夫人内传 治卒死，半夏末如大豆许，吹鼻中。

衍义曰 半夏今人惟知去痰，不言益脾，盖能分水故也。脾恶湿，湿则濡而困，困则不能制水。经曰：湿胜则泻。一男子夜数如厕，或教以生姜一两碎之，半夏汤洗，与大枣各三十枚，水一升，瓷瓶中，慢火烧为熟水，时时呷，数日便已。

【点评】早期半夏品种未必与今用者一致，但至少从《名医别录》开始，提到半夏"生令人吐，熟令人下，用之汤洗令滑净"；陶弘景也说："用之皆先汤洗十许过，令滑尽，不尔戟人咽喉。"现代研究提示，生半夏所含2,4－二羟基苯甲醛葡萄糖苷有黏膜刺激作用，可以催吐，受热后此成分破坏，其他耐热成分则有止呕作用。至于两书提到的洗令"滑"尽，这当是形容半夏块茎中所含黏液细胞之黏液质。此外，《吴普本草》则在植物特征上对半夏有所描述："一名和姑，生微邱，或生野中。叶三三相偶，二月始生，白花圆上。"这基本符合今用天南星科半夏 *Pinellia ternata* 特征。

生姜能解半夏毒，故言半夏畏生姜、干姜。本书卷8生姜条黑盖子下引"唐崔魏公"云云，完整版的故事见《北梦琐言》

卷10："医者，意也，古人有不因切脉随知病源者必愈之矣。唐崔魏公铉镇渚宫，有富商船居，中夜暴亡，迨晓气犹未绝。邻房有武陵医士梁新闻之，乃与诊视，曰：此乃食毒也，三两日得非外食耶？仆夫曰：主公少出船，亦不食于他人。梁新曰：寻常嗜食何物？仆夫曰：好食竹鸡，每年不下数百只，近买竹鸡并将充馔。梁新曰：竹鸡吃半夏，必是半夏毒也。命捣姜揿汁，折齿而灌之，由是方苏。"

本条黑盖子下引《紫灵元君南岳夫人内传》，这是道教上清派经典，南岳夫人魏华存的仙真传记，本书卷首"证类本草所出经史方书"中之《南岳夫人传》即此，半夏、女青两条治卒死方引之。检《肘后备急方》卷一救卒中恶死方有此，云："半夏末如大豆，吹鼻中。"此后有陶弘景编辑《肘后百一方》时添加的按语："按此前救卒死四方，并后尸蹶事，并是《魏大夫传》中正一真人所说扁鹊受长桑公子法。寻此传出世，在葛后二十许年，无容知见，当是斯法久已在世，故或言楚王，或言赵王，兼立语次第，亦参差故也。"按语中的"魏大夫传"，即是"魏夫人传"之讹。《医说》卷10治卒死亦用此法。有云："刘太丞毗陵人，有邻家朱三，只有一子年三十一岁，忽然卒死，脉全无。请太丞治之。取齐州半夏细末一大豆许，纳鼻中，良久身微暖，气更苏，迤逦无事。人问：卒死，太丞单方半夏，如何活得死人？答曰：此南岳魏夫人方，出《外台秘要》。"

虎掌 味苦，温、微寒，有大毒。**主心痛，寒热结气，积聚伏梁，伤筋痿拘缓，利水道，除阴下湿，风眩。**生汉中山谷及冤句。二月、八月采，阴干。蜀漆为之使，恶莽草。

陶隐居云：近道亦有。形似半夏，但皆大，四边有子如虎掌。今用多破之或三四片尔，方药亦不正用也。**唐本注**云：此药是由跋宿者。其苗一茎，茎头一叶，枝丫（音鸦）胶（古协切）茎。根大者如拳，小者如鸡卵，都似扁柿，四畔有圆牙，看如虎掌，故有此名。其由跋是新根，犹大于半夏二三倍，但四畔无子牙尔。陶云"虎掌似半夏"，即由来以由跋为半夏；释由跋苗，全说莺尾，南人至今犹用由跋为半夏也。**臣禹锡等谨按**，蜀本图经云：其茎端有八九叶，花生茎间，根周围有芽，然若兽掌也。**吴氏云**：虎掌，神农、雷公：苦，无毒；岐伯、桐君：辛，有毒。立秋，九月采。**药性论云**：虎掌，使，味甘。不入汤服，治风眩目转，主疝瘕肠痛，主伤寒时疾，强阴。

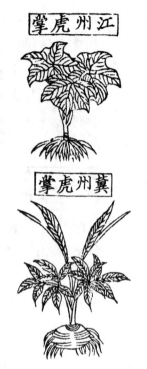

图经曰 虎掌生汉中山谷及冤句，今河北州郡亦有之。初生根如豆大，渐长大似半夏而扁，累年者，其根圆及寸，大者如鸡卵，周回生圆芽二三枚，或五六枚。三月、四月生苗，高尺余。独茎上有叶如爪，五六出分布，尖而圆。一窠生七八茎，时出一茎作穗，直上如鼠尾，中生一叶如匙，裹茎作房，傍开一口，上下尖，中有花，微青褐色。结实如麻子大，熟即白色，自落布地，一子生一窠。九月苗残取根，以汤入器中，渍五七日，汤冷乃易。日换三四遍，洗去涎，暴干用之。或再火炮。今冀州人菜园中种之，亦呼为天南星。江州有一种草，叶大如掌，面青背紫，四畔有芽如虎掌，生三五叶为一本，冬青，治心痛寒热积气，不结花实，与此名同，故附见之。

【点评】大约从唐代开始，几种来源于天南星科的药物——虎掌、由跋、天南星与半夏之间的关系变得含混不清，这为后世半夏的品种混乱埋下了伏笔。《新修本草》半夏条云："半夏所在皆有，生平泽中者名羊眼半夏，圆白为胜，然江南者大乃径寸，南人特重之，顷来互用，功状殊异。问南人，说苗乃是由跋，陶注云虎掌极似半夏，注由跋乃说莺尾，于此注中似说由跋。三事混淆，陶终不识。"苏敬这段话揭示了唐代半夏、由跋、虎掌相混淆的情况，但将混乱的原因归咎于陶弘景似非合理。

虎掌亦载于《本草经》，陶弘景与苏敬意见有分歧。按，陶弘景所说虎掌当是天南星科掌叶半夏 *Pinellia pedatisecta*，而苏敬提到虎掌的块茎"大者如拳，小者如鸡卵"，则远远超过 *Pinellia* 属块茎的标准，或许是同科魔芋 *Amorphophallus rivieri* 一类。宋代一度拨乱反正，《蜀本草》《本草图经》对虎掌植物的描述，以及《本草图经》所绘冀州虎掌药图，皆与陶弘景一样，直接指向掌叶半夏，其中尤以苏颂的叙述最为确切："初生根如豆大，渐长大似半夏而扁，累年者其根圆及寸，大者如鸡卵，周匝生圆牙二三枚，或五六枚。三四月生苗，高尺余，独茎，上有叶如爪，五六出分布，尖而圆。一窠生七八茎，时出一茎作穗，直上如鼠尾，中生一叶如匙，裹茎作房，傍开一口，上下尖，中有花，微青褐色，结实如麻子大，熟即白色，自落布地。一子生一窠。九月苗残取根，以汤入器中渍五七日，汤冷乃易，日换三四遍，洗去涎，暴干用之，或再火炮。今冀州人菜园中种之，亦呼为天南星。"看来宋代开始已有将掌叶半夏用作天南星的趋势，正因为此，《本草纲目》误将本品与天南星并为一条，更导致后世称此植物为"虎掌南星"，作天南星药材的混淆品。

由跋　主毒肿结热。

陶隐居云：本出始兴，今都下亦种之。状如乌翣而布地，花紫色，根似附子。苦酒摩涂肿，亦效。不入余药。唐本注云：由跋根，寻陶所注乃是鸢尾根，即鸢头也。由跋，今南人以为半夏，顿尔乖越，非惟不识半夏，亦不知由跋与鸢尾也。今按，陈藏器本草云：半夏高一二尺，生泽中熟地，根如小指，正圆，所谓羊眼半夏也。由跋苗高一二尺，似苣蒻，根如鸡卵，生林下，所谓由跋也。臣禹锡等谨按，蜀本图经云：春抽一茎，茎端直八九叶，根圆扁而肉白。

图经　文具半夏条下。

上由跋一种，古本所有，政和监本脱漏不载，今照依嘉祐监本补之于此。

【点评】由跋见于《名医别录》，陶弘景说："本出始兴，今都下亦种之。状如乌翣而布地，花紫色，根似附子。"简单的描述看不出为何物，苏敬则认为陶所言为鸢尾根，乃批评说："由跋根，寻陶所注，乃是鸢尾根，即鸢头也。由跋，今南人以为半夏，顿尔乖越，非惟不识半夏，亦不知由跋与鸢尾也。"无法评价苏敬的判断正确与否，但按照《新修本草》的意思，虎掌、由跋实为一物，即前面所引的虎掌"是由跋宿者"，而"由跋是新根"。既然苏敬所说的虎掌为魔芋，则由跋当是魔芋一年生最多二年生的幼苗，这由陈藏器《本草拾遗》对由跋的描述可为证明："由跋苗高一二尺，似茞蒻，根如鸡卵，生林下，所谓由跋也。"茞蒻正写作"蒟蒻"，为《开宝本草》新载，《本草图经》天南星条云："今由跋苗高一二尺，茎似蒟蒻而无班，根如鸡卵。"乃知由跋确是 *Amorphophallus rivieri* 的幼苗，其较小的块茎被冒充作半夏。

鸢尾 味苦，平，有毒，**主蛊毒邪气，鬼疰诸毒，破癥瘕积聚，大水，下三虫**，疗头眩，杀鬼魅。一名乌园。生九疑山谷。五月采。

陶隐居云：方家云是射干苗，无鸢尾之名，主疗亦异，当别一种物。方亦有用鸢头者，即应是其根，疗体相似，而本草不显之。**唐本注云**：此草叶似射干而阔短，不抽长茎，花紫碧色，根似高良姜，皮黄肉白。有小毒，嚼之戟人咽喉，与射干全别。人家亦种，所在有之。射干花红，抽茎长，根黄有白。今陶云由跋，正说鸢尾根、茎。**臣禹锡**等谨按，蜀本云：此草叶名鸢尾，根名鸢头，亦谓之鸢根。**又**，图经云：叶似射干，布地生。黑根似高良姜而节大，数个相连。今所在皆有。九月、十月采根，日干。

图经　文具射干条下。

【陈藏器云】　鸢尾，主飞尸游蛊著喉中，气欲绝者。以根削去皮，内喉中，摩病处，令血出为佳。

上鸢尾一种，古本所有，政和监本脱漏不载，今照依嘉祐监本补之于此。

【点评】《广雅·释草》云："鸢尾、乌萐，射干也。"此以鸢尾与射干为一物，陶弘景大约也是此意见，故谓方家云云。《本草经》鸢尾与射干各自一条，射干名乌扇、乌蒲、乌翣，鸢尾名乌园，名称或有一定联系，《本草经考注》谓"射干之急呼为鸢""乌园急呼亦为鸢"，似有道理。按，鸢尾科几种常见植物形状相似，花色不同，《新修本草》说鸢尾"花紫碧色"，其原

植物被考订为 *Iris tectorum*，主要源于《植物名实图考》的意见：
"鸢尾，《本经》下品。《唐本草》：花紫碧色，根似高良姜。此
即今之紫蝴蝶也。《花镜》谓之紫罗栏，误以其根为即高良姜，
三月开花，俗亦呼扁竹。李时珍以为射干之苗，今俗医多仍之。"
《本草图经》说射干花"黄红色"，为 *Belamcanda chinensis*。

　　由跋、鸢尾两条之末皆注释说："古本所有，政和监本脱漏
不载，今照依嘉祐监本补之于此。"这应该是张存惠重刻时所加
的按语，意即所据底本——政和六年（1116）曹孝忠奉敕校勘
的《政和新修经史证类备用本草》（即"政和监本"）此两条脱
漏，乃依据《嘉祐本草》补全。按，此说法小有错误，《嘉祐本
草》显然不会有《本草图经》的内容，鸢尾条后更不会有"黑
盖子"引陈藏器云云。张存惠所据者实为《经史证类大观本草》
（即《大观本草》），不知何故误说为"嘉祐监本"。

大黄 将军 **味苦，寒、大寒，无毒。主下瘀
血，血闭，寒热，破癥瘕积聚，留饮宿食，荡
涤肠胃，推陈致新，通利水谷，调中化食，安
和五脏，平胃下气，除痰实，肠间结热，心腹
胀满，女子寒血闭胀，小腹痛，诸老血留结。
一名黄良。生河西山谷及陇西。二月、八月采
根，火干。** 得芍药、黄芩、牡蛎、细辛、茯苓疗惊恚怒，心
下悸气。得消石、紫石英、桃仁疗女子血闭。黄芩为之使，无
所畏。

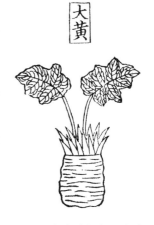

陶隐居云：今采益州北部汶山及西山者，虽非河西、陇西，好者犹为紫地锦色，味甚
苦涩，色至浓黑。西川阴干者胜；北部日干，亦有火干者，皮小焦不如而耐蛀堪久。此
药至劲利，粗者便不中服。最为俗方所重，道家时用以去痰疾，非养性所须也。将军之号，当取
其骏快矣。**唐本注**云：大黄，性湿润而易坏蛀，火干乃佳。二月、八月日不烈，恐不时燥，
即不堪矣。叶、子、茎并似羊蹄，但粗长而厚。其根细者亦似宿羊蹄，大者乃如碗，长二尺。
作时烧石使热，横寸截，著石上爆之一日，微燥，乃绳穿眼之，至干为佳。幽、并已北渐细，
气力不如蜀中者。今出宕州、凉州、西羌、蜀地皆有。其茎味酸，堪生啖，亦以解热，多食

不利人。陶称蜀地者不及陇西，误矣。**今按**，陈藏器本草云：大黄，用之当分别其力。若取和厚深沉，能攻病者，可用蜀中似牛舌片紧硬者；若取泻泄骏快，推陈去热，当取河西锦纹者。凡有蒸、有生、有熟，不得一概用之。**臣禹锡等谨按**，蜀本云：叶似蓖麻，根如大芋，傍生细根如牛蒡，小者亦似羊蹄。**又云**，图经云：高六七尺，茎脆。**药性论云**：蜀大黄，使，去寒热，忌冷水，味苦、甘。消食，炼五脏，通女子经侯，利水肿，能破痰实，冷热，结聚宿食，利大小肠，贴热毒肿，主小儿寒热时疾，烦热蚀脓，破留血。**日华子云**：通宣一切气，调血脉，利关节，泄壅滞水气，四肢冷热不调，温瘴热疾，利大小便。并傅一切疮疖痈毒。廓州马蹄峡中者次。

图经曰 大黄生河西山谷及陇西，今蜀川、河东、陕西州郡皆有之。以蜀川锦文者佳，其次秦陇来者，谓之土蕃大黄。正月内生青叶，似蓖麻，大者如扇。根如芋，大者如碗，长一二尺，傍生细根如牛蒡，小者亦如芋。四月开黄花，亦有青红似荞麦花者。茎青紫色，形如竹。二月、八月采根，去黑皮，火干。江淮出者曰土大黄，二月开花结细实。又鼎州出一种羊蹄大黄，疗疥瘙甚效。初生苗叶如羊蹄，累年长大，即叶似商陆而狭尖。四月内于押条上出穗，五七茎相合，花叶同色。结实如荞麦而轻小，五月熟即黄色，亦呼为金荞麦。三月采苗，五月收实，并阴干。九月采根，破之亦有锦文，日干之，亦呼为土大黄。凡收大黄之法，苏恭云："作时烧石使热，横寸截，著石上爆之一日，微燥，乃绳穿眼之至干。"今土蕃大黄往往作横片，曾经火爆；蜀大黄乃作紧片如牛舌形，谓之牛舌大黄。二者用之皆等。本经称大黄"推陈致新"，其效最神，故古方下积滞多用之。张仲景治伤寒，用处尤多。又有三物备急丸，司空裴秀为散，用疗心腹诸疾，卒暴百病。其方用大黄、干姜、巴豆各一两，须精新好者，捣筛，蜜和，更捣一千杵，丸如小豆，服三丸，老小斟量之。为散不及丸也。若中恶客忤，心腹胀满，卒痛如锥刀刺痛，气急口噤，停尸卒死者，以暖水若酒服之。若不下，捧头起灌令下喉，须臾差。未知，更与三丸，腹当鸣转，即吐下，便愈。若口已噤，亦须折齿灌之，药入喉即差。崔知悌疗小儿无辜闪癖，瘰疬，或头干黄耸，或乍痢乍差，诸状多者，皆大黄煎主之。大黄九两，锦文新实者，若微朽即不中用，削去苍皮乃秤，捣筛为散。以上好米醋三升和之，置铜碗于大铛中，浮汤上，炭火煮之，火不用猛，又以竹木篦搅药候任丸乃停，于小瓷器中贮。儿年三岁一服七丸，如梧子，日再服，当以下青赤脓为度。若不下脓，或下脓少者，稍稍加丸。下脓若多，丸又须减。病重者或七八剂方尽根本。大人、小儿，以意量之。此药惟下脓宿结，不令儿利。须禁食毒物。食乳者，乳母亦同忌法。崔元亮《海上方》治腰脚冷风气。以大黄二大两，切如棋子，和少酥炒令酥，尽入药中，切不得令黄焦则无力，捣筛为末，每日空腹以水大三合，入生姜两片如钱，煎十余沸去姜，取大黄末两钱，别置碗子中，以姜汤调之，空腹顿服。如有余姜汤，徐徐呷之令尽，当下冷脓及恶物等，病即差止。古人用毒药攻病，必随人之虚实而处置，非一切而用也。姚僧垣初仕，梁武帝因发热欲服大黄。僧垣曰：大黄乃是快药，至尊年高，不可轻用。帝弗从，几至委顿。元帝常有心腹疾，诸医咸谓宜用平药，可渐宣通。僧垣曰：脉洪而实，此有宿妨，非用大黄无差理。帝从而遂愈。以此言之，今医用一毒药而攻众病，其偶中病，便谓此方之神奇；其差误，乃不言用药之失，如此者众矣，可不戒哉？

【**唐本云**　叶似蓖麻，根如大芋，傍生细根如牛蒡。《图经》云：高六七尺，茎脆味酸，醒酒。

雷公云　凡使细切，内文如水旋斑紧重，剉蒸，从巳至未，晒干，又洒腊水蒸，从未至亥。如此蒸七度。晒干，却洒薄蜜水再蒸一伏时。其大黄擘如乌膏样，于日中晒干用之为妙。

圣惠方　治时气发豌豆疮：用川大黄半两微炒，以水一大盏煎至七分，去滓，分为二服。**又方**热病狂语及诸黄：用川大黄五两剉炒微赤，捣为散，用腊月雪水五升煎如膏，每服不计时候，冷水调下半匙。

外台秘要　疗癣方：大黄十两，杵筛，醋三升，和匀，白蜜两匙煎，堪丸如梧桐子大。一服三十丸，生姜汤吞下，以利为度，小者减之。

千金方　治产后恶血冲心，或胎衣不下，腹中血块等：用锦纹大黄一两，杵罗为末，用头醋半升同熬成膏，丸如梧桐子大。患者用温醋七分盏化五丸，服之，良久下。亦治马坠内损。

千金翼　治妇人血癖痛：大黄三两捣筛，以酒二升，煮十沸，顿服。

经验后方　解风热，疏积热风壅，消食，化气导血，大解壅滞：大黄四两，牵牛子四两，半生半熟，为末，炼蜜丸如梧子大。每服茶下一十丸，如要微动，吃十五丸。冬月中最宜服，并不搜搅人。

梅师方　治卒外肾偏肿疼痛：大黄末和醋涂之，干即易之。

斗门方　治腰痛：用大黄半两，更入生姜半两，同切如小豆大，于铛内炒令黄色，投水两碗，至五更初顿服，天明取下，腰间恶血物用盆器盛如鸡肝样，即痛止。

简要济众　治吐血：川大黄一两，捣罗为散。每服一钱，以生地黄汁一合，水半盏煎三五沸，无时服。

广利方　治骨节热，积渐黄瘦：大黄四分，以童子小便五大合，煎取四合，去滓，空腹分为两服，如人行四五里再服。

伤寒类要　疗急黄病：大黄粗切二两，水三升半渍一宿，平旦煎绞汁一升半，内芒消二两绞服，须臾当快利。

姚和众　治小儿脑热常闭目：大黄一分粗剉，以水三合浸一宿，一岁儿每日与半合服，余者涂顶上，干即更涂。

别说云　谨按，大黄收采时，皆以火烧石爆干，欲速货卖，更无生者，用之不须更多炮炙，少蒸煮之类也。

衍义曰　大黄损益，前书已具。仲景治心气不足，吐血、衄血，泻心汤用大黄、黄芩、黄连。或曰：心气既不足矣，而不用补心汤，更用泻心汤，何也？答曰：若心气独不足，则不当须吐衄也。此乃邪热，因不足而客之，故吐衄。以苦泄其热，就以苦补其心，盖两全之。有是证者用之无不效，量虚实用药。

【点评】大黄以色得名，《名医别录》《吴普本草》皆有别名"黄良"，《广雅·释草》云："黄良，大黄也。"《本草经》谓其有"荡涤肠胃，推陈致新"之功，又名"将军"，陶弘景解释说："此药至劲利，粗者便不中服，最为俗方所重，道家时用以去痰疾，非养性所需也。将军之号，当取其骏快也。"《吴普本草》对大黄的植物形态有详细描述："二月卷生，生黄赤叶，四四相当，黄茎，高三尺许，三月华黄，五月实黑。三月采根，根有黄汁，切，阴干。"陶弘景谈到大黄药材"好者犹作紫地锦色"，再结合《本草经》以来历代医方本草对大黄泻下作用的强调，可以肯定此种大黄是蓼科大黄属（*Rheum*）掌叶组植物，所含结合型蒽醌口服后具有接触性泻下作用。至于早期药用大黄的具体来源，难于确指，但根据产地分析，今用三品种大致包括在内。

值得注意者，《新修本草》对大黄植物形态的描述十分另类，苏敬云："（大黄）叶子茎并似羊蹄，但粗长而厚，其根细者，亦似宿羊蹄，大者乃如碗，长二尺。作时烧石使热，横寸截，著石上爆之，一日微燥，乃绳穿眼之，至干为佳。幽、并已北渐细，气力不如蜀中者。今出宕州，凉州、西羌、蜀地皆有。其茎味酸，堪生啖，亦以解热，多食不利人。"按，羊蹄为蓼科酸模属植物 *Rumex japonicus*，叶形与今三种正品大黄差别甚大，尤其文中提到一种产于幽并（今河北、山西），而且"茎味酸，堪生啖，亦以解热，多食不利人"的大黄，恐怕是波叶组的华北

大黄 *Rheum franzenbachii* 或河套大黄 *Rheum hotaoense*，甚至有可能就是酸模属（*Rumex*）植物而被苏敬误认。

尽管苏敬的认识可能有误，但唐代所用大黄仍主要以 *Rheum* 属掌叶组植物为主，这由《本草拾遗》的记载可为证明："大黄，用之当分别其力，若取和厚深沉能攻病者，可用蜀中似牛舌片紧硬者。若取泻泄骏快，推陈去热，当取河西锦文者。"其产蜀中似牛舌片者，当是今之南大黄一类，泻下作用相对温和，而"河西锦文"者，则是今之北大黄，泻下力强。

涉及大黄药用，许叔微《伤寒发微论》云："大黄虽为将军，然荡涤蕴热，推陈致新，在伤寒乃为要药，但欲用之当尔。大柴胡汤中不用，诚脱误也。王叔和云：若不加大黄，恐不名大柴胡。须是酒洗、生用为有力。昔后周姚僧坦，名善医，帝因发热，欲服大黄。僧坦曰：大黄乃是快药，然至尊年高，不宜轻用。帝弗从，遂至危笃。及元帝有疾召诸医，咸谓至尊至贵，不可轻脱，宜用平药，可渐宣通。僧坦曰：脉洪而实，此有宿食，非用大黄，必无差理。元帝从之，果下宿食而愈。此明夫用与不用之异也。"

又可注意的是，大黄条《嘉祐本草》引《蜀本草》云："叶似蓖麻，根如大芋，傍生细根如牛蒡，小者亦似羊蹄。"又引《蜀本草·图经》说："高六七尺，茎脆。"而黑盖子下唐慎微引"唐本"云："叶似蓖麻，根如大芋，傍生细根如牛蒡。"又，《图经》云："高六七尺，茎脆。味酸，醒酒。"完全一致。由此猜测，唐慎微所称的"唐本""唐本注"，其实是后蜀韩保升修订的《重广英公本草》，即《蜀本草》。

葶苈 味辛、苦，寒、大寒，无毒。**主癥瘕积聚结气，饮食寒热，破坚逐邪，通利水道**，下膀胱水，伏留热气，皮间邪水上出，面目浮肿，身暴中风热痱_{音沸}痒，利小腹。久服令人虚。一名丁历、一名亶音典蒿、一名大室、一名大适。生藁城平泽及田野。立夏后采实，阴干。得酒良。榆皮为之使，恶僵蚕、石龙芮。

陶隐居云：出彭城者最胜，今近道亦有。母则公荠，子细黄至苦，用之当熬。**今按**，此药亦疗肺壅上气咳嗽，定喘促，除胸中痰饮。**臣禹锡等谨按，蜀本云**：苗似荠草，春末生，高二三尺，花黄，角生子黄细。五月熟，采子暴干。**药性论**云：葶苈，臣，味酸，有小毒。能利小便，抽肺气上喘息急，止嗽。**尔雅**云：蕈，亭历。注：实、叶皆似芥，一名狗荠。**日华子**云：利小肠，通水气虚肿。

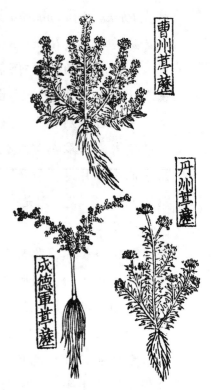

图经曰 葶苈生藁城平泽及田野，今京东、陕西、河北州郡皆有之，曹州者尤胜。初春生苗叶，高六七寸，有似荠。根白，枝茎俱青。三月开花，微黄。结角，子扁小如黍粒微长，黄色。立夏后采实，暴干。《月令》"孟夏之月，靡草死"，许慎、郑康成注皆云"靡草，荠、葶苈之属"是也。至夏则枯死，故此时采之。张仲景治肺痈，喘不得卧，葶苈大枣泻肺汤主之。葶苈炒黄色，捣末为丸，大如弹丸。每服用大枣二十枚，水三升，煎之取二升，然后内一弹丸更煎，取一升，顿服之。支饮不得息亦主之。崔知悌方疗上气咳嗽，长引气不得卧，或遍体气肿，或单面肿，或足肿，并主之。葶苈子三升，微火熬，捣筛为散，以清酒五升渍之，冬七日，夏三日。初服如桃许大，日三夜一，冬日二夜二。量其气力，取微利一二为度。如患急困者，不得待日满，亦可以绵细绞即服。其葶苈单茎向上，叶端出角，角粗且短。又有一种苟芥草，叶近根下作奇，生角细长。取时必须分别前件二种也。又《箧中方》治嗽含膏丸：曹州葶苈子一两，纸衬熬令黑，知母一两，贝母一两，三物同捣筛，以枣肉半两，别销沙糖一两半，同入药中和为丸，大如弹丸。每服以新绵裹一丸，含之徐徐咽津，甚者不过三丸。今医亦多用。

【**雷公云** 凡使，勿用赤须子，真相似葶苈子，只是味微甘苦，葶苈子入顶苦。凡使，以糯米相合，于焙上微微焙，待米熟，去米，单捣用。

圣惠方 治上气喘急，遍身浮肿：用甜葶苈一升，隔纸炒令紫色，捣令极细，用生绢袋盛，以清酒五升浸三日后，每服抄一匙，用粥饮调下，日三四服。**又方**治支饮久不差，大腹水肿，喘促不止：用甜葶苈三两，隔纸炒令紫色，捣如膏。每服丸如弹子大，以水一中盏，入枣四枚，煎至五分去滓，非时服。

外台秘要 治食饮不得息：葶苈子三两，熬令黄，捣为末，以水三升煮，大枣三十枚，得汁一升内药中。每服如枣大，煎取七合顿服。

千金方 治腹胀积聚癥痕：葶苈子一升熬，以酒五升浸七日。日服三合。

千金翼 治头风：捣葶苈子，以汤淋取汁洗头上。

经验方 河东裴氏传，经效治水肿及暴肿：葶苈三两，杵六千下，令如泥。即下汉防己末四两，取绿头鸭就药臼中截头，沥血于臼中，血尽，和鸭头更捣五千下，丸如梧桐子。患甚者，空腹白汤下十丸，稍可者五丸，频服，五日止。此药利小便，有效如神。

梅师方 治遍身肿满，小便涩：葶苈子二两，大枣二十枚，以水一大升，煎取一小升，去枣，内葶苈于枣汁煎，丸如梧子，饮下十丸。**又方**治肺壅气喘急不得卧：葶苈子三两炒，大枣三十枚，水三升煮枣，取二升，又煎取一升，去滓，并，二服。

简要济众 治小儿水气腹肿，兼下痢脓血，小便涩：葶苈子半两，微炒捣如泥，以枣肉和捣为丸如绿豆大，每服五丸，枣汤下，空心、晚后量儿大小，加减服之。

续十全方 治一切毒入腹不可疗及马汗：用葶苈子一两炒研，以水一升浸汤服，取下恶血。

崔氏 治水气：葶苈三两，以物盛，甑上蒸令熟，即捣万杵，若丸得如梧桐子，不须蜜和。一服五丸，渐加至七丸，以得微利即佳。不可多服，令人不堪美食。若气发，又服之，得利，气下定即停。此方治水气无比。萧驸马患水肿，惟服此得差。

伤寒类要 治肾瘅唇干，以葶苈主之。

子母秘录 治小儿白秃：葶苈捣末，以汤洗讫涂上。

姚和众 治孩儿蛔虫：葶苈子一分，生为末用，以水三合，煎取一合，一日服尽。

衍义曰 葶苈用子，子之味有甜、苦两等，其形则一也。经既言"味辛苦"，即甜者不①复更入药也。大概治体皆以行水走泄为用，故曰"久服令人虚"，盖取苦泄之义，其理甚明。《药性论》所说尽矣，但不当言味酸。

【点评】葶苈是常见植物，故《月令》用它来作为物候标志，即所谓"孟夏之月靡草死"者。《五十二病方》与《急就篇》皆写作"亭历"，《尔雅》"蕈，亭历"，郭璞注："实、叶皆似芥，

---

① 不：底本作"于"，据《本草衍义》改。

一名狗荠。"陶弘景云："母则公荠。"不详其意，据《经典释文》云："今江东人呼为公荠。"

葶苈子为治疗水肿喘息（从症状看应该包括现代心源性哮喘在内）的要药，属十字花科植物独行菜 Lepidium apetalum 等，种子含有微量强心苷，能改善心衰患者肺水肿状态，缓解喘息症状。独行菜应即"苦葶苈子"的主要来源，该用法也是多数文献强调使用"苦葶苈子"的原因。至于文献提到味甜的葶苈子，则似十字花科印度蔊菜 Rorippa indica 之类。

桔梗 味辛、苦，微温，有小毒。主胸胁痛如刀刺，腹满肠鸣幽幽，惊恐悸气，利五脏肠胃，补血气，除寒热风痹，温中消谷，疗喉咽痛，下蛊毒。一名利如、一名房图、一名白药、一名梗草、一名荠苨。生嵩高山谷及冤句。二八月采根，暴干。节皮为之使。得牡蛎、远志疗恚怒。得消石、石膏疗伤寒。畏白及、龙眼、龙胆。

陶隐居云：近道处处有，叶名隐忍。二三月生，可煮食之。桔梗疗蛊毒甚验，俗方用此，乃名荠苨。今别有荠苨，能解药毒，所谓乱人参者便是。非此桔梗，而叶甚相似，但荠苨叶下光明、滑泽、无毛为异，叶生又不如人参相对者尔。唐本注云：人参苗似五加阔短，茎圆，有三四桠，桠头有五叶。陶引荠苨乱人参，谬矣。且荠苨、桔梗，又有叶差互者，亦有叶三四对者，皆一茎直上。叶既相乱，惟以根有心、无心为别尔。臣禹锡等谨按，药性论云：桔梗，臣，味苦，平，无毒。能治下痢，破血，去积气，消积聚痰涎，主肺气气促嗽逆，除腹中冷痛，主中恶及小儿惊痫。日华子云：下一切气，止霍乱转筋，心腹胀痛，补五劳，养气，除邪辟温，补虚，消痰破癥瘕，养血排脓，补内漏及喉痹，瘫毒以白粥解。

图经曰 桔梗生嵩高山谷及冤句，今在处有之。根如小指大，黄白色。春生苗，茎高尺余。叶似杏叶而长椭，四叶相对而生，嫩时亦可煮食之。夏开花紫碧色，颇似牵牛子

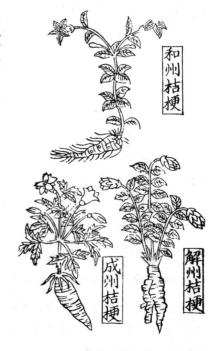

花，秋后结子。八月采根，细剉暴干用。叶名隐忍。其根有心，无心者乃荠苨也。而荠苨亦能解毒，二物颇相乱，但荠苨叶下光泽无毛为异。关中桔梗，根苗颇似蜀葵根，茎细青色，叶小青色，似菊花叶。古方亦单用之，《古今录验》疗卒中蛊下血如鸡肝者，昼夜出血石余，四脏皆损，惟心未毁，或鼻破待死者。取桔梗捣屑，以酒服方寸匕，日三。不能下药，以物拗口开灌之。心中当烦，须臾自定，服七日止。当食猪肝臛以补之，神良。《集验方》疗胸中满而振寒，脉数，咽燥，不渴，时时出浊唾腥臭，久久吐脓如粳米粥，是肺痈。治之以桔梗、甘草各二两，炙，以水三升，煮取一升。分再服，朝暮吐脓血则差。

【雷公云 凡使，勿用木梗，真似桔梗，咬之只是腥涩不堪。凡使，去头上尖硬二三分已来，并两畔附枝子。于槐砧上细剉，用百合水浸一伏时，漉出，缓火熬令干用。每修事四两，用生百合五分捣作膏，投于水中浸。

圣惠方 治马喉痹并毒气壅塞：用桔梗二两去芦头剉，以水三大盏，煎至一盏，去滓，不计时分温三服。**又方** 妊娠中恶，心腹疼痛：用桔梗一两细剉，水一中盏，入生姜三片，煎至六分去滓，非时温服。

外台秘要 治卒客忤停尸不能言者：烧桔梗二两，末，米饮服，仍吞麝香如大豆许，佳。

千金方 治喉闭并毒气：桔梗二两，水三升，煮取一升，顿服。**又方** 鼻衄方：桔梗为末，水服方寸匕，日四五，亦止吐下血。

百一方 若被打击，瘀血在肠内，久不消，时发动者：取桔梗末，熟水下刀圭。

经验后方 治骨槽风，牙疼肿：桔梗为末，枣瓤和丸如皂子大，绵裹咬之。肿则荆芥汤漱之。

简要济众 治痰嗽喘急不定：桔梗一两半，捣罗为散，用童子小便半升，煎取四合，去滓温服。

子母秘录 治小儿卒客忤死：烧桔梗末，三钱匕饮服。

杜壬 治上焦有热，口舌咽中生疮，嗽有脓血：桔梗一两，甘草二两，右为末，每服二钱，水一盏，煎六分去滓，温服，食后细呷之，亦治肺壅。

梅师方 治卒蛊毒，下血如鹅肝，昼夜不绝，脏腑败坏：桔梗捣汁，服七合佳。

衍义曰 桔梗治肺热气奔促、嗽逆，肺痈排脓。陶隐居云："俗方用此，乃名荠苨，今别有荠苨，所谓乱人参者便是，非此桔梗也。"唐本注云："陶引荠苨乱人参，谬矣。"今详之，非也。陶隐居所言，其意止以根言之，所以言乱人参；唐本注却以苗难之，乃本注误矣。

【点评】本草桔梗一名荠苨，遂成聚讼，《本草纲目》"集解"项李时珍说得明白："桔梗、荠苨乃一类。有甜苦二种。故本经桔梗一名荠苨。而今俗呼荠苨为甜桔梗也。"《本草图经》所绘3幅桔梗图例，和州桔梗、解州桔梗应该都是桔梗科植物桔梗 *Platycodon grandiflorus*；而成州桔梗似为沙参属植物，如荠苨 *Adenophora trachelioides* 之类。据《救荒本草》桔梗条说："根如手指大，黄白色。春生苗，茎高尺余，叶似杏叶而长椭，四叶相对而生，嫩时亦可煮食。开花紫碧色，颇似牵牛花，秋后结子。叶名隐忍。其根有心，无心者乃荠苨也。"所绘图例即是桔梗 *Platycodon grandiflorus*，这一直是桔梗药用之主流。

《伤寒论》桔梗汤治咽喉病常用，《本草纲目》"发明"项说："治肺痈唾脓，用桔梗、甘草，取其苦辛清肺，甘温泻火，又能排脓血、补内漏也。其治少阴证二三日咽痛，亦用桔梗、甘草，取其苦辛散寒，甘平除热，合而用之，能调寒热也。后人易名甘桔汤，通治咽喉口舌诸病。宋仁宗加荆芥、防风、连翘，遂名如圣汤，极言其验也。按王好古《医垒元戎》载之颇详，云失音加诃子，声不出加半夏，上气加陈皮，涎嗽加知母、贝母，咳渴加五味子，酒毒加葛根，少气加人参，呕加半夏、生姜，唾脓血加紫菀，肺痿加阿胶，胸膈不利加枳壳，心胸痞满加枳实，目赤加栀子、大黄，面肿加茯苓，肤痛加黄芪，发斑加防风、荆芥，疫毒加鼠粘子、大黄，不得眠加栀子。"宋晁补之《春雪监中即事》有句"肺病恶寒望劝酬，桔梗作汤良可沃"，即桔梗汤所主之证。

莨音浪**菪**音荡**子** 味苦、甘，寒，有毒。**主齿痛出虫，肉痹拘急，使人健行，见鬼，疗癫狂风痫，颠倒拘挛。多食令人狂走。久服轻身，走及奔马，强志益力，通神。一名横唐、一名行唐。**生海滨川谷及雍州。五月采子。

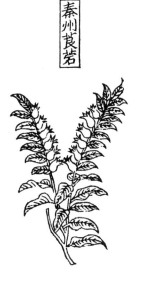
秦州莨菪

陶隐居云：今处处有。子形颇似五味核而极小。惟入疗癫狂方用。寻此乃不可多食过剂尔，久服自无嫌。通神健行，足为大益，而仙经不见用。今方家多作"狼蓎"。**今按**，陈藏器本草云：莨菪子，主痃癖，安心定志，聪明耳目，除邪逐风，变白，性温不寒。取子洗暴干，隔日空腹水下一指捻。勿令子破，破即令人发狂。亦用小便浸之令泣，小便尽，暴干，依前服之。**臣禹锡等谨按，蜀本**图经云：叶似王不留行、菘蓝等。茎叶有细毛，花白，子壳作罂子形，实扁细，若粟米许，青黄色。所在皆有。六月、七月采子，日干。**药性论**云：莨菪亦可单用，味苦、辛，微热，有大毒。生能泻人，见鬼，拾针狂乱；热炒止冷痢。主齿痛，虫中牙孔，子咬之虫出。石灰清煮一伏时，掬出，去芽暴干。以附子、干姜、陈橘皮、桂心、厚朴为丸。去一切冷气，积年气痢，甚温暖。热发用绿豆汁解之。焦炒碾细末，治下部脱肛。**日华子**云：温，有毒。甘草、升麻、犀角并能解之。烧熏虫牙及洗阴汗。

图经曰 莨菪子生海滨川谷及雍州，今处处有之。苗茎高二三尺，叶似地黄、王不留行、红蓝等，而三指阔，四月开花，紫色，苗、英、茎有白毛。五月结实，有壳作罂子状，如小石榴，房中子至细，青白色，如米粒。一名天仙子。五月采子，阴干。谨按，本经云莨菪性寒，后人多云大热，而《史记·淳于意传》云："淄川王美人怀子而不乳，意饮以浪荡药一撮，以酒饮之，旋乳。"且不乳岂热药所治。又古方主卒癫狂亦多单用莨菪，不知果性寒邪？《小品》载治癫狂方云：取莨菪三升作末，酒一升渍数日，出捣之。以向汁和绞去滓，汤上煎令可丸，服如小豆三丸，日三。当觉口面急，头中有虫行，额及手足有赤色处，如此并是差候。未知再服，取尽，神良。又《箧中方》主肠风，莨菪煎：取莨菪实一升，治之。暴干捣筛，生姜半斤取汁，二物相合，银锅中更以无灰酒二升投之，上火煎令如稠饧，即旋投酒，度用酒可及五升以来，即止煎。令可丸，大如梧子，每旦酒饮通下三丸，增至五七丸止。若丸时粘手，则菟丝粉衬隔。煎熬切戒火紧，则药易焦而失力矣。初服微热，勿怪。疾甚者，服过三日，当下利。疾去，利亦止。绝有效。

【雷公云】 凡使，勿令使苍菪子，其形相似，只是服无效，时人多用杂之。其苍菪子色微赤。若修事十两，以头醋一镒，煮尽醋为度。却用黄牛乳汁浸一宿，至明看牛乳汁黑，即是莨菪子。大毒。晒干别捣重筛用。勿误服，冲人心大烦闷，眼生暹火。

别说云 谨按，莨菪之功，未见如所说，而其毒有甚。煮一二日而芽方生，用者宜审之。

【点评】莨菪两字异写甚多，如莨蓫、蒗蓫、莨蓎、浪荡，以及陶弘景说写作"狼蓎"，包括别名横唐、行唐在内，这些异写和别名应该都是谐音。《本草纲目》"释名"项解释说"其子服之，令人狂浪放宕，故名"，应该是正确的。《本草经考注》云："盖莨蓎者，令狂之义。故凡令人狂之草，皆谓之莨蓎，非一种也。犹钩人吻之草，并皆谓之钩吻之例。"其说恐非，钩吻的问题详该条，《本草经》以来谈论莨菪见鬼"令人狂走"等致幻作用，应该都是指茄科莨菪属植物如莨菪 *Hyoscyamus niger* 之类所含莨菪碱类生物碱的中枢活性。《本草纲目》"集解"项李时珍说："张仲景《金匮要略》言，菜中有水莨菪，叶圆而光，有毒，误食人狂乱，状如中风，或吐血，以甘草汁解之。"《植物名实图考》云："莨菪，《本经》下品。一名天仙子。《图经》著其形状功用，且引《史记》淳于意以莨菪酒饮王夫人事。别说谓功未见如所说，而其毒有甚。盖见鬼拾针性近邪魔，而古方以治癫狂。岂不癫狂者服之而狂，癫狂者服之而止。亦从治之义耶？旧时白莲教以药饮所掠民，使之杀人为快。与李时珍所纪妖僧迷人事相类，疑即杂用此药。"皆是如此。

草蒿 味苦，寒，无毒。主疥瘙痂痒恶疮，杀虱，留热在骨节间，明目。一名青蒿、一名方溃。生华阴川泽。

陶隐居云：处处有之。即今青蒿，人亦取杂香菜食之。**唐本注**云：此蒿生挼傅金疮，大止血生肉，止痛，良。**今按**，陈藏器本草云①：草蒿主鬼气尸疰伏连，妇人血气，腹内满及冷热久痢。秋冬用子，春夏用苗，并捣绞汁服。亦暴干为末，小便中服。如觉冷，用酒煮。又烧为灰，纸八九重淋取汁，和石灰去息肉、黡子。**臣禹锡等谨按**，蜀本图经云：叶似茵蔯蒿而背不白，高四尺许。四月、五月采苗，日干。江东人呼为䕠蒿，为其臭似䕠，北人呼为青蒿。**尔雅**云：蒿，菣。释曰：蒿一名菣。《诗·小雅》云"食野之蒿"，陆机云：青蒿也。荆、豫之间，汝南、汝阴皆云菣。孙炎云：荆楚之间谓蒿为菣。郭云：今人呼青蒿香中炙啖者为菣。是也。**日华子**云：青蒿，补中益气，轻身补劳，驻颜色，长毛发，发黑不

①　云：底本脱，据刘甲本补。

老，兼去蒜发，心痛，热黄，生捣汁服并傅之。泻痢，饭饮调末五钱匕。烧灰和石灰煎，治恶毒疮。并茎亦用。**又云**，子味甘，冷，无毒。明目，开胃。炒用治劳，壮健人。小便浸用治恶疥癣风疹，杀虱煎洗。**又云**，臭蒿子，凉，无毒。治劳，下气开胃，止盗汗及邪气鬼毒。又名草蒿。

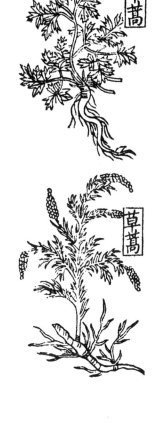

图经曰　草蒿即青蒿也。生华阴川泽，今处处有之。春生苗，叶极细嫩，时人亦取杂诸香菜食之。至夏高三五尺，秋后开细淡黄花，花下便结子，如粟米大，八九月间采子，阴干。根、茎、子、叶并入药用，干者炙作饮，香尤佳。青蒿亦名方溃。凡使子勿使叶，使根勿使茎，四者若同，反以成疾。得童子小便浸之，良。治骨蒸热劳为最。古方多单用者。葛氏治金刃初伤，取生青蒿捣傅上，以帛裹创，血止即愈。崔元亮《海上方》疗骨蒸鬼气：取童子小便五大斗澄过，青蒿五斗，八九月拣带子者最好，细剉，二物相和，内好大釜中，以猛火煎，取三大斗去滓，净洗釜令干，再泻汁安釜中，以微火煎，可二大斗，即取猪胆十枚相和，煎一大斗半，除火待冷，以新瓷器盛。每欲服时，取甘草二三两熟炙，捣末，以煎和捣一千杵为丸，空腹粥饮下二十丸，渐增至三十丸止。

【雷公云】　凡使唯中为妙，到膝即仰，到腰即俯。使子勿使叶，使根勿使茎，四件若同使，翻然成痼疾。采得叶不计多少，用七岁儿童七个溺浸七日七夜后，滤出，晒干用之。

食疗云　青蒿，寒。益气长发，能轻身补中，不老明目，煞风毒。捣傅疮上，止血生肉。最早春便生，色白者是。自然香醋淹为菹，益人。治骨蒸，以小便渍一两宿，干，末为丸，甚去热劳。又，鬼气，取子为末，酒服之方寸匕，差。烧灰淋汁，和石灰煎，治恶疮瘢靥。

百一方　治蜂螫人：嚼青蒿傅疮上，即差。

斗门方　治丈夫、妇人劳瘦：青蒿细剉，水三斗，童子小便五升同煎，取二升半去滓，入器中煎成膏，丸如梧桐子大，空心，临卧以温酒吞下二十丸。

衍义曰　草蒿今青蒿也，在处有之，得春最早，人剔以为蔬，根赤叶香。今人谓之青蒿，亦有所别也，但一类之中，又取其青色者。陕西、绥、银之间有青蒿，在蒿丛之间，时有一两棵，迥然青色，土人谓之为香蒿。茎叶与常蒿同，但常蒿色淡青，此蒿色深青。犹青故，气芬芳，恐古人所用以深青者为胜，不然，诸蒿何尝不青。

【点评】《本草经》言草蒿一名青蒿，其与今天青蒿物种之间是何关系，难于定论。客观而言，从《神农本草经》直至宋代本草中的青蒿品种都不很固定，且各种证据间颇有抵牾之处，未必能轻易与植物学家眼中的黄花蒿 Artemisia annua 或者青蒿 Artemisia apiacea 相对应。我们只能笼统地说，此阶段文献指称的"青蒿"，主要是菊科蒿属的某些植物种，大约包括 Artemisia apiacea 和 Artemisia annua 在内。

宋代开始青蒿被分为两类，沈括在《梦溪笔谈》卷26中说："蒿之类至多。如青蒿一类，自有两种，有黄色者，有青色者。本草谓之青蒿，亦恐有别也。陕西绥银之间有青蒿，在蒿丛之间，时有一两株，迥然青色，土人谓之香蒿，茎叶与常蒿悉同，但常蒿色绿，而此蒿色青翠，一如松桧之色，至深秋，余蒿并黄，此蒿独青，气稍芬芳。恐古人所用，以此为胜。"

寇宗奭基本认同此说，《本草衍义》说："草蒿，今青蒿也。在处有之，得春最早，人剔以为蔬，根赤叶香，今人谓之青蒿，亦有所别也。但一类之中，又取其青色者。陕西绥银之间有青蒿，在蒿丛之间，时有一两窠，迥然青色，土人谓之为香蒿。茎叶与常蒿一同，但常蒿色淡青，此蒿色深青，犹青，故气芬芳。恐古人所用以深青者为胜，不然，诸蒿何尝不青。"

沈括、寇宗奭皆以苗色深青为青蒿，这究竟是蒿属植物的哪一种，实难确指，或许就是后来引起争议的 Artemisia apiacea。两书都提到"香蒿"，似乎是专门针对《重广英公本草·图经》说青蒿"其臭似䕽"立言，就气嗅来说，看来二氏都不以 Artemisia annua 为青蒿。更值得注意的是，《梦溪笔谈》将青蒿分为色黄与色青两类，恰为《本草纲目》在青蒿条外新增黄花蒿条埋下了伏笔。

《本草纲目》首次在青蒿条外分出黄花蒿一条，青蒿与黄花蒿在植物学上的关系是近代争论的焦点，为了弄清问题的来龙去脉，不妨将《本草纲目》青蒿、黄花蒿的主要内容概括如下：青蒿条下几乎包含了前代本草草蒿的一切内容，"释名"项取草蒿、方渍、菣、䕑蒿、香蒿五名，并加按语云："晏子云：蒿，草之高者也。按《尔雅》诸蒿，独菣得单称为蒿，岂以诸蒿叶背皆白，而此蒿独青，异于诸蒿故耶。""集解"项依次转录《名医别录》《本草经集注》《重广英公本草》《本草图经》诸书注说，而主要采纳寇宗奭香蒿、臭蒿的意见，以香蒿为青蒿，臭蒿为黄花蒿。李时珍云："青蒿二月生苗，茎粗如指而肥软，茎叶色并深青，其叶微似茵陈，而面背俱青，其根白硬，七、八月间开细黄花，颇香，结实大如麻子，中有细子。"主治项综合《神农本草经》《新修本草》《食疗本草》《本草拾遗》《日华子诸家本草》的论述，而新增"治疟疾寒热"功效。附方项录旧方四，新增十三，其"疟疾寒热"三方、"温疟痰甚"一方皆属时珍新添。

黄花蒿条除引用《日华子诸家本草》："臭蒿一名草蒿。"并转录该书臭蒿子的功效，其余内容皆《本草纲目》新增，李时珍说："香蒿臭蒿通可名草蒿，此蒿与青蒿相似，但此蒿色绿带淡黄，气辛臭不可食，人家采以罨酱黄酒曲者是也。"

李时珍的分条其实是本于沈括的看法，将一种色深青、气芳香、可食用的植物作为青蒿正品，故在青蒿条下保留前代本草的所有记载，这样做，按照传统本草编撰通例没有任何不妥，甚至李将截疟功效增补到此食用青蒿条下，也不能算为严重错误，尽管此功效已为现代药理证明为食用青蒿所不具有——毕竟类似的增补在各种本草中不胜枚举。其实，正是由于李时珍青蒿条比较清晰的植物描述，并结合《本草纲目》不太准确的青蒿药图，以及吴其濬对《本草纲目》青蒿论述的认可，再参考《植物名实图考》相对标准的绘图，近现代植物学家才得以将古代青蒿考订为 *Artemisia apiacea*。

同样的，《本草纲目》之所以分出黄花蒿条，乃是由于李时珍不认可混杂在青蒿品种中的这种"气辛臭不可食"的植物为青蒿。相对于青蒿药图，《本草纲目》黄花蒿的图例更加草率，也同样由于吴其濬的认可，以及《植物名实图考》准确的绘图，日本早期植物学家将黄花蒿考订为 Artemisia annua，对这一结论，老一辈谙熟本草沿革的生药学家赵燏黄、谢宗万、陈重明诸先生都没有异议，毕竟事实就是如此。

我们不能因为现代发现 Artemisia annua 含有抗疟的青蒿素，就不顾事实地说古代文献中所涉及的一切"青蒿"都是 Artemisia annua，或者说药用青蒿自古以来都是 Artemisia annua。其实如赵燏黄先生 1930 年代在《祁州药志》中引录日本石户谷氏的报告，称北平青蒿为茵陈蒿 Artemisia capillaris，而天津的青蒿为 Artemisia annua；赵先生的看法则是北方药肆用的主要是 Artemisia annua，而南方用 Artemisia apiacea。1949 年以后青蒿品种的混乱现象依然存在，据谢宗万先生调查，除上述 3 种外，各地区作青蒿用的植物尚有多种，直到《中国药典》1985 年版才规定 Artemisia annua 为药用青蒿的唯一来源，此前则可兼用 Artemisia apiacea 入药。由此可以肯定地说，在 1985 年以前，药用青蒿是多基源品种，Artemisia annua 只是来源之一。

旋覆花　味咸、甘，温、微冷利，有小毒。主**结气胁下满，惊悸，除水，去五脏间寒热，补中下气，**消胸上痰结，唾如胶漆，心胁痰水，膀胱留饮，风气湿痹，皮间死肉，目中眵_{音嗤}䁾_{音蔑}，利大肠，通血脉，益色泽。一名戴椹、**一名金沸草、一名盛椹。**其根主风湿。生平泽川谷。五月采花，日干，二十日成。

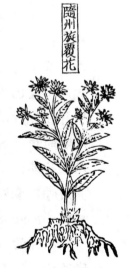

陶隐居云：出近道下湿地，似菊花而大。又别有旋葍根，出河南，来北国亦有①，形似芎䓖，惟合旋葍膏用之，余无所入，非此旋覆花根也。**唐本注**云：旋覆根在中品，陶云"苗似姜，根似高良姜而细"，此是山姜，证不是旋覆根。今复道"从北国来似芎䓖"，芎

---

① 来北国亦有：本书卷 7 旋花条"唐本注"引作"此根出河南，北国来，根似芎䓖，惟膏中用"。

劳与高良姜全无仿佛尔。**臣禹锡等谨按，蜀本**图经云：旋覆花，叶似水苏，花黄如菊。今所在皆有，六月至九月采花。**药性论**云：旋覆花，使，味甘，无毒。主肋胁气下，寒热水肿，主治膀胱宿水，去逐大腹，开胃，止呕逆不下食。**尔雅**云：蕧，盗庚。注：旋覆似菊，疏：蕧，一名盗庚也。**萧炳**云：旋（平声）覆用花，蕈（音福）旋（徐愿反）用根。**日华子**云：无毒。明目，治头风，通血脉。叶止金疮血。

图经曰　旋覆花生平泽川谷，今所在有之。二月已后生苗，多近水傍，大似红蓝而无刺，长一二尺已来，叶如柳，茎细。六月开花如菊花，小铜钱大，深黄色。上党田野人呼为金钱花，七月、八月采花，暴干，二十日成。今近都人家园圃所莳金钱花，花叶并如上说，极易繁盛，恐即经旋覆。张仲景治伤寒汗下后，心下痞坚，噫气不除，有七物旋覆代赭汤；杂治妇人，有三物旋覆汤；胡洽有除痰饮在两胁胀满等旋覆花丸，用之尤多。

【雷公云】　凡采得后，去裹花蕊壳皮并蒂子，取花蕊蒸，从巳至午，晒干用。

外台秘要　《救急》续断筋法：取旋覆花草根净洗土捣，量疮大小傅之。日一二易，以差为度。**又方**破研筋断者，以旋复根捣汁沥疮中，仍用滓封疮上，十五日，即断筋便续。此方出苏景中家獠奴，用效。

经验后方　治中风及壅滞：以旋复花洗尘令净，捣末，炼蜜丸如桐子大。夜卧以茶汤下五丸至七丸、十丸。

梅师方　治金疮止血，捣旋覆花苗傅疮上。

衍义曰　旋覆花叶如大菊，又如艾蒿，八九月有花，大如梧桐子，花淡黄绿，繁茂，圆而覆下，亦一异也。其香过于菊。行痰水，去头目风。其味甘、苦、辛，亦走散之药也。其旋花，四月、五月有花，别一种，非此花也。第七卷已具之。

【点评】旋覆花别名甚多，见于《本草纲目》有金沸草、金钱花、滴滴金、盗庚、夏菊、戴椹等，李时珍说："诸名皆因花状而命也。《尔雅》云：蕧，盗庚也。盖庚者金也，谓其夏开黄花，盗窃金气也。《酉阳杂俎》云：金钱花一名毗尸沙，自梁武帝时始进入中国。"至于"旋覆"之名，则因为"花缘繁茂，圆而覆下，故曰旋覆"。

旋覆花与旋花名称混淆，后者也写作"旋蕈"。李时珍认为，旋覆的功效"只在行水下气通血脉尔"，专门指出"唐慎微本草误以为旋花根方收附此下"。意指本条黑盖子下引《外台秘要》之续接断筋方，所用药物其实是旋蕈根，故《本草纲目》

改收在旋花条。按，据旋花条《本草图经》引《名医别录》云："根主续筋，故南人皆呼为续筋根。"故李时珍之说为是。但唐慎微所引见《外台秘要》卷29，原文亦作"旋复根"。检《朝野金载》卷1云："筋断须续者，取旋复根绞取汁，以筋相对，以汁涂而封之，即相续如故。蜀儿奴逃走，多刻筋，以此续之，百不失一。"可见旋葍根早已误作旋复根或旋覆根，不能完全责怪唐慎微。此即《四声本草》所言："旋覆用花，葍旋用根，今云旋覆根即葍旋误矣。"

藜芦　味辛、苦，寒、微寒，有毒。主蛊毒，咳逆，泄痢肠澼，头疡疥瘙恶疮，杀诸虫毒，去死肌，疗哕逆，喉痹不通，鼻中息肉，马刀烂疮。不入汤。**一名葱苒、一名葱菼**音毯、**一名山葱。**生太山山谷。三月采根，阴干。黄连为之使，反细辛、芍药、五参，恶大黄。

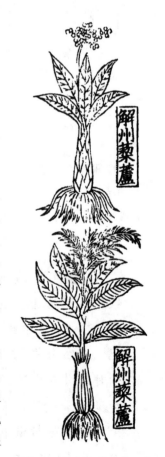

陶隐居云：近道处处有。根下极似葱而多毛。用之止剔取根，微炙之。臣禹锡等谨按，蜀本图经：叶似郁金、秦艽、襄荷等，根若龙胆，茎下多毛。夏生冬凋枯。今所在山谷皆有。八月采根，阴干。吴氏云：藜芦，一名葱葵，一名丰芦，一名蕙葵。神农、雷公：辛，有毒；岐伯：咸，有毒；季氏：大毒，大寒；扁鹊：苦，有毒。大叶，根小相连。范子曰：藜芦出河东，黄白者善。药性论云：藜芦，使，有大毒。能主上气，去积年脓血，泄痢，治恶风疮疥癣头秃，杀虫。

图经曰　藜芦生泰山山谷，今陕西、山南东西州郡皆有之。三月生苗，叶青，似初出棕心，又似车前。茎似葱白，青紫色，高五六寸，上有黑皮裹茎，似棕皮。其花肉红色，根似马肠根，长四五寸许，黄白色。二月、三月采根，阴干。此有二种：一种水藜芦，茎叶大同，只是生在近水溪涧石上，根须百余茎，不中入药用；今用者名葱白藜芦，根须甚少，只是三二十茎，生高山者为佳。均州土俗亦呼为鹿葱。此药大吐上膈风涎，暗风痫病，小儿鰕齁，用钱匕一字，则恶吐。人又用通顶令人嚏，而古经本草云"疗呕逆"，其效未详。今萱草亦谓之鹿葱，其类全别，主疗亦不同耳。

【雷公云　凡采得去头，用糯米泔汁煮，从巳至未，出，晒干用之。

圣惠方　治黑痣生于身面上：用藜芦灰五两，水一大碗，淋灰汁于铜器中盛，以重汤煮令如黑膏，以针微拨破痣处点之，良。不过三遍，神验。

千金翼　治牙疼：内藜芦末于牙孔中，勿咽汁，神效。

经验后方　治中风不语，喉中如拽锯声，口中涎沫：取藜芦一分，天南星一个，去浮皮，於脐子上陷一个坑子，内入陈醋二橡斗子，四面用火逼令黄色，同一处捣，再研极细，用生面为丸如赤豆大。每服三丸，温酒下。

百一方　治黄疸：取藜芦着灰中炮之，小变色捣为末，水服半钱匕，小吐，不过数服。

斗门方　治疥癣：用藜芦细捣为末，以生油涂傅之。

简要济众　治中风不省人事，牙关紧急者：藜芦一两去芦头，浓煎防风汤浴过，焙干碎切，炒微褐色，捣为末。每服半钱，温水调下，以吐出风涎为效。如人行三里未吐，再服。

衍义曰　藜芦为末，细调，治马疥瘙。

【点评】藜芦是著名的涌吐药，《本草纲目》"发明"项记有两则医案，其略云："按张子和《儒门事亲》云：一妇病风痫。自六七岁得惊风后，每一二年一作；至五七年，五七作；三十岁至四十岁则日作，或甚至一日十余作。遂昏痴健忘，求死而已。值岁大饥，采百草食。于野中见草若葱状，采归蒸熟饱食。至五更，忽觉心中不安，吐涎如胶，连日不止，约一二斗，汗出如洗，甚昏困。三日后，遂轻健，病去食进，百脉皆和。以所食葱访人，乃憨葱苗也，即本草藜芦是矣。《图经》言能吐风病，此亦偶得吐法耳。我朝荆和王妃刘氏，年七十，病中风，不省人事，牙关紧闭，群医束手。先考太医吏目月池翁诊视，药不能入，自午至子。不获已，打去一齿，浓煎藜芦汤灌之。少顷，噫气一声，遂吐痰而苏，调理而安。药弗瞑眩，厥疾弗瘳，诚然。"

藜芦为百合科藜芦 *Veratrum nigrum* 及同属近缘植物，所含生物碱有较强刺激性，服用后咽喉部及舌有针刺样感觉，上腹部及胸骨后烧灼感，剧烈呕吐。由此功效而言，品种变化应该不会很大。但《本草图经》注意到："此药大吐上膈风涎，暗风痫病，小儿羓䱐，用钱匕一字，则恶吐。人又用通顶令人嚏，而古经本草云疗呕逆，其效未详。"所谓"古经本草"，即指《名医别录》所记藜芦"疗哕逆"功效。《本草纲目》解释说："哕逆用吐药，亦反胃用吐法去痰积之义。"总嫌牵强附会。藜芦生物碱催吐作用客观而明显，《本草经》只字不提此作用，《名医别录》甚至有相反的记载，陶弘景也无一语及此，一定程度上暗示，早期使用的藜芦，恐怕不是藜芦属植物。

钩吻　味辛，温，有大毒。主金疮，乳痓，中恶风，咳逆上气，水肿，杀鬼疰蛊毒，破癥积，除脚膝痹痛，四肢拘挛，恶疮疥虫，杀鸟兽。一名野葛，折之青烟出者名固活。甚热，不入汤。生傅音附**高山谷及会稽东野。**半夏为之使，恶黄芩。

陶隐居云：《五符》中亦云钩吻是野葛，言其入口则钩人喉吻。或言"吻"作"挽"字，牵挽人肠而绝之。核（胡革切）事而言，乃是两物。野葛是根，状如牡丹，所生处亦有毒，飞鸟不得集之，今人用合膏服之无嫌。钩吻别是一草，叶似黄精而茎紫，当心抽花，黄色，初生既极类黄精，故以为杀生之对也。或云钩吻是毛茛，此本及后说参错不同，未详云何。又有一物名阴命，赤色，著木悬其子，生山海中，最有大毒，入口能立杀人。**唐本注**云：野葛生桂州以南，村墟间巷间皆有，彼人通名钩吻，亦谓苗名钩吻，根名野葛，蔓生。人或误食其叶者皆致死，而羊食其苗大肥，物有相伏如此。若巴豆，鼠食则肥也。陶云"飞鸟不得集之"，妄矣。其野葛，以时新采者，皮白骨黄。宿根似地骨，嫩根如汉防己，皮节断者良。正与白花藤根相类，不深别者，颇亦惑之。其新取者，折之无尘气。经年已后则有尘起，根骨似枸杞，有细孔者。人折之则尘气从孔中出，今折枸杞根亦然。经言"折之青烟起者名固活"为良，此亦不达之言也。凡黄精直生如龙胆、泽漆，两叶或四五叶相对，钩吻蔓生，叶如柿叶。《博物志》云"钩吻叶似凫葵"，并非黄精之类。毛茛是有毛，石龙芮何干钩吻？**臣禹锡等谨按，蜀本：**秦钩吻，主喉痹，咽中塞，声变，咳逆气，温中。一名除辛。生寒石山。二月、八月采。谨按，钩吻一名野葛者，亦如徐长卿、赤箭、鬼箭等，并一名鬼督邮，鬼督邮自是一物。今钩吻一名野葛，则野葛自有一种，明矣。且药有名同而体异者极多，非独此也。据陶注云："钩吻叶似黄精而茎紫，当心抽花，黄色者是。"苏云"野葛出桂州，叶似柿叶，人食之即死"者，当别是一物尔。又云"苗名钩吻，根名野葛"，亦非通论。按今市人皆以叶似黄精者为钩吻。按《雷公炮炙方》云：黄精勿令误用钩吻，钩吻叶似黄精，而头尖处有两毛若钩是也。**吴氏**云：秦钩吻，一名毒根。神农：辛；雷公：有毒，杀人。生南越山或益州。叶如葛，赤茎，大如箭，根黄，正月采。**葛洪方**云：钩吻与食芹相似，而生处无他草。其茎有毛，误食之杀人。**岭表录异**云：野葛，毒草也。俗呼为胡蔓草，误食之，则用羊血解之。

【陈藏器云】 人食其叶，饮冷水即死，冷水发其毒也。彼人以野葛饲人，勿与冷水。至肥大，以冷水饮之，至死悬尸于树，汁滴地生菌子，收之名菌药，烈于野葛。胡蔓叶细长光润。

雷公云 凡使，勿用地精，苗茎与钩吻同。其钩吻治人身上恶毒疮效，其地精煞人。采得后，细到捣了，研绞取自然汁入膏中用，勿误饵之。

黄帝问天老曰 天地所生，岂有食之死者乎？天老曰：太阴之精，名曰钩吻，不可食之，入口则死。

博物志云 钩吻毒桂心、葱叶涕解之。

【点评】钩吻的得名，如陶弘景推测的："言其入口则钩人喉吻。"由此，下咽即能毙命，或者使咽喉部产生强烈不适感的物质，都有可能被称为"钩吻"。而"钩吻"急呼为"莨"，《广雅·释草》"莨，钩吻也"即由此而来。

在不同时代、不同文献中，钩吻指代的物种不一。《金匮要略·果实菜谷禁忌篇》说："钩吻与芹菜相似，误食之杀人。"与本书引"葛洪方"云"钩吻与食芹相似，而生处无他草。其茎有毛，误食之杀人"相合，恐是指毛茛科植物毛茛 *Ranunculus japonicus* 之类。陶弘景说"钩吻别是一草，叶似黄精而茎紫"，此即《博物志》中与太阳之草黄精对举的太阴之草钩吻，原植物是百部科金刚大 *Croomia japonica*。叶似葛的钩吻，《吴普本草》称作秦钩吻，形态描述"叶如葛，赤茎，大如箭，方根黄色"，其原植物似为漆树科毒漆藤 *Toxicodendron radicans*，这种植物的乳液可以引起漆疮。《新修本草》所说两广一带所称的钩吻、野葛，则是马钱科植物胡蔓藤 *Gelsemium elegans*，这是后世最常见的钩吻物种。

敦煌出土有《新修本草》朱墨分书卷10残卷，其钩吻条内多出秦钩吻一段，其文云："秦钩吻，味辛。治喉痹，咽中寒，声变，咳逆气，温中。一名除辛，一名毒根。生寒石山，二月、八月采。"审内容当为《名医别录》文，《证类本草》无此。按，此段文字亦不见于《千金翼方》卷2本草正文钩吻条，故应该不是《开宝本草》以来的编辑者删去，究竟云何，尚待考察。

射音夜**干**　味苦，平、微温，有毒。主咳逆上气，喉痹咽痛，不得消息，散结气，腹中邪逆，食饮大热，疗老血在心脾间，咳唾，言语气臭，散胸中热气。久服令人虚。**一名乌扇、一名乌蒲、一名乌翣、一名乌吹、一名草姜。**生南阳川谷田野。三月三日采根，阴干。

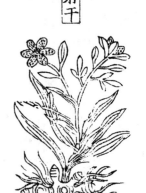

陶隐居云：此即是乌翣根，庭台多种之。黄色，亦疗毒肿。方多作"夜干"字，今"射"亦作"夜"音。人言其叶是鸢尾，而复又有鸢头，此盖相似尔，恐非。乌翣者即其叶名矣。又别有射干，相似而花白茎长，似射人之执竿者，故阮公诗云"射干临层城"。此不入药用，根亦无块，惟有其质。**唐本注云**：射干，此说者是。其鸢尾，叶都似射干，而花紫碧色，不抽高茎，根似高良姜而肉白，根即鸢头。陶说由跋都论此尔。**臣禹锡等谨按**，蜀本云：射干，微寒。图经云：高二三尺，花黄实黑，根多须，皮黄黑，肉黄赤。今所在皆有。二月、八月采根，去皮日干用之。**陈藏器云**：射干、鸢尾，按此二物相似，人多不分。射干，总有三物。佛经云"夜干貂狖"，此是恶兽，似青黄狗，食人，郭云能缘木。又阮公诗云"夜干临层城"，此即是树，今之射干殊高大者。本草射干，即人间所种为花卉，亦名凤翼，叶如乌翅，秋生红花，赤点。鸢尾亦人间多种，苗低下于射干，如鸢尾，春夏生紫碧色者是也。又注云：据此犹错，夜干花黄，根亦黄色。**药性论云**：射干，使，有小毒。能治喉痹，水浆不入，能通女人月闭，治疰气，消瘀血。**日华子云**：消痰，破症结，胸膈满，腹胀，气喘，疬癖，开胃下食，消肿毒，镇肝明目。根润，亦有形似高良姜大小，赤黄色淡硬，五六七八月采。

图经曰　射（音夜）干生南阳山谷田野，今在处有之，人家庭砌间亦多种植。春生苗，高二三尺，叶似蛮姜而狭长横张，疏如翅羽状，故一名乌翣，谓其叶耳。叶中抽茎，似萱草而强硬。六月开花，黄红色，瓣上有细文。秋结实作房，中子黑色。根多须，皮黄黑，肉黄赤。三月三日采根，阴干。陶隐居云“疗毒肿，方多作夜干，今射亦作夜音”。又云：“别有射干，相似而花白茎长，似射人之执竿者，故阮公诗云：射干临层城是也。此不入药用。”苏恭：“射干，此说是鸢尾，叶都似射干，而花紫碧色，不抽高茎，根似高良姜面肉白，根即鸢头也。”又按《荀子》云：“西方有木焉，名曰射干。茎长四寸，生于高山之上，而临百仞之渊，其茎非能长也，所立者然也。”杨倞注云：“当是草，而云木，误也。”今观射干之形，其茎梗疏长，正如长竿状，得名由此耳。而陶以夜音为疑，且古字音呼固多相通，若汉官仆射主射，而亦音夜，非有别义也。又射干多生山崖之间，其茎虽细小，亦类木梗，故《荀子》名木。而苏谓陶说为鸢尾，鸢尾花亦不白，其白者自是射干之类，非鸢尾也。鸢尾布地而生，叶扁阔于射干，苏云“花紫碧色，根如高良姜者”是也。本经云“生九嶷山谷”，今在处有，大类蛮姜也。五月采。一云，九月、十月采根，日干。

【雷公云　凡使，先以米泔水浸一宿漉出，然后用堇竹叶煮，从午至亥，漉出日干用之。

外台秘要　治喉痹：射干一片，含咽汁差。

肘后方　治小儿疝发时，肿痛如刺：用生射干汁取下，亦可丸服之。

衍义曰　射干，此乃《荀子》所说“西方之木名曰射干”者也，注复引本草曰“不合以射干为木”，殊不知五行止以水、火、木、金、土而言之，故儒者以草、木皆木也，金、铅皆金也，粪、土皆土也，灰、火皆火也，水、池皆水也。由是言之，即非佛经所说火宅喻之兽，及阮公所云“临层城”者之木。况本经亦曰“一名草姜”，故知是草无疑。今治肺气、喉痹为佳。日华子曰“大小似高良姜，赤黄色”，此得之。

【点评】射干一名乌翣，翣是扇子的意思，原植物为鸢尾科射干 *Belamcanda chinensis*。鸢尾科植物叶片宽剑形，叶子基部鞘状，互相嵌迭，通常排列成扇状，因此得名，故陶弘景说“乌翣者即其叶名矣”，《本草拾遗》说“叶如鸟翅”，《本草图经》进一步解释，“叶似蛮姜，而狭长横张，疏如翅羽状，故一名乌翣，谓其叶耳”。鸢尾为同科植物鸢尾 *Iris tectorum*，叶形与射干接近，略似鸢隼尾部羽毛的样子，鸢尾之名可能就是因此而得。

因鸢尾遂联系到鸢头。陶弘景说：“人言其叶是鸢尾，而复又有鸢头，此盖相似尔，恐非。”意思是说，有人说射干的叶子就是鸢尾，另外还有鸢头，其实鸢尾与射干只是相似，并非一种。《新修本草》直接将之点破，说："鸢尾叶都似射干，而花紫碧色，不抽高茎，根似高良姜而肉白，根即鸢头。"即鸢尾植物的叶子为鸢尾，其根就是鸢头。

苏敬之所以纠结于鸢尾、鸢头，其实是针对由跋条陶弘景的注释。陶弘景说："（由跋）状如乌翣而布地，花紫色，根似附子。"如上所述，叶子"状如乌翣而布地，花紫色"，显然就是指鸢尾 Iris tectorum 而言。《新修本草》于是批评说："由跋根，寻陶所注乃是鸢尾根，即鸢头也；由跋，今南人以为半夏，顿尔乖越，非惟不识半夏，亦不知由跋与鸢尾也。"陶弘景之所以认定由跋就是鸢尾，实缘于《小品方》四物鸢头散，方用东海鸢头、黄牙石、茛菪子、防葵四物，据《外台秘要》引文，东海鸢头下有注释："即由跋根。"陶弘景当是根据此方云东海鸢头即由跋，因为认定鸢尾、鸢头同是一物，所以判断鸢尾就是由跋，于是描述由跋"状如乌翣"云云。

由跋其实是天南星科半夏一类的植物，与鸢尾科鸢尾了不相涉，所以不仅苏敬在《新修本草》注释中批评陶弘景，孔志约在《新修本草·序》中还专门拈出此事，谓《本草经集注》错误地"合由跋于鸢尾"，用来作为陶弘景"诠释拘于独学"的具体例证。

至于陶弘景、苏敬都认为鸢尾、鸢头是同一物种叶与根的象形，恐怕不然。鸢头应该是像鸢隼的头而得名，射干或鸢尾的根形态都不特别接近，恐怕还是如《小品方》所注，鸢头就是由跋根的别名，为天南星科某种植物，与鸢尾了不相涉。

蛇全合是含字 味苦，微寒，无毒。**主惊痫，寒热邪气，除热，金疮疽痔，鼠瘘恶疮头疡，**疗心腹邪气，腹痛湿痹，养胎，利小儿。一名蛇衔。生益州山谷。八月采，阴干。

陶隐居云：即是蛇衔。蛇衔有两种，并生石上，当用细叶黄花者，处处有之。亦生黄土地，不必皆生石上也。**唐本注云**：全字乃是含字，陶见误本，宜改为含。含、衔义同，见古本草也。**今按**，陈藏器本草云：蛇衔，主蛇咬。种之，亦令无蛇。今以草内蛇口中，纵伤人，亦不能有毒矣。**臣禹锡等谨按**，蜀本图经云：生石上及下湿地。花黄白，人家亦种之，五月采苗，生用。**药性论云**：蛇衔，臣，有毒。能治丹疹，治小儿寒热。**日华子云**：蛇含，能治蛇虫、蜂虺所伤，及眼赤，止血，煽风疹，痈肿。茎叶俱用。又名威蛇。

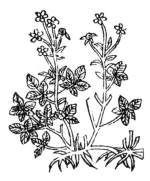

图经曰 蛇含生益州山谷，今近处亦有之。生土石上，或下湿地，蜀中人家亦种之。一茎五叶或七叶。此有两种，当用细叶黄色花者为佳。八月采根，阴干。《古今录验方》治赤疹，用蛇衔草捣令极烂，傅之差。赤疹者，由冷湿搏于肌中，甚即为热，乃成赤疹。得天热则剧，冷则减是也。古今诸丹毒疮肿方通用之。又下有女青条云"蛇衔根也，生朱崖"，陶隐居、苏恭皆以为若是蛇衔根，不应独生朱崖。或云是雀瓢，即萝摩之别名，或云二物同名，以相类故也。医家鲜用，亦稀识别，故但附著于此。

【雷公云 凡使，勿用有蘖尖叶者，号竟命草，其味别空，只酸涩，不入用。若误服之，吐血不止，速服知时子解之。采得后，去根、茎，只取叶，细切晒干，勿令犯火。

肘后方 治金疮，亦捣傅之，佳。**又方** 治蜈蚣螫人，蛇含草捼傅之。

斗门方 治产后泻痢：用小龙牙根一握，浓煎服之，甚效。蛇含是也。

抱朴子云 蛇衔膏连已断之指。

晋异苑云 有田父见一蛇被伤，又见蛇衔一草着其疮上，经日，伤蛇乃去。田父因取其草以治疮，皆验。遂名曰蛇衔草。

【点评】《本草纲目》将《本草图经》紫背龙牙并入蛇含条，"释名"项说："按刘敬叔《异苑》云：有田父见一蛇被伤，一蛇衔一草着疮上，经日伤蛇乃去。田父因取草治蛇疮皆验，遂名曰蛇衔草也。其叶似龙牙而小，背紫色，故俗名小龙牙，又名紫背龙牙。苏颂《图经》重出紫背龙牙，今并为一。"其说有理，结合兴州蛇含图例，可确定该处"蛇含"为蔷薇科植物蛇含委陵菜 *Potentilla kleiniana*。

有意思的是，从陶弘景、苏敬的注释来看，在《本草经集注》中此条药名为"蛇全",至少《新修本草》已经发现"全"可能是"含"的讹写,但《新修本草》只是在按语中说"宜改为含",而没有改动。标题小字"合是含字"可能是宋代本草加的注释。另外,本条目下《本草图经》正文及"兴州蛇含"图例皆用"蛇含",亦证明《证类本草》之《本草图经》部分是剪贴拼在一起的。

常山 味苦、辛,寒、微寒,有毒。**主伤寒寒热,热发,温疟鬼毒,胸中痰结,吐逆,**疗鬼蛊往来,水胀,洒洒恶寒,鼠瘘。一名互草。生益州川谷及汉中。八月采根,阴干。畏玉札。

陶隐居云:出宜都、建平。细实黄者,呼为鸡骨常山,用最胜。**唐本注云:**常山,叶似茗,狭长,茎圆,两叶相当。三月生白花,青萼,五月结实,青圆,三子为房。生山谷间,高者不过三四尺。**臣禹锡等谨按,蜀本**图经云:树高三四尺,根似荆根,黄色而破,今出金州、房州、梁州,五月、六月采叶,名蜀漆也。**药性论**云:常山忌葱,味苦,有小毒。治诸疟,吐痰涎,去寒热。用小麦、竹叶三味合煮,小儿甚良。主疟洒洒寒热,不可进多,令人大吐。治项下瘤瘿。**萧炳**云:得甘草,吐疟。**日华子**云:忌菘菜。

图经文 具蜀漆条下。

【雷公云 凡使,春使根叶,夏秋冬一时用。使酒浸一宿,至明漉出,日干,熬捣。少用,勿令老人、久病服之,切忌也。

外台秘要 治疟:常山三两,以浆水三升浸经一宿,煎取一升,欲发前顿服,然后微吐。

肘后方 治疟病:常山三两捣末,以鸡子白和丸如桐子大,空腹三十丸。

衍义曰 常山,蜀漆根也。亦治疟吐痰,如鸡骨者佳。

【点评】常山原名恒山,汉代避文帝之讳改称常山。此药或因产地而得名,《汉书·地理志》武陵郡有"很山",孟康注:"音恒,出药草恒山。"这一药草"恒山"产于今湖南长阳。在《本草经》的时代,药草常山(即恒山)的产地已变化为"益州山谷",即今四川。

从陶弘景开始,有关常山原植物的描述就混乱不已,今天通常以虎耳草科植物常山 *Dichroa febrifuga* 为正品，主要是因为此植物含有的喹唑酮型生物碱黄常山碱甲、乙、丙具有抗疟活性，与《本草经》说常山主治"温疟鬼毒"相符合。常山碱有很强的催吐活性，《药名谱》将常山称为"翻胃木"，《药性论》说常山"不可进多，令人大吐"，亦能吻合，则说明 *Dichroa febrifuga* 应该是药用主流。黄常山碱抗疟效价高于奎宁，但毒性极大，现代临床价值较差。

蜀漆 味辛，平、微温，有毒。**主疟及咳逆寒热，腹中癥坚，痞结，积聚，邪气，蛊毒，鬼疰，**疗胸中邪结气，吐出之。生江林山川谷及蜀汉中。常山苗也。五月采叶，阴干。栝楼为之使，恶贯众。

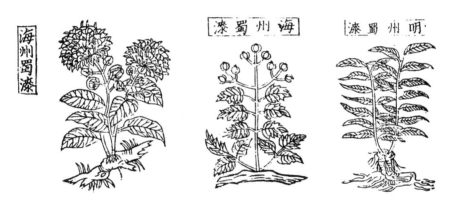

陶隐居云：是常山苗，而所出又异者，江林山即益州江阳山名，故是同处尔。彼人采仍蒸结作丸，得时燥者佳。**唐本注**云：此草日干微萎则把束暴使燥，色青白，堪用；若阴干，便黑烂郁坏矣。陶云作丸，此乃榠饼，非蜀漆也。**臣禹锡等谨按，蜀本**图经云：五月采，日干之。**药性论**云：蜀漆，使，畏橐吾，味苦，有小毒。常山苗也。能主治瘴、鬼疟多时不差，去寒热疟，治温疟寒热。不可多进，令人吐逆。主坚癥，下肥气，积聚。**萧炳**云：桔梗为使。**日华子**云：蜀漆治癥瘕。又名鸡尿草、鸭尿草。李含光云：常山茎也。八月、九月采。

　　图经曰　蜀漆生江林山川谷及蜀汉，常山苗也。常山生益州山谷及汉中，蜀漆根也。江林山即益州江阳山名，是同处耳。今京西、淮、浙、湖南州郡亦有之。叶似茗而狭长，两两相当，茎圆有节，三月生红花，青萼，五月结实，青圆，三子为房。苗高者不过三四尺，根似荆，黄色。而海州出者，叶似楸叶，八月，有花红白色，子碧色，似山楝子而小。五月采叶，八月采根，阴干。此二味为治疟之最要。张仲景蜀漆散，用蜀漆、云母、龙骨等分，杵末，患者至发前，以浆水和半钱服之。温疟加蜀漆半分，临发时服一钱匕。今天台山出一种草，名土常山，苗叶极甘，人用为饮香，其味如蜜，又名蜜香草，性亦凉，饮之益人，非此常山也。

【雷公云 凡采得后，和根苗，临用时即去根，取茎并叶，同拌，甘草四两细剉用，拌水令湿同蒸。临时去甘草，取蜀漆五两，细剉，又拌甘草水匀，又蒸了任用，勿食木笋。

衍义曰 蜀漆，常山苗也。治疟，多吐人，其他亦未见所长。此草也，虑岁久，人或别有异论，故预云。余如经。

【点评】如《本草图经》所言，常山、蜀漆"此二味为治疟之最要"，《本草纲目》以二者功用皆同，并为一条。李时珍在"发明"项说："常山、蜀漆有劫痰截疟之功，须在发散表邪及提出阳分之后。用之得宜，神效立见；用失其法，真气必伤。"常山（蜀漆）是金鸡纳霜传入中国以前最重要的抗疟药，《本草纲目》该药附方 26 首，几乎都与截疟有关。

甘遂 味苦、甘，寒、大寒，有毒。**主大腹疝瘕腹满，面目浮肿，留饮**音癖**宿食，破癥坚积聚，利水谷道，下五水**，散膀胱留热，皮中痞，热气肿满。一名甘藁、一名陵藁、一名凌泽、一名重泽、**一名主田**。生中山川谷。二月采根，阴干。瓜蒂为之使，恶远志，反甘草。

陶隐居云：中山在代郡，先第一本出太山，江东比来用京口者，大不相似。赤皮者胜，白皮者都下亦有，名草甘遂，殊恶。盖谓赝（音雁）伪之草，非言草石之草也。唐本注云：所谓草甘遂者，乃蚤休也，疗体全别。真甘遂苗似泽漆；草甘遂苗一茎，茎六七叶，如蓖麻、鬼臼叶，生食一升亦不能利，大疗痈疽蛇毒。且真甘遂皆以皮赤肉白，作连珠，实重者良。亦无皮白者，皮白乃是蚤休，俗名重台也。臣禹锡等谨按，药性论云：京甘遂，味苦，能泻十二种水疾，能治心腹坚满，下水，去痰水，主皮肌浮肿。日华子云：京西者上，汴、沧、吴者次，

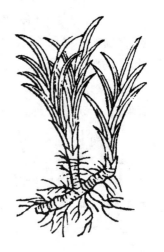

江宁府甘遂

形似和皮甘草，节节切之。

图经曰 甘遂生中山川谷，今陕西、江东亦有之，或云京西出者最佳，汴、沧、吴者为次。苗似泽漆，茎短小而叶有汁，根皮赤肉白，作连珠，又似和皮甘草。二月采根，节切之，阴干。以实重者为胜。又有一种草甘遂，苗一茎，茎端六七叶，如蓖麻、鬼白叶。用之殊恶，生食一升，亦不能下。唐注云"草甘遂即蚤休也"，蚤休自有条。古方亦单用下水，《小品》疗妊娠小腹满，大小便不利，气急，已服猪苓散不差者，以甘遂散下之方：泰山赤皮甘遂二两，捣筛，以白蜜二两，和丸如大豆粒，多觉心下烦，得微下者，日一服之。下后还将猪苓散，不得下，日再服，渐加可至半钱匕，以微下为度，中间将散也。猪苓散见猪苓条中。

【雷公云】 凡采得后去茎，于槐砧上细剉，用生甘草汤、小荠苨自然汁，二味搅浸三日，其水如墨汁，更漉出，用东流水淘六七次，令水清为度。漉出，于土器中熬令脆用之。

肘后方 治卒肿满，身面皆洪大：甘遂一分粉之，猪肾一枚分为七脔，入甘遂于中，以火炙之令熟，旦食至四五，当觉腹胁鸣，小便利。

杨氏产乳 治腹满，大小便不利，气急：甘遂二分为散，分五服，熟水下，如觉心下烦，得微利，日一服。

衍义曰 甘遂今惟用连珠者，然经中不言。此药专于行水，攻决为用，入药须斟酌。

【点评】 甘遂利水，《药性论》说"能泻十二种水疾，能治心腹坚满，下水，去痰水，主皮肌浮肿"，但动物实验除明确的泻下作用外，并未观察到利尿作用。《本草蒙筌》谓甘遂"专于行水攻决，利从谷道出也"，似乎也是对利尿作用不明显的委曲解释。又，甘遂反甘草是"十八反"药对之一，而《雷公炮炙论》说，炮炙时须用"生甘草汤、小荠苨自然汁，二味搅浸三日"，此外《金匮要略》甘遂半夏汤也是甘遂、甘草同用。王肯堂《伤寒证治准绳》解释说："仲景治心下留饮，与甘草同用，取其相反而立功也。"

白蔹 味苦、甘，平、微寒，无毒。主痈肿疽疮，散结气，止痛，除热，目中赤，小儿惊痫，温疟，女子阴中肿痛，下赤白，杀火毒。一名菟核、一名白草、一名白根、一名昆仑。生衡山山谷。二月、八月采根，暴干。代赭为之使，反乌头。

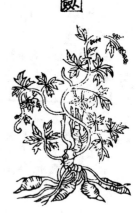

陶隐居云：近道处处有之。作藤生，根如白芷，破片以竹穿之，日干。生取根捣，傅痈肿亦效。**唐本注**云：此根似天门冬，一株下有十许根，皮赤黑，肉白，如芍药，殊不似白芷。**臣禹锡等谨按**，蜀本图经云：蔓生，枝端有五叶，今所在有之。**药性论**云：白蔹，使，杀火毒，味苦，平，有毒，恶乌头。能主气壅肿。用赤小豆、芍草为末，鸡子白调涂一切肿毒，治面上疱疮。子治温疟，主寒热，结壅热肿。**日华子**云：止惊邪发背，瘰疬，肠风痔瘘，刀箭疮，扑损，温热疟疾，血痢，汤火疮，生肌止痛。

图经曰 白蔹生衡山山谷，今江淮州郡及荆、襄、怀、孟、商、齐诸州皆有之。二月生苗，多在林中作蔓，赤茎，叶如小桑。五月开花，七月结实。根如鸡鸭卵，三五枚同窠，皮赤黑，肉白。二月、八月采根，破片暴干。今医治风，金疮及面药方多用之。濠州有一种赤蔹，功用与白蔹同，花实亦相类，但表里俱赤耳。

【**圣惠方**】 治丁疮，以水调白蔹末傅疮上。

外台秘要 《备急》治汤火灼烂，用白蔹末傅之。

肘后方 治发背，白蔹末傅并良。

衍义曰 白蔹、白及，古今服饵方少有用者，多见于敛疮方中。二物多相须而行。

【**点评**】"蔹"据《说文》正写作"蔹"，"蔹，白蔹也"。《尔雅·释草》："萰，菟荄。"郭璞未详，《玉篇》："萰，白蔹也。"与《本草经》别名菟核正合。蔹、蔹、萰，皆古音相通。可见白蔹之得名，与收敛作用无关，医方主要用作"治发背瘰疬，面上疱疮，肠风痔漏，血痢，刀箭疮，扑损，生肌止痛"，如《本草衍义》说"多见于敛疮方中"，属望文生义。

青葙子 味苦，微寒，无毒。主邪气，皮肤中热，风瘙身痒，杀三虫，恶疮疥虱，痔蚀，下部䘌疮。子名草决明，疗唇口青。一名草蒿、一名蒌蒿。生平谷道傍。三月采茎叶，阴干。
五月、六月采子。

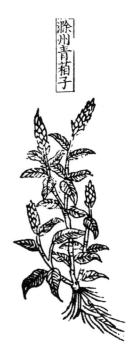

陶隐居云：处处有。似麦栅花，其子甚细。后又有草蒿，别
本亦作草蒌，今即主疗殊相类，形名又相似极多，足为疑，而实
两种也。**唐本注**云：此草苗高尺许，叶细软，花紫白色，实作角，
子黑而扁光，似苋实而大，生下湿地，四月、五月采。荆、襄人
名为昆仑草。捣汁单服，大疗温疠甘䘌。**臣禹锡等谨按，蜀本**图经
云：叶细软长，亦为蔓。今所在下湿地有。**药性论**云：青葙子，
一名草蒌，味苦，平，无毒。能治肝脏热毒冲眼，赤障青盲翳肿，
主恶疮疥瘙，治下部虫䘌疮。**萧炳**云：今主理眼，有青葙子丸。又
有一种花黄，名陶珠术，苗相似。**日华子**云：治五脏邪气，益脑
髓，明耳目，镇肝，坚筋骨，去风寒湿痹，苗止金疮血。

图经曰 青葙子生平谷道傍，今江淮州郡近道亦有之。
二月内生青苗，长三四尺，叶阔似柳细软，茎似蒿，青红色。六
月、七月内生花，上红下白。子黑光而扁，有似莨菪。根似蒿根
而白，直下，独茎生根。六月、八月采子。又有一种花黄，名陶珠术，苗亦相似，恐不堪
用之。

【雷公云】 凡用，勿使思莫子并鼠绌子，其二件真似青葙子，只是味不同。其思莫
子味䟓，煎之有涎。凡用先烧铁臼杵，单捣用之。

广利方 治鼻衄出血不止：以青葙子汁三合，灌鼻中。

三国志云 《魏略》：初平中有青牛先生，常服青葙子，年如五六十者，人或识之，
谓其已百岁有余尔。

衍义曰 青葙子，经中并不言治眼，《药性论》始言之"能治肝脏热毒冲眼，赤
障、青盲"；萧炳亦云理眼；日华子云"益脑髓、明耳目，镇肝"。今人多用治眼，殊不与经
意相当。

【点评】青葙的名实变化较大，今用苋科青葙 *Celosia argentea*，
仅可以追溯到《本草图经》，此前的品种不能确定。其纠结之处
在于，青葙子一名草蒿、一名蒌蒿，而《本草经》另有草蒿，
陶弘景说："后又有草蒿，别本亦作草蒌，今即主疗殊相类，形
名又相似极多，足为疑，而实两种。"《尔雅·释草》言："萧，

萩。"郑樵注:"即青蒿也,或云牛尾蒿,今药家谓之青葙子。"
显然是将草蒿与青葙混为一谈。

又,本条以"青葙子"为正名,而又说"子名草决明",于
理不通,所以多数《本草经》辑本都删去"子"字,径称"青
葙"。按,"草决明"应该是针对决明子而言,故决明子条陶注:
"又别有草决明,是萋蒿子,在下品中也。"这个"草"字,是
否也如陶弘景在甘遂条所说:"盖谓赝伪之草,非言草石之草
也。"若是如此,则青葙子之别名"草决明",也可以理解为决
明的伪品,并不能够治疗眼疾,此所以《本草衍义》说青葙子
在《药性论》以前"并不言治眼"。

雚_{音桓}菌_{音郡}　味咸、甘,平、微温,有小毒。**主心痛,温中,去
长虫白癣**_{音藓}**蛲**_{音饶}**虫,蛇螫毒,癥瘕诸虫**,疽蜗,去蛔虫、寸白,恶
疮。**一名雚卢。生东海池泽及渤海章武。八月采,阴干。**得酒良,畏
鸡子。

陶隐居云:出北来,此^①亦无有。形状似菌,云鹳屎所化生,一名鹳菌。单末之,猪
肉臛和食,可以遣蛔虫。**唐本注云**:雚菌,今出渤海,芦苇泽中咸卤地自然有此菌尔,亦非
是鹳屎所化生也。其菌色白轻虚,表里相似,与众菌不同。疗蛔虫有效。**臣禹锡等谨按,蜀
本图经云**:今出沧州。秋雨以时即有,天旱及霖即稀。日干者良。**药性论云**:雚菌,味苦。
能除腹内冷痛,治白秃。

【**食疗云**】　菌子,发五脏风,壅经络,动痔病,昏多睡,背膊、四肢无力。又,菌
子有数般,槐树上生者良。野田中者恐有毒,杀人。又,多发冷气。

外台秘要　治蛔虫攻心如刺,吐清汁:雚芦一两杵末,以羊肉腥和之,旦顿服佳。

金匮玉函云　菌仰卷及赤色,不可食。木耳青色及仰生者,不可食之。

【点评】按照《新修本草》的观点,雚菌乃是生长在盐碱环
境的某种菌类。《本草纲目》"释名"项李时珍说:"雚当作萑,

---

① 此:刘甲本作"比"。两字意思不太一样。"出北来,此亦无有",意思是雚菌从北
方来,本地没有产出;"出北来,比亦无有",意思是雚菌从北方来,近来没有。

乃芦苇之属，此菌生于其下，故名也。若蘿音观，乃鸟名，与萑芦无关。"其说有理，古人传说此菌乃是"鹳屎所化生"，其实是因"蘿"字望文生义。

白及　味苦、辛，平、微寒，无毒。主痈肿恶疮败疽，伤阴死肌，胃中邪气，贼风鬼击，痱音肥缓不收，除白癣疥虫。一名甘根、一名连及草。生北山川谷，又冤句及越山。紫石英为之使，恶理石，畏李核、杏仁。

陶隐居云：近道处处有之。叶似杜若，根形似菱米，节间有毛。方用亦稀，可以作糊。**唐本注云**：此物山野人患手足皲（音军拆），嚼以涂之有效。**臣禹锡等谨按**，蜀本云：反乌头。又，图经云：叶似初生栟（音并）榈（音间，棕也）及藜芦。茎端生一台，四月开生紫花，七月实熟，黄黑色，冬凋。根似菱，三角，白色，角头生芽。今出申州。二月、八月采根用。**吴氏云**：神农：苦。黄帝：辛；季氏：大寒；雷公：辛，无毒。茎叶如生姜、藜芦，十月华，直上，紫赤，根白连，二月、八月、九月采。**药性论云**：白及，使。能治结热不消，主阴下痿，治面上䵟疱，令人肌滑。**日华子云**：味甘瘄，止惊邪血邪，痫疾，赤眼癥结，发背瘰疬，肠风痔瘘，刀箭疮，扑损，温热疟疾，血痢，汤火疮，生肌止痛，风痹。

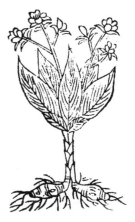

图经曰　白及生北山川谷，又冤句及越山，今江淮、河、陕、汉、黔诸州皆有之，生石山上。春生苗，长一尺许，似栟榈及藜芦，茎端生一台，叶两指大，青色，夏开花紫，七月结实至熟，黄黑色，至冬叶凋。根似菱米，有三角，白色，角端生芽。二月、七月采根。今医治金疮不差及痈疽方中多用之。

【经验方　治鼻衄不止甚者：白及为末，津调涂山根上，立止。

衍义　白及，文具白蔹条下。

【**点评**】兰科植物白及 *Bletilla striata*，其假鳞茎三角状，肥厚，富黏性，数个相连，即如《本草纲目》"释名"所描述："其根白色，连及而生，故曰白及。"

白及止血，《医说》卷4引《夷坚癸志》云："台州狱吏悯一大囚将死，颇照顾之。囚感语之：吾七次犯死罪，尽力抗讳，苦遭讯考，坐是肺皆挎损，至于呕血。适得一药，每用其效如神，荷君庇拊之恩，持此以报。只白及一味，米饮调尔。其后凌迟，侩者剖其胸，见肺间窍穴数十处，皆白及补填之，色犹不变也。洪贯之闻其说，为郧州长寿宰，规之赴洋川任，一卒忽苦咯血，势绝危，贯之用此救之，一日即止。"此《夷坚志》佚文，《本草纲目》据此引用，有节略。按，白及富含黏液质和淀粉，可以调成糊，作黏合剂使用，故陶弘景说"可以作糊"。故事言"见肺间窍穴数十处，皆白及补填之"，乃是为白及由黏稠特性转化出来的治疗作用提供"客观"证明。

大戟 味苦、甘，寒、大寒，有小毒。主蛊毒，十二水，腹满急痛积聚，中风皮肤疼痛，吐逆，颈腋痈肿，头痛，发汗，利大小肠。一名邛钜。生常山。十二月采根，阴干。反甘草。

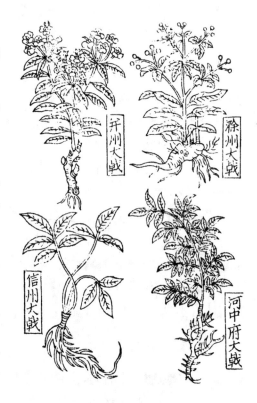

陶隐居云：近道处处皆有，至猥贱也。臣禹锡等谨按，唐本云：畏菖蒲、芦草、鼠尿。蜀本图经云：苗似甘遂高大，叶有白汁，花黄。根似细苦参，皮黄黑，肉黄白。五月采苗，二月、八月采根用。尔雅云：荞，邛钜。注云：今本草大戟也。药性论云：大戟，使，反芫花、海藻，毒用菖蒲解之。味苦、辛，有大毒。破新陈，下恶血癖块，腹内雷鸣，通月水，善治瘀血，能堕胎孕。日华子云：小豆为之使，恶薯蓣。泻毒药，泄天行黄病温疟，破癥结。

图经曰 大戟，泽漆根也。生常山，今近道多有之。春生红芽，渐长作丛，高一尺已来。叶似初生杨柳小团，三月、四月开黄紫花，团圆似杏花，又似芫黄，根似细苦参，皮黄黑，肉黄白色，秋冬采根，阴干。淮甸出者茎圆，高三四尺，花黄，叶至心亦如百合苗。江南生者叶似芍药。医家用治瘾疹风，及风毒脚肿，并煮水热淋，日再三便愈。李绛《兵部手集方》疗水病，无问年月深浅，虽复脉恶亦主之。大戟、当归、橘皮各一大两切，以水二大升，煮取七合，顿服。利水二三斗，勿怪。至重，不过再服便差。禁毒食一年，水下后更服，永不作。此方出张尚客。

【雷公云】 凡使，勿用附生者。若服冷泄气不禁，即煎荠苨子汤解。夫采得后，于槐砧上细剉，与细剉海芋叶拌蒸，从巳至申，去芋叶，晒干用之。

太上八帝玄变经 大戟必泻。

【点评】《尔雅·释草》云："荞，邛钜。"郭璞注："今药草大戟也，本草云。"与《本草经》大戟一名邛钜合。按照李时珍的说法，大戟之得名，乃是因为"其根辛苦，戟人咽喉"。次条泽漆为大戟苗，"生时摘叶有白汁"，且"能啮人肉"，这与其所含的二萜醇酯类刺激性有关，故确定大戟科植物大戟 *Euphorbia pekinensis* 应该是大戟的正品来源。

宋代开始，大戟混乱品种渐多，《本草图经》所绘四幅大戟图例，其中并州大戟可以认定为大戟 *Euphorbia pekinensis*，滁州大戟近似月腺大戟 *Euphorbia ehracteolata*，而信州大戟、河中府大戟则既不似大戟科植物，亦非茜草科红芽大戟 *Knoxia valerianoides*。

《本草纲目》将大戟分为南北两类，"集解"项李时珍说："大戟生平泽甚多。直茎高二三尺，中空，折之有白浆。叶长狭如柳叶而不团，其梢叶密攒而上。杭州紫大戟为上，江南土大戟次之。北方绵大戟色白，其根皮柔韧如绵，甚峻利，能伤人。弱者服之，或至吐血，不可不知。"从描述来看，南大戟应该还是大戟 *Euphorbia pekinensis* 一类，北方的绵大戟看不出品种特征。检《滇南本草》也有绵大戟，一名山萝卜，根据图例判断，当为瑞香科植物狼毒 *Stellera chamaejasme*。

晚近《药物出产辨》提到广西南宁出红芽大戟，乃是因为药材外皮紫红色，状如兽牙得名，原植物为茜草科红芽大戟

Knoxia valerianoides。红芽大戟与大戟科大戟品种差异甚大，推测本来是根据《本草图经》说大戟"春生红芽"附会而来的伪品，渐渐进入药用主流。

甘遂、大戟、芫花、海藻反甘草，见于《本草经集注·序录》。本条引《药性论》又说大戟"反芫花、海藻"，此说亦见于本书卷2掌禹锡引《药性论》。但大戟反芫花、海藻的说法并不为后世尊奉，从文句看更可能是"甘遂、大戟、芫花、海藻反甘草"，在传抄中窜乱造成的讹误。另外，红芽大戟是后起品种，其泻下成分主要是蒽醌类，与大戟所含二萜类、三萜类化合物完全不同，如果也按照"十八反"原则，认为红芽大戟反甘草，实在没有道理。

泽漆 味苦、辛，微寒，无毒。主皮肤热，大腹水气，四肢面目浮肿，丈夫阴气不足，利大小肠，明目，身轻。一名漆茎。大戟苗也。生太山川泽。三月三日、七月七日采茎叶，阴干。小豆为之使，恶薯蓣。

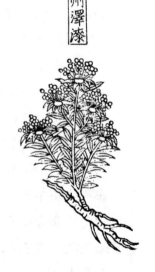

冀州泽漆

陶隐居云：此是大戟苗，生时摘叶有白汁，故名泽漆，亦能啮人肉。**臣禹锡等按**，蜀本图经云：五月采，日干用。**药性论**云：泽漆，使。治人肌热，利小便。**日华子云**：冷，微毒。止疟疾，消痰退热。此即大戟花，川泽中有。茎梗小，有叶花黄，叶似嫩菜，四五月采之。

图经曰 泽漆，大戟苗也。生秦山川泽，今冀州、鼎州、明州及近道亦有之。生时摘叶有白汁出，亦能啮人，故以为名。然张仲景治肺咳上气，脉沉者，泽漆汤主之。泽漆三斤，以东流水五斗，煮取一斗五升，然后用半夏半升，紫参、生姜、白前各五两，甘草、黄芩、人参、桂各三两，八物㕮咀之，内泽漆汁中，煎取五升。每服五合，日三，至夜服尽。

【唐本余】 有小毒。逐水，主蛊毒。

圣惠方 治十种水气：用泽漆十斤，于夏间取茎、嫩叶，入酒一斗，研汁约二斗，于银锅内，慢火熬如稀饧，即止，瓷器内收。每日空心温酒调下一茶匙，以愈为度。

【点评】按照《名医别录》的意见，大戟、泽漆是一种植物的两个部分，大戟用根，泽漆是苗（即地上部分）。这种情况在《本草经》中并非孤例，常山与蜀漆也是类似关系，而且与大戟、泽漆的情况一样，可以各有产地，常山"生益州川谷及汉中"，蜀漆"生江林山川谷及蜀汉中"。因此，泽漆的原植物应该与大戟一样，都是大戟科大戟 *Euphorbia pekinensis*。

李时珍不同意此意见，《本草纲目》"集解"项说："《别录》、陶氏皆言泽漆是大戟苗，日华子又言是大戟花，其苗可食。然大戟苗泄人，不可为菜。今考《土宿本草》及《宝藏论》诸书，并云泽漆是猫儿眼睛草，一名绿叶绿花草，一名五凤草。江湖原泽平陆多有之。春生苗，一科分枝成丛，柔茎如马齿苋，绿叶如苜蓿叶，叶圆而黄绿，颇似猫睛，故名猫儿眼。茎头凡五叶中分，中抽小茎五枝，每枝开细花青绿色，复有小叶承之，齐整如一，故又名五凤草、绿叶绿花。掐茎有白汁粘人，其根白色有硬骨。或以此为大戟苗者，误也。五月采汁，煮雄黄，伏钟乳，结草砂。据此，则泽漆是猫儿眼睛草，非大戟苗也。今方家用治水蛊、脚气有效。尤与神农本文相合。自汉人集《别录》，误以为大戟苗，故诸家袭之尔，用者宜审。"今皆用《本草纲目》之说，泽漆为大戟科植物 *Euphorbia helioscopia*，与大戟 *Euphorbia pekinensis* 不同。

茵芋 味苦，温、微温，有毒。主五脏邪气，心腹寒热，羸瘦，如疟状，发作有时，诸关节风湿痹痛，疗久风湿，走四肢，脚弱。一名莞草、一名卑共。生太山川谷。三月三日采叶，阴干。

陶隐居云：好者出彭城，今近道亦有。茎叶状如莽草而细软，取用之皆连细茎。方用甚稀，惟以合疗风酒散。**臣禹锡等谨按**，蜀本图经云：苗高三四尺，叶似石榴短厚，茎赤。今出华州、雍州。四月采茎叶，日干。**药性论**云：茵芋，苦、辛，有小毒。能治五脏寒热似疟，诸关节中风痹，拘急挛痛，治男子、女人软脚毒风，治温疟发作有时。**日华子**云：治一切冷风，筋骨怯弱羸颤。入药炙用。出自海盐。形似石南，树生，叶厚，五六七月采。

图经曰 茵芋出泰山川谷，今雍州、绛州、华州、杭州亦有之。春生苗，高三四尺，茎赤。药似石榴而短厚，又似石南叶。四月开细白花，五月结实。三月、四月、七月采叶连细茎，阴干用。或云日干。胡洽治贼风，手足枯痹，四肢拘挛，茵芋酒主之。其方：茵芋、附子、天雄、乌头、秦艽、女萎、防风、防己、踯躅、石南、细辛、桂心各一两，凡十二味切，以绢袋盛，清酒一斗渍之。冬七日，夏三日，春秋五日，药成。初服一合，日三，渐增之，以微痹为度。

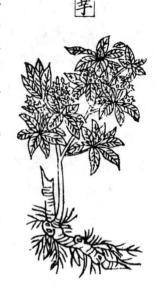

【点评】茵芋在唐代医方中为常用之品，后世罕用，故《本草纲目》"发明"项感叹说："《千金》《外台》诸古方，治风痫有茵芋丸；治风痹有茵芋酒；治妇人产后中风有茵芋膏，风湿诸方多用之。茵芋、石南、莽草皆古人治风妙品，而近世罕知，亦医家疏缺也。"张璐在《千金方衍义》卷8茵芋丸条说："茵芋为风痫专药，《本经》治五脏心腹寒热，然世罕识，此颇不易得。"按，如《本草图经》所绘，茵芋即是芸香科茵芋 *Skimmia reevesiana*，属常见物种，因为古人不识，渐渐不再应用。

赭音者魁 味甘，平，无毒。主心腹积聚，除三虫。生山谷。二月采。

陶隐居云：状如小芋子，肉白皮黄，近道亦有。**唐本注云：**赭魁，大者如斗，小者如升。药似杜蘅，蔓生草木上。有小毒。陶所说者，乃土卵尔，不堪药用。梁、汉人名为黄独，蒸食之，非赭魁也。**臣禹锡等谨按，**蜀本图经云：苗蔓延生，叶似萝摩，根若菝葜，皮紫黑，肉黄赤，大者轮囷如升，小者若拳，今所在有之。据本经云无毒，而苏云有小毒，又云陶说者梁、汉人蒸食之，则无毒明矣。乃陶说是也。**陈藏器云：**按土卵，蔓生，根如芋，人以灰汁煮食之，不闻有功也。

【点评】《梦溪笔谈》云："本草所论赭魁，皆未详审。今赭魁南中极多，肤黑肌赤，似何首乌。切破，其中赤白理如槟榔。有汁赤如赭，南人以染皮制靴，闽、岭人谓之余粮，本草禹余粮注中所引，乃此物也。"李时珍同意此观点，《本草纲目》"集解"项补充说："赭魁闽人用入染青缸中，云易上色。"根据赭魁鞣制皮革，制作染料的描述，这种赭魁应该就是薯蓣科植物薯莨 *Dioscorea cirrhosa*，而《本草经集注》所说者，则似同属植物黄独 *Dioscorea bulbifera*。

贯众　味苦，微寒，有毒。主腹中邪热气，诸毒，杀三虫，去寸白，破癥瘕，除头风，止金疮。

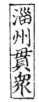

花疗恶疮，令人泄。一名贯节、一名贯渠、一名百头、一名虎卷、一名扁苻、一名伯萍、一名乐藻，此谓草鸱头。生玄山山谷及冤句少室山。二月、八月采根，阴干。藋菌为之使。

陶隐居云：近道亦有。叶如大蕨，其根形色毛芒，全似老鸱头，故呼为草鸱头。**臣禹锡等谨按**，尔雅云：泺，贯众。注：叶圆锐，茎毛黑，布地，冬不死，一名贯渠。《广雅》云贯节。**蜀本云**：一名乐（音洛）藻。**又**，图经云：苗似狗脊，状如雉尾，根直多枝，皮黑肉赤，曲者名草鸱头，疗头风用之。今所在山谷阴处有之。**药性论**云：贯众，使。主腹热。赤小豆为使。杀寸白虫。

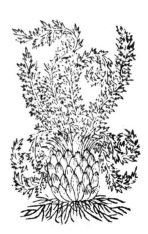

图经曰　贯众生玄山山谷及冤句少室山，今陕西、河东州郡及荆、襄间多有之，而少有花者。春生苗，赤，叶大如蕨，茎秆三棱，叶绿色似小鸡翎，又名凤尾草。根紫黑色，形如大瓜，下有黑须毛，又似老鸱。《尔雅》云"泺（舒若切），贯众"，郭璞注云"叶圆锐，茎毛黑，布地，冬不死。《广雅》谓之贯节"是也。三月采根，晒干。荆南人取根为末，水调服一钱匕，止鼻血有效。

【点评】贯众之名最早见于《尔雅·释草》："篇苻、止泺，贯众。"在《本草经》中贯众别名甚多："一名贯节，一名贯渠，一名百头，一名虎卷，一名扁苻。"《本草经考注》云："卷即拳假借，初生叶似屈手形而毛茸茸然，故名曰虎卷也。"按《尔雅翼》云："蕨生如小儿拳，紫色而肥。"《埤雅》云："蕨状如大雀拳足，又如人足之蹶也。"此处与"虎卷"一样，都是在描述蕨类植物幼叶卷曲的特殊形态，由此确定《本草经》贯众为蕨类植物应无问题。不仅如此，在《本草经》中，贯众有别名"百头"，这与另一味可以肯定为蕨类植物的狗脊在《本草经》中的别名"百枝"一样，也是形容其叶簇生的状态，此即如李时珍在《本草纲目》所说："其根一本而众枝贯之，故草名凤尾，根名贯众、贯节、贯渠。"但此处贯众的品种无法确考。

但奇怪的是，魏晋文献所称的"贯众"似为一种种子植物，《名医别录》提到："（贯众）花，疗恶疮，令人泄。"《吴普本草》也说："贯众，叶青黄，两两相对，茎黑毛聚生，冬夏不死，四月华白，七月实黑，聚相连卷旁行生。三月、八月采根，五月采叶。"以上两书皆言贯众有花，《吴普本草》并谓结实黑色，此显然为种子植物而非蕨类。至于郭璞注《尔雅》，虽未明言花实，但其描述的植物特征如茎有黑毛，常绿小草本，布地生等，基本与《吴普本草》类似，应同指一物。陶弘景开始，贯众仍回到蕨类植物，故《本草图经》说"（贯众）少有花者"。

莞音饶**花** 味苦、辛，寒、微寒，有毒。**主伤寒温疟，下十二水，破积聚大坚癥瘕，荡涤肠胃中留癖饮食，寒热邪气，利水道，疗痰饮咳嗽。**生咸阳川谷及河南中牟。六月采花，阴干。

陶隐居云：中牟者，平时惟从河上来，形似芫花而极细，白色。比来隔绝，殆不可得。**唐本注云：**此药苗似胡荽，茎无刺，花细，黄色，四月、五月收，与芫花全不相似也。**臣禹锡等谨按，**蜀本图经云：苗高二尺许，生岗原上，今所在有之，见用雍州者好。药性论云：莞花，使。治咳逆上气，喉中肿满，疰气蛊毒，疝瘕气块，下水肿等。

衍义曰 莞花，今京、洛间甚多。张仲景《伤寒论》以莞花治利者，以其行水也。水去则利止，其意如此。然今人用时，当以意斟酌，不可使过与不及也。仍须是有是证者方可用。

【点评】《本草纲目》"集解"项李时珍说："按苏颂《图经》言：绛州所出芫花黄色，谓之黄芫花。其图小株，花成簇生，恐即此芫花也。生时色黄，干则如白，故陶氏言细白也。"根据李时珍的意见，《本草图经》所绘绛州芫花，其花黄色，即是芫花，亦称"黄芫花"，其原植物当为瑞香科河朔芫花 *Wikstroemia chamaedaphne*，或芫花 *Wikstroemia canescens* 之类。

牙子 味苦、酸，寒，有毒。主邪气热气，疗疮恶疡，疮痔，去白虫。一名狼牙、一名狼齿、一名狼子、一名犬牙。生淮南川谷及冤句。八月采根，暴干。中湿腐烂生衣者，杀人。芜荑为之使，恶地榆、枣肌。

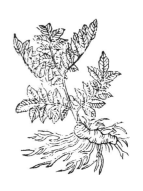

江宁府牙子

陶隐居云：近道处处有之，其根牙亦似兽之牙齿也。**臣禹锡等谨按**，蜀本图经云：苗似蛇莓而厚大，深绿色，根萌芽若兽之牙。今所在有之。二月、三月采牙，日干。**药性论**云：狼牙，使，味苦，能治浮风瘙痒，杀寸白虫，煎汁洗恶疮。**日华子**云：杀腹脏一切虫，止赤白痢，煎服。

图经曰 牙子即狼牙子。生淮南川谷及冤句，今江东、京东州郡多有之。苗似蛇莓而厚大，深绿色。根黑若兽之齿牙，故以名之。三月、八月采根，日干。古方多用治蛇毒，其法：取独茎狼牙捣，腊月猪脂和以傅上，立差。又杨炎《南行方》云：六月以前用叶，以后用根，生咬咀，以木叶裹之，煻火炮令热，用熨疮上，冷即止。张仲景治妇人阴疮亦单用之。

【圣惠方 治阴疮洗方：用狼牙五两细剉，水五升煮至三升，温洗之。

外台秘要 范汪治寸白虫方：狼牙五两，捣末，蜜丸如麻子，宿不食，明旦以浆水下一合，服尽差。**又方**治金疮：狼牙草茎叶熟捣傅贴之，兼止血。**又方**治妇人阴蚀，若中烂伤：狼牙三两咬咀，以水四升煮，去滓，内苦酒如鸡子一杯，以绵濡汤沥患处，日四五，即愈。

千金方 治小儿阴疮，浓煮狼牙草洗之。又治射工，即水弩子也：以狼牙叶，冬取根，捣令熟傅之。

【点评】蔷薇科植物仙鹤草（龙牙草）*Agrimonia pilosa* 根状茎，色白而尖，形状如兽牙，因此得名牙子、狼牙、犬牙等。含有鹤草酚，具有祛绦虫的作用。

及已 味苦，平，有毒。主诸恶疮疥痂瘘蚀，及牛马诸疮。

陶隐居云：今人多用以合疮疥膏，甚验。**唐本注**：此草一茎，茎头四叶，叶隙著白花。好生山谷阴虚软地。根似细辛而黑，有毒，入口使人吐血。今以当杜蘅，非也。疥瘙必须用之。**臣禹锡等谨按**，蜀本图经云：二月采根，日干之。**药性论**云：及已亦可单用，能治病疥。**日华子**云：主头疮，白秃，风瘙，皮肤痒虫。可煎汁浸并傅。

【点评】《新修本草》云："此草一茎，茎头四叶，叶隙著白花。好生山谷阴虚软地，根似细辛而黑，有毒，入口使人吐血。今以当杜蘅，非也。"杜衡条又云："今俗以及已代之，谬矣。及已独茎，茎端四叶，叶间白花，殊无芳气。有毒，服之令人吐，惟疗疮疥，不可乱杜衡也。"李时珍亦认同此观点，《本草纲目》杜衡条"发明"项云："古方吐药往往用杜衡者，非杜衡也，乃及已也。及已似细辛而有毒，吐人。昔人多以及已当杜衡，杜衡当细辛，故尔错误也。"又记及已别名獐耳细辛，"释名"项说："及已名义未详。二月生苗，先开白花，后方生叶三片，状如獐耳，根如细辛，故名獐耳细辛。"从描述来看，此即金粟兰科植物及已 *Chloranthus serratus*，没有疑问。

羊踯躅 味辛，温，有大毒。主贼风在皮肤中淫淫痛，温疟，恶毒诸痹，邪气鬼疰蛊毒。一名玉支。生太行山川谷及淮南山。三月采花，阴干。

陶隐居云：近道诸山皆有之。花、苗似鹿葱，羊误食其叶，踯躅而死，故以为名。不可近眼。**唐本注**：玉支、踯躅一名。陶于栀子注云"是踯躅子，名玉支"非也。花亦不似鹿葱，正似旋葍花，色黄者也。**今注**，其苗树生高三四尺，叶似桃叶，花似山石榴。**臣禹锡等谨按**，蜀本图经云：树生高二尺，叶似桃叶，花黄似瓜花。三月、四月采花，日干。今所在有之。**药性论**云：羊踯躅，恶诸石及面，不入汤服也。

图经曰　羊踯躅生太行山川谷及淮南山，今所在有之。春生苗似鹿葱，叶似红花，茎三四尺。夏开花似凌霄、山石榴、旋葍辈，而正黄色。羊误食其叶，则踯躅而死，故以为名。三月、四月采花，阴干。今岭南、蜀道山谷遍生，皆深红色如锦绣，然或云此种不入药。古大方多用踯躅。如胡洽治时行赤散，及治五嗽四满丸之类，及治风诸酒方皆杂用。又治百病风湿等，鲁王酒中亦用踯躅花。今医方授脚汤中多用之。南方治蛊毒下血，有踯躅花散，甚胜。

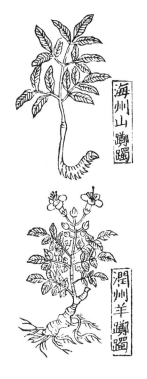

【点评】"踯躅"与"浪荡"一样，都表示一种特殊精神状态下的躯体行为，作为药名，则是对服药以后产生效应的刻画。羊踯躅即杜鹃花科植物闹羊花，亦称黄杜鹃 *Rhododendron molle*。羊踯躅全株，包括花叶都含杜鹃花毒素等，有较强的中枢活性，经常有草食动物食用后中毒的报告。

三种海药余

瓶香　谨按，陈藏器云：生南海山谷，草之状也。味寒，无毒。主天行时气，鬼魅邪精等。宜烧之。又于水煮，善洗水肿浮气，与土姜、芥子等煎浴汤，治风疟，甚验也。

钗子股　谨按，陈氏云：生岭南及南海诸山。每茎三十根，状似细辛。味苦，平，无毒。主解毒痈疽，神验。忠、万州者佳。草茎功力相似，以水煎服。缘岭南多毒，家家贮之。

【点评】此即本书卷8《本草拾遗》之金钗股，《本草纲目》将之合并为一条，李时珍说："石斛名金钗花，此草状似之，故名。""集解"项又云："按《岭表录》云：广中多蛊毒，彼人以草药金钗股治之，十救八九，其状如石斛也。又忍冬藤解毒，亦号金钗股，与此同名云。"此即兰科植物钗子股 Luisia morsei，及同属近缘植物。

宜南草　谨按，《广州记》云：生广南山谷。有荚长二尺许，内有薄片似纸，大小如蝉翼，主邪。小男女以绯绢袋盛一片，佩之臂上，辟恶止惊。此草生南方，故作南北字，今人多以男女字，非也。宜男草者，即萱草是。

二十五种陈藏器余

藒音挈车香　味辛，温。主鬼气，去臭及虫鱼蛀蚘。生彭城。高数尺，白花。《尔雅》曰：藒车，芞音乞輿。郭注云：香草也。《广志》云：黄叶白花也。

【海药】　按，《广志》云：生海南山谷。陈氏云：生徐州。微寒，无毒。主霍乱，辟恶气，裹衣甚好。《齐民要术》云：凡诸树木蛀者，煎此香冷淋之，善辟蛀蚘也。

朝生暮落花　主恶疮疽蟹，疥痛蚁瘘等。并日干，末和生油涂之。生粪秽处，头如笔，紫色，朝生暮死，小儿呼为狗溺台，又名鬼笔菌。从地出者，皆主疮疥。牛粪上黑菌尤佳。更有烧作灰地，经秋雨生菌重台，名仙人帽，大主血。

冲洞根　味苦，平，无毒。主热毒，蛇、犬、虫、痛疮等毒。功用同陈家白药，苗蔓不相似。岭南恩州取根，阴干。

【海药】　谨按，《广州记》云：生岭南及海隅。苗蔓如土瓜，根相似，味辛，温，无毒。主一切毒气及蛇伤，并取其根磨服之。应是着诸般毒，悉皆吐出。

井口边草　主小儿夜啼，着母卧席下，勿令母知。

豚耳草　主溪毒射工。绞取汁服，滓傅疮止血。

【①百一方　豚耳多种，未知何是。菘菜白叶亦名豚耳；《颜氏家训》"马苋一名豚耳"，马齿苋也；又车前叶圆者亦名豚耳。

---

① 【：底本无，据刘甲本补。

【点评】《百一方》即陶弘景所编《肘后百一方》，年代早于颜之推著《颜氏家训》，故尚志钧校注本此条下专门指出："按此下所引《颜氏家训》文，非《百一方》原文。"所见正确。此条底本缺黑盖子，不一定是唐慎微所添，但"菘菜白叶亦名豚耳"并引《颜氏家训》云云，一定是添补者批注的按语。本卷后文蛇芮草条引《百一方》的情况与本条相同，"二草总能主蛇"云云，应该也是添补者批注的按语。

灯花末　傅金疮止血生肉，令疮黑。今烛花落有喜事，不尔，得钱之兆也。

千金鑶草　主蛇蝎虫咬等毒。取草捣傅疮上，生肌止痛。生江南，高二三尺也。

断罐草　主丁疮。合白牙堇^{耻六反，羊啼菜也}菜、青苔、半夏、地骨皮、蜂窠、小儿发、绯帛并等分作灰，五月五日和诸药末服一钱匕，丁^①根出也。

狼杷草、秋穗子　并染皂，黑人鬓发，令人不老。生山道傍。

图经曰　狼杷草主疗丈夫血痢，不疗妇人。若患积年疳痢即用其根，俗间频服有效。患血痢者，取草二斤捣绞取汁一小升，内白面半鸡子许和之，调令匀，空腹顿服之。极重者不过三服。若无生者，但收取苗阴干，捣为散。患痢者取散一方寸匕，和蜜水半盏服之。**臣禹锡等谨按**，狼杷草出近世，古方未见其用者。虽陈藏器尝言其黑人鬓发，令不老，生道傍。然未甚详悉，太宗皇帝御书，记其主疗甚为精至，谨用书于《本草图经》外类篇首云。

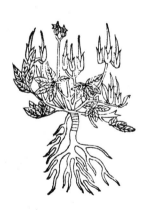

【点评】本条"臣禹锡等谨按"，从内容看，恐是《本草图经》的按语，而非

---

① 丁：底本作"下"，据刘甲本改。

《嘉祐本草》的按语。所言"太宗皇帝御书，记其主疗甚为精至"，意指《本草图经》此条之全文，乃是照录宋太宗手书。

百草灰　主腋臭及金疮。五月五日采，露取之一百种阴干，烧作灰，以井华水为团，重烧令白，以酽醋和为饼，腋下挟之，干即易。当抽一身痛闷，疮出即止。以水、小便洗之，不过三两度。又主金疮，止血生肌，取灰和石灰团，烧令白，刮傅疮上。

产死妇人冢上草　主小儿醋疮，取之勿回顾，作浴汤洗之，不过三度，佳。

孝子衫襟灰　傅面野。

灵床下鞋履　主脚气。

虻母草　叶卷如实，中有血虫，羽化为虻，便能咬人。生塞北。草叶如葵，以叶合和桂，杵为末傅人、马，山行无复虻来。

故蓑衣结　烧为灰，和油傅蠼螋溺疮，佳。

故炊帚　主人面生白驳，以月蚀夜和诸药烧成灰，和苦酒合为泥傅之。

天罗勒　主溪毒。按碎傅之疮上。天罗勒生江南平地。

毛蓼　主痈肿疽瘘瘰疬。杵碎内疮中，引脓血，生肌。亦作汤洗疮，兼濯足治脚气。生山足，似乌蓼，叶上有毛，冬根不死也。

蛇芮草　主蛇虺及毒虫等螫。取根、叶捣傅咬处，当下黄水。生平地。叶似苦杖而小，节赤，高一二尺，种之辟蛇。又有一种草，茎圆似苎，亦傅蛇毒。

【①百一方　东关有草状如苎，茎方节赤，按傅蛇毒如摘却，亦名蛇菌草。二草总能主蛇，未知何者的是。又有鼠菌草如菖蒲，出山石上，取根药鼠立死尔。

万一藤　主蛇咬。杵筛以水和如泥，傅痈上。藤蔓如小豆。生岭南，亦名万吉。

螺厣草　主痈肿风疹，脚气肿。捣傅之，亦煮汤洗肿处。藤生石

---

① 【：底本无，据《大观》补。

上似螺蠃，微有赤色，背有少毛。

继母草　主恶疮，杵傅之。生塞北川原。有紫碧花，花有角，角上有刺，蒿之类也。亦名继母藉。

甲煎　味辛，平，无毒。主甲疽疮及杂疮难差者，虫蜂蛇蝎所螫疼，小儿头疮，吻疮，耳后月蚀疮。并傅之。合诸药及美果花烧成灰，和蜡成口脂，所主与甲煎略同。三年者治虫杂疮及口旁馋疮、甲疽等疮。

【点评】甲煎是人工制作的混合香料，配方多种，《外台秘要》卷32有"烧甲煎法六首"可参。《本草纲目》将甲煎移到介部，"集解"项说："甲煎，以甲香同沉麝诸药花物治成，可作口脂及焚也。唐李义山诗所谓'沉香甲煎为廷燎'者即此。"《千金要方》卷6又有甲煎唇脂、甲煎口脂制法。

金疮小草　味甘，平，无毒。主金疮，止血长肌，断鼻中衄血。取叶接碎傅之。又预知、石灰杵为丸，日干，临时刮傅，亦煮服，断血瘀及卒下血。生江南落田野间下湿地，高一二寸许，如荠叶短，春夏间有浅紫花，长一粳米也。

鬼钗草　味苦，平，无毒。主蛇及蜘蛛咬，杵碎傅之，亦杵绞汁服。生池畔。叶有桠，方茎，子作钗脚，着人衣如针，北人呼为鬼针。

重修政和经史证类备用本草卷第十一

己酉新增衍义

成 都 唐 慎 微 续 证 类

中卫大夫康州防御使句当龙德宫总辖修建明堂所医药

提举入内医官编类圣济经提举太医学_{臣曹孝忠}奉敕校勘

草部下品之下总一百五种

一十八种神农本经_{白字}

一十八种名医别录_{墨字}

二十四种唐本先附_{注云"唐附"}

一十七种今附_{皆医家尝用有效，注云"今附"}

一十一种新补

六种新定

一十一种陈藏器余

凡墨盖子已下并唐慎微续证类

何首乌_{今附}	商陆_{章柳根也}	威灵仙_{今附}
牵牛子	𦱡_{音界}麻子_{叶附唐附}	葪蘱
天南星_{今附}	羊蹄_{酸模续注}	菰根
萹蓄	狼毒	豨_{音喜}莶_{音枚 唐附}
马鞭草	苎根	白头翁
甘蕉根_{芭蕉油续注}	芦根_{菷笋等附}	鬼臼
角蒿_{唐附 蘪蒿续注}	马兜零_{今附}	仙茅_{今附}
羊桃	鼠尾草	女青
故麻鞋底_{唐附}	刘寄奴草_{唐附}	骨碎补_{今附}
连翘	续随子_{今附}	败蒲席_{编荐索续注}

何首乌　味苦、涩，微温，无毒。主瘰疬，消痈肿，疗头面风疮，五痔，止心痛，益血气，黑髭鬓，悦颜色。久服长筋骨，益精髓，延年不老。亦治妇人产后及带下诸疾。本出顺州南河县，今岭外、江南诸州皆有。蔓紫，花黄白，叶如薯蓣而不光，生必相对，根大如拳。有赤白二种，赤者雄，白者雌。一名野苗、一名交藤、一名夜合、一名地精、一名陈知白。春夏采。临用之，以苦竹刀切，米泔浸经宿，暴干。木杵臼捣之，忌铁。今附。

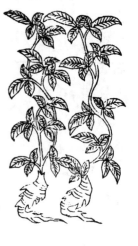

臣禹锡等谨按，日华子云：味甘。久服令人有子。治腹脏宿疾，一切冷气及肠风。此药有雌雄，雄者苗叶黄白，雌者赤黄色。凡修合，药须雌雄相合吃，有验。其药本草无名，因何首乌见藤夜交，便即采食有功，因以采人为名耳。又名桃柳藤。

图经曰　何首乌本出顺州南河县，岭外、江南诸州亦有，今在处有之，以西洛、嵩山及南京柘城县者为胜。春生苗，叶叶相对，如山芋而不光泽，其茎蔓延竹木墙壁间。夏秋开黄白花，似葛勒花。结子有棱，似荞麦而细小，才如粟大。秋冬取根，大者如拳，各有五棱瓣，似小甜瓜。此有二种：赤者雄，白者雌。采时乘湿以布帛拭去土后，用苦竹刀切，米泔浸一宿，暴干。忌铁，以木臼杵捣之。一云春采根，秋采花，九蒸九暴，乃可服。此药本名交藤，因何首乌服而得名。何首乌者，顺州南河①县人。祖能嗣，本名田儿，生而阉弱，年五十八，无妻子，一日醉卧野中，见田中藤，两本异生，苗蔓相交，久乃解，解合三四。田儿心异之，掘根持问乡人，无能名者。遂暴干捣末酒服。七日而思人道，百日而旧疾皆愈，十年而生数男，后改名能嗣。又与子庭服，皆寿百六十岁。首乌服药，亦年百三十岁。唐元和七年，僧文象遇茅山老人，遂传其事，李翱因著方录云。又叙其苗如木藁，光泽，形如桃柳叶，其背偏，独单皆生，不相对。有雌雄者，雌者苗色黄白，雄者黄赤。其生相远，夜则苗蔓交，或隐化不见。春末、夏中、初秋三时，候晴明日兼雌雄采之，烈日暴干，散服酒下，良。采时尽其根，乘润以布帛拭去泥土，勿损皮，密器贮之，每月再暴。凡服偶日，二四六八日是。服讫，以衣覆汗出，导引。尤忌猪、羊血，其叙颇详，故载之。

---

① 南河：底本作"河南"，据刘甲本改。

【经验方 何首乌新采者，去皮土后，用铜、竹刀薄切片，上甑如炊饭，蒸下用瓷石锅，忌铁。旁更别烧一锅，常满添水，候药甑气上，逐旋以热水从上淋下，勿令满溢，直候首乌绝无气味，然后取下一匙头汁，白汤亦可，此是药之精英，与常不同。治骨软风，腰膝疼，行履不得，遍身瘙痒。首乌大而有花纹者，同牛膝剉各一斤，以好酒一升，浸七宿，暴干。于木白内捣末蜜丸，每日空心食前酒下三五十丸。**又方**治诸处皮里面痛：首乌末、姜汁调成膏，痛处以帛子裹之，用火炙鞋底熨之，妙。

斗门方 治瘰疬，或破不破，以至下胸前者，皆治之：用九真藤取其根如鸡卵大，洗，生嚼，常服。又取叶捣覆疮上，数服即止。其药久服黑发延年。或取其头获之九数者，服之乃仙矣。其叶如杏，其根亦类疬子，用之如神。又堪为利术，伏沙子，自有法。一名何首乌，又名赤葛。

王氏博济 治疥癣，满身作疮，不可治者：何首乌、艾等分，以水煎令浓，于盆内洗之，甚能解痛，生肌肉。

何首乌传 昔何首乌者，顺州南河县人。祖名能嗣，父名延秀。能嗣常慕道术，随师在山，因醉夜卧山野，忽见有藤二株，相去三尺余，苗蔓相交，久而方解，解了又交。惊讶其异，至旦遂掘其根归。问诸人，无识者。后有山老忽来，示之。答曰：子既无嗣，其藤乃异，此恐是神仙之药，何不服之？遂杵为末，空心酒服一钱。服数月似强健，因此常服，又加二钱。服之经年，旧疾皆痊，发乌容少。数年之内，即有子，名延秀，秀生首乌，首乌之名，因此而得。生数子，年百余岁，发黑。有李安期者，与首乌乡里亲善，窃得方服，其寿至长，遂叙其事。何首乌，味甘，生温，无毒。茯苓为使。治五痔腰膝之病，冷气心痛，积年劳瘦痰癖，风虚败劣，长筋力，益精髓，壮气驻颜，黑发延年，妇人恶血痿黄，产后诸疾，赤白带下，毒气入腹，久痢不止，其功不可具述。一名野苗，二名交藤，三名夜合，四名地精，五名首乌。本出虔州，江南诸道皆有之。苗叶有光泽，又如桃李叶。雄苗赤。根远不过三尺，春秋可采，日干。去皮为末，酒下最良。有疾即用茯苓汤下为使。常杵末，新瓷器盛，服之忌猪肉、血、无鳞鱼，触药无力。此药形大如拳连珠，其中有形鸟兽山岳之状，珍也。掘得去皮，生吃，得味甘甜，休粮。赞曰：神效助道，著在仙书。雌雄相交，夜合昼疏。服之去谷，日居月诸。返老还少，变安病躯。有缘者遇，传之勿泄，最尔自如。明州刺史李远传录经验。何首乌所出顺州南河县、韶州、潮州、恩州、贺州、广州四会县、潘州，已上出处为上；邕州晋兴县、桂州、康州、春州、勒州、高州、循州，已上所出次也。其仙草五十年者如拳大，号山奴，服之一年，髭鬓青黑；一百年如碗大，号山哥，服之一年，颜色红悦；一百五十年如盆大，号山伯，服之一年，齿落重生；二百年如斗栲栳大，号山翁，服之一年，颜如童子，行及奔马；三百年如三斗栲栳大，号山精，服之一年，延龄，纯阳之体，久服成地仙。

衍义曰　何首乌兼黑髭鬓。与萝卜相恶，令人髭鬓早白，治肠风热多用。

【点评】何首乌本来是民间草药，经过唐代李翱作《何首乌传》的宣传，得以进入本草。李翱（772—841）立足儒家，兼容佛道，这篇传记以"僧文象遇茅山老人，遂传其事"交代文章来历背景，暗示该药的宗教渊源，因此何首乌得以跻身"仙药"的行列。

整篇故事仿照道教仙传的结构，主人公何能嗣"常慕道术"，终于有一天机缘成熟，见两藤"苗蔓相交，久而方解，解了又交"，于是采掘其根。按照交感律，当然看得出这是象征阴阳交媾，不仅为"令人有子"的神奇疗效埋下伏笔，也为后人寻找雌雄何首乌提供依据。经过"山老"的点化，何能嗣如法服食，一段时间以后，不仅"旧疾皆愈，发乌容少"，且神奇疗效逐渐体现，"七日而思人道，百日而旧疾皆愈，十年而生数男"。

传记说何首乌有五名，"一名野苗，二名交藤，三名夜合，四名地精，五名首乌"。这是仙药不欲为外人窥破，使用隐名的习惯。比如《太清石壁记》说紫游丹"一名步虚丹，二名药景丹，三名轻举丹，四名倒景丹，五名凌虚丹"。又说不同年限的丹药名字不同，服食效用随年增长。如《太上灵宝五符序》卷中的延年益寿方下说："服之一年，百病皆去，耳聪目明，身轻益气，增寿二年；服之二年，颜色悦泽，气力百倍，白发复黑，齿落更生，增寿三年；服之三年，山行不避蛇龙，鬼神不逢，兵刃不当，飞鸟不敢过其傍，增寿十三年；服之四年，通知神明，及与五行，增寿四十年；服之五年，身生光明，目照昼夜，有光关梁，交节轻身，虽无羽翼，意欲飞行；服之六年，增寿三百岁；服之七年，神道欲成，增寿千年；服之八年，目视千里，耳闻万里，增寿二千年；服之九年，神成，能为金石，死能复生，增寿三千年。"

《本草蒙筌》引述《何首乌传》"久服成地仙"的记载，专门举当时（明代）人服食受益的例子作证说："李君斯言必有所考，不然岂妄诞以欺人哉？况今台阁名公，竞相采取，异法精制，为丸日吞，亦因获效异常，曾令镂梓传世。或金曰八仙丹，或曰延寿丹，或曰八珍至宝丹，征实取名。一以重药之非凡，二亦表李君之不诬矣。"《本草纲目》也赞成其说，"发明"项补充说："此药流传虽久，服者尚寡。嘉靖初，邵应节真人，以七宝美髯丹方上进。世宗肃皇帝服饵有效，连生皇嗣。于是何首乌之方，天下大行矣。宋怀州知州李治，与一武臣同官。怪其年七十余而轻健，面如渥丹，能饮食。叩其术，则服何首乌丸也。乃传其方。后治得病，盛暑中半体无汗，已二年，窃自忧之。造丸服至年余，汗遂浃体。其活血治风之功，大有补益。"

《何首乌传》尚未对何首乌的处理方法提出特殊要求，故事中何能嗣直接将药材"杵为末空心酒服一钱"；后来此药载入《开宝本草》，书中要求"采时乘湿以布帛拭去土后，用苦竹刀切，米泔浸一宿，暴干"，需要注意的也只是"忌铁，以木臼杵捣之"；到《本草图经》则要求"九蒸九暴"的仪式化操作。文同《寄何首乌丸与友人》有句："断以苦竹刀，蒸曝凡九为。"可见九蒸九曝已经深入人心。若不如法蒸曝，服食的后果在笔记小说中有涉及。《客窗闲话续集》说乡妪得人形何首乌，"煮饭时于铁锅内蒸之，一次稍软，至五六次，香绵可食"，后果竟"面及身俱肿，目开口张，不能言语"。经过救治，也"寿一百五六十岁，无疾而终"。

需要说明的是，现代研究已经注意到何首乌所含蒽醌的肝脏毒性，《开宝本草》将其载入草部下品，却不是因为毒性问题。宋代已经不太注意《本草经》三品分类原则，虽然继续沿用上中下品的篇章结构，但新增药物时根本不予考虑，后文威灵仙收入本卷，也属这样的情况。

商陆　味辛、酸，平，有毒。主水胀疝瘕痹，熨除痈肿，杀鬼精物，疗胸中邪气，水肿痿痹，腹满洪直，疏五脏，散水气。如人形者有神。一名葛根、一名夜呼。生咸阳川谷。

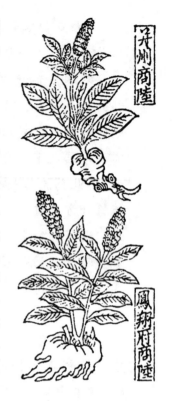

陶隐居云：近道处处有。方家不甚干用，疗水肿，切生根杂生鲤鱼煮作汤。道家乃散用及煎酿，皆能去尸虫，见鬼神。其实亦入神药。花名葛花，尤良。**唐本注**云：此有赤白二种，白者入药用，赤者见鬼神，甚有毒，但贴肿外用。若服之伤人，乃至痢血不已而死也。**今注**：商陆，一名白昌，一名当陆。**臣禹锡等谨按**，蜀本图经云：叶大如牛舌而厚脆，有赤花者根赤，白花者根白。今所在有之。二月、八月采根，日干。**尔雅**云：蓫薚，马尾。注："《广雅》曰：马尾，商陆。本草云：别名薚。今关西亦呼为薚，江东呼为当陆。"《释文》云：如人形者有神。**药性论**云：当陆，使，忌犬肉，味甘，有大毒。能泻十种水病，喉痹不通，薄切醋熬，喉肿处外傅[1]之差。**日华子**云：白章陆，味苦，冷，得大蒜良。通大小肠，泻蛊毒，堕胎，熁肿毒，傅恶疮。赤者有毒。

图经曰　商陆俗名章柳根。生咸阳山谷，今处处有之，多生于人家园圃中。春生苗，高三四尺，叶青如牛舌而长，茎青赤，至柔脆。夏秋开红紫花，作朵，根如芦菔而长，八月、九月内采根，暴干。其用归表，古方术家多用之，亦可单服。五月五日采根，竹篾盛，挂屋东北角阴干百日，捣筛，井华水调服，云神仙所秘法。喉中卒被毒气攻痛者，切根炙令热，隔布熨之，冷辄易，立愈。其花主人心昏塞，多忘喜误。取花阴干百日，捣末，日暮水服方寸匕，卧思念所欲事，即于眼中自觉。《尔雅》谓之蓫薚，《广雅》谓之马尾，《易》谓之苋陆，皆谓此商陆也。然有赤、白二种，花赤者根赤，花白者根白。赤者不入药，服食用白者。又一种名赤菖，苗叶绝相类，不可用，服之伤筋消肾，须细辨之。

【雷公云　凡使，勿用赤菖，缘相似。其赤菖花、茎有消筋肾之毒，故勿饵。章陆花白，年多后仙人采之用作脯，可下酒也。每修事，先以铜刀刮去上皮了，薄切，以东流水浸两宿，然后漉出，架甑蒸，以豆叶一重了，与章陆一重，如斯蒸从午至亥，出，仍去豆叶暴干了，细剉用。若无豆叶，只用豆代之。

外台秘要　治水气：商陆根白者去皮，切如小豆许，一大盏，以水三升，煮取一

升已上。烂即取粟米一大盏，煮成粥。仍空心服。若一日两度服即恐利多，每日服一顿即微利，不得杂食。**又方**治瘰疬、喉痹卒攻痛：捣生章陆根，捻作饼子，置瘰疬上，以艾炷于药上灸三四壮。

千金髓 治水气浮肿：白菖六两，取汁半合，和酒半升，看大小相度与服，当利下水差。**又方**卒暴癥，肿中有物如石，痛刺啼呼，若不治，百日死：多取商陆根捣汁，或蒸之，以布藉腹上，安药勿覆，冷复易，昼夜勿息。

经验方 治水疾：樟柳去粗皮，薄切暴干为末，用黄颡鱼三头，大蒜三瓣，绿豆一合，以水一大碗同煮，豆烂为度。先将豆任意吃了，却以汁调药末一钱匕，其水化为清气消。

梅师方 治水肿不能服药：商陆一升，羊肉六两，以水一斗煮取六升，去滓，和肉、葱、豉作臛如常法，食之。商陆白者妙。

孙真人食忌 主一切热毒肿：章陆根和盐少许傅之，日再易。**又方**主疖中毒：切章陆根汁，热布裹熨之，冷即易。

斗门方 治脚软：用章柳根细切如小豆大，煮令熟，更入绿豆同烂煮为饭。每日如此修事服饵，以差为度，其功最效。

张文仲 治石痈坚如石，不作脓者：生章陆根捣擦之，燥即易，取软为度。

【点评】商陆为商陆科植物商陆 *Phytolacca acinosa*，可能有一定的致幻作用，故陶弘景说服此"见鬼神"。《本草图经》说："取花阴干百日，捣末，日暮水服方寸匕，卧思念所欲事，即于眼中自觉。"《本草纲目》在莨菪条亦云："莨菪、云实、防葵、赤商陆皆能令人狂惑见鬼，昔人未有发其义者。盖此类皆有毒，能使痰迷心窍，蔽其神明，以乱其视听故耳。"又，古书中商陆按花色分赤白两种，所谓"白者入药，赤者见鬼神，甚有毒，但贴肿外用，若服之伤人，乃痢血不已而死也"。按，*Phytolacca acinosa* 夏秋开花，初为白色，后渐变红，并非有白花、红花两种也。

威灵仙 味苦，温，无毒。主诸风，宣通五脏，去腹内冷滞，心膈痰水，久积癥瘕，痃癖气块，膀胱宿脓恶水，腰膝冷疼，及疗折伤。一名能消。久服之无温疫疟。出商州上洛山及华山并平泽，不闻水声者良。生先于众草，茎方，数叶相对，花浅紫，根生稠密，岁久益繁，冬月丙丁戊己日采，忌茗。今附。

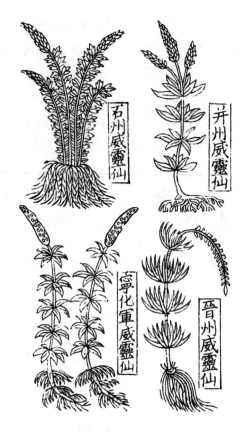

臣禹锡等谨按，蜀本云：九月末至十二月采，阴干。余月并不堪采。

图经曰　威灵仙出商州上洛山及华山并平泽，今陕西州军等及河东、河北、京东、江湖州郡或有之。初生比众草最先，茎梗如钗股，四棱，叶似柳叶，作层，每层六七叶，如车轮，有六层至七层者。七月内生花，浅紫或碧白色，作穗似莆台子，亦有似菊花头者，实青。根稠密多须似谷，每年亦朽败，九月采根，阴干。仍以丙丁戊己日采，以不闻水声者佳。唐正元中，嵩阳子周君巢作《威灵仙传》云：先时，商州有人重病，足不履地者数十年，良医弹技莫能疗，所亲置之道傍，以求救者。遇一新罗僧见之，告曰：此疾一药可活，但不知此土有否？因为之入山求索，果得，乃威灵仙也。使服之，数日能步履。其后山人邓思齐知之，遂传其事。崔元亮《海上方》著其法云：采得，阴干月余，捣筛。温清酒和二钱匕，空腹服之。如人本性杀药，可加及六钱匕。利过两行则减之，病除乃停服。其性甚善，不触诸药，但恶茶及面汤，以甘草、栀子代饮可也。

【唐本云　腰肾脚膝积聚，肠内诸冷病，积年不差者，服之无不立效。出商州洛阳县，九月末至十二月采，阴干。余月并不堪采。每年傍引，年深转茂，根苗渐多，经数年亦折败。

千金方　治腰脚痛：威灵仙为末，空心温酒调下钱匕，逐日以微利为度。

经验方　治大肠久冷：威灵仙蜜丸桐子大，于一更内，生姜汤下十丸至二十丸。

又方　治腰脚：威灵仙一斤洗干，好酒浸七日，为末，面糊丸桐子大，以浸药酒下二十丸。

集验方　治肾脏风壅积，腰膝沉重：威灵仙末，蜜和丸桐子大。初服温酒下八十丸，平明微利恶物如青浓胶，即是风毒积滞也。如未利，夜再服一百丸。取下后，吃粥药补之，一月仍常服温补药。孙兆放杖丸同。

崔氏海上集 威灵仙去众风，通十二经脉，此药朝服暮效。疏宣五脏冷脓宿水变病，微利不泻人。服此四肢轻健，手足温暖，并得清凉。时商州有人患重足不履地，经十年不差。忽遇新罗僧，见云此疾有药可理，遂入山求之。遣服数日，平复，后留此药名而去。此药治丈夫、妇人中风不语，手足不随，口眼㖞邪，筋骨节风，胎风头风，暗风心风，风狂人。伤寒头痛，鼻清涕，服经二度，伤寒即止。头旋目眩，白癜风，极治大风，皮肤风痒，大毒，又热毒风疮，深治劳疾。连腰骨节风，绕腕风，言语涩滞，痰积，宣通五脏，腹内宿滞，心头痰水，膀胱宿脓，口中涎水，好吃茶滓，手足顽痹，冷热气壅，腰膝疼痛，久立不得，浮气瘴气，憎寒壮热，头痛尤甚，攻耳成脓而聋，又冲眼赤。大小肠秘，服此立通，饮食即住。黄疸，黑疸，面无颜色，瘰疬遍项，产后秘涩概腰痛，曾经损坠，心痛，注气膈气，冷气攻冲，肾脏风壅，腹肚胀满，头面浮肿，注毒脾、肺气，痰热咳嗽气急，坐卧不安，疥癣等疮。妇人月水不来，动经多日，血气冲心，阴汗盗汗，鸦臭秽甚，气息不堪。勤服威灵仙，更用热汤，尽日频洗，朝以苦唾调药涂身上内外，每日一次，涂之当得平愈。孩子无辜，令母含药灌之。痔疾秘涩，气痢绞结，并皆治之。威灵仙一味洗，焙为末，以好酒和令微湿，入在竹筒内，牢塞口，九蒸九暴。如干，添酒重洒之，以白蜜和为丸如桐子大，每服二十至三十丸，汤酒下。

衍义曰 威灵仙治肠风。根性快，多服疏人五脏真气。

【点评】与何首乌一样，威灵仙进入本草的时间也不太长，但品种混乱现象十分严重，涉及至少8科50余种植物，其中以玄参科腹水草属（Veronicastrum）和毛茛科铁线莲属（Clematis）两类最为大宗。《本草图经》对威灵仙描述甚详："茎梗如钗股，四棱，叶似柳叶，作层，每层六七叶，如车轮，有六层至七层者。七月内生花，浅紫或碧白色，作穗似莆台子，亦有似菊花头者，实青。"对照图例，书中所绘之药与并州威灵仙、晋州威灵仙、宁化军威灵仙基本一致，原植物应该是玄参科草本威灵仙 Veronicastrum sibiricum，这应该是当时药用的主流。至于石州威灵仙显然不是此种，从花序顶生的状态看，也不似后来成为药用主流的铁线莲属威灵仙 Clematis chinensis 或同属物种。

从本草记载威灵仙的功效和医方所见威灵仙的实际应用来看，该药大致有两方面的疗效最为突出：一是"去众风，通十二经脉"，《本草蒙筌》谓其"为诸风湿冷痛要药也"；二是治疗骨鲠，《药品化义》形容其"治骨鲠咽喉，若有神助"，《生草药性备要》有歌诀说："黑脚威灵仙，骨见软如绵。"治疗骨鲠之效姑且存而不论，应对腰脚疼痛，欲达到"朝服暮效"的效果，就药理作用而言，活性即使不及糖皮质激素，至少也应该有非甾体抗炎药的作用强度。分析威灵仙 *Clematis chinensis* 的药理研究资料，虽然多数文献都显示威灵仙提取物在抗炎镇痛方面取得阳性结果，但实际作用强度非常局限，与雷公藤、川乌的作用相比，完全不值一提。由此思考，要么毛茛科威灵仙 *Clematis chinensis* 与古代威灵仙品种物种对应存在问题，要么古代记载不完全可靠。

牵牛子 味苦，寒，有毒。主下气，疗脚满水肿，除风毒，利小便。

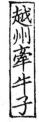

陶隐居云：作藤生，花状如藊豆，黄色，子作小房，实黑色，形如球子核。比来服之，以疗脚满气急，得小便利，无不差。此药始出田野，人牵牛易药，故以名之。又有一种草，叶上有三白点，俗因以名三白草。其根以疗脚下气，亦甚有验。**唐本注**云：此花似旋蕚花，作碧色，又不黄，不似藊豆。其三白草，有三黑点，非白也，古人秘之，隐黑为白尔。陶不见，但闻而传之，谓实白点。**今注**：此药蔓生，花如鼓子花而稍大，作碧色，子有黄壳作小房，实黑，稍类荞麦。比来服之，以疗脚肿满，气急，利水道，无不差者。**臣禹锡等谨按**，**蜀本**图经云：苗蔓生，花碧色，子若荞麦，三棱黑色，九月已后收子。所在有之。**药性论**云：牵牛子，使，味甘，有小毒。能治痃癖气块，利大小便，除水气虚肿，落胎。**日华子**云：味苦、癝，得青木香、干姜良。取腰痛，下冷脓，泻蛊毒药，并一切气壅滞。

图经曰 牵牛子旧不著所出州土，今处处有之。二月种子，三月生苗，作藤蔓绕篱墙，高者或三二丈。其叶青，有三尖角，七月生花，微红带碧色，似鼓子花而大，八月结实，

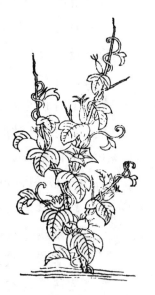

外有白皮，里作球，每球内有子四五枚，如荞麦大，有三棱，有黑白二种，九月后收之。又名金铃。段成式《酉阳杂俎》云：盆甑草即牵牛子也，秋节后断之，状如盆甑，其中子似龟，蔓如山芋。即此也。

【**雷公云**】 草金零，牵牛子是也。凡使，其药秋末即有实，冬收之。凡用晒干，却入水中淘，浮者去之，取沉者晒干，拌酒蒸，从巳至未，晒干，临用舂去黑皮用。

食疗云 多食稍冷，和山茱萸服之，去水病。

圣惠方 治水气遍身浮肿，气促坐卧不得：用牵牛子二两，微炒捣细末，乌牛尿浸一宿，平旦入葱白一握，煎十余沸去滓。空心分为二服，水从小便中下。

肘后方 治风毒脚气，若胫已满，捻之没指者：取牵牛子捣，蜜丸如小豆大。每服五丸，生姜汤下，取令小便利亦可止。

斗门方 治风气所攻，脏腑积滞：用牵牛子以童子小便浸一宿后，长流水上洗半日，却用生绢袋盛，挂于当风处令好干，每日盐汤下三十粒。极能搜风，亦善消虚肿。久服令人体清爽。

王氏博济 治三焦气不顺，胸膈壅塞，头昏目眩，涕唾痰涎，精神不爽，利膈丸：牵牛子四两，半生半熟，不蚛皂荚涂酥炙二两，为末，生姜自然汁煮糊，丸如桐子大。每服二十丸，荆芥汤下。**又方** 治产前滑胎：牵牛子一两，赤土少许，研令细。每觉转痛频，煎白榆皮汤调下一钱匕。**又方** 治男子、妇人五般积气成聚：黑牵牛一斤，生捣末八两，余滓于新瓦上炒令香熟，放冷再捣取四两熟末，十二两拌令匀，炼蜜和丸如桐子大。患积气至重者三五十丸，煎陈橘皮、生姜汤下，临卧空心服之。如二更至三更已来，药行时效应未动，再与三十丸投之，转下积聚之物。常服十丸至十五丸行气，甚妙。小儿十五已下至七岁已上，服五丸至七丸，年及五十已上不请服。

简要济众 治大便涩不通：牵牛子半生半熟，捣为散。每服二钱，煎姜汤调下。如未通再服，改以热茶调下。量虚实，无时候，加减服。

衍义曰 牵牛子诸家之说纷纷不一，陶隐居尤甚。言花状如藊豆，殊不相当。花朵如鼓子花，但碧色，日出开，日西合。今注又谓其中子类乔麦，亦非也。盖直如木猴梨子，但黑色。可微炒，捣取其中粉一两，别以麸炒去皮尖者桃仁末半两，以熟蜜和丸如梧桐子，温水服三二十丸，治大肠风秘，壅热结涩。不可久服，亦行脾肾气故也。

【**点评**】牵牛之得名，按照陶弘景的说法："此药始出田野，人牵牛易药，故以名之。"《本草经集注·序录》云："牵牛逐水，近出野老。"由此反映牵牛利水的作用强大而且立竿见影。

但今天所用旋花科植物牵牛 *Pharbitis nil* 的种子，所含牵牛苷泻下作用强烈，却没有明显的利尿作用。更重要的是，陶弘景说牵牛花"状如藕豆，黄色"，牵牛 *Pharbitis nil* 喇叭状的花冠为白色或紫色，两者相去甚远。而且牵牛 *Pharbitis nil* 属于常见物种，如果《名医别录》所记确实指向本种，陶弘景应该不至于差错如此。再看陶弘景形容牵牛子的主治："疗脚满气急，得小便利，无不差。"这或许是慢性心功能不全引起的下肢水肿，肺换气功能下降而出现喘息，如果使用的是含有强心苷类物质的药物，确实能够达到缓解症状且小便利的效果，也有可能获得"牵牛易药"的回报。牵牛 *Pharbitis nil* 无此作用，陶弘景所言牵牛子，可能需要另外寻找物种对应。

蓖音卑 麻子　味甘、辛，平，有小毒。主水癥。水研二十枚服之，吐恶沫，加至三十枚。三日一服，差则止。又主风虚寒热，身体疮痒，浮肿，尸疰恶气，笮取油涂之。叶主脚气，风肿不仁，捣蒸傅之。

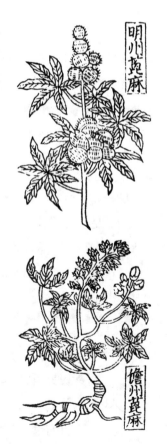

唐本注云：此人间所种者，叶似大麻叶而甚大，其子如蝉（音卑），又名草麻。今胡中来者，茎赤，树高丈余，子大如皂荚核，用之益良。油涂叶炙热熨囟（音信）上，止衄尤验也。唐本先附。**臣禹锡等谨按**，蜀本图经云：树生，叶似大麻大数倍，子壳有刺，实大于巴豆，青黄色斑，夏用茎叶，秋收子，冬采根，日干。胡中来者，茎、子更倍大。所在有之。又云：叶似葎草而厚大，茎赤，有节如甘蔗。**日华子**云：治水胀腹满。细研水服，壮人可五粒。催生，傅产人手足心，产后速拭去。疮痍疥癞亦可研傅。

　　图经曰　蓖麻子旧不著所出州郡，今在处有之。夏生苗，叶似葎草而厚大，茎赤有节如甘蔗，高丈许。秋生细花，随便结实，壳上育刺，实类巴豆，青黄斑褐，形如牛蝉，故名。夏采茎叶，秋采实，冬采根，日干。胡中来者，茎子更大。崔元亮《海上方》治难产及胞衣不下，取蓖麻子七枚，研如膏，涂脚心底，子及衣才下，便速洗去。不尔肠出；即用此膏涂顶，肠当自入。

【雷公云 凡使，勿用黑天赤利子，缘在地萎上生，是颗两头尖有毒，药中不用。其蓖麻子形似巴豆，节节有黄黑斑点。凡使先须和皮用盐汤煮半日，去皮取子，研过用。

外台秘要 治半身不遂，失音不语：取蓖麻子油一升，酒一斗，铜钵盛油，著酒中一日，煮之令酒、油熟，服之。**又方**治水气：取蓖麻子去皮研，令熟水解得三合。清旦一顿服之尽，日中当下青黄水。

千金方 治岭南脚气，从足至膝，胫肿满，连骨疼者：蓖麻子叶切蒸薄裹，二三易即消。

肘后方 治一切毒肿疼痛不可忍者：捣蓖麻子傅之差。**又方**产难：取蓖麻子二枚，两手各把一枚，须臾立下。

经验后方 治风疾鼻塌：蓖麻不拘多少，去皮拍为二片，用黄连等分捶碎，二件用水一处浸七宿后，空心，日午卧时只用浸者水吞下一片，水尽旋添勿令干。服两月后，吃大蒜猪肉试验，如不发动，便是效也。若发动时，依前法再服，直候不发。如只腿胀，用针出毒物，累有神效。

修真秘旨 治小儿丹瘤：蓖麻子五个去皮研，入面一匙，水调涂之，甚效。

杜壬 治疬风，手指挛曲，节间痛不可忍，渐至渐落方：蓖麻一两去皮，黄连一两剉如豆，以小瓶子入水一升，同浸。春夏三日，秋冬五日后，取蓖麻子一枚擘破，面东以浸药水平旦时一服。渐加至四五枚，微利不妨。瓶中水少更添。忌动风食，累用得效。**又方**治咽中疮肿：蓖麻子一枚去皮，朴消一钱，同研，新汲水作一服，连进二三服效。

初虞世 治汤火伤神妙：草麻子、蛤粉等分末研膏。汤损用油调涂，火疮用水调涂。

衍义曰 蓖麻子作朵生，从下旋旋开花而上，从下结子，宛如牛身之蜱。取子炒熟，去皮，烂嚼，临睡服三二枚，渐加至十数枚。治瘰疬，必效。

蒴藋 味酸，温，有毒。主风瘙瘾疹，身痒湿痹，可作浴汤。一名堇草、一名芨。生田野，春夏采叶，秋冬采茎、根。今附。

陶隐居云：田野墟村中甚多。绝疗风痹痒痛，多用薄洗，不堪入服，亦有酒渍根稍饮之者。**唐本注**云：此陆英也，剩出此条。《尔雅》云"芨，堇草"，郭注云："乌头苗也。"检三堇别名，又无此者，蜀人谓乌头苗为堇草。陶引此条，不知所出处。《药对》及古方无蒴藋，惟言陆英也。**今注**：蒴藋条，唐本编在狼跋子之后，而与陆英条注解并云剩出一条。**今详**：陆英，味苦，寒，无毒。蒴藋，味酸，温，有毒。既此不同，难谓一种，盖其类尔。今但移附陆英之下。**臣禹锡等谨按日华子**云：味苦，凉，有毒。治癎癫风痹，并煎汤浸，并叶用。

图经 文具陆英条下。

【雷公云】 凡使之，春用隔年花蕊，夏用根，秋冬并总用作煎。只取根，用铜刀细切，于柳木臼中捣取自然汁，缓缓于锅子中煎如稀饧，任用也。

外台秘要 治卒暴癥，腹中有物坚如石，痛欲死：取蒴藋根一小束，洗沥去水，细擘，以酒二升，渍三宿，暖温服五合至一升，日三。若欲速得服，于热灰中温令药味出服之。此方无毒，已愈十六人，神验。药尽复作服之。**又方**治腰痛方：蒴藋叶火燎，厚铺床上，趁热卧眠于上，冷复易之。冬月取根，舂碎熬及热准前用。并治风温湿冷痹及产妇患伤冷，腰痛不得动亦用。**又方**治下部闭不通：取蒴藋根一把，捣汁水和，绞去滓，强人服一升，数用之，并治脚气。

千金方 治岭南脚气，从足至膝胫肿，骨疼者：蒴藋根碎，和酒醋共三分，根一分合蒸熟，封裹肿上，二三日即消。亦治不仁。**又方**治头风：取蒴藋根二升，酒二升，煮服之。

梅师方 治水肿，坐卧不得，头面身体悉肿：取蒴藋根刮去皮，捣汁一合，和酒一合，暖空心服，当微吐利。**又方**治一切疹：用煮蒴藋汤，和少酒涂，无不差。姚氏方同。

孙真人食忌 主卒脚肿渐上：以蒴藋茎叶，埋热灰中令热，傅肿上，差即易。

斗门方 治疟疾：用蒴藋一大握炙令黄色，以水浓煎一盏，欲发前服。

张文仲 治手足忽生疣目：蒴藋赤子挪使坏疣目上令赤，涂之差。**又方**治熊伤人疮：蒴藋一大把剉碎，以水一升渍，须臾取汁饮，余滓以封裹疮。

子母秘录 治小儿赤游行于身上，下至心即死：蒴藋煎汁洗之。

衍义曰 蒴藋与陆英既性味及出产处不同，治疗又别，自是二物，断无疑焉。况蒴藋花白，子初青如绿豆颗，每朵如盏面大，又平生，有一二百子，十月方熟红，岂得言"剩出此条"，孟浪之甚也。

【点评】《名医别录》蒴藋一名堇草、一名芨，检《尔雅·释草》："芨，堇草。"其所指代的应该也是蒴藋。根据郭璞注"即乌头也，江东呼为堇"，这种蒴藋应该与乌头接近，为毛茛科毛茛属或乌头属植物，或许就是石龙芮 Ranunculus sceleratus 及近缘物种。

蒴藋在《新修本草》中开始发生混乱，《药性论》："陆英，一名蒴藋。"苏敬遂认为《名医别录》之蒴藋就是《本草经》的陆英，乃说："此陆英也，剩出此条。"陆英条也说："此即蒴藋是也，后人不识，浪出蒴藋条。"其实，《名医别录》中"一名堇草"的蒴藋，与一名蒴藋的陆英属于同名异物，但蒴藋有毒，且"不堪入服"，而陆英无毒，主疗"骨间诸痹，四肢拘挛疼酸，膝寒痛，阴痿，短气不足，脚肿"等，二者显非一物。

据《开宝本草》说，《新修本草》将蒴藋编排在狼跋子之后，《开宝本草》调整到陆英之后，本条之"今附"两字即由此而来。《证类本草》中蒴藋、陆英再次分开，应该是唐慎微成书时次序颠倒所致。

天南星　味苦、辛，有毒。主中风，除痰，麻痹，下气，破坚积，消痈肿，利胸膈，散血，坠胎。生平泽，处处有之。叶似蒟叶，根如芋，二月、八月采之。今附。

臣禹锡等谨按，陈藏器云：天南星，主金疮，伤折，瘀血，取根碎傅伤处。生安东山谷。叶如荷，独茎，用根最良。
日华子云：味辛烈，平，畏附子、干姜、生姜。署扑损瘀血，主蛇虫咬，疥癣恶疮。入药炮用，又名鬼蒟蒻。

图经曰　天南星本经不载所出州土，云生平泽，今处处有之。二月生苗，似荷梗，茎高一尺以来，叶如蒟蒻，两枝相抱，五月开花以蛇头，黄色，七月结子作穗似石榴子，红色。根似芋而圆，二月、八月采根。亦与蒟蒻根相类，人多误采，茎斑花紫是蒟蒻。一说天南星如本草所说，即虎掌也。小者名由跋，后人采用，乃别立一名尔。今天南星大者四边皆有子，采时尽削去之。又陈藏器云：半夏高一二尺，由跋高一二寸，此正误相反言也。今由跋苗高一二尺，茎似蒟蒻而无斑，根如鸡卵。半夏高一二寸，亦有盈尺者，根如小指正圆也。江南吴中又有白蒟蒻，亦曰鬼芋，根都似天南星，生下平泽极多，皆杂采以为天南星，了不可辨。市中所收，往往是也。但

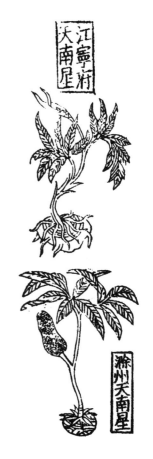

天南星小，柔腻肌细，炮之易裂，差可辨尔。古方多用虎掌，不言天南星；天南星近出唐世，中风痰毒方中多用之。《续传信方》治风痛，用天南星、踯躅花，并生时同捣，罗作饼子，甑上蒸四、五过，以绨葛囊盛之。候要，即取焙捣为末，蒸饼，丸如梧桐子，温酒下三丸。腰脚骨痛空心服，手臂痛食后服，大良。

【经验方】 治急中风，目瞑牙噤，无门下药者：用此末子，以中指点末，揩齿三二十，揩大牙左右，其口自开，始得下药，名开关散。天南星捣为末，白龙脑，二件各等分研，自五月五日午时合。患者只一字至半钱。**又方** 治小儿走马疳，蚀透损骨及小攻蚀必效方：天南星一个，当心作坑子，安雄黄一块在内，用麹裹烧，候雄黄作汁，以盏子合定出火毒去麹，研为末，入麝香少许，拂疮，验。**又方** 治妇人一切风攻头目痛：天南星一个，掘地坑子，火烧令赤，安于坑中，以醋一盏，以盏盖之，不令透气，候冷取出为末。每服一字，以酒调下，重者半钱匕。**又方** 治惊风坠涎：天南星一个重一两，换酒浸七伏时取出，于新瓦上周回炭火炙令干裂，置于湿地去火毒，用瓷器合盛之冷，捣末，用朱砂一分研同拌。每服半钱，荆芥汤调下，每日空心、午时进一二服。

胜金方 治吐血：天南星一两，剉如豆大，以炉灰汁浸一宿，取出洗净，焙干捣末，用酒磨自然铜下一钱，愈。

十全博救方 治咳嗽：天南星一个大者，炮令裂为末。每服一大钱，水一盏，生姜三片，煎至五分，温服，空心、日午、临卧时各一服。

集效方 治吐泻不止，或取转多，四肢发厥，虚风不省人事，服此四肢渐暖，神识便省，回阳散：天南星为末，每服三钱，入京枣三枚，同煎八分温服，未省再服。

初虞世 治破伤风入疮强直：防风、天南星等分为末，以醋调作膏贴上。

谭氏方 治小儿牙关不开：天南星一个，煨热纸裹，斜角末要透气，于细处剪鸡头大一窍子，透气于鼻孔中，牙关立开。

【点评】 天南星进入本草的年代较晚，唐宋各家描述的天南星虽然异辞，仍以天南星科天南星属（Arisaema）植物为主流，《本草图经》所绘滁州天南星当为异叶天南星 Arisema heterophyllum。但同时亦有半夏属（Pinellia）植物混入，侯宁极《药名谱》乃以"半夏精"影射天南星，《本草图经》所绘江宁府天南星，即接近掌叶半夏 Pinellia pedatisecta。《新校备急千金要方例》说："天南星、虎掌名异而实同。"这与《本草图经》说"天南星如本草所说，即虎掌也"，虎掌条说"冀州人菜园中种之，亦呼为天南星"，应该也是指掌叶半夏 *Pinellia pedatisecta*，后来被称作"虎掌南星"者。

羊蹄 味苦，寒，无毒。主头秃疥瘙，除热，女子阴蚀，浸淫疽痔，杀虫。一名东方宿、一名连虫陆、一名鬼目、一名蓄。生陈留川泽。

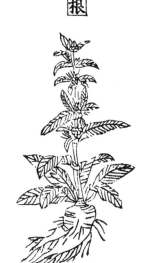

陶隐居云：今人呼名秃菜，即是蓄音之讹，《诗》云"言采其蓄"。又一种极相似而味酸，呼为酸摸根，亦疗疥也。**唐本注**云：实味苦、涩，平，无毒。主赤白杂痢。根味辛、苦，有小毒。《万毕方》云：疗虫毒。今山野平泽，处处有之。**臣禹锡等谨按**，蜀本图经云：生下湿地，高者三四尺，叶狭长，茎节间紫赤，花青白色，子三棱，夏中即枯。又有一种，茎叶俱细，节间生子若茺蔚子，疗痢乃佳。今所在有之。**日华子**云：羊蹄根，治癣，杀一切虫，肿毒，醋摩贴。叶治小儿疳虫，杀胡夷鱼、鲑鱼、檀胡鱼毒。亦可作菜食。**陈藏器**云：酸摸，叶酸美，小儿折食其英。根主暴热，腹胀。生捣绞汁服，当下痢。杀皮肤小虫。叶似羊蹄，是山大黄。一名当药。《尔雅》云"须，蕵芜"，注云："似羊蹄而细，味酸可食。"**日华子**云：酸摸，味酸，凉，无毒。治小儿壮热。生山岗，状似羊蹄叶而小黄。

图经曰 羊蹄，秃菜也。生陈留川泽，今所在有之。生下湿地。春生苗，高三四尺，叶狭长，颇似莴苣而色深，茎节间紫赤，花青白成穗，子三棱，有若茺蔚，夏中即枯，根似牛蒡而坚实。今人生采根，醋摩涂癣速效，亦煎作丸服之。其方以新采羊蹄根，不限多少，捣研绞取汁一大升，白蜜半斤，同熬如稠饧煎，更用防风末六两，搜和令可丸，大如梧子。用栝楼甘草酒下三二十丸，日二三次，佳。谨按，《诗·小雅》"言采其蓫"，陆机云："蓫，今人谓之羊蹄，似芦菔而茎赤，可沩为茹，滑而美也。多啖令人下气。幽州人谓之蓫。"字或作蓄（并耻六切）。又有一种极相类，而叶黄味酢，名酸摸。《尔雅》所谓"须，蕵（音孙）芜"，郭璞云："蕵芜似羊蹄，叶细味酢，可食。一名蓨（音条）"是也。

【食疗】 主痒。不宜多食。

圣惠方 治疬疡风：用羊蹄菜根，于生铁上，以好醋磨，旋旋刮取，涂于患上；未差，更入硫黄少许，同磨涂之。**又方**治大便卒涩结不通：用羊蹄根一两剉，水一大盏，煎取六分去滓，温温顿服。

外台秘要 治疥方：捣羊蹄根和猪脂涂上，或著盐少许，佳。

千金方 喉痹卒不语：羊蹄独根者，勿见风日及妇人、鸡、犬，以三年醋研和如泥，生布拭喉，令赤傅之。

千金翼 治漏瘤疮，湿癣痒，浸淫日广，痒不可忍，搔之黄水出，差后复发：取羊蹄，净去土，细切捣，以大酢和，净洗傅上，一时间以冷水洗之，日一傅，差。若为末傅之，妙。

斗门方 治肠风痔泻血：羊蹄根、叶烂蒸一碗来，食之立差。

简要济众 治癣疮久不差：羊蹄根捣绞取汁，用调腻粉少许如膏，涂傅癣上，三五遍即差。如干，即猪脂调和傅之。

衍义曰 羊蹄，经不言根，《图经》加根字。处处有，叶如菜中菠薐，但无歧，而色差青白。叶厚，花与子亦相似。叶可洁擦确石器，根取汁涂疥癣。子谓之金荞麦，烧炼家用以制铅汞。又剉根，研，绞汁取三二匙，水半盏，煎一二沸，温温空肚服。治产后风秘，殊验。

【**点评**】《本草纲目》"释名"说："羊蹄以根名。"羊蹄古作菜蔬，《齐民要术》卷 10 云："《诗》云'言采其蓫'，毛云'恶菜也'。《诗义疏》曰：'今羊蹄。似芦菔，茎赤。煮为茹，滑而不美。多啖令人下痢。幽、扬谓之蓫，一名蓨，亦食之。'"《救荒本草》羊蹄苗条云："今所在有之。苗初搨地生，后撺生茎叉，高二尺余，其叶狭长，颇似莴苣而色深青，又似大蓝叶微阔，茎节间紫赤色，其花青白成穗，其子三棱，根似牛旁而坚实。"结合所绘图例，确定其原植物为蓼科羊蹄 Rumex japonicus。

与羊蹄相似的植物是酸模，《证类本草》皆写作"酸摸"。羊蹄本草别名东方宿、连虫陆、鬼目、蓄，陶弘景提到的"秃菜"，《诗经》"蓫"，《尔雅》"蓨芜"，与"模"音皆相近，而不同于"摸"，故当以"酸模"为正，即羊蹄之味酸者。《本草纲目》亦写作"酸模"，"释名"说："蓨芜乃酸模之音转，酸模又酸母之转，皆以味而名，与三叶酸母草同名。"酸模原植物为

同属酸模 *Rumex acetosa*，及近缘物种。

《本草衍义》说："羊蹄，经不言根，《图经》加根字。"意思是《嘉祐本草》循《本草经》等，以"羊蹄"立条，而《本草图经》则以"羊蹄根"为标题。《证类本草》将《本草图经》合并入《嘉祐本草》，标题药名已经省略，故看不出来，但本条图例上仍然题署为"羊蹄根"，这应是《本草图经》的原貌。晚近《本草图经》辑本多未注意此，特为拈出。

菰根　大寒。主肠胃痼热，消渴，止小便利。

陶隐居云：菰根，亦如芦根，冷利复甚也。**今按**，别本注云：菰蒋草也，江南人呼为茭草，秣马甚肥。味甘，无毒。**臣禹锡等谨按**，蜀本图经云：生水中，叶似蔗、荻，久根盘厚，夏月生菌细，堪啖，名菰菜。三年已上，心中生台如藕，白软，中有黑脉，堪啖，名菰首也。**尔雅**云：出隧，蘧蔬。释曰：菌类也。一名出隧，一名蘧蔬。《广雅》云：朝生，形如鬼盖。郭云：似土菌，生菰草中。今江东啖之甜滑者，毡氍毹者。《说文》云：菰，蒋也。张揖云：氍毹，毛席，取其音同。**孟诜**云：菰菜，利五脏，邪气，酒皶，面赤，白癞，疬疡，目赤等，效。然滑中，不可多食。热毒风气，卒心痛，可盐醋煮食之。**又云**：茭首，寒。主心胸中浮热风，食之发冷气，滋人齿，伤阳道，令下焦冷滑，不食甚好。**陈藏器云**：菰菜，味甘，无毒。去烦热，止渴，除目黄，利大小便，止热痢，杂鲫鱼为羹，开胃口，解酒毒。生江东池泽菰蒋上，如菌，蒋是菰根岁久浮在水上者。主火烧疮，烧为灰和鸡子白涂之。《吕氏春秋》曰：菜之美者，越路之菌是也。晋张翰见秋风起思之。**又云**：菰首，生菰蒋草心，至秋如小儿臂，故云菰首，煮食之止渴。甘、冷，杂蜜食之发痼疾，无别功。更有一种小者，擘肉如墨，名乌郁，人亦食之，止小儿水痢。**日华子云**：茭首，微毒。多食发气并弱阳，叶利五脏，食巴豆人不可食。

图经曰　菰根旧不著所出州土，今江湖陂泽中皆有之，即江南人呼为茭草者。生水中，叶如蒲苇辈，刈以秣马甚肥。春亦生笋，甜美堪啖，即菰菜也，又谓之茭白。其岁久者，中心生白台如小儿臂，谓之菰手。今人作菰首，非是。《尔雅》所谓"蘧蔬"，注云"似土菌，生菰草中"，正谓此也。故南方人至今谓菌为菰，亦缘此义也。其台中有墨者，谓之茭郁。其根亦如芦根，冷利更甚。二浙下泽处，菰草最多，其根相结而生，久则并土浮于

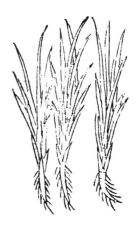

水上，彼人谓之菰葑。刈去其叶，便可耕莳。其苗有茎梗者，谓之菰蒋草。至秋结实，乃雕胡米也。古人以为美馔，今饥岁人犹采以当粮。《西京杂记》云：汉太液池边，皆是雕胡、紫箨、绿节、蒲丛之类。菰之有米者，长安人谓为雕胡；葭芦之未①解叶者紫箨②；菰之有首者，谓之绿节是也。然则雕胡诸米，今皆不贵。大抵菰之种类皆极冷，不可过食，甚不益人。惟服金石人相宜耳。

【陈藏器云　茭首，主心胸中浮热，动气不中，食之发冷，滋牙齿，伤阳道，令下焦冷，不食为妙。

食疗云　若丹石热发，和鲫鱼煮作羹食之。三两顿即便差耳。

外台秘要　治汤火所灼，未成疮：取菰蒋根烧取灰，用鸡子黄和封之。

广济方　治毒蛇啮方：菰蒋草根灰，取以封之。其草似燕尾是。

子母秘录　小儿风疮久不差，烧菰蒋节末以傅上。

衍义曰　菰根，蒲类。四时取根捣，绞汁用。河朔边人止以此苗饲马，曰菰蒋，及作荐。花如苇，结青子，细若青麻黄，长几寸。彼人收之，合粟为粥，食之甚济饥。此杜甫所谓"愿作冷秋菰"者是也。为其皆生水中及岸际，多食令人利。

【点评】菰亦名茭草，《本草纲目》"释名"项李时珍说："按许氏《说文》菰本作苽，从瓜谐声也。有米谓之雕菰。江南人呼菰为茭，以其根交结也。"菰为禾本科植物 Zizania latifolia，其根即菰根，种子名雕胡米，亦称菰米，可以充饥。其秆被菰黑穗菌（Ustilago edulis）寄生后变得肥大，即是茭笋，为南方常见蔬菜。《救荒本草》茭笋条云："本草有菰根，又名菰蒋草，江南人呼为茭草，俗又呼为茭白。生江东池泽，水中及岸际，今在处水泽边皆有之。苗高二三尺，叶似蔗荻，又似茅叶而长大阔厚，叶间撺葶，开花如苇，结实青子，根肥，剥取嫩白笋可啖，久根盘厚生菌，细嫩，亦可啖，名菰菜。三年已上，心中生葶如藕，白软，中有黑脉，甚堪啖，名菰首。味甘，性大寒，无毒。"

菰为水生植物，被认为性质寒凉，杜甫咏热诗有句"乞为寒

---

① 未：底本作"米"，意思难通，据《西京杂记》改。

② 紫箨：初生芦苇叶子尚未抽出者。

水玉，愿作冷秋菰"，即用其意。《本草图经》说菰叶"刈以秣马甚肥"，《本草衍义》也说"河朔边人止以此苗饲马"，而白居易《初到江州》诗说"菰蒋喂马行无力"，大约也是嫌其寒凉的缘故。

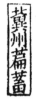

萹音编 **蓄** 味苦，平，无毒，主浸淫疥瘙疽痔，杀三虫，疗女子阴蚀。生东莱山谷。五月采，阴干。

陶隐居云：处处有，布地生，花节间白，叶细绿，人亦呼为萹竹。煮汁与小儿饮，疗蛔虫有验。**臣禹锡等谨按，蜀本**图经云：叶如竹，茎有节，细如钗股。生下湿地，今所在有。二月、八月采苗，日干。**尔雅**云：竹，萹蓄。释云：李巡云一物二名也。孙炎引《诗·卫风》云：绿竹猗猗。郭云：似小藜，赤茎节，好生道傍，可食，又杀虫。陶注本草谓之萹竹是也。**药性论**云：萹竹，使，味甘。煮汁与小儿服，主蛔虫等咬心，心痛面青，口中沫出，临死者，取十斤细剉，以水一石煎，去滓成煎如饴。空心服，虫自下，皆尽止。主患痔疾者，常取叶捣汁服，效。治热黄，取汁顿服一升，多年者再服之，根一握洗去土，捣汁服之一升，恶丹石毒发，冲目肿痛，又傅热肿，效。

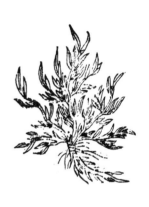

图经曰 萹蓄亦名萹竹。出东莱山谷，今在处有之。春中布地生道傍，苗似瞿麦，叶细绿如竹，赤茎如钗股，节间花出甚细，微青黄色，根如蒿根，四月、五月采苗，阴干。谨按《尔雅》云"竹，萹蓄"，郭璞注云："似小藜，赤茎节，好生道傍，可食，又杀虫。"《卫诗》"绿竹猗猗"，说者曰：绿，王刍也；竹，萹竹也。即谓此萹蓄。方书亦单用治虫。葛洪小儿蛔方，煮汁令浓，饮之即差。

【食疗云 蛔虫心痛，面青，口中沫出，临死：取叶十斤，细切，以水三石三斗，煮如饴，去滓。通寒温，空心服一升，虫即下。至重者再服，仍通宿勿食，来日平明服之。患治[①]，常取萹竹叶煮汁澄清，常用以作饭。又，患热黄、五痔。捣汁顿服一升，重者再服。丹石发，冲眼目肿痛。取根一握，洗，捣以少水，绞取汁服之。若热肿处，捣根、茎傅之。

外台秘要 治痔发疼痛：捣萹竹汁服一升，一两服立差。若未差，再服效。

---

① 治：此句费解，尚志钧校注本据医理改为"痔"。

千金翼 治外痔：捣萹竹绞取汁，搜面作傅饦，空心吃。日三度，常吃。

肘后方 恶疮连痂瘙痛，捣萹竹封，痂落即差。

食医心镜 治小儿蛲虫攻下部痒：取萹竹叶一握，切，以水一升，煎取五合，去滓。空腹饮之，虫即下，用其汁煮粥，亦佳。**又方**治霍乱，吐痢不止：萹竹，豉汁中以五味调和，煮羹食之，佳。

杨氏产乳 治蛊，状如蜗牛，食下部痒：取萹竹一把，水二升煮熟，五岁儿空腹服三五合，隔宿食，明早服之，尤佳。

【**点评**】萹蓄是常见物种，如《本草图经》说："叶细绿如竹，赤茎如钗股。"因此又名扁竹，也单呼为竹，《诗经·淇奥》："绿竹猗猗。"即指萹蓄。《尔雅·释草》："竹，萹蓄。"郭璞注："似小藜，赤茎节，好生道傍，可食，又杀虫。"所言"杀虫"，即指《本草经》"杀三虫"的功效。《本草图经》所绘冀州萹蓄，所描绘的即是蓼科植物萹蓄 *Polygonum aviculare*。

狼毒 味辛，平，有大毒。主咳逆上气，破积聚饮食，寒热水气，胁下积癖，恶疮鼠瘘疽蚀，鬼精蛊毒，杀飞鸟走兽。一名续毒。生秦亭山谷及奉高。二月、八月采根，阴干。陈而沉水者良。大豆为之使，恶麦句姜。

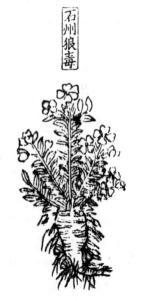

石州狼毒

陶隐居云：秦亭在陇西，亦出宕昌，乃言止有数亩地生，蝮蛇食其根，故为难得。亦用太山者，今用出汉中及建平。云与防葵同根类，但置水中沉者便是狼毒，浮者则是防葵。俗用稀，亦难得，是疗腹内要药尔。**唐本注云**：此物与防葵都不同类，生处又别。狼毒今出秦州、成州，秦亭故在二州之界，其太山、汉中亦不闻有。且秦陇寒地，原无蝮蛇，复云数亩地生，蝮蛇食其根，谬矣。**今按**，别本注云：与麻黄、橘皮、吴茱萸、半夏、枳实为六陈也。**又按**，狼毒，叶似商陆及大黄，茎叶上有毛，根皮黄，肉白。以实重者为良，轻者力劣。秦亭在陇西，奉高乃太山下县。亦出宕昌及汉中、建平。旧经陶云"与防葵同根，以置水中，浮者即是防葵，沉者即是狼毒"，此不足为信。假使防葵秋冬采者坚实，得水皆沉；狼毒春夏采者轻虚，得水乃浮尔。按此与防葵全别，生处不同，故不可将为比类。**臣禹锡等谨按，蜀本**图经云：根似玄参，浮虚者为劣也。**药性论**云：狼毒，使，味苦、辛，有毒。治痰饮癥瘕，亦杀鼠。

图经曰 狼毒生秦亭山谷及奉高，今陕西州郡及辽、石州亦有之。苗叶似商陆及大黄，茎叶上有毛，四月开花，八月结实，根皮黄，肉白。二月八月采，阴干。以陈而沉水者良。葛洪治心腹相连常胀痛者，用狼毒二两，附子半两，捣筛蜜丸如桐子大。一日服一丸，二日二丸，三日三丸，再一丸，至六日又三丸，自一至三常服即差。《千金》疗恶疾，以狼毒、秦艽分两等，捣末酒服方寸匕，日二，常服之差。

【圣惠方】 治干癣，积年生痂，搔之黄水出，每逢阴雨即痒：用狼毒末涂之。

集效方 治脏腑内一切虫病：川狼毒杵末，每服一大钱，用饧一皂子大，沙糖少许，以水同化，临卧空腹服之。服时先吃微紧，食药一服，来日早取下虫，效。

【点评】狼毒品种复杂，主流品种有瑞香狼毒和狼毒大戟两类，前者原植物是瑞香科狼毒 *Stellera chamaejasme*，后者主要来源于大戟科狼毒大戟 *Euphorbia fischeriana* 和月腺大戟 *Euphorbia ehracteolata*。

狼毒生秦亭山，陶弘景说"亦出宕昌"，经谢宗万先生调查，甘肃武威、宕昌所产狼毒为瑞香科 *Stellera chamaejasme*，今称"瑞香狼毒"，或"红狼毒"。陶弘景在描述狼毒的时候，专门提到"蝮蛇食其根，故为难得"，后世本草皆不以为然。《新修本草》嘲笑说："秦陇寒地，原无蝮蛇。复云数亩地生，蝮蛇食其根，谬矣。"而现代动物学证实，棕色田鼠 *Microtus maudarinus* 喜食瑞香狼毒的块根，而田鼠又是蝮蛇的食物，于是有"蝮蛇食其根"的传说。此更证明瑞香狼毒确系古用狼毒品种。

至于大戟科狼毒大戟之类，另有来源。蔄茹亦载于《本草经》，陶弘景描述其形态："色黄，初断时汁出凝黑如漆，故云漆头。次出近道，名草蔄茹，色白，皆烧铁烁头令黑以当漆头，非真也。叶似大戟，花黄，二月便生。"如其所说，此当是大戟科狼毒大戟 *Euphorbia fischeriana* 或月腺大戟 *Euphorbia ehracteolata* 之类。

蔺茹后世罕用，《本草纲目》狼毒条说："狼毒出秦晋地，今人往往以草蔺茹为之，误矣。"以蔺茹冒充狼毒，并不开始于明代，据《正仓院药物》，日本正仓院所藏唐代狼毒药材，经鉴定即为大戟科 Euphoriba 属植物，由此见蔺茹混狼毒，由来已久。这种狼毒后来称为"狼毒大戟"，或"白狼毒"。

豨^{音喜}莶^{音枚}　味苦，寒，有小毒。主热蜃，烦满不能食。生捣汁，服三四合，多则令人吐。

唐本注云：叶似酸浆而狭长，花黄白色。一名火莶。田野皆识之。**今按**，别本注云：三月、四月采苗叶，暴干。唐本先附。**臣禹锡等谨按**，蜀本图经云：高二尺许，子青黄，夏采叶用，所在下湿地有之。

图经曰　豨莶俗呼火枚草。本经不著所出州郡，今处处有之。春生苗，叶似芥菜而狭长，文粗，茎高二三尺，秋初有花如菊，秋末结实，颇似鹤虱。夏采叶，暴干用。近世多有单服者，云甚益元气。蜀人服之法：五月五日、六月六日、九月九日采其叶，去根茎花实，净洗，暴干。入甑中，层层洒酒与蜜，蒸之又暴，如此九过则已。气味极香美，熬捣筛蜜丸，服之。云治肝肾风气，四肢麻痹，骨间疼，腰膝无力者，亦能

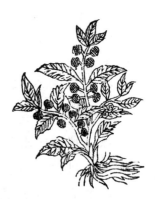

行大肠气。诸州所说，皆云性寒，有小毒，与本经意同。惟文州、高邮军云性热，无毒。服之补虚，安五脏，生毛发，兼主风湿疮，肌肉顽痹，妇人久冷，尤宜服用之。去粗茎，留枝叶花实，蒸暴。两说不同，岂单用叶乃寒而有毒；并枝、花、实则热而无毒乎？抑系土地所产而然邪？

【成讷云】　江陵府节度使进豨莶丸方：臣有弟诉，年三十一中风，床枕五年，百医不差。有道人钟针者，因睹此患曰：可饵稀莶丸必愈。其药多生沃壤，高三尺许，节叶相对，其叶当夏五月已来收，每去地五寸剪刈，以温水洗泥土，摘其叶及枝头。凡九蒸九暴，不必大燥，但取蒸为度。仍熬捣为末，丸如桐子大，空心温酒或米饮下二三十丸。服至二千丸，所患忽加，不得忧虑，是药攻之力。服至四千丸，必得复故。五千丸，当复丁壮。臣依法修合与诉服，果如其言。钟针又言：此药与本草所述功效相异，盖出处盛在江东，彼土人呼猪为豨，呼臭为莶气，缘此药如猪莶气，故以为名。但经蒸暴，莶气自泯。每当服后，须吃饭三五匙压之。五月五日采者佳。奉宣付医院详录。

张咏云 知益州进豨莶丸表：臣因换龙兴观，掘得一碑，内说修养气术，并药方二件。依方差人访问采觅，其草颇有异，金棱银线，素根紫荄，对节而生。蜀号火杴，茎叶颇同苍耳。谁知至贱之中，乃有殊常之效。臣自吃至百服，眼目轻明，即至千服，髭鬓乌黑，筋力校健，效验多端。臣本州有都押衙罗守一，曾因中风坠马，失音不语。臣与十服，其病立痊。又和尚智严，年七十，忽患偏风，口眼㖞邪，时时吐涎。臣与十服，亦便得差。今合一百剂，差职员史元奏进。

【点评】豨莶在唐代始载入本草，《新修本草》说："叶似酸浆而狭长，花黄白色。"与今天所称菊科豨莶 Siegesbeckia orientalis 不相同，《本草图经》所绘海州豨莶，则与之相近，大约是茄科龙葵 Solanum nigrum 之类。成讷《进豨莶丸方》描述植物形态较简略，但专门提到豨莶之得名在于"彼土人呼猪为豨，呼臭为莶气，缘此药如猪莶气，故以为名"，菊科豨莶属植物多数隐约有臭气，大致吻合，且成讷专门说"此药与本草所述功效相异"，暗示与《新修本草》记载不同。宋代张咏《进豨莶丸表》提到"金棱银线，素根紫荄，对节而生"，茎秆紫色，应该也是豨莶 Siegesbeckia orientalis，或同属近缘植物，如腺梗豨莶 Siegesbeckia pubescens、毛豨莶 Siegesbeckia glabrescens 之类。

沈括首先注意到豨莶的名实问题，《梦溪笔谈》说："世间有单服火杴法，乃是服地菘耳，不当用火杴。火杴，本草名豨莶，即是猪膏莓。后人不识，亦重复出之。"此说包括两层意思，先说世人误将地菘当作豨莶服食。按，地菘为菊科植物天名精 Carpesium abrotanoides 的别名，天名精条陶注："此即今人呼为豨莶，亦名豨首。"《集韵》亦云："莶，豨莶，草名，一曰天名精。"可见沈括之说不为无因。天名精之所以与豨莶联系在一起，并不是植物特征相似而致混淆，恐怕是将天名精别名"豕首"，与豨莶弄混了。第二层意思，则是说《新修本草》之猪膏莓才是真正的豨莶。按，本卷后文猪膏莓条《新修本草》说："叶似苍耳，茎圆有毛。生下湿地，所在皆有。一名虎膏，一名狗膏。

生平泽。"确实是豨莶 *Siegesbeckia orientalis* 之类。

《本草纲目》"集解"项对豨莶的名实颇有辨析，李时珍说："按苏恭《唐本草》谓豨莶似酸浆，猪膏莓似苍耳，列为二种。而成纳《进豨莶丸表》，言此药与本草所述相异，多生沃壤，高三尺许，节叶相对。张咏《莶丸表》言此草金棱银钱，素茎紫荄，对节而生，蜀号火杴，茎叶颇同苍耳。又按沈括《梦溪笔谈》云：世人妄认地菘为火杴。有单服火杴法者，乃是地菘，不当用火杴。火杴乃本草名猪膏莓者，后人不识，重复出条也。按此数说各异，而今人风痹多用豨莶丸，将何适从耶？时珍尝聚诸草订视，则猪膏草素茎有直棱，兼有斑点，叶似苍耳而微长，似地菘而稍薄，对节而生，茎叶皆有细毛。肥壤一株分枝数十。八九月开小花，深黄色，中有长子如同蒿子，外萼有细刺粘人。地菘则青茎，圆而无棱，无斑无毛，叶皱似菘芥，亦不对节。观此则似与成、张二氏所说相合。今河南陈州采豨莶充方物，其状亦是猪膏草，则沈氏谓豨莶即猪膏莓者，其说无疑矣。苏恭所谓似酸浆者，乃龙葵，非豨莶，盖误认尔。但沈氏言世间单服火杴，乃是地菘，不当用猪膏莓，似与成张之说相反。今按豨莶、猪膏莓条，并无治风之说。惟本经地菘条，有去痹除热，久服轻身耐老之语，则治风似当用地菘。然成张进御之方，必无虚谬之理。或者二草皆有治风之功乎？而今服猪膏莓之豨莶者，复往往有效。其地菘不见有服之者。则豨莶之为猪膏，尤不必疑矣。"

马鞭草　主下部䘌疮。

陶隐居云：村墟陌甚多。茎似细辛，花紫色，叶微似蓬蒿也。**唐本注**云：苗似狼牙及芄蔚，抽三四穗，紫花，似车前，穗类鞭鞘，故名马鞭，都不似蓬蒿也。**今按**，陈藏器本草云：马鞭草，主癥癖血瘕，久疟，破血。作煎如糖，酒服。若云似马鞭鞘，亦未近之，其节生紫花，如马鞭节。**臣禹锡等谨按**，蜀本云：味苦，微寒，无毒。又，图经云：生湿地。花白色，抽三四穗，以七月、八月采苗，日干。所在皆有之。**药性论**云：马鞭草亦可单用。味苦，有毒。生捣水煎去滓，成煎如饴。空心酒服一匕。主破腹中恶血皆下，杀虫良。**日华子**云：味辛，凉，无毒。通月经，治妇人血气肚胀，月候不匀。似益母草，茎圆，并叶用。

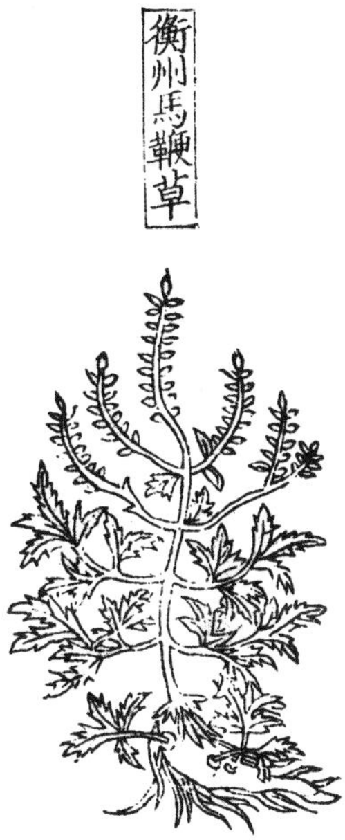

图经曰　马鞭草旧不载所出州土，今衡山、庐山、江淮州郡皆有之。春生苗似狼牙，亦类益母而茎圆，高三二尺，抽三四穗子，七月、八月采苗叶，日干用。味甘、苦，微寒，有小毒。或云子亦通用，古方多用之。葛氏治卒大腹水病，用马鞭草、鼠尾草各十斤，水一石，煮取五斗，去滓，再煎令稠厚，以粉和丸。一服二三大豆许，加四五豆，神良。

【**圣惠方**　治白癞：用马鞭草，不限多少为末。每服食前，用荆芥、薄荷汤调下一钱匕。**又方**治妇人月水滞涩不快，通结成瘕块，肋胀大欲死：用马鞭草根、苗五斤，剉细，水五斗，煎至一斗，去滓，别于净器中熬成膏。每食前温酒调下半匙。

外台秘要　治蠼螋尿：马鞭草烂捣以封之，干复更易差。

千金方　食鱼脍及生肉，住胸膈不化，必成癥瘕：捣马鞭草汁饮之一升，生姜水亦得，即消。**又方**治喉痹，躁肿连颊，吐气数者，名马喉痹：马鞭草一握勿见风，截去两头，捣取汁服之。

集验方　治男子阴肿大如升，核痛，人所不能治者：捣马鞭草涂之。

【**点评**】马鞭草因花穗象形，《本草纲目》“集解”项李时珍说：“马鞭下地甚多，春月生苗，方茎，叶似益母，对生，夏秋开细紫花，作穗如车前穗，其子如蓬蒿子而细，根白而小。陶言花似蓬蒿，韩言花色白，苏言茎圆，皆误矣。”此即马鞭草科植物马鞭草 *Verbena officinalis*。

苎根　寒。主小儿赤丹。其渍苎汁，疗渴。

陶隐居云：即今绩苎尔。又有山苎亦相似，可入用也。**唐本注**云：《别录》云，根，安胎，贴热丹毒肿有效。沤苎汁，主消渴也。**今按**，陈藏器本草云：苎，破血，渍苎与产妇温服之。将苎麻与产妇枕之，止血晕。产后腹痛，以苎安腹上则止。蚕咬人毒入肉，取苎汁饮之。今以苎近蚕种，则蚕不生也。**臣禹锡等谨按**，**蜀本**注云：苗高丈已来，南人剥其皮为布，二月、八月采。江左山南皆有之。**药性论**云：苎麻根，使，味甘，平。主怀妊安胎。**日华子**云：味甘，滑冷，无毒。治心膈热，漏胎下血，产前后心烦闷，天行热疾，大渴大狂，服金石药入心热，署毒箭蛇虫咬。

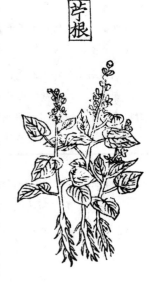

　　图经曰　苎根旧不载所出州土，今闽、蜀、江、浙多有之。其皮可以绩布。苗高七八尺，叶如楮叶，面青背白，有短毛，夏秋间著细穗青花，其根黄白而轻虚，二月、八月采。又有一种山苎亦相似。谨按，陆机《草木疏》云："苎一科数十茎，宿根在地中，至春自生，不须栽种。荆、扬间岁三刈。官令诸园种之，岁再刈，便剥取其皮，以竹刮其表，厚处自脱，得里如筋者煮之，用缉。"今江浙、闽中尚复如此。孕妇胎损方所须。又主白丹，浓煮水浴之，日三四，差。韦宙疗痈疽发背，初觉未成脓者，以苎根、叶熟捣傅上，日夜数易之，肿消则差矣。

　　【圣惠方】　治妊娠胎动欲坠，腹痛不可忍者：用苎根二两剉，银五两，酒一盏，水一大盏同煎，去滓。不计时候分温作二服。

　　外台秘要　《备急》治白丹：苎根三斤，小豆四升，以水二三斗，煮以浴三四遍，浸洗妙。

　　肘后方　丹者，恶毒之疮，五色无常：苎根三升，水三斗煮浴。每日涂之。**又方**胎动不安：取苎根如足大指者一尺，㕮咀，以水五升，煮取三升，去滓服。

　　斗门方　治五种淋：用苎麻根两茎打碎，以水一碗半，煎取半碗。频服即通。大妙。

　　梅师方　治诸痈疽发背，或发乳房，初起微赤，不急治之即死，速消方：捣苎根傅之，数易。**又方**治妊娠忽下黄汁如胶，或如小豆汁：苎根切二升，去黑皮，以银一斤，水九升，煎取四升。每服入酒半升或一升煎药，取一升，分作二服。

　　衍义曰　苎根如荨麻。花如白杨而长，成穗生，每一朵，凡数十穗，青白色。

　　【点评】苎根即苎麻的根，《本草纲目》"释名"说："苎麻作纻，可以绩纻，故谓之纻。凡麻丝之细者为绤，粗者为纻。陶弘景云：苎即今绩苎麻是也。"此即荨麻科植物苎麻 *Boehmeria nivea*。在古代，苎麻是一种重要的经济作物，其茎皮可以采制为麻，麻之精者绩成夏布，麻之粗者裹为绳索，故苎麻有中国丝草（chinese silk plant）之称。

白头翁 味苦，温，无毒，有毒。主温疟狂易寒热，癥瘕积聚，瘿气，逐血止痛，疗金疮，鼻衄。一名野丈人、一名胡王使者、一名奈何草。生高①山山谷及田野，四月采。

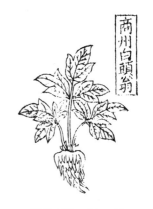

陶隐居云：处处有。近根处有白茸，状似人白头，故以为名。方用亦疗毒痢。**唐本注**云：其叶似芍药而大，抽一茎，茎头一花，紫色，似木堇花，实大者如鸡子，白毛寸余，皆披下以纛头，正似白头老翁，故名焉。今言近根有白茸，陶似不识。太常所贮蔓生者，乃是女萎。其白头翁根甚疗毒痢，似续断而扁。**今按**，别本注云：今处处有。其苗有风则静，无风而摇。与赤箭、独活同也。又，今验此草丛生，状如白薇，而柔细稍长。叶生茎头如杏叶，上有细白毛，近根者有白茸。旧经陶注则未述其茎叶，唐注又云"叶似芍药，实大如鸡子，白毛寸余"，此皆误矣。**臣禹锡等谨按**，蜀本图经云：有细毛，不滑泽，花蕊黄。今所在有之，二月采花，四月采实，八月采根，皆日干。**药性论**云：白头翁，使，味甘、苦，有小毒。止腹痛及赤毒痢，治齿痛，主项下瘤疬。又云：胡王使者，味苦，有毒。主百骨节痛，豚实为使。**日华子**云：得酒良。治一切风气，及暖腰膝，明目，消赘子。功用同上，茎叶同用。

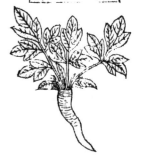

图经曰 白头翁生嵩山山谷，今近京州郡皆有之。正月生苗作丛，状如白薇而柔细稍长，叶生茎端，上有细白毛，而不滑泽，近根有白茸，正似白头老翁，故名焉。根紫色，深如蔓菁。二月、三月开紫花，黄蕊，五月、六月结实。其苗有风则静，无风而摇，与赤箭、独活同。七月、八月采根，阴干用。今俗医用合补下药，服之大验，亦冲人。

【**外台秘要**】 治阴㿉：白头翁根，生者不限多少，捣之。随偏肿处以傅之，一宿当作疮，二十日愈。

---

① 高：底本作此字，据后文《本草图经》云："生嵩山山谷。"似当以"嵩"为正；《太平御览》卷990引《本草经》亦作"生嵩山"。

肘后方 小儿秃：取白头翁根，捣傅一宿，或作疮，二十日愈。

衍义曰 白头翁生河南洛阳界及新安土山中。性温。止腹痛，暖腰膝，唐本注及《药性论》甚详。陶隐居失于不审，宜其排叱也。新安县界兼山野中，屡尝见之，正如唐本注所说。至今本处山中人卖白头翁丸，言服之寿，考又失古人命名之意。

【点评】白头翁乃是象形而得的药名，但究竟是植物的哪一部分状似"白头老翁"，《本草经集注》与《新修本草》有不同看法。陶弘景说白头翁"近根处有白茸，状似人白头，故以为名"；而苏敬谓白头翁的果实"大者如鸡子，白毛寸余，皆披下以䕺头，正似白头老翁"，二者显然不同。陶弘景所说，乃是以茎基部有白色毛茸而得名，这一描述特征性不强，毛茛科白头翁 *Pulsatilla chinensis*、蔷薇科委陵菜 *Potentilla chinensis*、翻白草 *Potentilla discolor*、菊科毛大丁草 *Gerbera piloselloides*、祁州漏卢 *Rhaponticum uniflorum* 等，基本都能符合该特征，由此为后世白头翁品种混乱埋下伏笔。苏敬强调果实被白毛，结合"茎头一花紫色，似木堇花"的特征，基本可以确定为白头翁 *Pulsatilla chinensis*。白头翁的果实为瘦果，多数聚合成头状，密被长柔毛，瘦果顶端有宿存白色羽毛状细长花柱，外形与白头老翁相似，完全可以肯定为 *Pulsatilla chinensis*。

有意思的是，《本草图经》所绘商州白头翁、徐州白头翁两幅图例，虽然没有花实，但基本符合毛茛科白头翁 *Pulsatilla chinensis* 的特征，但苏颂的描述则完全偏向陶弘景，除了花紫色，几乎不提果实的情况。《本草纲目》引汪机说："寇宗奭以苏恭为是，苏颂以陶说为是。大抵此物用根，命名取象，当准苏颂《图经》，而恭说恐别是一物也。"这样一来，使白头翁的名实变得更加混乱。

甘蕉根 大寒。主痈肿结热。

陶隐居云：本出广州，今都下、东间并有。根叶无异，惟子不堪食尔。根捣傅热肿甚良。又有五叶莓，生人篱援间，作藤，俗人呼为笼草，取其根捣傅痈疖亦效。**唐本注**云：五叶即乌蔹草也。其甘蔗根味甘寒，无毒，捣汁服，主产后血胀闷。傅肿，去热毒亦效。岭南者子大，味甘冷，不益人。北间但有花汁无实。**今注**：此药本出广州。然有数种，其子性冷，不益人，故不备载。按此花叶，与芭蕉相似而极大，子形圆长及生青熟黄，南人皆食之，而多动气疾。其根捣傅热肿尤良。**臣禹锡等谨按**，**蜀本图经**云：俗为芭蕉，多生江南，叶长丈许，阔二尺余，茎虚软，根可生用，不入方药。**药性论**云：甘蔗，君。捣傅一切痈肿上，干即更上，无不差者。**日华子**云：生芭蕉根，治天行热狂，烦闷消渴，患痈毒并金石发热闷口干人，并绞汁服；及梳头长益发；肿毒，游风，风疹，头痛，并研署傅。**又云**：芭蕉油，冷，无毒。治头风热并女人发落，止烦渴及汤火疮。

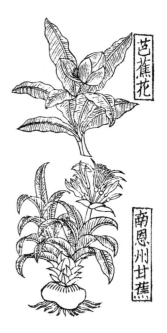

图经曰 甘蔗根旧不著所出州郡，陶隐居云"本出广州，江东并有，根叶无异，惟子不堪食"，今出二广、闽中，川蜀者有花，闽、广者实极美，可啖。他处虽多，而作花者亦少，近岁都下往往种之甚盛，皆芭蕉也。蕉类亦多，此云甘蔗，乃是有子者，叶大抵与芭蕉相类，但其卷心中抽秆作花，初生大萼，如倒垂菡萏，有十数层，层皆作瓣，渐大则花出瓣中，极繁盛。红者如火炬，谓之红蕉；白者如蜡色，谓之水蕉。其花大类象牙，故谓之牙蕉。其实亦有青、黄之别，品类亦多，食之大甘美。亦可暴干寄远，北土得之，以为珍果。闽人灰理其皮，令锡滑，绩以为布，如古之锡衰焉。其根极冷，捣汁以傅肿毒，蓐妇血妨，亦可饮之。又芭蕉根，性亦相类，俚医以治时疾，狂热及消渴，金石发动躁热，并可饮其汁。又芭蕉油治暗风，痫病涎作，晕闷欲倒者，饮之得吐便差，极有奇效。取之用竹筒插皮中，如取漆法。

【食疗 主黄疸。子，生食大寒。止渴润肺，发冷病。蒸熟暴之令口开。春取仁食之，性寒，通血脉，填骨髓。

百一方 发背欲死，芭蕉捣根涂上。

子母秘录 治小儿赤游，行于上下，至心即死：捣芭蕉根汁煎，涂之。

衍义曰 芭蕉三年巳上，即有花自心中出，一茎止一花，全如莲花。叶亦相似，但其色微黄绿，从下脱叶。花心但向上生，常如莲样，然未尝见其花心，剖而视之亦无蕊，悉是叶，但花头常下垂。每一朵，自中夏开，直到中秋后方尽。凡三叶开则三叶脱落。北地惜其种，人故少用。缕其苗为布。取汁，妇人涂发令黑。余说如经。

【点评】《本草纲目》"释名"项说："按陆佃《埤雅》云：蕉不落叶，一叶舒则一叶焦，故谓之蕉。俗谓干物为巴，巴亦蕉意也。《稽圣赋》云：竹布实而根苦，蕉舒花而株槁。芭苴乃蕉之音转也。蜀人谓之天苴。曹叔雅《异物志》云：芭蕉结实，其皮赤如火，其肉甜如蜜，四五枚可饱人，而滋味常在牙齿间，故名甘蕉。"原植物为芭蕉科芭蕉 *Musa basjoo*。

《本草图经》说："闽人灰理其皮，令锡滑，绩以为布，如古之锡衰焉。"所谓"锡衰"乃是细麻织成的丧服，《周礼·春官》："王为三公六卿锡衰。"郑玄注："君为臣服吊服也。郑司农云：锡，麻之滑易者。"芭蕉纤维用作纺织，《太平御览》卷975引《广志》云："其茎解散如丝，织以为葛，谓之蕉葛。虽脆而好，色黄白，不如葛色。"又《南州异物志》云："其茎如芋，取以灰练之，可以纺绩。"

芦根　味甘，寒。主消渴，客热，止小便利。

陶隐居云：当掘取甘辛者，其露出及浮水中者，并不堪用也。唐本注云：此草根，疗呕逆不下食，胃中热，伤寒患者弥良。其花名蓬蕽（音农），水煮汁服，主霍乱大善，用有验也。臣禹锡等谨按，药性论云：芦根，使，无毒。能解大热，开胃，治噎哕不止。日华子云：治寒热，时疾，烦闷，妊孕人心热，并泻痢人渴。

图经曰　芦根旧不载所出州土，今在处有之。生下湿陂泽中，其状都似竹，而叶抱茎生，无枝。花白作穗若茅花，根亦若竹根而节疏。二月、八月采，日干。用之当极取水底甘辛者，其露出及浮水中者，并不堪用。谨按，《尔雅》谓"芦根为葭华"，郭璞云"芦，苇也"，苇即芦之成者。谓蒹为廉（与廉同），"蒹似萑（音桓）而细长，高数尺，江东人呼为廉蘸与荻同者"。谓菼（他敢切）为薍（五患切），"薍似苇而小，中实，江东呼为乌蘆音丘者"，或谓之获。获至秋坚成，即谓之萑。其华皆名苕（徒雕切），其萌笋皆名虇（音绻）。若然，所谓芦苇，通一物也。所谓蒹，今作兼者是也；所谓菼，人以当薪爨者是也。今人罕能别兼菼与芦苇。又北人以苇与芦为二物。水傍下湿所生者

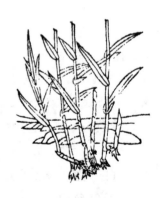

皆名苇；其细不及指，人家池圃所植者为芦。其秆差大，深碧色者，谓之碧芦，亦难得。然则本草所用芦，今北地谓苇者，皆可通用也。古方多单用。葛洪疗呕哕，切根水煮，顿服一升。《必效方》以童子小便煮服，不过三升差。其蓬茸，主卒得霍乱，气息危急者，取一把煮浓汁，顿服二升差。兼主鱼蟹中毒，服之尤佳。其笋，味小苦，堪食。法如竹笋，但极冷耳。

【唐本余】 　生下湿地。茎叶似竹，花若荻花，二月、八月采根，日干用之。

雷公云 　凡使，须要逆水芦。其根逆水生并黄泡肥厚者，味甘，采得后去节须并上赤黄了，细剉用。

圣惠方 　治食马肉中毒，痒痛：芦根五两切，以水八升，煮取二升，分为三服。

千金方 　治干呕哕，若手足厥冷：芦根三斤浓煮汁，饮之。

肘后方 　食鲈鱼肝、鲩鲻鱼中毒：剉芦根煮汁一二升，饮之。

梅师方 　食狗肉不消，心下坚，或膜胀口干，忽发热妄语：煮芦根饮之。

金匮玉函方 　治五噎心膈气滞烦闷，吐逆不下食：芦根五两剉，以水三大盏，煮取二盏，去滓。不计时温服。

【点评】《本草纲目》"集解"项李时珍说："芦有数种：其长丈许中空皮薄色白者，葭也，芦也，苇也。短小于苇而中空皮厚色青苍者，菼也，薍也，荻也，萑也。其最短小而中实者蒹也，薕也。皆以初生、已成得名。其身皆如竹，其叶皆长如箬叶，其根入药，性味皆同。其未解叶者，古谓之紫蒋。"芦根是禾本科植物芦苇 *Phragmites communis* 的根，部分地区以同科植物芦竹 *Arundo donax* 的根作芦根，此为不妥。芦苇除了用根，苇茎也入药，《本草纲目》谓其主"霍乱呕逆，肺痈烦热，痈疽"，代表方剂如《千金要方》之苇茎汤。

鬼臼 　味辛，温、微温，有毒。**主杀蛊毒，鬼疰精物，辟恶气不祥，逐邪，解百毒**，疗咳嗽喉结，风邪烦惑，失魄妄见，去目中肤翳，杀大毒。不入汤。**一名爵犀、一名马目毒公、一名九臼、一名天臼、一名解毒**。生九真山谷及冤句。二月、八月采根。畏垣衣。

陶隐居曰：鬼臼如射干，白而味甘温，有毒。主风邪，鬼疰，蛊毒，九臼相连，有毛

者良。一名九臼，生山谷，八月采，阴干。又似钩吻。今马目
毒公如黄精，根白处似马眼而柔润。鬼臼似射干、术辈，有两
种：出钱塘、近道者味甘，上有丛毛，最胜；出会稽、吴兴
者，乃大，味苦，无丛毛，不如。略乃相似而乖异。毒公今方
家多用鬼臼，少用毒公，不知此郁复顿尔乖越也。**唐本注**云：
此药生深山岩石之阴。叶如蓖麻、重楼辈，生一茎，茎端一
叶，亦有两歧者。年长一茎，茎枯为一臼。假令生来二十年，
则有二十臼，岂惟九臼耶？根肉皮须并似射干，今俗用皆是射
干。及江南别送一物，非真者。今荆州当阳县、硖州远安县、
襄州荆山县山中并有之，极难得也。**臣禹锡等谨按，蜀本**图经
云：花生茎间，赤色。今出硖州、襄州深山，二月、八月采
根，日干用之。**药性论**云：鬼臼，使，味苦。能主尸疰，殗殜
劳疾，传尸瘦疾，主辟邪气，逐鬼。

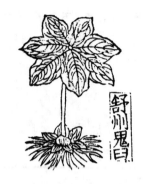

图经曰　鬼臼生九真山谷及冤句，今江宁府、滁、
舒、商、齐、杭、襄、峡州、荆门军亦有之。多生深山岩石之
阴，叶似蓖麻、重楼辈。初生一茎，茎端一叶，亦有两歧者，
年长一茎，茎枯为一臼，二十年则二十臼也。花生茎间，赤
色，三月开，后结实。根肉皮须并似射干，俗用皆是射干，当
细别之。七月、八月采根，暴干用。古方治五尸，鬼疰，百

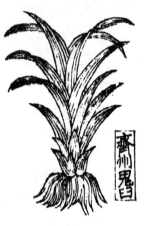

毒，恶气方用之。一说鬼臼生深山阴地，叶六出或五出，如雁掌。茎端一叶如伞，盖旦时东
向，及暮则西倾，盖随日出没也。花红紫如荔枝，正在叶下，常为叶所蔽，未常见日。一年
生一叶，既枯则为一臼，及八九年则八九臼矣。然一年一臼生而一臼腐，盖陈新相易也，故
俗又名曰害母草。如芋魁、乌头辈亦然，新苗生则旧苗死，前年之魁腐矣。而本草注谓全似
射干，今射干体状虽相似，然白形浅薄，大异鬼臼，鬼臼如八九天南星侧比相叠，而色理正
如射干。要者，当使人求苗采之，市中不复有也。

　　【点评】鬼臼乃是植物根状茎每年生一节，凹陷呈白状，数枚
相连，因此得名。至于别名"马目毒公"，陶弘景说："马目毒
公如黄精，根白处似马眼而柔润。"《本草纲目》"释名"也说：
"此物有毒，而白如马眼，故名马目毒公。"能形成如此凹白的
植物甚多，遂有同名异物现象。如《本草图经》所绘舒州鬼臼，
当是小檗科植物八角莲 *Dysosma versipellis* 或六角莲 *Dysosma ple-*

iantha 之类；而齐州鬼臼则似为鸢尾科射干属（*Belamcanda*）或鸢尾属（*Iris*）植物。

《本草纲目》"集解"项李时珍说："鬼臼根如天南星相叠之状，故市人通谓小者为南星，大者为鬼臼，殊为谬误。按《黄山谷集》云：唐婆镜，叶底开花，俗名羞天花，即鬼臼也。岁生一臼，满十二岁，则可为药。今方家乃以鬼灯檠为鬼臼，误矣。又郑樵《通志》云：鬼臼叶如小荷，形如乌掌，年长一茎，茎枯则根为一臼，亦名八角盘，以其叶似之也。据此二说，则似是今人所谓独脚莲者也。又名山荷叶、独荷草、旱荷叶、八角镜。南方处处深山阴密处有之，北方惟龙门山、王屋山有之。一茎独上，茎生叶心而中空。一茎七叶，圆如初生小荷叶，面青背紫，揉其叶作瓜李香。开花在叶下，亦有无花者。其根全似苍术、紫河车。丹炉家采根制三黄、砂、汞。或云其叶八角者更灵。或云其根与紫河车一样，但以白色者为河车，赤色者为鬼臼，恐亦不然。而《庚辛玉册》谓蚤休阳草，旱荷阴草，亦有分别。"其杂引诸家，最后将鬼臼归结为两种，即七叶鬼臼与重叶鬼臼。其中引《通志》的描述，显然是指八角莲 *Dysosma versipellis* 或六角莲 *Dysosma pleiantha* 之类；引黄庭坚"唐婆镜，叶底开花"云云，亦是本类；至于说"一种叶凡七瓣，一种叶作数层"，不解所谓，或者是方士神秘其说；又言"叶下附茎开一花，状如铃铎倒垂"，仍然是八角莲之类。

李时珍引黄山谷云云，为黄庭坚《琼芝轩》诗："卓仙在时养琼芝，深根固蒂活人命。憧憧来问此何草，但告渠是唐婆镜。"自注云："子瞻诗所记胡道士玉芝一名琼田草者，俗号其叶为唐婆镜。叶底开花，故号羞天花。以予考之，其实本草之鬼臼也。岁生一臼，如黄精而坚瘦，满二十岁可为药。就土中生根取一臼，勿令大本知也。煮面如馄饨皮，裹一臼吞之，数日不饥。啖三臼，可辟谷也。黄龙山老僧多采而断食，令人体臞而神王。今方家所用鬼臼，乃鬼灯檠耳。"

角蒿　味辛、苦，平，有小毒。主甘湿䘌，诸恶疮有虫者。

唐本注云：叶似白蒿，花如瞿麦，红赤可爱，子似王不留行，黑色作角，七月、八月采。唐本先附。**臣禹锡等谨按**，蜀本图经云：叶似蛇床、青蒿等，子角似蔓菁，实黑细，秋熟，所在皆有之。**陈藏器**云：蘆蒿，味辛，温，无毒。主破血下气，煮食之似小蓟。生高岗。宿根先于白草。一名莪蒿。《尔雅》云：莪，萝。注：蘆蒿也。释曰：《诗·小雅》云"菁菁者莪"，陆机云"莪蒿也，一名萝蒿。生泽田渐洳处，叶似邪蒿而细科，生三月中。茎可食，又可蒸，香美，味颇似蒌蒿"是也。

【雷公云】　凡使，勿用红蒿并邪蒿，二味真似角蒿，只是上香角短。采得并于槐砧上细剉用之。

外台秘要　凡齿龈宣露多是疳：角蒿取灰，夜涂龈上。使慎油腻、沙糖、干枣，切忌之。

千金方　治口中疮久不差，入胸中并生疮：角蒿灰涂之一宿，效。口中若有汁，吐之。

宫气方　治小儿口疮：角蒿灰贴疮，妙。

衍义曰　角蒿茎叶如青蒿，开淡红紫花，花大约径三四分。花罢，结角子，长二寸许，微弯。苗与角治口齿绝胜。

　　【点评】《救荒本草》猪牙菜条云："本草名角蒿，一名莪蒿、一名萝蒿，又名蘆蒿。旧云生高岗及泽田，塈洳处多有，今在处有之，生田野中。苗高一二尺，茎叶如青蒿，叶似邪蒿叶而细，又似蛇床子叶颇壮，稍间开花，红赤色，鲜明可爱，花罢结角子，似蔓菁角，长二寸许，微弯，中有子黑色，似王不留行子。"所绘图例为紫葳科植物角蒿 *Incarvillea sinensis*。

　　至于《救荒本草》提到这种猪牙菜"一名莪蒿、一名萝蒿，又名蘆蒿"，其实有所误会。本条《嘉祐本草》引陈藏器蘆蒿云云，据目录角蒿后小字"蘆蒿续注"，所谓"续注"，据《嘉祐本草》补注总叙解释："凡药有功用，本经未见，而旧注已曾引据，今之所增，但涉相类，更不立条，并附本注之末曰续注，如地衣附于垣衣，燕覆附于通草，马藻附于海藻之类是也。"由此可见，蘪蒿（莪蒿、萝蒿）并不是角蒿的别名。《本草纲目》蘪蒿条"集解"项李时珍说："蘪蒿生高岗，似小蓟，宿根先于百草。《尔雅》云'莪，萝'是也。《诗·小雅》云'菁菁者莪'，陆玑注云：即莪蒿也。生泽国渐洳处，叶似斜蒿而细科，二月生。茎叶可食，又可蒸，香美颇似蒌蒿，但味带麻，不似蒌蒿甘香。"其原植物为十字花科播娘蒿 *Descurainia Sophia*。

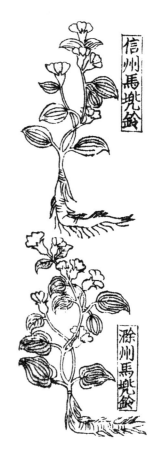

马兜铃　味苦，寒，无毒。主肺热咳嗽，痰结喘促，血痔瘘疮。生关中，藤绕树而生。子状如铃，作四五瓣。今附。

臣禹锡等谨按，药性论云：马兜铃，平。能主肺气上急，坐息不得，主咳逆连连不可。**日华子**云：治痔瘘疮，以药于瓶中烧熏病处，入药炙用，是土青木香，独行根子。越州七八月采。

图经曰　马兜铃生关中，今河东、河北、江淮、夔、浙州郡亦有之。春生苗如藤蔓，叶如山芋叶，六月开黄紫花，颇类枸杞花，七月结实枣许大如铃，作四五瓣。其根名云南根，似木香，小指大，赤黄色。亦名土青木香。七月、八月采实，暴干。主肺病。三月采根，治气下膈，止刺痛。

【雷公云　凡使，采得后去叶并蔓了，用生绢袋盛，于东屋角畔悬，令干了。劈作片，取向里子，去隔膜，并令净用子。勿令去革膜不尽，用之并皮。

圣惠方　治五种蛊毒：用兜铃根三两为末，分为三贴，以水一盏，煎五分，去滓，频服。当吐蛊出，未快再服，以快为度。又方草蛊术，在西凉更西①及岭南人多行此毒，入人咽刺痛欲死者：用兜铃苗一两，为末，以温水调下一钱匕，即消化，蛊出，效。

---

① 在西凉更西：底本作"正因方"，据刘甲本改。

外台秘要　崔氏蛇蛊，食饮中得之，咽中如有物，咽不下，吐不出，闷心热：服兜铃即吐出。又服麝香一钱匕，即吐蛊毒。

简要济众　治肺气喘嗽：兜铃二两，只用里面子，去却壳，酥半两，入碗内拌和匀，慢火炒干，甘草一两炙，二味为末。每服一钱，水一盏，煎六分，温呷或以药末含咽津，亦得。

衍义曰　马兜铃蔓生，附木而上。叶脱时，铃尚垂之，其状如马项铃，故得名。然熟时则自折坼，间有子全者。采得时须八九月间。治肺气喘急。

【**点评**】马兜铃宋代进入本草，根据《本草图经》的描述，及所绘信州马兜铃与滁州马兜铃，其原植物为马兜铃科马兜铃 *Aristolochia debilis* 一类。马兜铃根宋代尚称土青木香，意即青木香的伪品或代用品，南宋以后则渐渐取代正品青木香，径称青木香矣。

马兜铃是治疗肺热咳嗽的要药，《本草纲目》有论云："马兜铃体轻而虚，熟则悬而四开，有肺之象，故能入肺。气寒味苦微辛，寒能清肺热，苦辛能降肺气。钱乙补肺阿胶散用之，非取其补肺，乃取其清热降气也，邪气去则肺安矣。"《西游记》第69回有歌谣说马兜铃的功效："兜铃味苦寒无毒，定喘消痰大有功。通气最能除血蛊，补虚宁嗽又宽中。"此虽然是游戏笔墨，但对马兜铃功效的概括也比较全面。现在面临的问题是，马兜铃所含马兜铃酸存在明显肾脏毒性和致癌风险，相对于并不太可靠的"止嗽化痰"功效，运用该药实在是得不偿失，故马兜铃类药物，应该尽早退出医疗舞台。

仙茅　味辛，温，有毒。主心腹冷气不能食，腰脚风冷挛痹不能行，丈夫虚劳，老人失溺，无子，益阳道。久服通神强记，助筋骨，益肌肤，长精神，明目。一名独茅根、一名茅瓜子、一名婆罗门参。《仙茅传》云"十斤乳石，不及一斤仙茅"，表其功力尔。生西域，又大庾岭。亦云忌铁及牛乳。二月、八月采根。今附。

臣禹锡等谨按，日华子云：治一切风气，延年益寿，补五劳七伤，开胃下气，益房事。

彭祖单服法：以米泔浸去赤汁，出毒后，无妨损。

图经曰 仙茅生西域及大庾岭，今蜀川、江湖、两浙诸州亦有之。叶青如茅而软，复稍阔，面有纵理，又似棕榈。至冬尽枯，春初乃生。三月有花如栀子黄，不结实。其根独茎而直，傍有短细根相附，肉黄白，外皮稍粗，褐色。二月、八月采根，暴干用。衡山出者花碧，五月结黑子。谨按，《续传信方》叙仙茅云：主五劳七伤，明目，益筋力，宣而复补，本西域道人所传。开元元年，婆罗门僧进此药，明皇服之有效。当时禁方不传，天宝之乱，方书流散，上都不空三藏始得此方，传与李勉司徒、路嗣恭尚书、齐杭给事、张建封仆射服之，皆得力。路公久服金石无效，及得此药，其益百倍。齐给事守缙云，日少气力，风疹继作，服之遂愈。八九月时采得，竹刀子刮去黑皮，切如豆粒，米泔浸两宿，阴干捣筛，熟蜜丸如梧子，每旦空肚酒饮任使下二十丸。禁食牛乳及黑牛肉，大减药力也。《续传信方》伪唐筠州刺史王颜所著，皆因国书编录，其方当时盛行。故今江南但呼此药为婆罗门参。

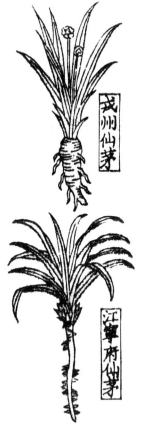

【海药云 生西域。粗细有筋，或如笔管，有节文理，其黄色多涎。梵云呼为阿输乾陀。味甘，微温，有小毒。主风，补暖腰脚，清安五脏，强筋骨，消食。久服轻身，益颜色。自武城来，蜀中诸州皆有。叶似茅，故名曰仙茅。味辛，平。宣而复补，无大毒，有小热，有小毒。主丈夫七伤，明耳目，益筋力，填骨髓，益阳不倦。用时竹刀切，糯米泔浸。

雷公云 凡采得后，用清水洗令净，刮上皮，于槐砧上用铜刀切豆许大，却用生稀布袋盛，于乌豆水中浸一宿，取出用酒湿拌了蒸，从巳至亥，取出暴干。勿犯铁，斑人须鬓。

【点评】仙茅唐代自西域舶来，据陈明老师研究，其原植物是茄科南非醉茄 *Withania somnifera*，因被人认为有强壮作用而有"印度人参"之称。传入中国后，渐渐被本土物种仙茅科仙茅 *Curculigo orchioides* 取代。故《本草纲目》"集解"项李时珍说："苏颂所说详尽得之。但四五月中抽茎四五寸，开小花深黄色六出，不似卮子。处处大山中有之，人惟取梅岭者用，而《会典》成都岁贡仙茅二十一斤。"成都所贡仙茅，应该就是《本草图经》所绘戎州仙茅一类，仍然是仙茅科仙茅 *Curculigo orchioides*。

值得注意的是，此条引有雷公云云，文字风格与《雷公炮炙论》前后各条皆相同，不似后人添补。这是《雷公炮炙论》成书于中唐以后的证据之一，宜加注意。

羊桃 味苦，寒，有毒。主燥热，身暴赤色，风水积聚，恶疡，除小儿热，去五脏五水大腹，利小便，益气。可作浴汤。一名鬼桃、一名羊肠、一名苌楚、一名御弋、一名铫音姚弋。生山林川谷及生田野。二月采，阴干。

陶隐居云：山野多有。甚似家桃，又非山桃子，小细，苦不堪啖，花甚赤，《诗》云"隰有苌楚"者即此也。方药亦不复用。**唐本注云：**此物多生沟渠隍堑之间。人取煮以洗风痒及诸疮肿，极效。剑南人名细子根也。**臣禹锡等谨按，蜀本**图经云：生平泽中。叶、花似桃，子细如枣核，苗长弱即蔓生，不能为树。今处处有，多生溪涧。今人呼为细子根，似牡丹。疗肿。**尔雅**云：苌楚，铫弋。郭云：今羊桃也。释云：叶似桃，花白，子如小麦，亦似桃。陆机云：叶长而狭，华紫赤色，其枝茎弱，过一尺引蔓于草上。今人以为汲灌，重而善没，不如杨柳也。近下根，刀切其皮，著热灰中脱之，可韬笔管也。

【陈藏器云 味甘，无毒。主风热羸老，浸酒服之。生蜀川川谷中。草高一尺，叶长小，亦云羊桃根也。

肘后方 治伤寒毒攻手足痛：煮羊桃汁渍之，杂盐豉尤好。

【点评】 羊桃载于《本草经》，《名医别录》载其一名苌楚、一名铫弋，与《尔雅·释草》中"长楚，铫芅"，郭璞注"今羊桃也"相合，所以通常认为羊桃就是《诗经·隰有苌楚》中咏叹的"苌楚"。

根据陶弘景对羊桃的描述："山野多有。甚似家桃，又非山桃子。小细，苦不堪啖，花甚赤。"该植物应该还是蔷薇科山毛桃 *Prunus davidiana* 之类。从《新修本草》开始，尤其是《蜀本草》的观点，渐渐偏向于"羊桃"是一种藤本植物，至《本草纲目》"集解"项李时珍说："羊桃茎大如指，似树而弱如蔓，春长嫩条柔软。叶大如掌，上绿下白，有毛，状似苎麻而团。其条浸水有涎滑。"从描述看，此即猕猴桃科植物猕猴桃 *Actinidia chinensis*。至于《本草纲目》卷33果部据《开宝本草》收载的猕猴桃，此同物异名，李时珍失察。

鼠尾草 味苦，微寒，无毒。主鼠瘘寒热，下痢脓血不止。白花者主白下，赤花者主赤下。一名葝音勍、一名陵翘。生平泽中。四月采叶，七月采花，阴干。

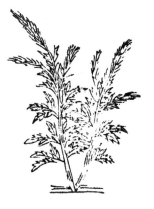

陶隐居云：田野甚多，人采作滋染皂。又用疗下瘘，当浓煮取汁，令可丸服之，今人亦用作饮。**臣禹锡等谨按，蜀本**图经云：所在下湿地有之。叶如蒿，茎端夏生四五穗，穗若车前，有赤、白二种花。七月采苗，日干用之。**尔雅云：葝，鼠尾。释曰：可以染皂草也。一名鼠尾。陈藏器云**：鼠尾草，平。主诸痢。煮汁服，亦末服，紫花，茎叶堪染皂。一名乌草，又名水青也。

图经曰 鼠尾草旧不载所出州土，云生平泽中，今所在有之，惟黔中人采为药。苗如蒿，夏生，茎端作四五穗，穗若车前，花有赤白二色。《尔雅》谓"葝，鼠尾"，云"可以染皂草也"。四月采叶，七月采花，阴干。古治痢多用之。姚氏云：浓煮汁如薄饧，饮五合，日三，赤下用赤花，白下用白花，差。

【圣惠方】 治久赤白痢不差，羸瘦：用鼠尾草捣为末，每服一钱，不计时候，以粥饮调下。

【点评】如《本草纲目》所说，"鼠尾以穗形命名"。《本草图经》所绘黔州鼠尾草图例简略，特征性不强，据《救荒本草》鼠菊条说："鼠菊，本草名鼠尾草，一名葝、一名陵翘。出黔州及所在平泽有之，今钧州新郑岗野间亦有之。苗高一二尺，叶似菊花叶，微小而肥厚，又似野艾蒿叶而脆，色淡绿，茎端作四五穗，穗似车前子穗而极疏细，开五瓣淡粉紫花，又有赤白二色花者。黔中者苗如蒿，《尔雅》谓葝，鼠尾，可以染皂。"从图例看，当为马鞭草科植物马鞭草 *Verbena officinalis*。这可能是早期文献所称鼠尾草的主要物种，而不是晚近植物学家指认的唇形科鼠尾草 *Salvia japonica*。

女青 味辛，平，有毒。主蛊毒，逐邪恶气，杀鬼，温疟，辟不祥。一名雀瓢，蛇衔根也。生朱崖。八月采，阴干。

陶隐居云：若是蛇衔根，不应独生朱崖。俗用是草叶，别是一物，未详孰是。术云，带此屑一两，则疫疠不犯，弥宜识真者。唐本注云：此草即雀瓢也。叶似萝摩，两叶相对，子似瓢形，大如枣许，故名雀瓢。根似白薇。生平泽。茎、叶并臭。其蛇衔根，都非其类。又《别录》云"叶嫩时似萝摩，圆端大茎，实黑，茎叶汁黄白"，亦与前说相似。若是蛇衔根，何得苗生益州，根在朱崖，相去万里余也？《别录》云"雀瓢白汁，主虫蛇毒"，即女青苗汁也。臣禹锡等谨按，药性论云：女青，使，味苦，无毒。能治温疟寒热，蛇衔为使。

图经 文具蛇衔条下。

【肘后方】 辟瘟病：正月上寅日，捣女青末，三角绛囊盛，系前帐中，大吉。

子母秘录 治小儿卒腹皮青黑赤，不能喘息，即急用此方，并治吐痢卒死：用女青末内口中酒服。亦治大人。

紫灵南君南岳夫人内传 治卒死：捣女青屑一钱，安喉中。以水或酒送下，立活也。

【点评】"女青"一词主要见于道教，正一派经典《女青鬼律》称："大道垂律，女青所传，三五七九，长生之本。"女青作为掌管地下诸鬼的神祇，也出现在魏晋以来的镇墓文中。道教女青与《本草经》药物女青有无联系，不得而详，但观察《本草经》女青"主蛊毒，逐邪恶气，杀鬼，温疟，辟不祥"，两者似乎也有关联。

如《肘后备急方》卷1救卒死，"捣女青屑重一钱匕，开口内喉中，以水苦酒，立活"，后有陶弘景所加按语说："此前救卒死四方并后尸蹶事，并是魏大夫传中正一真人所说，扁鹊受长桑公子法，寻此传出世，在葛后二十许年，无容知见，当是斯法久已在世，故或言楚王，或言赵王，兼立语次第，亦参差故也。"所言"魏大夫传"，乃是《魏夫人传》之讹，这是上清派的重要文献。本书黑盖子下引《肘后方》用女青辟瘟疫："正月上寅日，捣女青末，三角绛囊盛，系前帐中，大吉。"

至于女青的具体物种，根据《新修本草》的描述，这种女青应该是萝藦科植物地梢瓜 *Cynanchum thesioides* 之类。

故麻鞋底 水煮汁服之。解紫石英发毒，又主霍乱吐下不止，及解食牛马肉毒，腹胀吐痢不止者。

今按，陈藏器本草云：故麻鞋底，主消渴，煮汁服之。鞋网绳如枣大，妇人内衣有血者，手大钩头棘针二七枚，三物并烧作灰，以猪脂调傅，狐刺疮出虫。唐本先附。**臣禹锡等谨按，陈藏器**云：破草鞋和人乱发烧作灰，醋和傅小儿热毒游肿。

【**陈藏器云**】 取麻鞋尖头二七为灰，岁朝井华水服之，又主遗溺。又故麻鞋底烧令赤，投酒煮粟谷汁中服之，主霍乱转筋。

外台秘要 《近效》尿床：取麻鞋网带及鼻根等，唯不用底，须七量，以水七升，煮取二升，分再服之。**又方**治蜈蚣螫人：麻鞋履底炙以搨之，即差。

千金方 肛脱出：以炙麻履底，令人频按，永差。又故麻鞋底、鳖头各一枚，烧鳖头捣为末，傅肛门，将履底按入，即不出也。

经验方 治鼻塞：烧麻鞋灰吹鼻中，立通。一名千里马，麻鞋名也。

广利方 治鼻衄血。鞋鞴作灰吹鼻孔中，立效。

刘寄奴草 味苦，温。主破血下胀。多服令人痢。生江南。

唐本注云：茎似艾蒿，长三四尺，叶似兰草尖长，子似稗而细，一茎上有数穗，叶互生。**今按**，别本注云：昔人将此草疗金疮止血为要药，产后余疾，下血止痛，极效。唐本先附。**臣禹锡等谨按，蜀本图经**云：叶似菊，高四五尺，花白，实黄白作穗，蒿之类也。今出越州。夏收苗，日干之。**日华子**云：刘①寄奴，无毒。治心腹痛，下气，水胀血气，通妇人经脉癥结，止霍乱水泻。又名刘寄奴。六七八月采。

图经曰 刘寄奴草生江南，今河中府、孟州、汉中亦有之。春生苗，茎似艾蒿，上有四棱，高三二尺已来，叶青似柳，四月开碎小黄白花，形如瓦松，七月结实似黍而细，一茎上有数穗，

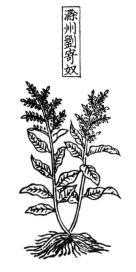

滁州刘寄奴

① 刘：底本作此，据后文"又名刘寄奴"，此处之"刘"字，似当从刘甲本作"金"为是。

互生，根淡紫色似莴苣。六月、七月采，苗、花、子通用也。

【雷公云】 采得后去茎叶，只用实。凡使，先以布拭上薄壳皮令净，拌酒蒸，从巳至申出，暴干用之。

经验方 治汤火疮至妙：刘寄奴捣末，先以糯米浆，鸡翎扫汤著处，后掺药末在上，并不痛，亦无痕。大凡汤著处，先用盐末掺之，护肉不坏，然后药末傅之。

【点评】刘寄奴品种颇有不同，《新修本草》描述及《本草图经》所绘滁州刘寄奴，其原植物当为菊科奇蒿 Artemisia anomala，通常称"南刘寄奴"。《救荒本草》野生姜条云："野生姜，本草名刘寄奴。生江南，其越州、滁州皆有之，今中牟南沙岗间亦有之。茎似艾蒿，长二三尺余，叶似菊叶而瘦细，又似野艾蒿叶，亦瘦细，开花白色，结实黄白色，作细筒子蒴儿，盖蒿之类也。其子似稗而细。苗叶味苦。"从所绘野生姜图例来看，则为玄参科阴行草 Siphonostegia chinensis，通常称"北刘寄奴"。而《本草纲目》"集解"项李时珍的说法又有不同："刘寄奴一茎直上。叶似苍术，尖长糙涩，面深背淡。九月茎端分开数枝，一枝攒簇十朵小花，白瓣黄蕊，如小菊花状。花罢有白絮，如苦荬花之絮。其子细长，亦如苦荬子。所云实如黍稗者，似与此不同，其叶亦非蒿类。"所指代的或许是菊科三脉紫菀 Aster ageratoides。

据刘甲本，本条日华子以"金寄奴"立条，言其"又名刘寄奴"。按，《通志·昆虫草木略》云："刘寄奴曰金寄奴，即乌藤菜，故江东人云乌藤菜。"又云："帝姓刘，小名寄奴。江南人姓刘者或呼为金，是以又有金寄奴之名。"

骨碎补 味苦，温，无毒。主破血止血，补伤折。生江南。根著树石上，有毛，叶如庵䕡。江西人呼为胡孙姜，一名石庵䕡、一名骨碎布。今附。

臣禹锡等谨按，药性论云：骨碎补，使。能主骨中毒气，风血疼痛，五劳六极，口手不收，上热下冷，悉能主之。陈藏器云：骨碎补，似石韦而一根，余叶生于木。岭南虔、吉

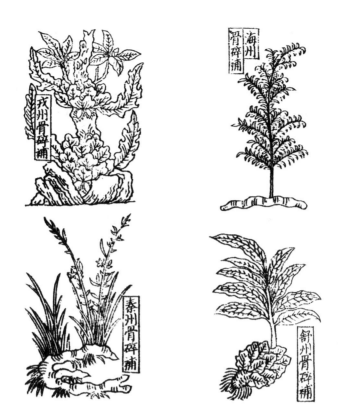

亦有。本名猴姜，开元皇帝以其主伤折、补骨碎，故作此名耳。**日华子**云：猴姜，平。治恶疮蚀烂肉，杀虫。是树上寄生草苗，似姜细长。

图经曰 骨碎补生江南，今淮、浙、陕西、夔路州郡亦有之。根生大木或石上，多在背阴处，引根成条，上有黄毛及短叶附之。又有大叶成枝，面青绿色，有黄点，背青白色，有赤紫点。春生叶，至冬干黄，无花实，惟根入药。采无时，削去毛用之。本名胡孙姜，唐明皇以其主折伤有奇效，故作此名。蜀人治闪折筋骨伤损，取根捣筛，煮黄米粥，和之裹伤处良。又用治耳聋，削作细条，火炮，乘热塞耳。亦人妇人血气药用。又名石毛姜。

【雷公云 凡使，采得后，先用铜刀刮去上黄赤毛尽，便细切，用蜜拌令润，架柳甑蒸一日后出，暴干用。又《乾宁记》云：去毛细切后，用生蜜拌蒸，从巳至亥，准前暴干，捣末用。炮猪肾空心吃治耳鸣，亦能止诸杂痛。

灵苑方 治虚气攻牙，齿痛血出，牙龈痒痛：骨碎补二两，细剉炒令黑色，杵末。依常盥漱后揩齿根下，良久吐之，临卧用后睡，点之无妨。

衍义曰 骨碎补苗不似姜，姜苗如苇稍。此物苗，每一大叶两边，小叶槎牙，两相对，叶长有尖瓣。余如经。

【点评】骨碎补因功效得名，《本草纲目》"释名"说："江西人呼为胡孙姜，象形也。"按，"胡孙"即猢狲，即猴，"申"在十二生肖中为猴，于是又称申姜。其他还有以"毛姜"命名者，皆因其根状茎形状似姜，并密被针形鳞片及绿毛之故。《本草图经》绘有4幅骨碎补，除秦州骨碎补外，其余3幅图例均为蕨类植物，当以水龙骨科骨碎补属（Drynaria）为主，如槲蕨 Drynaria fortunei 之类。至于秦州骨碎补，颇似百合科知母 Anemarrhena asphodeloides，从《本草图经》描述来看，完全不与知母相关，何以如此，实不得而知。

连翘 味苦，平，无毒。主寒热鼠瘘瘰疬，痈肿恶疮瘿瘤，结热蛊毒，去白虫。一名异翘、一名兰华、一名折根、一名轵、一名三廉。生太山山谷。八月采，阴干。

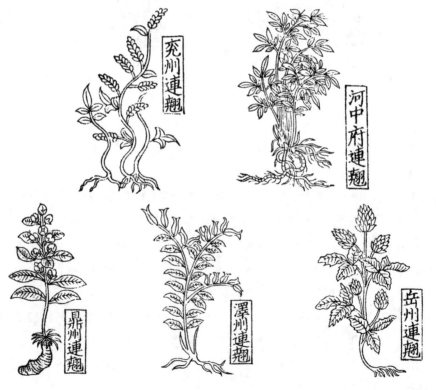

陶隐居云：处处有，今用茎连花实也。**唐本注云**：此物有两种：大翘，小翘。大翘叶狭长如水苏，花黄可爱，生下湿地，著子似椿实之未开者，作房翘出众草。其小翘生岗原之上，叶花实皆似大翘而小细。山南人并用之，今京下惟用大翘子，不用茎花也。**臣禹锡等谨按，蜀本云**：连翘，微寒。图经云：苗高三四尺，今所在下湿地有，采实，日干用之。**尔雅**云：连，异翘。释曰：连一名异翘。郭云：一名连苕，又名连草。**药性论**：连翘，使。一名旱连子。主通利五淋，小便不通，除心家客热。**日华子云**：通小肠，排脓，治疮疖止痛，通月经。所在有。独茎，梢开三四黄花，结子内有房瓣子。五月、六月采。

图经曰　连翘生泰山山谷，今近京及河中、江宁府、泽、润、淄、兖、鼎、岳、利州，南康军皆有之。有大翘、小翘二种，生下湿地或山岗上，叶青黄而狭长，如榆叶、水苏辈。茎赤色，高三四尺许，花黄可爱，秋结实似莲作房，翘出众草，以此得名。根黄如蒿根。八月采房，阴干。其小翘生岗原之上，叶花实皆似大翘而细。南方生者，叶狭而小，茎短，才高一二尺，花亦黄，实房黄黑，内含黑子如粟粒，亦名旱连草，南人用花叶。中品鳢肠亦名旱连，人或以此当旱连，非也。《尔雅》谓之"连"，一名异翘，一名连苕，又名连草。今南中医家说云：连翘盖有两种，一种似椿实之未开者，壳小坚而外完，无跗萼，剖之则中解，气甚芬馥，其实才干，振之皆落，不著茎也；一种乃如菡萏，壳柔，处处有跗萼抱之，无解脉，亦无香气，干之虽久，著茎不脱，此甚相异也。今如菡萏者，江南下泽间极多；如椿实者，乃自蜀中来，用之亦胜江南者。据本草言，则蜀中来者为胜，然未见其茎叶如何也。

【集验方】　洗痔：以连翘煎汤洗讫，刀上飞绿矾，入麝香贴之。

衍义曰　连翘亦不至翘出众草，下湿地亦无，太山山谷间甚多。今止用其子，折之，其间片片相比如翘，应以此得名尔。治心经客热最胜。尤宜小儿。

【点评】连翘之得名，按照《新修本草》的说法，乃是其果实"似椿实之未开者，作房翘出众草"，但如何算"翘出众草"，则含混不明；《本草衍义》否认说："连翘亦不至翘出众草。"只是"其子折之，其间片片相比如翘"，是否符合连翘命名之本意，亦不能断言。

从《新修本草》对连翘的描述来看，接近金丝桃科植物长柱金丝桃 *Hypericum ascyron*，《本草图经》所绘鼎州连翘也接近此种。《救荒本草》连翘条云："今密县梁家冲山谷中亦有。科苗高三四尺，茎秆赤色，叶如榆叶大，面光，色青黄，边微细锯齿，又似金银花叶，微尖䗶，开花黄色可爱，结房状似栀子，蒴微區而无棱瓣，蒴中有子如雀舌样，极小，其子折之，间片片相比如翘，以此得名。"由所绘图例看，显然就是长柱金丝桃 *Hypericum ascyron*。由此看来，唐宋直到明初，长柱金丝桃 *Hypericum ascyron* 一直是连翘药用的主流品种。

《本草图经》除了附和《新修本草》的观点以外，还提到："今南中医家说云，连翘盖有两种，一种似椿实之未开者，壳小坚而外完，无附萼，剖之则中解，气甚芬馥，其实才干，振之皆落，不着茎也。"所绘泽州连翘图例，所表现的似乎就是木犀科连翘 *Forsythia suspensa*。这一品种从明代后期开始，成为药用连翘的主流。

续随子　味辛，温，有毒。主妇人血结月闭，癥瘕疝癖瘀血，蛊毒鬼疰，心腹痛，冷气胀满，利大小肠，除痰饮积聚，下恶滞物。茎中白汁，剥人面皮，去皯黵。生蜀郡，及处处有之。苗如大戟。一名拒冬、一名千金子。今附。

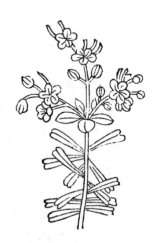

臣禹锡等谨按，**蜀本云**：积聚痰饮，不下食，呕逆及腹内诸疾，研碎酒服之，不过三颗，当下恶物。**日华子云**：宣一切宿滞，治肺气、水气，傅一切恶疮疥癣，单方日服十粒。泻多，以酸浆水并薄醋粥吃即止。一名菩萨豆、千两金，叶汁傅白癜、面皯。

图经曰　续随子生蜀郡，及处处有之，今南中多有，北土差少。苗如大戟，初生一茎，茎端生叶，叶中复出数茎相续。花亦类大戟，自叶中抽秆而生，实青有壳。人家园亭中多种以为饰。秋种冬长，春秀夏实，故又名拒冬。实入药，采无时。下水最速，然有毒损人，不可过多。崔元亮《海上方》治蛇咬肿毒，闷欲死，用重台六分，续随子七颗，去皮，二物捣筛为散。酒服方寸匕，兼唾和少许，傅咬处，立差。茎中白汁，剥人面，去皯，甚效。

【斗门方】 治水气：用联步一两去壳，研以纸裹，用物压出油，重研末，分作七服。每治一人，只可一服，丈夫生饼子酒下，妇人荆芥汤下，凡五更服之，至晚自止。后以厚朴汤补之。频吃益善。仍不用吃盐、醋一百日差。联步，续随子是也。

【点评】 续随子一名千金子，苗如大戟，茎秆中白汁有刺激性，可以"剥人面皮"，结合《本草图经》所绘广州续随子图例，此即大戟科植物续随子 *Euphorbia lathylris*。

败蒲席 平。主筋溢恶疮。

陶隐居云：烧之。蒲席惟缸家用，状如蒲帆尔。人家所用席，皆是莞（音官）草，而荐多是蒲，方家有用也。**唐本注**云：席、荐一也，皆人卧之，以得人气为佳也。青、齐间人谓蒲荐为蒲席，亦曰蒲蓋（音合），谓藁作者为荐尔。山南、江左机上织者为席，席下重厚者为荐。如经所说，当以人卧久者为佳。不论荐、席也。**臣禹锡等谨按，药性论**云：败蒲席亦可单用。主破血。从高坠下，损瘀在腹刺痛。此蒲合卧破败者良，取以蒲黄、赤芍药、当归、大黄、朴消煎服，血当下。**陈藏器**云：编荐索，主霍乱转筋。烧作黑灰，服二指撮，酒服佳。

【圣惠方】 治霍乱转筋垂死：败蒲席一握细切，浆水一盏煮汁，温温顿服。

外台秘要 治坠下，瘀血在腹肚：取蒲灰二钱，酒服。

千金方 五色丹俗名游肿，若犯多致死，不可轻之：蒲席烧灰，和鸡子白涂之。

胜金方 治妇人血奔。以旧败蒲席烧灰，酒调下二钱匕。

山豆根 味甘，寒，无毒。主解诸药毒，止痛，消疮肿毒，人及马急黄发热，咳嗽，杀小虫。生剑南山谷。蔓如豆。今附。

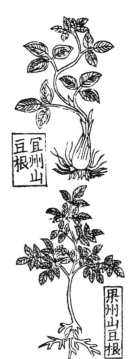

图经曰 山豆根生剑南山谷，今广西亦有，以忠、万州者佳。苗蔓如豆，根以此为名。叶青，经冬不凋，八月采根用。今人寸截，含以解咽喉肿痛，极妙。广南者如小槐，高尺余。石鼠食其根，故岭南人捕石鼠，破取其肠胃暴干，解毒攻热，甚效。

【经验方】 《备急》治一切疾患，山豆根方：右用山大豆根不拘多少，依下项治疗。一名解毒，二名黄结，三名中药。患蛊毒，密遣人和水研已，禁声，服少许，不止再服。患秃疮，以水研傅疮上。患喉痛，含一片细咽津。患五种痔，水研服。患齿痛，含一片于痛处，患䴬豆等疮，水研服少许。患头风，捣末油调涂之。患赤白痢捣末蜜丸，空心煎水下二十丸，三服自止。患腹胀满喘冈，捣末少许，煎水调一盏差。患疮癣，捣末，腊月猪脂调涂之。患头上白屑，捣末油浸涂；如是孩儿，即乳汁调半钱。患中宿冷虫，寸白虫，每朝空心热酒调三钱，其虫自出。患五般急黄，空心以水调二钱。患蛊气，酒下二钱。患霍乱，橘皮汤下三钱。患热肿，水研浓汁涂，干即更涂。女人患血气腹肿，以末三钱，热酒不空心服之。卒患腹痛，水研半盏，入口差。蜘蛛咬，唾和涂之。狗咬，蚍蜉疮，蛇咬，并水研傅之。

【点评】山豆根善治喉症，如《本草图经》所说："今人寸截，含以解咽喉肿痛，极妙。"《本草图经》提到两种，"广南者如小槐"，当即豆科植物越南槐 *Sophora tonkinensis* 一类，今称"广豆根"，所绘果州山豆根即是此种。越南槐含苦参碱类生物碱，滋味极苦，《梦溪笔谈》说："山豆根味极苦，本草言味甘者，大误也。"即针对广豆根而言。但越南槐是灌木，《开宝本草》说的"生剑南山谷，蔓如豆"者，其实是豆科山豆根属山豆根 *Euchresta japonica* 之类，所绘宜州山豆根即此。

三白草　味甘、辛，寒，有小毒。主水肿脚气，利大小便，消痰破癖，除积聚，消丁肿。生池泽畔。

唐本注云：叶如水荭，亦似蕺，又似菝葜。叶上有三黑点，高尺许，根如芹根，黄白色而粗大。今按，陈藏器本草云：三白草，捣绞汁服，令人吐逆，除胸膈热疾，亦主疟及小儿痞满。按此草初生无白，入夏叶端半白如粉。农人候之莳田，"三叶白，草便秀"，故谓之三白。若云三黑点古人秘之，据此即为未识，妄为之注尔。其叶如薯蓣，亦不似水荭。唐本先附。臣禹锡等谨按，蜀本图经云：出襄州，二月、八月采根用之。

【点评】牵牛条陶弘景说"又有一种草，叶上有三白点，俗因以名三白草"。《新修本草》单独立条，根据"叶如水荭，叶上有三黑点"的特征，应该是一种蓼科植物。至于《本草纲目》"集解"项李时珍说："三白草生田泽畔，三月生苗，高二三尺，茎如蓼，叶如章陆及青葙。四月其颠三叶面上三次变作白色，余叶仍青不变。俗云：一叶白，食小麦；二叶白，食梅杏；三叶白，食黍子。五月开花成穗，如蓼花状，而色白微香，结细实。根长白虚软，有节须，状如泥菖蒲根。《造化指南》云：五月采花及根，可制雄黄。苏恭言似水荭，有三黑点者，乃马蓼，非三白也。藏器所说虽是，但叶亦不似薯蓣。"尤其是"其颠三叶面上三次变作白色"，则是三白草科植物三白草 *Saururus chinensis* 无疑，其茎顶端的叶片于花期常为白色，呈花瓣状，因此得名。

闾音间茹音如　味辛、酸，寒、微寒，有小毒。主蚀恶肉败疮死肌，杀疥虫，排脓恶血，除大风热气，善忘不乐，去热痹，破癥瘕，除息肉。一名屈据、一名离娄。生代郡川谷。五月采根，阴干。黑头者良。甘草为之使，恶麦门冬。

陶隐居云：今第一出高丽，色黄，初断时汁出凝黑如漆，故云漆头；次出近道，名草闾茹，色白，皆烧铁烁头令黑以当漆头，非真也。叶似大戟，花黄，二月便生，根亦疗疮。臣禹锡等谨按，蜀本图经云：叶有汁，根如萝卜，皮黄肉白，所在有之。

图经曰　闾茹生代郡川谷，今河阳、淄、齐州亦有之。二月生苗，叶似大戟而花黄色，根如萝卜，皮赤黄，肉白，初断时汁出凝黑如漆。三月开浅红花，亦淡黄色，不著子，陶隐居谓出高丽者，此近之也。四月、五月采根，阴干。漆头者良。又有一种草闾茹，色白，采者烧铁烁头令黑，以当漆头，非真也。然古方有用两种者。姚僧垣治痈疽生臭恶肉，以白闾茹散傅之，看肉尽便停，但傅诸膏药；若不生肉，又傅黄耆散；恶肉仍不尽者，可以漆头赤皮闾茹为散，用半钱匕和白闾茹三钱匕合傅之，差。是赤、白皆可用也。

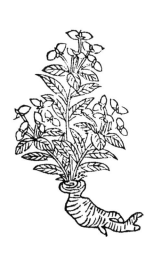

【圣惠方】治缓疽：用闾茹一两，捣为散，不计时候，温水调下二钱匕。

伤寒类要　治伤寒毒攻咽喉肿：真闾茹爪甲大，内口中嚼汁咽，当微觉为佳。

素问注云　闾茹主散恶血。

衍义曰　蔄茹治疥，马疥尤善。服食方用者至少。

【点评】蔄茹一名屈据、一名离娄，李时珍解释："蔄茹本作蘆蕠，其根牵引之貌。掘据，当作拮据，《诗》云：予手拮据。手口共作之状也。"根据陶弘景描述其"色黄，初断时汁出凝黑如漆，故云漆头"，又说"叶似大戟，花黄"，当是大戟科狼毒大戟 *Euphorbia fischeriana* 或同属植物。

蔄茹药用历史悠久，《素问·腹中论》写作"蘆茹"，王冰注引本草"主散恶血"，当即此物。但后世用之极少，《本草纲目》"发明"项李时珍总结说："《素问》治妇人血枯痛，用乌鲗骨、蔄茹二物丸服，方见乌鲗鱼下。王冰言蔄茹取其散恶血。又《齐书》云：郡王子隆年二十，身体过充。徐嗣伯合蔄茹丸服之自消。则蔄茹亦可服食，但要斟酌尔。孟诜《必效方》：治甲疽生于脚趾边肿烂。用蔄茹三两，黄芪二两，苦酒浸一宿，以猪脂五合合煎，取膏三合。日三涂之，即消。又《圣惠方》，治头风旋眩，鸱头丸中亦用之。"

蛇莓音每汁　大寒。主胸腹大热不止。

陶隐居云：园野亦多。子赤色，极似莓，而不堪啖，人亦无服此为药者。疗溪毒射工，伤寒大热，甚良。**臣禹锡等谨按，蜀本**图经云：生下湿处。茎端三叶，花黄子赤，若覆盆子，根似败酱。二月、八月采根，四月、五月收子，所在有之。**日华子**云：味甘、酸、冷，有毒。通月经，熁疮肿，傅蛇虫咬。

【食疗云】主胸胃热气，有蛇残不得食。主孩子口噤，以汁灌口中，死亦再活。

肘后方　治毒攻手足肿痛：蛇莓汁服三合，日三。水渍乌梅令浓，纳崖蜜饮之。

伤寒类要　治天行热甚，口中生疮：饮蛇莓自然汁，捣绞一斗，煎取五升，稍稍饮之。

衍义曰　蛇莓今田野道傍处处有之，附地生。叶如覆盆子，但光洁而小，微有绉纹，花黄，比蒺藜花差大，春末夏初，结红子如荔枝色。余如经。

【点评】蛇莓是常见物种，原植物为蔷薇科蛇莓 *Duchesnea in-*

dica，《本草纲目》"集解"项李时珍说："此物就地引细蔓，节节生根。每枝三叶，叶有齿刻。四五月开小黄花，五出。结实鲜红，状似覆盆，而面与蒂则不同也。其根甚细，本草用汁，当是取其茎叶并根也。仇远《稗史》讹作蛇缪草，言有五叶、七叶者。又言俗传食之能杀人，亦不然，止发冷涎耳。"

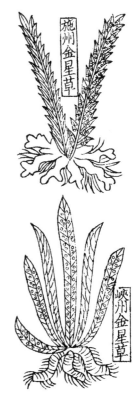

金星草　味苦，寒，无毒。主痈疽疮毒，大解硫黄及丹石毒，发背痈肿结核。用叶和根酒煎服之，先服石药悉下。又可作末冷水服，及涂发背疮肿上，殊效。根碎之浸油涂头，大生毛发。西南州郡多有之，而以戎州者为上。喜生阴中石上净处及竹箐中不见日处，或大木下，或古屋上。此草惟单生一叶，色青，长一二尺。至冬大寒，叶背生黄星点子，两行相对如金色，因得金星之名。其根盘屈如竹根而细，折之有筋，如猪马鬃。陵冬不凋，无花实。五月和根采之，风干用。新定。

图经曰　金星草关陕、川蜀及潭、婺诸州皆有之。又名金钏草。味苦，性寒，无毒。叶青，多生背阴石上净处，或竹箐中少日色处，或生大木下及背阴多年瓦屋上。初出深绿色，叶长一二尺，至深冬背上生黄星点子，两两相对，色如金，因以为名。无花实，陵冬叶不凋。其根盘屈如竹根而细，折之有筋，如猪鬃。五月和根采之，风干。解硫黄及石毒，治发背痈肿结核。用叶半斤和根剉，以酒五升银器中煎取二升，五更初顿服，丹石毒悉下。又捣末，冷水服方寸匕，及涂发背疮上亦效。彼人用之，往往皆验。根又主生毛发，捶碎，浸油涂头良。南人多用此草末，以水一升煎取半，更入酒半升，再煎数沸，温服，取下毒黑汁，未下再服。但是疮毒皆可服之。然性至冷，服后下利须补治乃平复，老年不可辄服。

【经验方】　治五毒发背：金星草和根净洗，慢火焙干，秤四两，入生甘草一钱，捣末分作四服。每服用酒一升已来，煎三二沸后，更以冷酒三二升相和，入瓶器内封却，时时饮服。忌生冷、油腻、毒物。

衍义曰 金星草，丹石毒发于背，及一切痈肿。每以根叶一分，用酒一大盏，煎汁服。不惟下所服石药，兼毒去疮愈。如不欲酒，将末一二钱，新汲水调服，以知为度。

【点评】《本草图经》绘有施州金星草与峡州金星草，其中峡州金星草与文字描述较为接近，应该是水龙骨科大果假密网蕨 *Phymatopsis griffithiana*。按，道书《金华玉液大丹》在制得宝朱传黄芽时，"以金星草即管仲苗浓煎汁，沐浴一时"，此言金星草，大致也是本类，其根作贯众用。

葎草 味甘、苦，寒，无毒。主五淋，利小便，止水痢，除疟，虚热渴。煮汁及生汁服之。生故墟道傍。

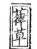

唐本注云：叶似草麻而小薄，蔓生，有细刺。俗名葛葎蔓。古方亦时用之。**今按**，别本注云：又名来莓草，四月、五月采茎叶，暴干。唐本先附。**臣禹锡等谨按蜀本**图经云：蔓生。叶似大麻，花黄白，子若大麻子，俗名葛勒蔓。夏采叶用。所在墟野处多有之。

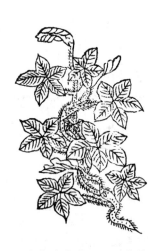

图经曰 葎草旧不著所出州土，云生故墟道傍，今处处有之。叶如蓖麻而小薄，蔓生，有细刺，花黄白，子亦类麻子。四月、五月采茎叶，暴干用。俗名葛葎蔓，又名葛勒蔓。唐韦宙《独行方》主癞遍体皆疮者，用葎草一担，以水二石，煮取一石以渍疮，不过三作乃愈。而本经亦阙主疮功用。又韦丹主膏淋，捣生汁三升，酢二合相和，空腹顿服，当溺如白汁。又主久痢成疳，取干蔓捣筛，量多少，管吹谷道中，不过三四，差已若神。

衍义曰 葎草，葛勒蔓也。治伤寒汗后虚热，剉，研，取生汁，饮一合，愈。

【点评】葎草即大麻科植物葎草 *Humulus scandens*，为常见物种。《本草纲目》"集解"项李时珍描述尤详："二月生苗，茎有细刺。叶对节生，一叶五尖。微似蓖麻而有细齿。八九月开细紫花成族。结子状如黄麻子。"

鹤虱　味苦，平，有小毒。主蛔、蛲虫。用之为散，以肥肉臛汁服方寸匕，亦丸散中用。生西戎。

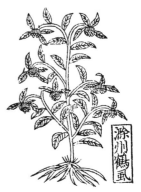

唐本注云：子似蓬蒿子而细，合叶茎用之。胡名鹤虱。**今按**，别本注云：心痛，以淡醋和半匕，服之立差。出波斯者为胜，今上党亦有，力势薄于波斯者。（唐本先附。）**臣禹锡等谨按**，日华子云：凉，无毒。杀五脏虫，止疟，及傅恶疮上。

图经曰　鹤虱生西戎，今江淮、衡湘间皆有之。春生苗，叶皱似紫苏，大而尖长，不光，茎高二尺许，七月生黄白花，似菊，八月结实，子极尖细，干即黄黑色。采无时。南人呼其叶为火杴。谨按，豨莶（音杴）即火杴也，虽花实相类，而别是一物，不可杂用也。杀虫方中，此为最要。《古今录验》疗蛔咬心痛，取鹤虱十两，捣筛蜜和，丸如梧子，以蜜汤空腹吞四十丸，日增至五十丸。慎酒、肉。韦云患心痛，十年不差，于杂方内见，合服便愈。李绛《兵部手集方》治小儿蛔虫啮心腹痛，亦单用鹤虱细研，以肥猪肉汁下。五岁一服二分，虫出便止，余以意增减。

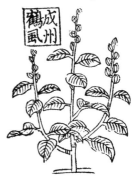

【外台秘要】延年治蛔虫，吐水心痛：鹤虱三两为末蜜丸。平旦浆水服二十九。

千金方　治虫咬心痛：鹤虱一两为末，空心温醋下，虫当出。

沈存中笔谈　地松即天名精，鹤虱是实。

【点评】《本草纲目》将《新修本草》之鹤虱、《开宝本草》之地菘、《名医别录》有名未用之埊松，皆并入天名精条，"正误"项说："按沈括《笔谈》云：世人既不识天名精，又妄认地菘为火杴，本草又出鹤虱一条，都成纷乱。不知地菘即天名精，其叶似菘，又似蔓菁，故有二名，鹤虱即其实也。又《别录》有名未用埊松，即此地菘，亦系误出，今并正之，合而为一。"

鹤虱本是外来药物，为产于中亚细亚菊科植物蛔蒿（山道年蒿）*Seriphidium cinum* 的花，山道年（santonin）含有具驱虫活性的物质，与本草记载鹤虱"主蛔、蛲虫"的功效吻合。宋代开始以本土所产菊科植物天名精 *Carpesium abrotanoides* 的果实冒充。

后来这种假冒的鹤虱竟取代正品成为主流，《梦溪笔谈》也袭误说："地菘即天名精，盖其叶似菘，又似名精。名精即蔓精也，故有二名，鹤虱即其实也。"这种由天名精冒充的鹤虱含有天名精内酯酮，也有较弱的杀虫作用，但与山道年相比要弱得多。天名精以外，又有以伞形科野胡萝卜 *Daucus carota* 种子充作鹤虱者，可能也有驱虫作用，遂被称为"南鹤虱"，以示区别。

地菘　味咸。主金疮止血，解恶虫蛇螫毒，挼以傅之。生人家及路傍阴处，所在有之。高二三寸，叶似菘叶而小。今附。

臣禹锡等谨按，本经草部上品天名精，唐注云"南人名为地菘"，又寻所主功状，与此正同；及据陈藏器解纷，合陶、苏二说，亦以天名精为地菘。则今此条不当重出。虽陈藏器拾遗别立地菘条，此乃藏器自成一书，务多条目尔。解纷、拾遗亦自差互，后人即不当仍其谬而重有新附也。今补注立例，无所刊削，故且存而注之。

【陈藏器】　似天门冬苗，出江南。

外台秘要　治恶疮：捣地菘汁服之，日三四服，差。

圣惠方　治风毒瘰疬赤肿：地菘捣傅瘰疬上，干易之。

【点评】地菘为《开宝本草》新增药物，即天名精苗。《嘉祐本草》已经注意到地菘条为重出，但因体例所限，书中对该条仍予以保留，专门在本条按语中说："今补注立例，无所刊削，故且存而注之。"

雀麦　味甘，平，无毒。主女人产不出。煮汁饮之。一名蘥、一名燕麦。生故墟野林下。叶似麦。

今注：苗似小麦而弱，实似穬麦而细。生岭南，在处亦有。唐本先附。

【外台秘要　治齿䘌并虫，积年不差，从少至老方：雀麦一名牡㮤草，俗名牛星草，一味，苦瓠叶三十枚，净洗，取草剪长二寸，广一寸，厚五分，以瓠叶作五裹子，以三年酢渍之，至日中，以两裹火中炮令热，内口中齿外边熨之，冷更易。取铜器贮水，水中解裹洗之，即有虫长三分，老者黄色，少者白色，多即三二十枚，少即一二十枚。此一方甚妙。

子母秘录　妊娠胎死腹中，若胞衣不下，上抢心：雀麦一把，水五升，煮二升汁服。

衍义曰　雀麦今谓之燕麦，其苗与麦同，但穗细长而疏。唐刘梦得所谓"菟葵燕麦，动摇春风"者也。

【点评】《尔雅·释草》："蕎，雀麦"，郭璞注："即燕麦也。"宋以前文献几乎都循此说，以雀麦、燕麦为一物，即《本草衍义》所谓"雀麦今谓之燕麦"。《救荒本草》始区别雀麦与燕麦，雀麦条云："雀麦，本草一名燕麦、一名蕎。生于荒野林下，今处处有之。苗似燕麦而又细弱，结穗像麦穗而极细小，每穗又分作小又穗十数个，子甚细小。"结合所绘图例，此即禾本科植物雀麦 Bromus japonicus。燕麦条云："燕麦，田野处处有之。其苗似麦，揮葶，但细弱，叶亦瘦细，拂茎而生，结细长穗，其麦粒极细小。"图例所绘，即是禾本科燕麦属植物，如燕麦 Avena sativa 之类，与雀麦属雀麦 Bromus japonicus 全然不同。

甑带灰　主腹胀痛，脱肛。煮汁服，主胃反，小便失禁、不通及淋，中恶尸疰，金疮刃不出。

今按，别本注云：江南以蒲为甑带，取久用者烧灰入药。味辛，温，无毒。甑带久被蒸气，故能散气、通气。以灰封金疮，止血止痛，出刃。唐本先附。臣禹锡等谨按，蜀本云：取用久败烂者也。

【外台秘要　治眯目，水服灰一钱匕。又方小儿大便失血：甑带灰涂乳上与饮之，差。

肘后方　治草芒沙石类不出方：甑带灰调饮之即出。

子母秘录　治小儿夜啼：甑带悬户上。又方治小儿脐风疮久不差：烧甑带灰傅上。

赤地利　味苦，平，无毒。主赤白冷热诸痢，断血破血，带下赤白，生肌肉。所在山谷有之。

唐本注云：叶似萝摩，蔓生。根皮赤黑，肉黄赤。二月、

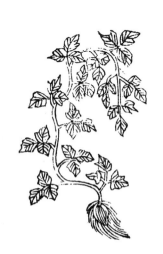

华州赤地利

八月采根，日干。唐本先附。**臣禹锡等谨按，**蜀本图经云：蔓生，绕草木上，花、子皆青色，根若菝葜，皮紫赤色也。

图经曰　赤地利旧不载所出州土，云所在山谷有之，今惟出华山。春夏生苗，作蔓绕草木上，茎赤，叶青，似荞麦叶，七月开白花，亦如荞麦。根若菝葜，皮黑肉黄赤，八月内采根，晒干用。亦名山荞麦。此下又有赤车使者条云："似香菜、兰香，叶、茎赤，根紫赤色。生溪谷之阴，出襄州。八月、九月采根，日干。"古方治大风湿痹等，赤车使者酒主之，今人稀用，亦鲜有识之者，因附见于此。

【雷公云　凡采得后细锉，用蓝叶并根并锉，唯赤地利细锉了，用生绢袋盛，同蒸一伏时，去蓝暴干用。

圣惠方　治火烧疮灭瘢方：用赤地利二两捣末，生油调涂之。

外台秘要　治小儿面及身上生疮如火烧：赤地利捣末，粉之良。

　　【点评】赤地利古方用之不多，本草记载简略，研究者根据"一名山荞麦，蔓生、叶如荞麦，根如菝葜"等信息，将其原植物考订为蓼科毛脉蓼 Reynoutria ciliinerve，可备一说。

乌韭　味甘，寒，无毒。主皮肤往来寒热，利小肠膀胱气，疗黄疸，金疮内塞，补中益气，好颜色。生山谷石上。

陶隐居云：垣衣亦名乌韭，而为疗异，非是此种类也。唐本注云：此物即石衣也，亦曰石苔，又名石发。生岩石阴不见日处，与卷柏相类也。今按，陈藏器本草云：乌韭，烧灰沐发令黑，生大石及木间阴处，青翠茸茸者，似苔而非苔也。**臣禹锡等谨按，**日华子云：石衣，涩，冷，有毒。垣衣为使，烧灰沐头长发，此即是阴湿处山石上苔，长者可四五寸，又名乌韭。

【苏云石苔，非也。

　　【点评】乌韭与垣衣同名异物，或将其考订为凤尾藓科卷叶凤尾藓 Fissidens cristatus，可备一说。本条黑盖子下"苏云石苔非也"，当是唐慎微所加的按语，书坊未解其意，将"苏云"两字按照引书标题的格式刻作大字，今恢复为小字。

白附子　主心痛血痹，面上百病，行药势。生蜀郡。三月采。

陶隐居云：此物乃言出芮芮，久绝，俗无复真者，今人乃作之献用。唐本注云：此物本出高丽，今出凉州已西，形似天雄。本经出蜀郡，今不复有；凉州者生沙中，独茎似鼠尾草，叶生穗间。**臣禹锡等谨按**，蜀本云：味甘、辛，温。又，图经云：叶细周匝，生于穗间，出砂碛下湿地。**日华子**云：无毒。主中风失音，一切冷风气，面䵟瘢疵，入药炮用。新罗出者佳。

【海药云】 按《南州记》云：生东海，又新罗国。苗与附子相似，大温，有小毒。主治疥癣，风疮，头面痕，阴囊下湿，腿无力，诸风冷气。入面脂皆好也。

【**点评**】白附子载于《名医别录》，因缺乏形态描述，其原植物难于肯定。陶弘景说："此物乃言出芮芮，久绝，俗无复真者，今人乃作之献用。"按，"芮芮"亦称"蠕蠕"，亦称"柔然"，《南齐书》则称其为"塞外杂胡"，南北朝时期占有西北广大地区。《新修本草》云："此物本出高丽，今出凉州已西，形似天雄。《神农本草经》出蜀郡，今不复有。凉州者生沙中，独茎似鼠尾草，叶生穗间。"《海药本草》引《南州记》云："生东海，又新罗国。苗与附子相似。"《本草纲目》描述其形态特征说："根正如草乌头之小者，长寸许，干者皱文有节。"按照《海药本草》及《本草纲目》的描述看，似乎是毛茛科的黄花乌头 *Aconitum coreanum*，习称关白附者，与今用之天南星科植物独角莲 *Typhonium giganteum* 完全不同。

检索明以前文献，提到白附子之处甚多，如《契丹国志》《宣和奉使高丽图经》《诸蕃志》等书均有记载，从产地分析，似乎都是黄花乌头，这或许是白附子的主流品种。至于有文献认为独角莲从明代中期（以《本草蒙筌》为分界）开始成为白附子的主流品种，证据不够充分。一者，清代关外是满族龙兴之地，当地所产药材，不仅如人参、鹿茸等继续保持道地优势，甚至原来的地方习用品种，也渐渐在全国形成主流，如关防风、关黄檗之类。像白附子这类，唐代已经以关外为道地的药物，在清代几乎不可能失去道地优势。二者，不仅明代之《明一统志》，乃至清代编修的《大清一统志》卷42记奉天府（今辽宁沈阳）

物产，也有白附子，并有注释说："《金史·地理志》东京路产白附子。"《盛京通志》卷107亦云："白附子，一名节附，俗呼两头尖，母为乌头。产辽地者，通行远省。《金史·地理志》东京路辽阳府产白附子。《明一统志》都司出。"此显然指黄花乌头 Aconitum coreanum 而言。今用之天南星科独角莲被用作白附子，可信的文献记载，只能追溯到《药物出产辨》，该书有云："白附子，产河南禹州。近日多由牛庄帮运来，用姜煲过，乃能用之。"其后1963版《中国药典》乃以"禹白附"称呼本品，而将黄花乌头称为"关白附"；至1977版《中国药典》将独角莲作为"白附子"的唯一来源；1985版《中国药典》删去关白附。至此，天南星科独角莲乃成为白附子唯一正品来源。

紫葛 味甘、苦，寒，无毒。主痈肿恶疮。取根皮捣为末，醋和封之。生山谷中。不入方用。

唐本注云：苗似葡萄，根紫色，大者径二三寸，苗长丈许。唐本先附。**臣禹锡等谨按，**蜀本图经云：蔓生，叶似蘡薁，根皮肉俱紫色。所在山谷有之，今出雍州。三月、八月采根皮，日干。**日华子**云：味苦、滑、冷。主痈缓、挛急，并热毒风，通小肠。紫葛有二种，此即是藤生者。

图经曰 紫葛旧不载所出州土，云生山谷，今惟江宁府、台州有之。春生冬枯，似葡萄而紫色，长丈许，大者径二三寸，叶似蘡薁，根皮俱紫色。三月、八月采根皮，日干。

【经效方】 治产后血气冲心，烦渴：紫葛三两，以水二升，煎取一升，去滓呷之。又方治金疮，生肌破血补损：用紫葛二两，细剉，以顺流水三大盏，煎取一盏半去滓，食前分温三服，酒煎亦妙。

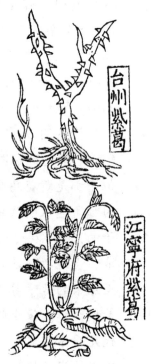

【点评】《本草图经》绘有两幅紫葛图例，其中江宁府紫葛似为葡萄科植物，但

具体品种各家说法不一，《本草纲目药物彩色图鉴》认为是桑叶葡萄 *Vitis ficifolia*，《中华本草》认为是异叶蛇葡萄 *Ampelopsis heterophylla*，或认为三裂叶蛇葡萄 *Ampelopsis delavayana* 等；至于台州紫葛则无法辨认。

独行根　味辛、苦，冷，有毒。主鬼疰，积聚，诸毒热肿，蛇毒。水摩为泥封之。日三四，立差。水煮一二两，取汗服，吐蛊毒。

唐本注云：蔓生，叶似萝摩，其子如桃李，枯则头四开，悬草木上。其根扁，长尺许，作葛根气，亦似汉防己。生古堤城傍，山南名为土青木香，疗丁肿大效。一名兜零根。**今按**，别本注云：不可多服，吐痢不止。唐本先附。**臣禹锡等谨按**，蜀本图经：蔓生，叶似萝摩而圆且涩，花青白色，子名马兜零。十月已后头开四系若囊，中实似榆荚。二月、八月采根，日干。所在平泽草木丛林中有。**日华子**云：无毒，治血气。

衍义曰　独行根苗蔓生，子则马兜铃也。根扁，其嗅稍似葛根。细捣，水调，傅丁肿。后有马兜铃条。

【点评】独行根即马兜铃科植物马兜铃 *Aristolochia debilis* 的根，唐代作青木香的代用品（伪品），称作"土青木香"，后世取而代之，成为青木香的正品来源。《本草纲目》将此并入马兜铃条，"释名"项说："其根吐利人，微有香气，故有独行、木香之名。岭南人用治蛊，隐其名为三百两银药。《肘后方》作都淋，盖误传也。"

猪膏莓音每　味辛、苦，平，无毒。主金疮，止痛，断血生肉，除诸恶疮，消浮肿。捣封之，汤渍散傅并良。

唐本注云：叶似苍耳，茎圆有毛。生下湿地，所在皆有。一名虎膏、一名狗膏。生平泽。**今按**，别本注云：又疗虎及狗咬疮，至良。唐本先附。**臣禹锡等谨按**，蜀本图经：叶似苍耳，两枝相对，茎叶俱有毛，黄白色。五月、六月采苗，日干之。**陈藏器**云：猪膏草，有小毒。主久疟痰癖。生捣，绞汁服，得吐出痰。亦碎傅蜘蛛咬、虫蚕咬、蠼螋溺疮。似苤叶有毛。苏云无毒，误耳。

【点评】《本草纲目》认为此猪膏莓即是豨莶草，因并入豨莶草条，"集解"项李时珍说："按苏恭《唐本草》谓豨莶似酸浆，猪膏莓似苍耳，列为二种。而成纳《进豨莶丸表》，言此药与本草所述相异，多生沃壤，高三尺许，节叶相对。张咏《莶丸表》言此草金棱银钱，素茎紫荄，对节而生，蜀号火杴，茎叶颇同苍耳。又按沈括《笔谈》云：世人妄认地菘为火杴。有单服火杴法者，乃是地菘，不当用火杴。火杴乃本草名猪膏莓者，后人不识，重复出条也。按此数说各异，而今人风痹多用豨莶丸，将何适从耶？时珍尝聚诸草订视，则猪膏草素茎有直棱，兼有斑点，叶似苍耳而微长，似地菘而稍薄，对节而生，茎叶皆有细毛。肥壤一株分枝数十。八九月开小花，深黄色，中有长子如同蒿子，外萼有细刺粘人。地菘则青茎，圆而无棱，无斑无毛，叶皱似菘芥，亦不对节。观此则似与成、张二氏所说相合。今河南陈州采豨莶充方物，其状亦是猪膏草，则沈氏谓豨莶即猪膏莓者，其说无疑矣。苏恭所谓似酸浆者，乃龙葵，非豨莶，盖误认尔。但沈氏言世间单服火杴，乃是地菘，不当用猪膏莓，似与成张之说相反。今按豨莶、猪膏莓条，并无治风之说。惟本经地菘条，有去痹除热，久服轻身耐老之语，则治风似当用地菘。然成张进御之方，必无虚谬之理。或者二草皆有治风之功乎？而今服猪膏莓之豨莶者，复往往有效。其地菘不见有服之者。则豨莶之为猪膏，尤不必疑矣。"

鹿藿 味苦，平，无毒。主蛊毒，女子腰腹痛，不乐，肠痈，瘰疬，疡气。生汶山山谷。

陶隐居云：方药不复用，人亦罕识。葛根之苗又一名鹿藿。**唐本注云：**此草所在有之，苗似豌豆，有蔓而长大，人取以为菜，亦微有豆气，名为鹿豆也。**臣禹锡等谨按，**蜀本图经云：山人谓之鹿豆，亦堪生啖。今所在有。五月、六月采苗，日干之。**尔雅云：**蔨，鹿藿。其实莥。释曰：蔨，一名鹿藿。其实名莥。郭云：鹿豆也。叶似大豆，根黄而香，蔓延生。

【梁简文帝劝医文　鹿藿，止救头痛之疴。

【点评】《尔雅·释草》："藱，鹿藿。其实莥。"郭璞注："鹿豆也。叶似大豆，根黄而香，蔓延生。"按，《广雅·释草》云："豆角谓之荚，其叶谓之藿。"《本草纲目》视其为野绿豆，疑即《救荒本草》之涡豆，原植物为豆科野大豆 *Glycine soja*。至于现代植物学家以豆科 *Rhynchosia volubilis* 为鹿藿，乃是缘于《植物名实图考》所绘图例。

又，鹿藿止头痛，方书不载，《本草纲目》据梁简文帝《劝医文》增补。

蚤音早休　味苦，微寒，有毒。主惊痫，摇头弄舌，热气在腹中，癫疾，痈疮阴蚀，下三虫，去蛇毒。一名蚩休。生山阳川谷及冤句。

唐本注云：今谓重楼者是也。一名重台，南人名草甘遂。苗似王孙、鬼白等。有二三层。根如肥大菖蒲，细肌脆白。醋摩疗痈肿，傅蛇毒有效。**臣禹锡等谨按**，蜀本图经云：叶似鬼白、牡蒙辈。年久者二三重，根似紫参，皮黄肉白。五月采根，日干用之。**日华子**云：重台根，冷，无毒。治胎风搐手足，能吐泻，瘰疬。根如尺二蜈蚣，又如肥紫菖蒲，又名蚤休、螫休也。

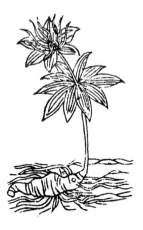

图经曰　蚤休即紫河车也，俗呼重楼金线。生山阳川谷及冤句，今河中、河阳、华、凤、文州及江淮间亦有之。苗叶似王孙、鬼白等，作二三层。六月开黄紫花，蕊赤黄色，上有金丝垂下，秋结红子。根似肥姜，皮赤肉白。四月、五月采根，日干用。

衍义曰　蚤休无旁枝，止一茎，挺生，高尺余，颠有四五叶，叶有歧，似虎杖。中心又起茎，亦如是生叶，惟根入药用。

【点评】《本草图经》绘有滁州蚤休，此即百合科植物七叶一枝花 *Paris polyphylla*，此植物形态特征较为突出，古今品种变化不大。《本草纲目》引俗谚云："七叶一枝花，深山是我家。痈疽如遇者，一似手拈拿。"刻画植株形态与功用皆很形象。

《证治准绳》卷75幼科治疗摇头病案有云："余犹忆少时闻友人孙彭山云：尝见姻家一小儿患惊搐，延专科治之，诸证悉退，而摇头不止。后一老医至，于常服药中加入紫河车，实时愈。按，紫河车草名，《神农本经》名蚤休，唐本名金线重楼，钱氏方名白甘遂。主治惊痫摇头弄舌，乃《本经》正文，古人谓遵白字疗病多效，不虚也。"

石长生 味咸、苦，微寒，有毒。**主寒热，恶疮，大热，辟鬼气不祥，下三虫。一名丹草。**生咸阳山谷。

陶隐居云：俗中虽时有采者，方药亦不复用。近道亦有，是细细草叶，花紫色尔。南中多生石岩下，叶似蕨，而细如龙须草，大黑如光漆，高尺余，不与余草杂也。**唐本注云：**今市人用蘺（音零）筋草为之，叶似青葙，茎细劲紫色，今太常用者是也。**臣禹锡等谨按，**药性论云：石长生皮，臣。亦云石长生也。味酸，有小毒。治疥癣，逐诸风，治百邪鬼魅。

【**唐本余** 下三虫，谓长虫、赤虫、蛲虫也。苗高尺许，用茎叶，五月、六月采。

【**点评**】从陶弘景的描述看，石长生比较接近蕨类植物，所谓"花紫色"，或许是指蕨类卷曲未展时的嫩芽。《本草纲目》将石长生与石韦、金星草等排列在一起，"集解"项李时珍说："宋祁《益部方物记》：长生草生山阴蕨地，修茎草叶，色似桧而泽，经冬不凋。"这是一种蕨类植物，或认为是铁线蕨科单盖铁线蕨 *Adiantum monochlamys*，或认为是凤尾蕨科凤尾草 *Pteris mul-tifda*，且备一说。

乌蔹音敛**莓** 味酸、苦，寒，无毒。**主风毒，热肿，游丹，蛇伤。捣傅并饮汁。**

唐本注云：蔓生，叶似白蔹，生平泽。**今按，**别本注云：四月、五月采，阴干。唐本先附。**臣禹锡等谨按，**蜀本云：或生人家篱墙间，俗呼为笼草。取根捣以傅痈肿多效。又，图经云：蔓生，茎端五叶，花青白色，俗呼为五叶莓，所在有之。夏采苗用之。**陈藏器云：**五叶莓①，叶有五桠，子黑。一名乌蔹草，即乌蔹莓是也。

---

① 所在有之夏采苗用之陈藏器云五叶莓：此16字底本缺，据刘甲本补。

【陶云　五叶莓，生人家篱墙间。捣傅疮肿，蛇虫咬处。

【点评】乌蔹莓当是相对于白蔹而得名，《本草纲目》"释名"项说："五叶如白蔹，故曰乌蔹，俗名五爪龙。"但究竟是因为浆果乌黑色，还是乌趾状复叶 5 小叶，因"五"而讹成"乌"，不得而详。原植物为葡萄科乌蔹莓 *Cayratia japonica*，基本没有争议。

黑盖子下引"陶云"，乃是甘蕉根条陶弘景提到："又有五叶莓，生人篱援间，作藤，俗人呼为笼草。取其根捣傅痈疖亦效。"唐慎微予以摘录。

陆英　味苦，寒，无毒。主骨间诸痹，四肢拘挛疼酸，膝寒痛，阴痿，短气不足，脚肿。生熊耳川谷及冤句。立秋采。

唐本注云：此即蒴藋是也，后人不识，浪出蒴藋条。此叶似芹及接骨花，亦一类，故芹名水英，此名陆英，接骨树名木英，此三英也，花叶并相似。臣禹锡等谨按，药性论云：陆英，一名蒴藋。味苦、辛，有小毒。能捋风毒，脚气上冲，心烦闷绝，主水气虚肿。风瘙皮肌恶痒，煎取汤入少酒，可浴之，妙。

图经曰　陆英生熊耳川谷及冤句，蒴藋不载所出州土，但云生田野，今所在有之。春抽苗，茎有节，节间生枝，叶大似水芹及接骨，春夏采叶，秋冬采根、茎。或云即陆英也，本经别立一条，陶隐居亦以为一物。苏恭云："《药对》及

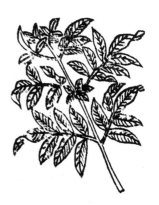

古方无蒴藋，惟言陆英，明非别物。"今注以性味不同，疑非一种，谓其类耳，然亦不能细别。再详陆英条，不言所用，蒴藋条云用叶根茎，盖一物而所用别，故性味不同。何以明之，苏恭云："此叶似芹及接骨花，亦一类，故芹名水英，此名陆英，接骨名木英。此三英，花叶并相似。"又按《尔雅》云："华，荂（音敷）也。华、荂，荣也。木谓之华，草谓之荣，不荣而实者为之秀，荣而不实者谓之英。"然则此物既有英名，当是其花耳。故本经云"陆英立秋采"。立秋正是其花时也。又葛氏方，有用蒴藋者，有用蒴藋根者，有用叶者，三用各别，正与经载三时所采者相会，谓陆英为花无疑也。

【点评】《本草纲目》基本认同苏敬的观点，陆英"集解"项说："陶、苏本草、甄权《药性论》，皆言陆英即蒴藋，必有所据；马志、寇宗奭虽破其说，而无的据。仍当是一物，分根茎花叶用，如苏颂所云也。"根据《本草图经》蜀州陆英图例，此即忍冬科植物陆英 *Sambucus chinensis*。

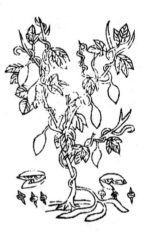

预知子　味苦，寒，无毒。杀虫疗蛊，治诸毒。传云，取二枚缀衣领上，遇蛊毒物，则闻其有声，当便知之。有皮壳，其实如皂荚子。去皮研服之，有效。今附。

臣禹锡等谨按，日华子云：盍合子，温。治一切风，补五劳七伤，其功不可备述。并治痃癖气块，天行温疾，消宿食，止烦闷，利小便，催生，解毒药，中恶，失音，发落，傅一切蛇虫蚕咬。双人者可带，单方服。治一切病，每日取人二七粒，患者服不过三千粒，永差。又名仙沼子、圣知子、预知子、圣先子。

图经曰　预知子旧不载所出州土，今淮、蜀、汉、黔、壁诸州有之。作蔓生，依大木上。叶绿，有三角，面深背浅。七月、八月有实作房，初生青，至熟深红色。每房有子五七枚，如皂荚子，斑褐色，光润如飞蛾。旧说取二枚缀衣领上，遇蛊毒物，则侧有声，当便知之，故有此名。今蜀人极贵重，云亦难得。采无时。其根味苦，性极冷，其效愈于子。山民目为圣无忧。冬月采，阴干。石臼内捣下筛，凡中蛊毒，则水煎三钱匕，温服立已。

【点评】《本草纲目拾遗》天球草条云："一名盒子草，俗呼盒儿藤。好生水岸道旁，苗高三四尺，叶如波斯花，有小绒，五月结实为球，球内生黑子二片，生时青，老则黑，每片浑如龟背，又名龟儿草。"赵学敏按语说："此草似预知子，近时人罕用，而吴氏遵程著《（本草）从新》，以预知子为近日所无，直不知即天球草也。世不用，而草医又易以他名。"天球草为葫芦科盒子草 *Actinostemma lobatum*，形态与《本草图经》描述差距较大，备一说耳。通常根据壁州预知子图例，将预知子的原植物考订为葫芦科王瓜 *Trichosanthes cucumeroides* 之类。

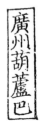

葫芦巴　主元脏虚冷气。得附子、硫黄，治肾虚冷，腹胁胀满，面色青黑。得茴香子、桃仁，治膀胱气甚效。出广州并黔州。春生苗，夏结子，子作细荚，至秋采。今人多用岭南者。新定。

今据广州所供图画，收附草部下品之末。而或者云，葫芦巴，蕃萝卜子也，当附芦菔之次。此世俗相传之谬，未知审的，不可依据。至如旧说苏合香师子屎，岂可附于兽部。又补骨脂，徐表《南州记》云"是韭子也"，亦不附于菜部。今之所附，亦其比也。

图经曰　葫芦巴生广州，或云种出海南诸蕃，盖其国芦菔子也。舶客将种莳于岭外亦生，然不及蕃中来者真好。春生苗，夏结子，作荚，至秋采之。今医方治元脏虚冷气为最要。然本经不著，唐以前方亦不见者，盖是出甚近也。与附子、茴香、硫黄、桃仁尤相宜，兼治膀胱冷气。

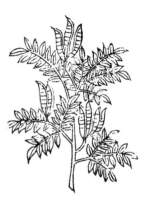

衍义曰　葫芦巴本经云"得茴香子、桃仁治膀胱气甚效"。尝合，惟桃仁麸炒，各等分，半以酒糊丸，半为散。每服五七十丸，空心食前盐酒下。散以热米饮调下，与丸子相间，空心服。日各一二服。

【点评】宋代葫芦巴从海路进口，但掌禹锡和苏颂显然不了解原植物情况，故《嘉祐本草》和《本草图经》皆含糊其辞。今考广州葫芦巴图例为一回奇数羽状复叶、荚果，豆科植物特征明显，图例所指向的极似豆科望江南 *Cassia occidentalis* 之类。这究竟是当时的赝伪品，还是口岸进呈图例弄错了，不得而知。有意思的是，《本草品汇精要》葫芦巴条增记别名苦豆、望江南，引《图经》云："春生苗，茎高四五尺，叶叶对生如槐，夏开黄花，五出，随作荚如蚕豆，其实似莱菔子而匾，采之以供茶食。人家庭院植之为玩，谓之望江南。"据此描述，可以确定这种葫芦巴

其实是望江南 *Cassia occidentalis* 之类。

葫芦巴的真实来源，应该是豆科植物葫芦巴 *Trigonella foe-numgraecum*，该植物原产西非，后传入地中海沿岸一带，目前各地多有栽培引种。葫芦巴羽状三出复叶，互生，荚果线装圆筒形，与《本草图经》所绘者差别甚大。

弓弩弦　主难产，胞衣不出。

陶隐居云：产难。取弓弩弦以缚腰，及烧弩牙令赤，内酒中饮之。皆取发放快速之义也。**臣禹锡等谨按，药性论**云：弓弩弦，微寒。《药对》云：平。

【**圣惠方**】　耳中有物不可出：用弓弩弦长三寸，打散一头，涂好胶，柱著耳中物处，停之令相著，徐徐引出。但取葱管斗于耳门内，噙之即出为妙。

千金方　治妇人始觉有孕，要转女为男：取弓弩弦一枚，缝袋盛带妇人左臂。

续十全方　弓弩弦烧灰为末，用酒服二钱匕，主易生。

产宝论云　滑胎易产：弓弩弦缚心下，立产。

房室经　忧妊娠欲得男女：觉有孕未满月，以弓弩弦为带缚腰中，满三月解却，转女为男。宫中秘法不传出。

【点评】弓弩弦的巫术象征在《本草纲目》中解说甚详，"发明"项说："弓弩弦催生，取其速离也。折弓弦止血，取其断绝也。《礼》云：男子生，以桑弧、蓬矢射天地四方。示男子之事也。巢元方论胎教云：妊娠三月，欲生男，宜操弓矢，乘牡马。孙思邈《千金方》云：妇人始觉有孕，取弓弩弦一枚，缝袋盛，带左臂上，则转女为男。《房室经》云：凡觉有娠，取弓弩弦缚妇人腰下，满百日解却。此乃紫宫玉女秘传方也。"

木贼　味甘、微苦，无毒。主目疾，退翳膜，又消积块，益肝胆，明目，疗肠风，止痢，及妇人月水不断。得牛角䚡、麝香，治休息痢历久不差；得禹余粮、当归、芎䓖，疗崩中赤白；得槐鹅、桑耳，肠风下血服之效；又与槐子、枳实相宜，主痔疾出血。出秦、陇、华、成诸郡近水地。苗长尺许，丛生，每根一秆，无花叶，寸寸有节，色青，陵冬不凋。四月采用之。新定。

图经曰　木贼生秦、陇、同、华间。味微苦，无毒。主明目，疗风，止痢。所生山谷近水地有之。独茎，苗如箭筈，无叶，长一二尺，青色，经冬不枯，寸寸有节，采无时。今医用之最多，甚治肠痔多年不差，下血不止方：木贼、枳壳各二两，干姜一两，大黄一分，四味并剉一处，于铫子内炒黑色，存三分性，捣罗，温粟米饮调，食前服二钱匕，甚效。

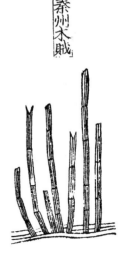

【广利方】治泻血不止：木贼十二分，切，以水一升八合，煎取八合，去滓。空心温分二服，如人行五里再服。

衍义曰　木贼细剉，微微炒，捣为末，沸汤点二钱，食前服，治小肠、膀胱气，缓缓服必效。

【点评】木贼为木贼科植物木贼 *Equisetum hyemale*，古今品种没有争议。《本草纲目》"释名"说："此草有节，面糙涩。治木骨者，用之磋擦则光净，犹云木之贼也。"木贼茎节粗糙，用来打磨木器，因此得名。按，此说亦非李时珍凿空杜撰，本书卷21鲛鱼皮条《本草拾遗》云："（沙鱼）皮上有沙，堪揩木，如木贼也。"后世亦据此解释木贼明目退翳的功效，如李中梓《医宗必读·本草征要上》说："迎风流泪，翳膜遮睛。木贼为磋擦之需，故入肝而伐木。"汪绂《医林纂要探源》说："（木贼）以能刮磨竹木，故治目去翳膜。"

荩音烬草　味苦，平，无毒。主久咳上气喘逆，久寒惊悸，痂疥白秃疡气，杀皮肤小虫。可以染黄作金色。生青衣川谷。九月、十月采。畏鼠妇。

陶隐居云：青衣在益州西。唐本注云：此草叶似竹而细薄，茎亦圆小。生平泽溪涧之侧，荆襄人煮以染黄，色极鲜好。洗疮有效。俗名菉蓐草。《尔雅》云"所谓王刍"者也。臣禹锡等谨按，尔雅疏云：菉，鹿蓐也，今呼鸱脚莎。《诗·卫风》云"瞻彼淇澳，菉竹猗猗"是也。药性论云：荩草，使。治一切恶疮。

【点评】荩草为禾本科植物荩草 *Arthraxon hispidus*，名实没有争议。《本草纲目》"释名"项李时珍解释最为详细："此草绿色，可染黄，故曰黄、曰绿也。菉、藎乃北人呼绿字音转也。古者贡草入染人，故谓之王刍，而进忠者谓之藎臣也。《诗》云：终朝采绿，不盈一掬。许慎《说文》云：菉草可以染黄。《汉书》云：诸侯藎绶。晋灼注云：藎草出琅琊，似艾可染，因以名绶。皆谓此草也。"《名医别录》谓其"染黄作金色"，藎草含木樨草素，可以媒染出带绿光的亮黄色。

蒲公草　味甘，平，无毒。主妇人乳痈肿。水煮汁饮之及封之，立消。一名搆耨草。

唐本注云：叶似苦苣，花黄，断有白汁，人皆啖之。唐本先附。**臣禹锡等谨按，**蜀本图经云：花如菊而大。茎叶断之俱有白汁，堪生食。生平泽田园中，四月、五月采之。

图经曰　蒲公草旧不著所出州土，今处处平泽田园中皆有之。春初生苗，叶如苦苣，有细刺，中心抽一茎，茎端出一花，色黄如金钱。断其茎，有白汁出，人亦啖之。俗呼为蒲公英，语讹为仆公罂是也。水煮汁以疗妇人乳痈，又捣以傅疮皆佳。又治恶刺及狐尿刺，摘取根茎白汁涂之，惟多涂立差止。此方出孙思邈《千金方》，其序云：余以贞观五年七月十五日夜，以左手中指背触著庭木，至晓遂患痛不可忍。经十日，痛日深，疮日高大，色如熟小豆色。尝闻长者之论有此方，遂依治之。手下则愈，痛亦除，疮亦即差，未十日而平复。杨炎《南行方》亦著其效云。

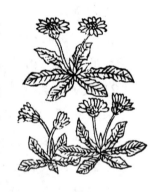

【梅师方】　治产后不自乳儿，畜积乳汁结作痈：取蒲公草捣傅肿上，日三四度易之。

衍义曰　蒲公草今地丁也。四时常有花，花罢飞絮，絮中有子，落处即生，所以庭院间亦有者，盖因风而来也。

【点评】蒲公草今通呼为蒲公英，又名黄花地丁，原植物为菊科蒲公英 *Taraxacum mongolicum*，及同属近缘物种。《本草纲目》"释名"说："蒲公英名义未详。孙思邈《千金方》作凫公英，苏颂《图经》作仆公罂，《庚辛玉册》作鹁鸪英。俗呼蒲公丁，又呼黄花地丁。淮人谓之白鼓钉，蜀人谓之耳瘢草，关中谓之狗乳草。按《土宿本草》云：金簪草一名地丁，花如金簪头，独脚如丁，故以名之。"

蒲公英为清热解毒常用药，《本草备要》总结其功效说："化热毒，解食毒，消肿核。端治乳痈乳头属厥阴，乳房属阳明。同忍冬煎，少入酒服，捣敷亦良。疗毒，亦为通淋妙品。诸家不言治淋，试之甚验。擦牙，乌髭发。《瑞竹堂》有还少丹方，取其通肾。"《本草新编》记有蒲公英膏的做法，今则罕用，录出备参："夫蒲公英煎膏，实可出奇，尤胜于生用也。而煎膏之法若何？每次必须百斤，石臼内捣烂，铁锅内用水煎之，一锅水煎至七分，将渣沥起不用，止用汁，盛于布袋之内沥取清汁。每大锅可煮十斤，十次煮完，俱取清汁，入于大锅内，再煎至浓汁。然后取入砂瓶内盛之，再用重汤煮之，俟其汁如蜜，将汁倾在盆内，牛皮膏化开入之，搅均匀为膏，晒之自干矣。大约浓汁一斤，入牛皮膏一两，便可成膏而切片矣。一百斤蒲公英，可取膏七斤，存之药笼中，以治疮毒、火毒，最妙，凡前药内该用草一两者，止消用二钱，最简妙法也。无鲜草，可用干草，干则不必百斤，三十斤便可熬膏取七斤也。"

谷精草　味辛，温，无毒。主疗喉痹，齿风痛，及诸疮疥。饲马主虫颡毛焦等病。二月、三月于谷田中采之。一名戴星草。花白而小圆似星，故有此名尔。今附。

臣禹锡等谨按，日华子云：凉。喂饲马肥，二三月于田中生白花者，结水银成沙子。

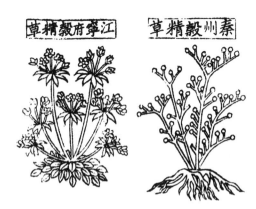

图经曰　谷精草旧不载所出州土，今处处有之。春生于谷田中，叶、秆俱青，根、

花并白色。二月、三月内采花用，一名戴星草。以其叶细，花白而小圆似星，故以名尔。又有一种，茎梗差长有节，根微赤，出秦陇间。古方稀用，今口齿药多使之。

【陈藏器云　味甘，平。亦入马药用之。白花细叶。

集验方　治偏正头痛：谷精草一两为末，用白面调摊纸花子上，贴痛处，干又换。

【点评】《开宝本草》正式收载谷精草，因多生谷田中，"叶细花白而小圆似星"而得名。《本草图经》所绘秦州谷精草，原植物应该就是谷精草科植物谷精草 *Eriocaulon buergerianum* 之类；江宁府谷精草从图形看，显然不是本科植物，《中华本草》疑其为报春花科点地梅 *Androsace umbellata* 之类。

如《本草图经》说，谷精草"古方稀用，今口齿药多使之"，明代开始谷精草在眼科应用较多，《本草纲目》总结其功效，主"目盲翳膜，痘后生翳"，"发明"项李时珍阐释说："谷精体轻性浮，能上行阳明分野。凡治目中诸病，加而用之，甚良。明目退翳之功，似在菊花之上也。"《本草纲目》附录眼病方三首：治疗目中翳膜，"谷精草、防风等分，为末，米饮服之，甚验"。治疗痘后目翳，隐涩泪出，久而不退，"用谷精草为末，以柿或猪肝片蘸食。一方，加蛤粉等分，同入猪肝内煮熟，日食之"。治疗小儿雀盲，至晚忽不见物，"用羖羊肝一具，不用水洗，竹刀剖开，入谷精草一撮，瓦罐煮熟，日食之，屡效。忌铁器。如不肯食，炙熟，捣作丸绿豆大。每服三十丸，茶下"。

牛扁音褊　味苦，微寒，无毒。**主身皮疮热气，可作浴汤，杀牛虱小虫，又疗牛病。**生桂阳川谷。

陶隐居云：今人不复识此，牛疫代代不无用之。既要牛医家应用，而亦无知者。**唐本注云**：此药叶[①]似三堇、石龙芮等，根如秦艽而细。生平泽下湿地，田野人名为牛扁。疗牛

---

①　叶：底本缺，据刘甲本补。

虱甚效，太常贮名扁特，或名扁毒。**臣禹锡等谨按，蜀本**图经云：叶似石龙芮、附子等。今出宁州。二月、八月采根，日干。

  图经曰 牛扁出桂阳川谷，今潞州、宁州亦有之。叶似三堇、石龙芮等，根如秦艽而细。多生平泽下湿地。二月、八月采以日干。今亦稀用。按本经云"杀牛虱小虫"，苏恭注云"太常贮名扁特"，今潞州上一种，名便特。六月有花，八月结实。采其根捣末，油调，杀虮虱，根苗主疗大都相似。疑此即是牛扁，但扁、便不同，岂声近而字讹乎？今以附之。

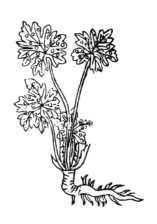

  【点评】《新修本草》说牛扁"叶似三堇、石龙芮等"，三堇即是三建，为毛茛科乌头属植物川乌之类，结合《本草图经》所绘潞州牛扁图例，其原植物为毛茛科牛扁 *Aconitum barbatum* var. *puberulum*。

  苦芙音祅 微寒。主面目、通身漆疮。

  陶隐居云：处处有之。伧（士茎切）人取茎生食之。五月五日采，暴干。烧作灰以疗金疮，甚验。**唐本注**：今人以为漏芦，非也。**臣禹锡等谨按，蜀本**图经有云：子若猫蓟。茎圆无刺。五月采苗，堪生啖，所在下湿地有之。**药性论**云：苦芙草亦可单用，味苦，无毒。**日华子**云，冷，治丹毒。

  【食疗云 苦芙，微寒。生食治漆疮。五月五日采，暴干。作灰傅面目、通身漆疮，不堪多食尔。

  【点评】《说文》云："芙，草也，味苦，江南食以下气。"《本草纲目》"集解"项说："《尔雅》钩、芙，即此苦芙也。芙大如拇指，中空，茎头有苔似蓟，初生可食。许慎《说文》言江南人食之下气，今浙东人清明节采其嫩苗食之，云一年不生疮疥。亦捣汁和米为食，其色清，久留不败。"这种苦芙似为菊科植物蒙山莴苣 *Lactucatatarica* 之类。

酢浆草　味酸，寒，无毒。主恶疮瘑瘘。捣傅之，杀诸小虫。生道傍。

唐本注云：叶如细萍，丛生，茎头有三叶。一名醋母草，一名鸠酸草。**今按**，别本注云：生阴湿处，俗为小酸茅。食之解热渴。四月、五月采，阴干。唐本先附。**臣禹锡等谨按，蜀本图经云**：叶似水萍，两叶并大叶同枝端，黄色实黑。生下湿地，夏采叶用之。

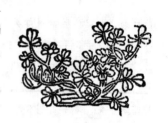

图经云　酢浆草俗呼为酸浆。旧不载所出州土，云生道傍，今南中下湿地及人家园圃中多有之，北地亦或有生者。叶如水萍，丛生，茎端有三叶，叶间生细黄花，实黑。夏月采叶用。初生嫩时，小儿多食之。南人用揩鍮石器，令白如银。

【点评】《本草纲目》将《本草图经》之赤孙施并入酢浆草条，李时珍说："此小草三叶酸也，其味如醋。与灯笼草之酸浆，名同物异。唐慎微本草以此草之方收入彼下，误矣。闽人郑樵《通志》言，福人谓之孙施，则苏颂《图经》赤孙施生福州，叶如浮萍者，即此也。孙施亦酸箕之讹耳。今并为一。"此说甚是，可详本书卷8酸浆条评注。"集解"项又说："苗高一二寸，丛生布地，极易繁衍。一枝三叶，一叶两片，至晚自合帖，整整如一。四月开小黄花，结小角，长一二分，内有细子。冬亦不凋。"此即酢浆草科植物酢浆草 *Oxalis corniculata*。

昨叶何草　味酸，平，无毒。主口中干痛，水谷血痢，止血。生上党屋上，如蓬初生，一名瓦松。夏采日干。

唐本注云：叶似蓬，高尺余。远望如松栽，生年久瓦屋上。**今按**，别本注云：今处处有，皆入药用。生眉发膏为要尔。唐本先附。**臣禹锡等谨按，蜀本图经云**：六月、七月采苗，日干之。

【圣惠方　治头风白屑：用瓦松暴干，烧灰淋汁热洗头，不过六七度。

蒻音弱头　味辛，寒，有毒。主痈肿风毒，摩傅肿上。捣碎，以灰汁煮成饼，五味调和为茹食，性冷，主消渴。生戟人喉出血。生吴、蜀。叶似由跋、半夏，根大如碗，生阴地，雨滴叶下生子。一名蒻蒻。又有斑杖，苗相似，至秋有花直出，生赤子。其根傅痈肿毒，甚好。根如蒻头，毒猛，不堪食。今附。

臣禹锡等谨按，日华子云：斑杖者虎杖之别名。即前条虎杖是也。

图经　文具天南星条下。

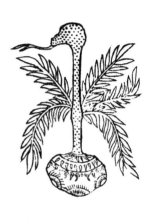

【**点评**】《本草图经》天南星条说："江南吴中又有白蒻蒻，亦曰鬼芋，根都似天南星，生下平泽极多，皆杂采以为天南星，了不可辨。市中所收，往往是也。但天南星小，柔腻肌细，炮之易裂，差可辨尔。"本条绘有扬州蒻头，花作蛇头形，此即《本草图经》所说"五月开花以蛇头"者，其原植物为天南星科魔芋 *Amorphophallus rivieri* 及同属近缘植物。

《本草纲目》"集解"项李时珍说："蒻蒻出蜀中，施州亦有之，呼为鬼头，闽中人亦种之。宜树阴下掘坑积粪，春时生苗，至五月移之。长一二尺，与南星苗相似，但多斑点，宿根亦自生苗。其滴露之说，盖不然。经二年者，根大如碗及芋魁，其外理白，味亦麻人。秋后采根，须净擦，或捣或片段，以酽灰汁煮十余沸，以水淘洗，换水更煮五六遍，即成冻子，切片，以苦酒五味淹食，不以灰汁则不成也。切作细丝，沸汤沦过，五味调食，状如水母丝。马志言其苗似半夏，杨慎《丹铅录》言蒟酱即此者，皆误也。王祯《农书》云，救荒之法，山有粉葛、蒻蒻、橡栗之利，则此物亦有益于民者也。其斑杖，即天南星之类有斑者。"其所描述的也是魔芋 *Amorphophal-lus rivieri* 之类。

夏枯草　味苦、辛，寒，无毒。主寒热，瘰疬，鼠瘘，头疮，破癥，散瘿结气，脚肿湿痹，轻身。一名夕句、一名乃东、一名燕面。生蜀郡川谷。四月采。土瓜为之使。

唐本注云：此草生平泽，叶似旋复，首春即生，四月穗出，其花紫白似丹参花，五月便枯。处处有之。

图经曰　夏枯草生蜀郡川谷，今河东、淮、浙州郡亦有之。冬至后生，叶似旋复。三月、四月开花，作穗紫白色，似丹参花，结子亦作穗，至五月枯，四月采。

【简要济众】治肝虚目睛疼，冷泪不止，筋脉痛及眼羞明怕日，补肝散：夏枯草半两，香附子一两，共为末。每服一钱，腊茶调下。无时候服。

衍义曰　夏枯草今又谓之郁臭。自秋便生，经冬不瘁，春开白花，中夏结子，遂枯。古方九烧灰，合紧面药。初生嫩时，作菜食之，须浸洗，淘去苦水，治瘰疬鼠漏。

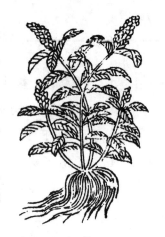

【点评】《本草衍义》说夏枯草"今又谓之郁臭"，显然有误，《本草衍义补遗》批评说："臭郁草有臭味，即茺蔚是也；夏枯草无臭味，明是两物。俱生于春。夏枯先枯而无子，郁臭后枯而结子。"郁臭乃是唇形科益母草 Leonurus japonicus 的别名，而寇宗奭说"春开白花"者，则似同科植物夏至草 Lagopsis supina。至于文中提到的"紧面药"，《本草衍义》茺蔚子条说："叶至初春亦可煮作菜食，凌冬不凋悴，唐武后九烧与灰入紧面药。"按，茺蔚子是益母草的种子，故冬灰条《本草衍义》说："古紧面少客方中，用九烧益母灰。"将以上几条合观，可以认为按照寇宗奭理解，益母草（茺蔚）等同于夏枯草，所指向的物种为夏至草 Lagopsis supina。

燕蓐草　无毒。主眠中遗溺不觉。烧令黑，研水，进方寸匕。亦主哕气。此燕窠中草也。新补。见陈藏器、日华子。

【千金方】 治妇人无故尿血：胡燕窠中草烧末，用酒服半钱。亦治丈夫。

孙真人食忌 主卒患腰恶疮，若先发于心已有汁者：以胡燕窠末和水涂之，治不可迟，遍身即害人死。

鸭跖草 味苦，大寒，无毒。主寒热瘴疟，痰饮丁肿，肉癥涩滞，小儿丹毒，发热狂痫，大腹痞满，身面气肿，热痢，蛇犬咬，痈疽等毒。和赤小豆煮，下水气湿痹，利小便。生江东、淮南平地。叶如竹，高一二尺，花深碧，有角如鸟嘴。北人呼为鸡舌草，亦名鼻斫草；吴人呼为跖。跖、斫声相近也。一名碧竹子。花好为色。新补。见陈藏器、日华子。

【点评】鸭跖草《本草纲目》名竹叶菜，"释名"项李时珍说："竹叶菜处处平地有之。三四月生苗，紫茎竹叶，嫩时可食。四五月开花，如蛾形，两叶如翅，碧色可爱。结角尖曲如鸟喙，实在角中，大如小豆。豆中有细子，灰黑而皱，状如蚕屎。巧匠采其花，取汁作画色及彩羊皮灯，青碧如黛也。"按其描述，即是鸭跖草科植物鸭跖草 *Commelina communis*。《救荒本草》竹节菜条云："竹节菜，一名翠蝴蝶，又名翠娥眉，又名笪竹花，一名倭青草。南北皆有，今新郑县山野中亦有之。叶似竹叶，微宽短，茎淡红色，就地丛生，撺节似初生嫩苇节，稍间开翠碧花，状类蝴蝶。"按其图例，亦是鸭跖草。

山慈菰根 有小毒。主痈肿，疮瘘，瘰疬，结核等，醋摩傅之。亦剥人面皮，除奸黯。生山中湿地。一名金灯花。叶似车前，根如慈菰。零陵间又有团慈菰，根似小蒜，所主与此略同。新补。见陈藏器及日华子。

【经验方】 贴疮肿：以山慈菰，一名鹿蹄草，取茎叶捣，为膏，入蜜贴疮口上，候清血出效。

【点评】《本草蒙筌》说："山慈菇根，初春萌蘗，叶如韭菜长青。二月开花，状若灯笼，色白，子结三棱。立夏才交，其苗即槁。依时掘地可得，迟久腐烂难寻。与老鸦蒜略同，在包裹上分别。蒜无毛光秃，慈菇包裹有毛。"《本草纲目》山慈姑条"集解"项李时珍说："山慈姑处处有之。冬月生叶，如水仙花之叶而狭。二月中抽一茎如箭杆，高尺许。茎端开花白色，亦有红色、黄色者，上有黑点，其花乃众花簇成一朵，如丝纽成可爱。三月结子，有三棱，四月初苗枯，即掘取其根，状如慈姑及小蒜，迟则苗腐难寻矣。根苗与老鸦蒜极相类，但老鸦根无毛，慈姑有毛壳包裹为异尔。用之，去毛壳。"从两书描述来看，此种山慈姑接近于百合科植物老鸦瓣 *Tulipa edulis*。但《嘉祐本草》之山慈菇似与此有所不同，具体物种待考。

苘音顷**实** 味苦，平，无毒。主赤白冷热痢，散服饮之。吞一枚，破痈肿。

唐本注云：一作黄字。人取皮为索者也。**今按**，别本注云：今人作布及索，苘麻也。实似大麻子，热结痈肿无头，吞之则为头易穴。九月、十月采实，阴干。唐本先附。**臣禹锡等谨按**，蜀本图经云：树生，高四尺，叶似苧，花黄，实壳如蜀葵，子黑。古方用根。八月采实。

图经曰 苘实旧不载所出州土，今处处有之。北有种以绩布及打绳索。苗高四五尺或六七尺，叶似苧而薄，花黄，实带壳如蜀葵，中子黑色。九月、十月采实，阴干用。古方亦用根。

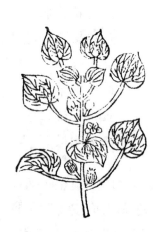

【杨氏产乳】 治赤白痢：黄麻子一两，炒令香熟为末，以蜜浆下一钱，不过再服。

【点评】 苘实乃是苘麻之实，如《本草图经》所绘图例，此即锦葵科植物苘麻 *Abutilon theophrasti*。《救荒本草》名苘子，有云："本草名苘实。处处有之，北人种以打绳索。苗高五六尺，叶似芋叶而短薄，微有毛涩，开金黄花，结实壳，似蜀葵实壳而圆大，俗呼为苘馒头，子黑色如菉豆大。"《本草纲目》"集解"

项李时珍说："苘麻今之白麻也。多生卑湿处，人亦种之。叶大似桐叶，团而有尖。六七月开黄花。结实如半磨形，有齿，嫩青老黑。中子扁黑，状如黄葵子。其茎轻虚洁白。北人取皮作麻。以茎蘸硫黄作焠灯，引火甚速。其嫩子，小儿亦食之。"苘麻茎皮纤维白色有光泽，可以供编织，或作绳索，果实含油量高。

赤车使者 味辛、苦，温，有毒。主风冷邪痓，蛊毒癥瘕，五脏积气。

唐本注云：苗似香菜、兰香，叶茎赤，根紫赤色，生溪谷之阴，出襄州。八月、九月采根。日干。唐本先附。**臣禹锡等谨按**，蜀本图经云：根紫如茜根，生荆州、襄州山谷，二月、八月采。**药性论**云：赤车使者，有小毒。能治恶风冷气，服之悦泽皮肌，好颜色。

【雷公云】 赤车使者元名小锦枝。凡使并粗捣用，七岁童子小便拌了，蒸令干更晒。每修事五两，用小儿溺一溢为度。

【点评】《本草图经》在赤地利条提到赤车使者，《本草纲目》"集解"项李时珍说："此与爵床相类，但以根色紫赤为别尔。"以上描述十分简略，一般将其原植物确定为荨麻科大楼梯草 *Elatostema umbellatum*。

狼跋子 有小毒。主恶疮蜗疥，杀虫鱼。

陶隐居云：出交、广，形扁扁尔。捣以杂米投水中，鱼无大小，皆浮出而死。人用苦酒摩疗疥亦效。**唐本注**云：此今京下呼黄环子为之，亦谓度谷，一名就葛。陶云出交广，今交广送入太常正是黄环子，非余物尔。**今按**，别本注云：味苦，寒。藤生，花紫色。

屋游 味甘，寒。主浮热在皮肤，往来寒热，利小肠膀胱气。生屋上阴处。八月、九月采。

陶隐居云：此瓦屋上青苔衣，剥取煮服之。**今按**，别本注云：无毒。主小儿痫热时气，烦闷止渴。**臣禹锡等谨按**，蜀本图经云：古瓦屋北阴青苔衣也。

地锦草 味辛，无毒。主通流血脉，亦可用治气。生近道田野，出滁州者尤良。茎叶细弱，蔓延于地。茎赤，叶青紫色，夏中茂盛，六月开红花，结细实。取苗、子用之。络石注有地锦，是藤蔓之类，虽与此名同，而其类全别。新定。

图经曰　地锦草生滁州及近道田野中。味辛，无毒。主通流血脉，亦治气。其苗叶细弱，作蔓遍地。茎赤，叶青赤，中夏茂盛。六月开红花，细实。今医家取苗、子用之。本经络石条注中有地锦，与此同名，而别是一类也。

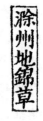

【经验方】治脏毒赤白：地锦草采得后，洗暴干为末，米饮下一钱，立效。

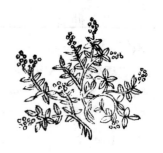

【点评】《本草图经》绘有滁州地锦草图例，《本草纲目》"集解"项描述更详："田野寺院及阶砌间皆有之小草也。就地而生，赤茎黄花黑实，状如蒺藜之朵，断茎有汁。"此即大戟科植物地锦草 *Euphorbia humifusa*。《本草纲目》"释名"项李时珍说："马蚁、雀儿喜聚之，故有马蚁、雀单之名。"按，《救荒本草》小虫儿卧单条云："小虫儿卧单，一名铁线草。生田野中。苗撺地生，叶似苜蓿叶而极小，又似鸡眼草叶亦小，其茎色红，开小红花。苗味甜。"亦是大戟科地锦草。

败船茹音如　平。主妇人崩中，吐痢血不止。

陶隐居云：此是大艑（步典切）膳（他盍切）刮竹茹以捏（直萌切）漏处者。取干煮之，亦烧作屑服之。

【千金方】治妇人遗尿，不知出时：船故茹为末，酒调服三钱。

子母秘录　治无故遗血溺：船中故竹茹干末，酒服三钱匕，日三服。

灯心草　味甘，寒，无毒。根及苗主五淋，生煮服之。生江南泽地，丛生。茎圆，细而长直。人将为席，败席煮服更良。今附。

【经验方】治小儿夜啼：用灯心烧灰，涂乳上与吃。

胜金方　治破伤：多用灯心草烂嚼和唾贴之，用帛裹，血立止。又方治小虫蚁入耳，挑不出者：以灯心浸油钓出虫。

衍义曰　灯心草陕西亦有。蒸熟，干则拆取中心穰然灯者，是谓之熟草；又有不蒸但生干剥取者，为生草。入药宜用生草。

【点评】《本草纲目》"集解"项李时珍说："此即龙须之类，但龙须紧小而瓤实，此草稍粗而瓤虚白。吴人栽莳之，取瓤为灯炷，以草织席及蓑。他处野生者不多。外丹家以之伏硫、砂。《雷公炮炙论序》云：硇遇赤须，永留金鼎。注云：赤须亦呼虎须草，煮硇能住火。不知即此虎须否也。"故本条所言之药即灯心草科植物灯心草 *Juncus effusus*。

五毒草 味酸，平，无毒。根主痈疽，恶疮毒肿，赤白游疹，虫蚕蛇犬咬，并醋摩傅疮上，亦捣茎、叶傅之。恐毒入腹，亦煮服之。生江东平地。花叶如荞麦，根紧硬似狗脊。一名五蕺、一名蛇罔。又别有蚕罔草，如苎麻与蕺同名也。<small>新补。见陈藏器。</small>

【点评】《本草纲目》认为五毒草即是《新修本草》之赤地利，故合并为一条。

鼠曲草 味甘，平，无毒。调中益气，止泄除痰，压时气，去热嗽。杂米粉作糗，食之甜美。生平岗熟地，高尺余，叶有白毛，黄花。《荆楚岁时记》云：三月三日取鼠曲汁，蜜和为粉，谓之龙舌䉽，以压时气。山南人呼为香茅，取花杂樺皮染褐，至破犹鲜。江西人呼为鼠耳草。<small>新补。见陈藏器、日华。</small>

【点评】《本草纲目》"集解"项说："《日华本草》鼠曲，即《别录》鼠耳也。唐宋诸家不知，乃退鼠耳入有名未用中。李杲《药类法象》用佛耳草，亦不知其即鼠耳也。原野间甚多。二月生苗，茎叶柔软，叶长寸许，白茸如鼠耳之毛。开小黄花成穗，结细子。楚人呼为米曲，北人呼为茸母。故邵桂子《瓮天语》云：北方寒食，采茸母草和粉食。宋徽宗诗'茸母初生识禁烟者'，是也。"此即菊科植物鼠曲草 *Gnaphalium affine* 之类，至今仍用其汁制作糕点。

列当　味甘，温，无毒。主男子五劳七伤，补腰肾，令人有子，去风血。煮及浸酒服之。生山南岩石上，如藕根。初生掘取阴干。亦名栗当，一名草苁蓉。今附。

【食医心镜】 主兴阳事：栗当二斤，一名列当，捣筛毕，以酒一斗浸经宿，遂性饮之。

【点评】列当一名草苁蓉，《本草图经》肉苁蓉条提到："又有一种草苁蓉，极相类，但根短，茎圆，紫色，比来人多取，刮去花，压令扁，以代肉者，功力殊劣耳。又下品有列当条云：生山南岩石上，如藕根，初生掘取，阴干，亦名草苁蓉。性温，补男子。疑即是此物。今人鲜用，故少有辨之者，因附见于此。"此即列当科植物列当 Orobanche coerulescens。

马勃　味辛，平，无毒。主恶疮，马疥。一名马疕。生园中久腐处。

陶隐居云：俗人呼为马勃。紫色虚软，状如狗肺，弹之粉出。傅诸疮，用之甚良也。
臣禹锡等谨按，蜀本图经云：此马疕菌也。虚软如紫絮，弹之紫尘出。生湿地及腐木上，夏秋采之。

衍义曰　马勃此唐韩退之所谓"牛溲马勃，俱收并蓄"者也。有大如斗者，小亦如升杓。去膜，以蜜揉拌，少以水调，呷，治喉闭咽痛。

【点评】马勃古今品种变化不大，主要都是灰包科紫色马勃 Calvatia lilacina 或脱皮马勃 Lasiosphaera fenzlii 之类。从功效来看，《名医别录》记载马勃最初只是疮病用之；《本草衍义》载其用治"喉闭咽痛"；此后则喉科使用渐多，《本草纲目》总结其功效为"清肺散血，解热毒"。"发明"项李时珍说："马勃轻虚，上焦肺经药也。故能清肺热、咳嗽、喉痹、衄血、失音诸病。李东垣治大头病，咽喉不利，普济消毒饮亦用之。"

屐音剧屦音燮鼻绳灰　水服主噎哽，心痛胸满。

今按，别本注云：屐屦，江南有之，北人不识，以桐木为屐及屦也。用蒲为冀，用麻穿其鼻也，久著脚者堪入药用。唐本先附。**臣禹锡等谨按**，蜀本图经云：取著经久远欲烂断者，水服之良。

质汗　味甘，温，无毒。主金疮伤折，瘀血内损，补筋肉，消恶血，下血气，女人产后诸血，结腹痛，内冷不下食。并酒消服之，亦傅病处。出西蕃，如凝血，蕃人煎甘草、松泪，栝乳、地黄并热血成之。今附。

【**陈藏器云**　蕃人试药，取儿断一足，以药内口中，以足蹋之，当时能走者，至良。

水蓼　主蛇毒，捣傅之。绞汁服，止蛇毒入内心闷。水煮渍捋脚，消气肿。

唐本注云：叶似蓼，茎赤，味辛，生下湿水傍。今按，别本注云：生于浅水泽中，故名水蓼。其叶大于家蓼，水挼食之，胜于蓼子。唐本先附。**臣禹锡等谨按**，日华子云：水蓼，味辛，冷，无毒。

【**集验方**　治脚痛：先以水蓼煮汤，令温热得所，频频淋洗，疮干自安。

衍义曰　水荭子不以多少，微炒一半，余一半生用，同为末，好酒调二钱，日三服，食后、夜卧各一服。治瘰疬，破者亦治。

水蓼，大率与水红相似，但枝低尔。今造酒，取以水浸汁，和面作曲，亦假其辛味。

【**点评**】《本草纲目》"集解"项李时珍说："此乃水际所生之蓼，叶长五六寸，比水荭叶稍狭，比家蓼叶稍大，而功用仿佛。故寇氏谓蓼实即水蓼之子者，以此故。"故本条所言药物即蓼科植物水蓼 *Polygonum hydropiper*。

莸草　味甘，大寒，无毒。主湿痹，消水气。合赤小豆煮食之，勿与盐。主脚气，顽痹，虚肿，小腹急，小便赤涩。捣叶傅毒肿。又绞取汁服之，主消渴。生水田中。似结缕，叶长，马食之。《尔雅》云"莸，蔓于"，注云："生水中，江东人呼为茜。"《证俗》云：莸，水草也。新补。见陈藏器。

衍义曰　茳草《尔雅》曰"茜（音犹），蔓于"，《左传》亦曰"一薰一莸，十年尚犹有臭者"是此草。

败芒箔　无毒。主产妇血满腹胀痛，血渴，恶露不尽，月闭，止好血，下恶血，去鬼气疰痛癥结。酒煮服之，亦烧为末酒下，弥久著烟者佳。今东人作箔，多草为之。《尔雅》云：芒似茅，可以为索。新补。见陈藏器。

狗舌草　味苦，寒，有小毒。主蛊疥瘙疮，杀小虫。

唐本注云：叶似车前，无文理，抽茎，花黄白细，丛生渠堑湿地。今按，别本注云：疥瘙风疮，并皆有虫。为末和涂之即差。四月、五月采茎，暴干。唐本先附。

海金沙　主通利小肠。得栀子、马牙消、蓬沙共疗伤寒热狂。出黔中郡。七月收采。生作小株，才高一二尺。收时全科于日中暴之，令小干，纸衬，以杖击之，有细沙落纸上，旋收之，且暴且击，以沙尽为度。用之或丸或散。新定。

图经曰　海金沙生黔中山谷，湖南亦有。初生作小株，高一二尺。七月采得，日中暴令干，以纸衬，击取其沙，落纸上，旋暴旋击，沙尽乃止。主通利小肠，亦入伤寒狂热药。今医治小便不通，脐下满闷方：海金沙一两，腊面茶半两，二味捣碾令细。每服三钱，煎生姜甘草汤调下，服无时，未通再服。

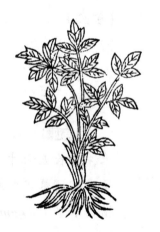

【点评】海金沙为蕨类植物，以孢子粉入药，《本草纲目》"集解"项李时珍说："江浙、湖湘、川陕皆有之，生山林下。茎细如线，引于竹木上，高尺许。其叶细如园荽叶而甚薄，背面皆青，上多皱文。皱处有沙子，状如蒲黄粉，黄赤色。不开花，细根坚强。"结合《本草图经》所绘黔州海金沙图例，可推断此即海金沙科植物海金沙 *Lygodium japonicum*。

萱草根　凉，无毒。治沙淋，下水气，主酒疸，黄色通身者。取根捣绞汁服，亦取嫩苗煮食之。又主小便赤涩，身体烦热。一名鹿葱，花名宜男。《风土记》云：怀妊妇人佩其花，生男也。新补。见陈藏器、日华子。

图经曰　萱草俗谓之鹿葱，处处田野有之。味甘而无毒。主安五脏，利心志，令人好欢乐，无忧，轻身明目。五月采花，八月采根用。今人多采其嫩苗及花跗作菹，云利胸鬲甚佳。

【嵇康养生论云　合欢蠲忿，萱草忘忧。

衍义曰　萱草根洗净研汁一大盏，生姜汁半盏相和，时时细呷，治大热衄血。

【点评】萱草是常见庭院植物，《本草纲目》"集解"项李时珍描述甚详："萱宜下湿地，冬月丛生。叶如蒲、蒜辈而柔弱，新旧相代，四时青翠。五月抽茎开花，六出四垂，朝开暮蔫，至秋深乃尽，其花有红黄紫三色。结实三角，内有子大如梧子，黑而光泽。其根与麦门冬相似，最易繁衍。"又云："今东人采其花跗干而货之，名为黄花菜。"可推断此即百合科植物萱草 *Hemerocallis fulva*。

格注草　味辛、苦，温，有大毒。主蛊疰诸毒疼痛等。生齐、鲁山泽。

唐本注云：叶似蕨，根紫色若紫草根，一株有二十许。二月、八月采根，五月、六月采苗，日干。唐本先附。

【唐本余　注云：《图经》出齐州、兖州山谷间。

鸡窠中草　主小儿白秃疮。和白头翁花烧灰，腊月猪脂傅之。疮先以酸泔洗，然后涂之。又主小儿夜啼，安席下，勿令母知。新补。见陈藏器、日华子。

【千金方　治产后遗尿：故鸡窠中草烧作末，酒下二钱匕，差。

鸡冠子　凉，无毒。止肠风泻血，赤白痢，妇人崩中带下，入药炒用。新补。见陈藏器、日华子。

地椒　味辛，温，有小毒。主淋，煠肿痛，可作杀蛀蛊药。出上党郡。其苗覆地蔓生，茎叶甚细，花作小朵，色紫白，因旧茎而生。新定。

草三棱根　味甘，平、温，无毒。疗产后恶血，通月水，血结，堕胎，破积聚癥瘕，止痛利气。一名鸡爪三棱。生蜀地。二月、八月采。今附。

合明草　味甘，寒，无毒。主暴热淋，小便赤涩，小儿瘘病，明目，下水，止血痢，捣绞汁服。生下湿地，叶如四出，花向夜即叶合。新补。见陈藏器。

鹿药　味甘，温，无毒。主风血，去诸冷，益老起阳。浸酒服之。生姑臧已西。苗、根似黄精。根，鹿好食。今附。

败天公　平。主鬼疰精魅。

陶隐居云：此人所戴竹笠之败者也。取上竹烧，酒服之。

一十一种陈藏器余

毛茛　钩吻注陶云：钩吻或是毛茛。苏云：毛茛，是有毛石龙芮也。《百一方》云：菜中有水茛，叶圆而光，有毒。生水旁，蟹多食之。苏云：又注，似水茛，无毛，其毛茛似龙芮而有毒也。

【点评】以下《本草拾遗》11 条，除最末一条"诸草有毒"外，都是针对《本草经集注》中陶弘景注释所加的按语。

荫命　钩吻注陶云：有一物名阴命，赤色，著木悬其子。生海中，有毒。又云：海姜，生海中，赤色，状如龙芮，亦大毒。应是此也，今无的识之者。

【点评】本书卷30 鸩鸟毛条陶弘景注云："有物赤色，状如龙，名海姜，生海中，亦大有毒，甚于鸩羽也。"陈藏器引作"状如龙芮"，两者所言显然不同。

毒菌　地浆注陶云：山中多有毒菌，地浆解之。地生者为菌，木生者为糯。江东人呼为蕈。《尔雅》云：中馗，菌，注云：地蕈子也。或云地鸡，亦云獐头。夜中光者有毒，煮不熟者有毒，煮讫照人无影者有毒，有恶虫鸟从下过者有毒，欲烂无虫者有毒。冬春无毒及秋夏有毒者，为蛇过也。

草禹余粮　注陶公云：南人又呼平泽中一藤如菝葜为余粮，言禹采此当粮。根如盏连缀，半在土上，皮如茯苓，肉赤，味涩，人取以当谷，不饥，调中止泄，健行不睡。云昔禹会诸侯，弃粮于地，化为此草，故名余粮。今多生海畔山谷。

鼠蓑草　莎草注陶云：别有鼠蓑草，治体异此。有名无用条有：蓑草，味苦，寒。主温疟寒热，酸斯利气。生淮南山谷。即此也。

【点评】本书卷30 有名未用作"蓑草"，从本条看，应该是陈藏器所见版本写作"蓑草"。

廉姜　杜若注陶云：若似廉。按，廉姜，热。主胃中冷，吐水不下食。似姜，生岭南、剑南，人多食之。

草石蚕　虫石蚕注陶云：今俗用草根，黑色。按，草石蚕生高山石上，根如箸，上有毛，节如蚕，叶似卷柏。山人取浸酒，除风破血，主溪毒，煮食之。本经从虫部出，复有虫石蚕，已出《拾遗》。

【点评】此处说"虫石蚕"乃是指虫部石蚕条，所引"陶云"见该条。

漆姑草　杉木注陶云：叶细细，多生石间。按，漆姑草，如鼠迹大，生阶墀间阴处，气辛烈。主漆疮，按碎傅之，热更易。亦主溪毒疮。苏云：此蜀羊泉，羊泉是大草非细者，乃同名耳。

麂目　豆蔻注陶云：麂目小冷。按，麂目云出岭南，如麂目，食之发冷痰，余别无功。

梨豆　蚺蛇注陶云：蛇胆如梨豆。生江南，蔓如葛，子如皂荚子，作狸首文，故名梨豆。《尔雅》云：虑，涉子，人炒食之，一名虎涉，别无功。

诸草有毒　瓜两蒂、两鼻害人。瓜瓠正苦有毒。檐溜滴著菜有毒。堇黄花害人。芹赤叶害人。菰首蜜食下痢。生葱不得杂白犬肉食之，令人九窍流血。食戎葵并鸟肉，令人面无颜色。食葵发狂犬咬。食葫葱、青鱼令人腹生虫。薤不得和牛肉食，成瘕痼疾。妇人妊娠食干姜，令胎肉消。生葱和鸡子食变嗽。蓼菹食生食，令气夺乏，令阴痿。九月食霜下瓜，血必冬发。三月不得食陈菹，夏热病发恶疮。瓠牛践苗子即苦。

重修政和经史证类备用本草卷第十二

己酉新增衍义

成　都　唐　慎　微　续　证　类

中卫大夫康州防御使句当龙德宫总辖修建明堂所医药

提举入内医官编类圣济经提举太医学_{臣曹孝忠}奉敕校勘

木部上品总七十二种

一十九种神农本经_{白字}

六种名医别录_{墨字}

一种唐本先附_{注云"唐附"}

二种今附_{皆医家尝用有效，注云"今附"}

一种新补

一种新定

七种新分条

一种唐慎微续补_{墨盖子下是}

八种海药余

二十六种陈藏器余

凡墨盖子已下并唐慎微续证类

桂	牡桂	菌桂
松脂_{实、叶、根、节等附}	松黄、松涮唐注　五粒松续注	**槐实**_{枝、皮、根等附}
槐胶_{新定}	**槐花**_{新补}	**枸杞**_{叶上虫窠续注}
柏实_{叶、皮、侧柏等附}	**茯苓**_{茯神附}	**琥珀**
琭_{元附琥珀下，今新分条}	**榆皮**_{花附}	**酸枣**
檗木_{根附}	**楮实**_{叶、皮、茎白汁、纸等}	**干漆**_{生漆附}
	附　谷汁续注	

827

五加皮　　　　　　　牡荆实　　　　　　　蔓荆实

辛夷　　　　　　　　桑上寄生　　　　　　杜仲

枫香脂皮附唐附　　　女贞实枸骨、冬青续注　　木兰

蕤核　　　　　　　　丁香今附 母丁香续注　　沉香

薰陆香　　　　　　　鸡舌香　　　　　　　藿香

詹糖香　　　　　　　檀香　　　　　　　　乳香已上六种元附沉香下，
　　　　　　　　　　　　　　　　　　　　　　　　今各分条

苏合香狮子屎续注　　金樱子今附 自草部，今移　【降真香
　　八种海药余

藤黄　　　　　　　　返魂香　　　　　　　海红豆

落雁木　　　　　　　莎木　　　　　　　　栅木皮

无名木皮　　　　　　奴会子
　　二十六种陈藏器余

乾陀木皮　　　　　　含水藤中水　　　　　皋芦叶

蜜香　　　　　　　　阿勒勃　　　　　　　鼠藤

浮烂罗勒　　　　　　灵寿木皮　　　　　　缤木

斑珠藤　　　　　　　阿月浑子　　　　　　不雕木

曼游藤　　　　　　　龙手藤　　　　　　　放杖木

石松　　　　　　　　牛奶藤　　　　　　　震烧木

木麻　　　　　　　　帝休　　　　　　　　河边木

檀桓　　　　　　　　木蜜　　　　　　　　朗榆皮

那耆悉　　　　　　　黄屑

　　桂　味甘、辛，大热，有小毒。主温中，利肝肺气，心腹寒热，冷疾，霍乱转筋，头痛腰痛，出汗，止烦止唾，咳嗽鼻齆，能堕胎，坚骨节，通血脉，理疏不足，宣导百药，无所畏。久服神仙不老。生桂阳。二月、八月、十月采皮，阴干。得人参、麦门冬、甘草、大黄、黄芩，调中益气。得芷胡、紫石英、干地黄，疗吐逆。

陶隐居云：按本经惟有菌、牡二桂，
而桂用体大同小异，今俗用便有三种，以
半卷多脂者单名桂，入药最多，所用悉与
前说相应。仙经乃并有三桂，常服食，以
葱涕合和云母，蒸化为水者，正是此种尔。
今出广州者好，湘州、始兴、桂阳县即是
小桂，亦有而不如广州者。交州、桂州者，
形段小，多脂肉，亦好。经云，桂叶如柏
叶泽黑，皮黄心赤。齐武帝时，湘州送树
以植芳林苑中。今东山有桂皮，气粗相类，
而叶乖异，亦能凌冬，恐或是牡桂，时人
多呼丹桂，正谓皮赤尔。北方今重此，每
食辄须之。盖《礼》所云姜桂以为芬芳。
唐本注：菌桂，叶似柿叶，中有纵文三道，
表里无毛而光泽。牡桂，叶长尺许，陶云
小桂，或言其叶小者。陶引经云似柏叶，
验之，殊不相类，不知此言何所出。今
按，桂有二种，桂皮稍不同。若菌桂，老
皮坚板无肉，全不堪用；其小枝薄卷及二
三重者，或名菌桂，或名筒桂。其牡桂，

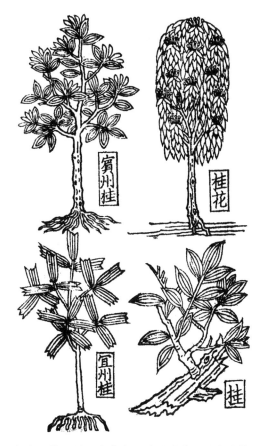

嫩枝皮名为肉桂，亦名桂枝；其老者名木桂，亦名大桂。得人参等良。本是菌桂，剩出单桂
条，陶为深误也。今按，陈藏器本草云：菌桂、牡桂、桂心，已上三色并同是一物。按，桂
林、桂岭，因桂为名，今之所生，不离此郡。从岭以南际海尽有桂树，惟柳、象州最多。味
既辛烈，皮又厚坚，土人所采，厚者必嫩，薄者必老。以老薄者为一色，以厚嫩者为一色。
嫩既辛香，兼又筒卷；老必味淡，自然板薄。板薄者，即牡桂也，以老大而名焉；筒卷者，
即菌桂也，以嫩而易卷。古方有筒桂，字似菌字，后人误而书之，习而成俗，至于书传，亦
复因循。桂心即是削除皮上甲错，取其近里辛而有味。臣禹锡等谨按，蜀本注云：按此有三
种：菌桂，叶如柿叶；牡桂，叶似枇杷叶；此乃云叶如柏叶。苏以桂叶无似柏叶者，乃云陶
为深误，剩出此条。今据陶注云"菌桂正圆如竹，三重者良"；"牡桂皮薄，色黄多脂肉，气
如木兰，味亦辛"；此桂则是半卷多脂者。此云"仙经有三桂，以葱涕合和云母，蒸化为水
服之"，此则有三种明矣。陶又云"齐武帝时，湘州得树，以植芳林苑中"。陶隐居虽是梁武

帝时人，实生自宋孝武建元三年①，历齐为诸王侍读，故得见此树而言也。苏恭但只知有二种，亦不能细寻事迹，而云陶为深误，何臆断之甚也。**抱朴子**云：桂可以竹沥合饵之，亦可以龟脑和服之。**药性论**云：桂心，君。亦名紫桂。杀草木毒，忌生葱。味苦、辛，无毒。主治九种心痛，杀三虫，主破血，通利月闭，治软脚，痹不仁，治胞衣不下，除咳逆，结气拥痹，止腹内冷气，痛不可忍，主下痢，治鼻息肉。**日华子**云：桂心，治一切风气，补五劳七伤，通九窍，利关节，益精明目，暖腰膝，破痃癖癥瘕，消瘀血，治风痹骨节挛缩，续筋骨，生肌肉。

图经曰　菌桂生交趾山谷；牡桂生南海山谷；桂生桂阳。旧经载此三种之异，性味、功用亦别，而《尔雅》但言"梫，木桂"一种。郭璞云："南人呼桂，厚皮者为木桂。"苏恭以谓牡桂即木桂，及单名桂者是也。今岭表所出，则有筒桂、肉桂、桂心、官桂、板桂之名，而医家用之罕有分别者。旧说菌桂正圆如竹，有二三重者，则今所谓筒桂也。筒、菌字近，或传写之误耳，或云即肉桂也。牡桂，皮薄色黄，少脂肉，气如木兰，味亦相类，削去皮，名桂心，今所谓官桂，疑是此也。桂是半卷多脂者，今所谓板桂，疑是此也。今观宾、宜、韶、钦诸州所图上者，种类亦各不同，然皆题曰桂，无复别名。参考旧注，谓菌桂叶似柿叶，中有三道文，肌理紧，薄如竹，大枝、小枝皮俱是筒，与今宾州所出者相类。牡桂叶狭于菌桂而长数倍，其嫩枝皮半卷多紫，与今宜州、韶州者相类。彼土人谓其皮为木兰皮，肉为桂心。此又有黄、紫两色，益可验也。桂叶如柏叶而泽黑，皮黄心赤，今钦州所出者，叶密而细，亦恐是其类，但不作柏叶形为疑耳。皮厚者名木桂，即板桂是也。苏恭以牡桂与单名桂为一物，亦未可据。其木俱高三四丈，多生深山蛮洞中，人家园圃亦有种者。移植于岭北，则气味殊少辛辣，固不堪入药也。三月、四月生花，全类茱萸，九月结实，今人多以装缀花果作筵具。其叶甚香，可用作饮，香尤佳。二月、八月采皮，九月采花，并阴干，不可近火。中品又有天竺桂，云生西胡国，功用似桂，不过烈，今亦稀有，故但附于此。张仲景治伤寒用桂枝汤。《甲乙经》治阴受病发痹内熨方：用醇酒二十斗，蜀椒一斗，干姜一斗，桂一斗，凡四物，㕮咀著清酒中。绵絮一斤，细白布四丈，皆并内酒中，置马矢煴中，善封涂，勿使泄气。五日五夜出布、绵絮，暴干，复渍之，以尽其汁。每渍必晬，其日乃出布绵干之，并用滓与絮复布为巾。其布长六七尺，为六七巾，即用之。生桑炭炙巾以熨寒痹所刺之处，令热入至于病所。寒，复炙巾以熨之，三十遍而止。汗出，炙巾以拭身，亦三十遍而止。起步内，无见风。每刺必熨，如此病已矣。此所谓内熨也。又治躄筋急，亦以白酒和桂涂之。《续传信方》造桂浆法，夏月饮之，解烦渴，益气消痰。桂末二大两，白蜜一升，以水二斗，先煎取一斗。待冷，入新瓷瓶中，后下二物，搅二三百转令匀。先以油单一重覆上，加纸七重，以绳封之。每日去纸一重，七日开之，药成，气香味美，格韵绝

---

① 建元三年：按，陶弘景生刘宋孝武帝孝建三年（456），《蜀本草》误写为建元三年。

高。今人亦多作，故并著其法。

【**雷公云** 凡使，勿薄者，要紫色厚者，去上粗皮，取心中味辛者使。每斤大厚紫桂，只取得五两，取有味厚处生用。如未用，即用重密熟绢并纸裹，勿令犯风。其州土只有桂草，元无桂心。用桂草煮丹阳木皮，遂成桂心。凡使，即单捣用之。

圣惠方 治风头痛，每欲天阴雨风先发者：用桂心一两为末，以酒调如膏，用傅顶上并额角。**又方**治九种心痛妨闷：用桂心一分为末，以酒一大盏，煎至半盏，去滓，稍热服，立效。**又方**治寒疝，心痛，四肢逆冷，全不欲食：用桂心二两去皮，捣罗为散。不计时候，热酒调下一钱匕。**又方**治产后恶血冲心痛，气闷欲绝：用桂心三两，捣罗为散，狗胆汁和丸如樱桃大。不计时候，用热酒磨下二丸。

外台秘要 疗小儿睡中遗尿不自觉：桂末、雄鸡肝等分，捣丸服如小豆大。温水下，日三。

千金方 治中风，面目相引偏僻，牙车急，舌不可转：桂心以洒煮取汁，故布蘸揩病上，正即止，左㖞揩右，右㖞揩左，常用大效。**又方**大治失音：末桂著舌下，渐咽汁。**又方**治卒中恶心痛：桂心八分，咬咀，以水四升，煮取一升，分二服。

肘后方 治卒心痛：桂心八两，咬咀，水四升，煮取一升，分三服。**又方**治心腹俱胀痛，短气欲死，或已绝：桂二两，切，以水一升二合，煮取八合，去滓，顿服。无桂，用干姜亦得。**又方**治中风，四肢逆冷，吐清水，宛转啼呼者：取二两咬咀，以水三升，煮取二升，去滓，适寒温尽服。**又方**治反腰有血痛：捣桂筛三升许，以苦酒和涂痛上，干复涂。

葛氏方 治卒吐血：桂屑方寸匕，昼夜含二十许服。亦疗下血，大神验。《千金方》同。**又方**治产后腹中瘕痛：末桂，温酒服方寸匕，日三。《子母秘录》同。

孙真人食忌 治中风失音方：桂一尺，以水三升，煎取一升服，取汗。**又方**治唾血：取桂心捣作末，以水下方寸匕。

梅师方 蜀椒闭口者有毒，误食之，便气欲绝，或下白沫，身体冷：急煎桂汁服之，多饮冷水一二升，忽食饮吐浆，煎浓豉汁服之。**又方**治卒外肾偏肿疼痛方：桂心末和水调方寸匕，涂之。**又方**治产后血泄不禁止，余血弥痛兼块：桂心、干姜等分，为末，空心酒调服方寸匕。

斗门方 治中风失音：用桂心一两，去其粗皮，近人身体怀之。至两时辰许，为末，分为三服，每服用水二盏，煎取一盏，服之差，大妙。《圣惠方》同。

姚和众方 治小儿脐肿：取桂心炙令热，熨之，日可四五度。

抱朴子云　桂可以合葱涕蒸作水，亦可以竹沥合饵之，亦可以龟脑和而服之。七年，能步行水上，长生不死。**又云**赵他子服桂二十年，足下毛生，日行五百里，力举千斤。

衍义曰　桂，大热，《素问》云"辛甘发散为阳"，故汉张仲景桂枝汤治伤寒表虚，皆须此药，是专用辛甘之意也。本草第一又云"疗寒以热药"，故知三种之桂，不取菌桂、牡桂者，盖此二种，性止温而已，不可以治风寒之病。独有一字桂，本经言"甘、辛、大热"，此正合《素问》"辛甘发散为阳"之说，尤知菌、牡二桂不及也。然本经止言桂，仲景又言桂枝者，盖亦取其枝上皮，其木身粗厚处，亦不中用。诸家之说，但各执己见，终无证据。今又谓之官桂，不知缘何而立名？虑后世为别物，故书之。又有桂心，此则诸桂之心，不若一字桂也。

【点评】桂在古代用者有三：①饮食调味。《礼记·檀弓》云："丧有疾，食肉饮酒，必有草木之滋焉，以为姜桂之谓也。"郑注："增以香味。"《吕氏春秋·本味》云："和之美者，阳朴之姜，招摇之桂。"桂不仅与姜并称，也与另一调味品椒同用，见于《楚辞》有"杂申椒与菌桂兮，岂维纫夫蕙茝"；"蕙肴蒸兮兰藉，奠桂酒兮椒浆"；"椒桂罗以颠覆兮，有竭信而归诚"等句，此外，《韩非子》买椟还珠之"椟"谓"为木兰之椟，薰以桂椒"。②入药治病。《说文》云："桂，江南木，百药之长。"《急就篇·灸刺和药逐去邪》云"芎䓖厚朴桂栝楼"，郭璞《山海经赞》云："桂生南隅，拔萃岑岭。广熙葩陵，霜秀津颖。气王百药，森然云挺。"不仅《本草经》收载，今存汉代医方，如马王堆出土《五十二病方》《养生方》《杂疗方》《居延汉简》《武威医简》等，用之甚多。③神仙服食。《列仙传》彭祖"常食桂芝，善导引行气"；范蠡"好服桂饮水"；桂父"常服桂及葵，以龟脑和之"。《抱朴子内篇·仙药》云："桂可以葱涕合蒸作水，可以竹沥合饵之，亦可以先知君脑，或云龟，和服之，七年，能步行水上，长生不死也。"又云："赵他子服桂二十年，足下生毛，日行五百里，力举千斤。"王嘉《拾遗记》引仙人韩终采药诗云："暗河之桂，实大如枣，得而食之，后天而老。"

有关桂类药物的文献空前混乱，其中一项很重要的原因在于桂类药物的本草名与处方名不统一。《本草经》收载有"菌桂"与"牡桂"，《别录》又增加"桂"条，三者究竟是何关系？历来已成为聚讼，而汉以后处方所用则主要有：肉桂、桂枝、桂心和偶然使用到的官桂，颇不与本草药名相同。不仅本草名与处方名之间有所交错，同一药名在不同时期、不同文献中，其名实也各不相同，至于宋代开始，木犀科桂花也混入本草桂的条目，更给桂类药物增添了混乱。

牡桂 味辛，温，无毒。主上气咳逆，结气，喉痹，吐吸，心痛，胁风胁痛，温筋通脉，止烦出汗，**利关节，补中益气。久服通神，轻身不老。**生南海山谷。

陶隐居云：南海郡即是广州。今俗用牡桂，状似桂而扁广，殊薄，皮色黄，脂肉甚少，气如木兰，味亦类桂，不知当是别树，为复犹是桂，生有老宿者尔。亦所未究。**唐本注云：**《尔雅》云"梫（音寝），木桂"。古方亦用木桂，或云牡桂即今木桂，及单名桂者是也。此桂花、子与菌桂同，惟叶倍长，大、小枝皮俱名牡桂。然大枝皮肉理粗虚如木，肉少味薄，不及小枝皮肉多，半卷，中必皱起，味辛美。一名肉桂，一名桂枝，一名桂心。出融州、桂州、交州，甚良。**臣禹锡等谨按，蜀本**图经云：叶狭长于菌桂叶一二倍。其嫩枝皮半卷，多紫肉，中皱起，肌理虚软，谓之桂枝，又名肉桂。削去上皮，名曰桂心。药中以此为善。其厚皮者名曰木桂。二月、八月采皮，日干之。**尔雅疏云：**梫，一名木桂。郭云：今南人呼桂厚皮者为木桂。桂树叶似枇杷而大，白华，华而不著子。丛生岩岭。枝叶冬夏常青，间无杂木。本草谓之牡桂是也。**药性论云：**牡桂，君，味甘、辛。能去冷风疼痛。

图经 文具桂条下。

【经验后方】 治大人、小儿吃杂果子多，腹胀气急方：取肉桂碾末，饭丸如绿豆大。小儿熟水下五丸；大人十丸。未痊再服。

【点评】真柳诚先生已注意到《本草经》菌桂、牡桂条文上的细微不同，菌桂云："主百病，养精神，和颜色，为诸药先聘通使。久服轻身不老，面生光华，媚好常如童子。"牡桂云：

"主上气咳逆，结气，喉痹，吐吸，利关节，补中益气。久服通神，轻身不老。"真柳氏的看法："菌桂不是用来治疗的，而是作为增进健康的食品或香料被使用。"的确，从《本草经》的记载来看，牡桂的生物活性似乎应该强于菌桂，换言之，牡桂应该是一种挥发油含量更高的 Cinnamomum 属植物，以肉桂 Cinnamomum cassia 及钝叶桂 Cinnamomum bejolghota 为主流。

桂枝的概念更需要加以澄清。今本《伤寒杂病论》涉及桂类药物以桂枝最多，但据真柳诚考证，这些桂枝皆是宋代林亿等校正医书时所改，原来所使用者是桂、肉桂或桂心，其说甚为精审。宋代之所以兴师动众地作这样大规模的修改，必与汉唐以来桂类药物处方名与本草名不统一有关，这也与苏颂在《本草图经》中将混乱的桂类药物统一为"桂"的行为遥相呼应。

桂枝的名称见于《新修本草》，谓系牡桂的嫩枝皮，苏敬言："其牡桂嫩枝皮，名为肉桂，亦名桂枝。"而按苏颂的观点："今岭表所出，则有筒桂、肉桂、桂心、官桂、板桂之名，而医家用之罕有分别者。"尽管苏颂托言"医家所用"，其实是代表官方的主张，其观点是处方中包括肉桂、桂心在内的各种桂皆统称为"桂枝"，而不加分别。

林亿、苏颂所欲标举的桂枝来源于以肉桂 Cinnamomum cassia、钝叶桂 Cinnamomum bejolghota 为代表的 Cinnamomum 属植物，此固然无可置疑，但既名"桂枝"，则所用者必是枝皮，证以《本草图经》云："牡桂，叶狭於菌桂而长数倍，其嫩枝皮半卷多紫，与今宜州韶州者相类。"《本草衍义》也说："仲景又言桂枝者，盖亦取其枝上皮。"由此知北宋时代药用桂枝是枝皮而非枝条。

林亿、苏颂精心选择的"桂枝"这一名称，从唐代以来便指桂的枝皮，这并无不妥，但随着"桂枝"药名的大量使用，依然产生了误会，桂的枝皮被理解为桂的枝条，北宋陈承《重广补注神农本草并图经》提到："仲景《伤寒论》发汗用桂枝，桂枝者枝条，非身干也，取其轻薄而能发散。今又有一种柳桂，乃桂之嫩小枝条也，尤宜入治上焦药用也。"陈承的这句话依然肯定桂枝用枝，但没有特别说明是单用皮还是枝的全体，而后一句关于"柳桂"的描述，则显然是今用桂枝的张本。

南宋药用桂至少分为肉桂与桂枝两大类，许叔微《伤寒发微论》卷下"论桂枝肉桂条"云："仲景桂枝汤用桂枝者，盖取桂之枝梢细薄者尔，非若肉桂之肉厚也。盖肉桂厚实，治五脏用之者，取其镇重也。桂枝轻扬，治伤寒用之，取其发散也。今人例用之，是以见功寡。"这种分类法已与北宋不一样，而以"桂之枝梢细薄者"为桂枝，应该就是今之桂枝。此外，《宝庆本草折衷》桂条在引用陈承"轻薄者，宜入治头目发散药"句后，陈衍有注释说："与桂枝功差近。"这颇似今用桂枝的功效。而其续说则将桂与桂枝对举，有云："（菌桂、牡桂）寇氏皆汰之矣。惟半卷而多脂者，单名桂，陶隐居谓其入药最多，方书所用，当是此等，正一字桂也。仲景又用桂枝者，盖取枝之散张远扬，由干气之所舒，故能透达腠理。"从文字内容来看，似乎也有以皮为"桂"，而以枝条为"桂枝"的意思。

元代的桂枝也与今用者同，《本草品汇精要》引《汤液本草》云："桂枝，发表及表虚自汗轻薄者，宜入治眼目发散药。肉桂治沉寒痼冷，秋冬下部腹痛，并疗奔豚。"这是从功效上将桂枝与肉桂对举。《本草纲目》引作："桂枝入足太阳经，桂心入手少阴经血分，肉桂入足少阴、太阴经血分。细薄者为枝为嫩，厚脂者为肉为老，去其皮与里，当其中者为桂心。"显然，这种桂枝应该是"为枝为嫩"，且不去除皮与里的嫩枝。桂枝以桂的嫩枝入药，明清本草皆遵而用之，再没有其他说法。

菌桂　味辛，温，无毒。主百病，养精神，和颜色，为诸药先聘通使。久服轻身不老，面生光华，媚好常如童子。生交趾、桂林山谷岩崖间。无骨，正圆如竹。立秋采。

陶隐居云：交趾属交州，桂林属广州，而《蜀都赋》云"菌桂临崖"。俗中不见正圆如竹者，惟嫩枝破卷成圆，犹依桂用，非真菌桂也。仙经乃有用菌桂，云三重者良，则明非今桂矣，必当别是一物，应更研访。唐本注云：菌①者，竹名。古方用筒桂者是，故云三重者良。其筒桂亦有二三重卷者，叶似柿叶，中三道文，肌理紧薄如竹。大枝、小枝皮俱是菌。然大枝皮不能重卷，味极淡薄，不入药用。今惟出韶州。臣禹锡等谨按，蜀本图经云：叶似柿叶而尖狭光净，花白蕊黄，四月开，五月结实。树皮青黄，薄卷若筒，亦名筒桂。厚硬味薄者名板桂，又不入药用。三月、七月采皮，日干。

图经　文具桂条下。

【列仙传　范蠡好食桂，饮水讨药，人世世见之。又曰：桂父，象林人，常服桂皮、叶，以龟脑和服之。

韩终采药诗　暗河之桂，实大如栗，得而食之，后天而老。

别说云　谨按，诸家所说桂之异同，几不可用考。今交、广商人所贩，及医家见用，唯陈藏器一说最近。然筒厚实，气味重者，宜入治脏及下焦药；轻薄者，宜入治头目发散药。故本经以菌桂养神，以牡桂利关节。仲景《伤寒论》发汗用桂枝，桂枝者枝条，非身干也，取真轻薄而能发散。今又有一种柳桂，及桂之嫩小枝条也，尤宜入治上焦药用也。

【点评】陶弘景以前的"菌桂"，来源于樟科 Cinnamomum 属应该没有问题，马王堆医书中同时出现"菌桂""美桂"与"桂"，则表明在当时人概念里三桂各是一物，至于出土的实物浙樟 Cinnamomum chekiangensis，药材为板片状，与"囷"的本义和后世所谈"筒桂"皆不吻合，似不应该视为"菌桂"。又从菌桂与牡桂的关系来看，牡桂或说为"木桂"，或说为"大桂"，或说为"壮桂"，或即《五十二病方》之"美桂"，（以上木桂等名的来历详后文）则菌桂是否可以被认为是"牝桂""竹桂"

---

① 菌：从文义看，应该写作"箘"。《说文》云："箘，箘簵也。"箘是一种枝节细长的竹名，如此方符合《新修本草》说"箘，竹名"。

"小桂""弱桂"？故我们推测菌桂应该是一种外观形性或内在质量（如辛香气味）都弱于牡桂的药物，但这种菌桂究竟是指一种特定的 *Cinnamomum* 属植物，还是一类 *Cinnamomum* 属植物的特殊加工品，却不得而知。

陶弘景时代菌桂已属罕用之品，据陶说当时充菌桂者有二，一者以桂"嫩枝破卷成圆"充之，这比较符合前述菌桂弱而小的特征，但陶弘景却说其"非真菌桂也"。陶所推崇的是第二种，即《仙经》说"三重者良"，但此句的意义陶弘景也不甚分明，遂言"应更研访"，而后世乃依此为线索，以筒卷为多重者为菌桂，即《新修本草》所云"叶似柿叶"而"小枝薄卷及二三重者"，真柳诚据此将唐代所称的菌桂确定为阴香 *Cinnamomum burmanni*，大致不差。至于宋代以后，菌桂、牡桂的内容其实都合并在"桂"项下，已没有单独的菌桂或牡桂使用，本草家、文献家关于各种桂的争论，多数只停留在字面上了。

松脂 味苦、甘，温，无毒。主疽，恶疮，头疡，白秃，疥瘙风气，安五脏，除热，胃中伏热，咽干，消渴，及风痹死肌。炼之令白。其赤者主恶痹。**久服轻身，不老延年，一名松膏、一名松肪**。生太山山谷。六月采。

松实 味苦，温，无毒。主风痹寒气，虚羸少气，补不足。九月采，阴干。

松叶 味苦，温。主风湿疮，生毛发，安五脏，守中，不饥延年。臣禹锡等谨按，日华子云：松叶，无毒。

松节 温。主百节久风，风虚，脚痹疼痛。

松根白皮 主辟谷不饥。

陶隐居云：采炼松脂法并在服食方中，以桑灰汁或酒煮软，挼内寒水中数十过，白滑则可用。其有自流出者，乃胜于

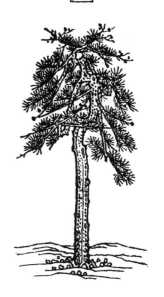

凿树及煮用膏也。其实不可多得，惟叶止是断谷所宜，细切如粟，以水及面饮服之。亦有阴干捣为屑，丸服者。人患恶病，服此无不差。比来苦脚弱人，酿松节酒亦皆愈。松、柏皆有脂润，又凌冬不凋，理为佳物，但人多轻忽近易之尔。**唐本注**云：松花，名松黄，拂取似蒲黄。正尔酒服，身轻、疗病云胜皮叶及脂。其子味甚甘，经直云味苦，非也。松取枝烧其上，下承取汁名渚（音诣），主牛马疮疥佳。树皮绿衣名艾蒳，合和诸香烧之，其烟团聚，青白可爱也。**臣禹锡等谨按，药性论**：松脂，使，味甘，平。杀虫用之。主耳聋。牙有虫孔，少许咬之不落，虫自死。能贴诸疮脓血，煎膏生肌止痛，抽风。**萧炳**云：又有五叶者，一丛五叶如钗，名五粒松，道家服食绝粒，子如巴豆，新罗往往进之。**日华子**云：松脂，润心肺，下气，除邪，煎膏治瘘烂，排脓。**又云**：松叶，暖，无毒。灸署冻疮，风湿疮佳。**又云**：松节，无毒。治脚软，骨节风。**又云**：松根白皮，味苦，温，无毒。补五劳，益气。

图经曰　松脂生泰山山谷，今处处有之。其用以通明如薰陆香颗者为胜。道人服饵，或合茯苓、松柏实、菊花作丸，皆先炼治。其法用大釜加水置甑，用白茅藉甑底，又加黄砂于茅上，厚寸许可矣。然后布松脂于上，炊以桑薪，汤减即添热水，常令满。候松脂尽入釜中，乃出之，投于冷水，既凝又蒸，如此三过，其白如玉，然后入药，亦可单服。其实及根白皮，古亦有服食法，但今松实多作果品，余不闻堪入药。其花上黄粉名松黄，山人及时拂取，作汤点之甚佳，但不堪停久，故鲜用寄远。烧其枝上，下承取汁液，名松渚（音诣），主牛马疮。皮上绿衣名艾蒳香，用合诸香烧之，其烟不散。方书言松为五粒，字当读为鬣，音之误也。言每五鬣为一叶，或有两鬣、七鬣者。松岁久则实繁，中原虽有，然不及塞上有佳好也。中品有墨条，不载所出州郡，然亦出于松，故附见于此。

【圣惠方　绝谷升仙不食法：取松实捣为膏，酒调下三钱，日三。则不饥渴饮水，勿食他物，百日轻身，日行五百里。**又方**服松叶，令人不老，身生绿毛，轻身益气，久服不已，绝谷不饥渴：松叶不以多少，细切更研，每日食前以酒调下二钱，亦可粥汁服之。初服稍难，久自便矣。**又方**治牙龈历虫，齿根暗黑：用松节烧灰揩之，神效。**又方**治一切瘘：炼成松脂末填疮孔令满，日三四度用之。**又方**神仙饵松实：用七月取松实，过时即落难收，去木皮，捣如膏。每服如鸡子大，日三服，服及百日，身轻，三百日，日行五百里，绝谷，久服升仙。渴即饮水，亦可以炼了松脂同服之。

外台秘要　《集验》疗龋齿：取松脂锐如锥，注龋孔内，须臾龋虫缘松脂出。《梅师方》同。**又方**治恶风疾：松脂炼，投冷水中，二十遍，蜜丸。服二两，饥即服之，日三。鼻柱断离者，二百日差。断盐及房室。**又方**疗历节诸风，百节酸痛不可忍：松脂三十斤，炼五十遍。不能五十遍，亦可二十遍。用以炼酥三升温和松脂三升熟，搅令极稠。旦空腹以酒服方寸匕，日三。数食面粥为佳，慎血腥、生冷、酢物、果子，一百日差。**又方**松节酒，主历节风，四肢疼痛如解落：松脂二十斤，酒五斗，渍三七日，服一合，日五六服。

千金方　治脚气十二风痹，不能行，服更生散数剂及众疗不得力，服此一剂，更能行远，不过两剂。松叶酒：松叶六十斤，细剉咬咀，以水四石，煮取四斗九升，以酿五斗米如常法。别煮松叶汁以渍米并馈饭泥酿，封头七日，发，澄。饮之取醉，得此酒力者甚众。

又方治历节风：松叶捣取一升，以酒三升浸七日，服一合，日三服。**又方**治口呙：青松叶一斤，捣令汁出，清酒一升浸二宿，近火一宿，初服半升，渐至一升，头面汗即止。**又方**治三年中风不效者：松叶一斤，细切之，以酒一斗，煮取三升。顿服取汗出，立差。

千金翼　若齿黑，以松末灰揩之，末雄黄涂龈上百日，神效。

梅师方　治耳久聋：松脂三两，炼巴豆一两，相和熟捣可丸，通过以薄绵裹内耳孔中塞之，日一度易。

孙尚药　治脚转筋，疼痛挛急者：松节一两，细剉如米粒，乳香一钱，上件药用银、石器内慢火炒令焦，只留一二分性，出火毒研细。每服一钱至二钱，热木瓜酒调下。应是筋病，皆治之。

兵部手集　疗刺入肉疼闷，百理不差方：松脂流出如细乳头香者，傅疮上，以帛裹三五日，当有根出，不痛不痒，不觉自落。

鬼遗方　治疥癣：松胶香研细，约酌入少轻粉衮令匀，凡疥癣上先用油涂了，错末一日便干，顽者三两度。

伤寒类要　治天行病辟温方：切松叶如米，酒服方寸匕，日三，辟五年瘟。

抱朴子　赵瞿病癞历年，医不差，家乃赍粮弃送于山穴中。瞿自怨不幸，悲叹涕泣经月。有仙人经穴，见之哀之，具问其详。瞿知其异人也，叩头自陈，乞命。于是仙人取囊中药赐之，教其服百余日，疮愈，颜色悦，肌肤润。仙人再过视之，瞿谢活命之恩，乞遗其方。仙人曰：此是松脂，彼中极多，汝可炼服之。长服身转轻，力百倍，登危涉险，终日不困。年百岁，齿不堕，发不白。夜卧常见有光，大如镜。

列仙传　偓佺好食松实，能飞行健走及马，以松子遗尧，尧不能服。松者，橢松也。

野人闲话　伏虎尊师篇，炼松脂法：十斤松脂，五度以水煮过，令苦味尽，取得后，每一斤炼了松脂，入四两茯苓末。每晨水下一刀圭，即终年不食，而复延龄，身轻清爽。

衍义曰　松黄一如蒲黄，但其味差淡。治产后壮热、头痛颊赤、口干唇焦、多烦燥渴、昏闷不爽。松花、川芎、当归、石膏、蒲黄五物等同为末，每服二钱，水二合，红花二捻，同煎七分，去滓，粥后温温细呷。松子多海东来，今关右亦有，但细小味薄，与柏子仁同治虚秘。

【点评】松在木本植物中最为常见，故诸家本草较少谈论其形态，《本草纲目》"集解"项李时珍说："松树磈砢修耸多节，其皮粗厚有鳞形，其叶后凋。二、三月抽蕤生花，长四五寸，采其花蕊为松黄。结实状如猪心，叠成鳞砌，秋老则子长鳞裂。然叶有二针、三针、五针之别。三针者为栝子松，五针者为松子松。其子大如柏子，惟辽海及云南者，子大如巴豆可食，谓之海松子。详见果部。"松的种类亦多，常见者如马尾松 *Pinus massoniana*、油松 *Pinus tabuliformis*、赤松 *Pinus densiflora*、黑松 *Pinus thunbergii* 等。

松脂是松属树木分泌的树脂，神仙家一直视为延年仙药，《太平御览》卷953引《汉武内传》谓："松柏之膏，服之可延年。"与《本草经》说松脂一名松膏，"不老延年"相合。

松脂黏稠，不易消化，道书服食辟谷方用之。《本草蒙筌》叙其补养功效说："采取媒利，凿多窍可遂贪心；炼饵延年，待自流易奏捷效。择通明成颗，分向背阴阳。向南日月照者为阳脂，向北日月背者为阴脂。阳脂补阳，阴脂补阴。仙经亦云，不见日月者，皆可取服。以人多阴虚，欲其专补阴尔。制炼有方，依式勿错。水盛釜内，甑安水傍。白茅藉甑底两层，黄沙盖茅上寸许。松脂任布，桑柴紧炊。汤减少旋添，脂流尽方出。新筅篱掠投冷水，沉釜底者勿用。候凝结复炊如前。周毕三回，色白如玉。研和群药，加白茯苓、柏子仁、甘菊花共剂，亦可单服。为丸酒吞。逐诸风，安五脏。除伏热胃脘，解消渴咽喉。轻身通神，延年耐老。"

槐实 味苦、酸、咸，寒，无毒。主五内邪气热，止涎唾，补绝伤，五痔，火疮，妇人乳瘕。子脏急痛，以七月七日取之，捣取汁，铜器盛之，日煎令可作丸，大如鼠屎，内窍中，三易乃愈。又堕胎。久服明目，益气，头不白，延年。

枝　主洗疮，及阴囊下湿痒。

皮　主烂疮。

根　主喉痹，寒热。生河南平泽。可作神

烛。景天为之使。

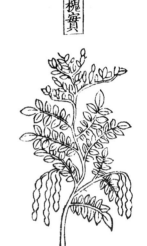

高邮军槐实

　　陶隐居云：槐子，以相连多者为好。十月已日采之，新盆
盛，合泥百日，皮烂为水，核如大豆。服之令脑满，发不白而长
生。今处处有。此云七月取，其子未坚，故捣绞取汁。唐本注云：
《别录》云，八月断槐大枝，使生嫩蘖，煮汁酿酒，疗大风痿痹，
甚效。槐耳，味苦、辛，平，无毒。主五痔，心痛，妇人阴中疮
痛。槐树菌也，当取坚如桑耳者。枝，炮熨止蝎毒。臣禹锡等谨
按，尔雅云：櫰、槐，大叶而黑。守宫槐，叶昼聂宵炕。释曰：
櫰、槐一也。大叶而黑名櫰，不尔即名槐。又曰：槐叶昼合夜开
者，别名守宫槐。聂，合也；炕，张也。药性论云：槐子，臣，
主治大热，难产。皮煮汁，淋阴囊坠肿气痛。又云：槐白皮，味
苦，无毒。能主治口齿风疳䘌血，以煎浆水煮含之。又煎淋浴男子阴疝卵肿。陈藏器云：槐
实本功外，杀虫去风。合房折取阴干煮服，味一如茶，明目，除热泪，头脑、心胸间热风烦
闷，风眩欲倒，心头吐涎如醉，漾漾如船车上者。花堪染黄，子上房七月收之，染皂木为灰，
长毛发。日华子云：槐子，治丈夫、女人阴疮湿痒，催生。吞七粒。又云：槐皮草，治中风
皮肤不仁，喉痹，浸洗五痔并一切恶疮，妇人产门痒痛及汤火疮。煎膏，止痛长肉，消痈肿。

　　图经曰　槐实生河南平泽，今处处有之。其木有极高大者。谨按，《尔雅》槐有数
种，叶大而黑者名櫰，槐昼合夜开者名守宫槐，叶细而青绿者但谓之槐，其功用不言有别。
四月、五月开花，六月、七月结实，七月七日采嫩实，捣取汁作煎，十月采老实入药。皮、
根采无时。今医家用槐者最多。春采嫩枝，煅为黑灰以揩齿去蚛；烧青枝取沥以涂癣；取花
之陈久者，筛末饮服以治下血；折取嫩房角作汤以当茗，主头风，明目，补脑；煮白皮汁以
治口齿及下血；水吞黑子以变白发；木上耳，取末服方寸匕，治大便血及五痔，脱肛等。皆
常用有殊效者。葛洪著扁鹊明目使发不落方：十月上巳日，取槐子去皮，内新罂中，封口三
七日。初服一枚，再二枚，至十日十枚，还从一枚始，大良。刘禹锡《传信方》著硖州王及
郎中槐汤灸痔法：以槐枝浓煎汤，先洗痔，便以艾灸其上七壮，以知为度。及早充西川安抚
使判官，乘骡入骆谷，及宿，有痔疾因此大作，其状如胡瓜，贯于肠头，热如煻灰火，至驿
僵仆。主邮吏云：此病某曾患来，须灸即差。及命所使作槐汤洗热瓜上，令用艾灸至三五
壮，忽觉一道热气入肠中，因大转泻，先血后秽，一时至痛楚，泻后遂失胡瓜所在，登骡
而驰。

【**雷公云**　凡采得后，去单子并五子者，只取两子、三子者。凡使，用铜锤捶之令破，用乌牛乳浸一宿，蒸过用。

食疗　主邪气，产难，绝伤。春初嫩叶亦可食。主瘾疹，牙齿，诸风疼。

外台秘要　疗蛔虫心痛：取槐树上木耳，烧灰末如枣许，正发和水服，若不止，饮热水一升，蛔虫出。

千金方　疗胎赤眼：取槐木枝如马鞭大，长二尺，作二段，齐头，麻油一匙置铜钵中，旦使童子一人以其木研之至暝止。令仰卧，以涂向眼眦，日三度，差。**又方**疗痔：七月七日采槐子，熟捣绞取汁，内铜器中盛，宅中高门上曝之二十已上，煎成取鼠粪大，内谷道中，日三。亦主瘘，百种疮。**又方**古方明目黑发：槐子于牛胆中渍，阴干百日，食后吞一枚，十日身轻，三十日白发黑，百日内通神。**又方**治九种心痛：当太岁上，取新生槐枝一握，去两头，水三大升，煮取一升，顿服。**又方**治鼻气窒塞：以水五升煮槐叶，取三升，下葱、豉调和再煎饮。

千金翼　治蠼螋疮：槐白皮醋浸半日，洗之，及诸恶疮。

肘后方　治内痿：用槐白皮捣丸，绵裹内下部中，得效。**又方**疗肠痔，每大便常下血：槐树上木耳取末，饮服方寸匕，日三服。

百一方　治中风，身直不得屈伸反覆者：取槐皮黄白者切之，以酒或水六升，煮取二升，去滓，适寒温，稍稍服之。

经验方　治野鸡痔：用槐、柳枝煎汤洗痔上，便以艾灸之七壮。**又方**治下血：槐花、荆芥穗等分为末，酒调下一钱匕。

梅师方　治崩中或赤白，不问年月远近：取槐枝烧灰，食前酒下方寸匕。**又方**治痔有虫咬谷道痒，或下脓血多：取槐白皮浓煮汁，安盆坐汤之，虚其谷道，冷更暖，良久欲大便，当虫出，不过三度即愈。如用末，绵裹内下部。

食医心镜　治野鸡痔下血，肠风，明目方：嫩槐叶一斤，蒸如造炙法，取叶碾作末，如茶法煎呷之。

广利方　治妊娠难产令易方：水吞槐子七枚，即出。

广济方　疗牙齿疼痛：取槐树白皮一握切，以酪一升煮，去滓，用盐少许，适寒温含之，日三易之。

必效方　疗阴疮及湿痒：槐树北面不见日处一大握，水二升，煮取一升，洗之三五遍，冷复暖，若涉远恐冲风，即以米粉粉之，即效。

张文仲　疗肠痔方：槐树上耳捣末，米饮服方寸匕，日三。又槐白皮一担，剉，以水煮令浓，脱衣入水中坐，冷更易，不过三用，虫出止。

伤寒类要 大热心闷者：槐子烧末，酒服方寸匕。

子母秘录 日月未足而欲产者：槐树东枝，令孕妇手把，即易产。

产宝 疗崩中不止，不间年月远近方：槐耳烧作灰为末，以酒服方寸匕。

太清草木方 槐者虚星之精，以十月上巳日采子服之，去百病，长生通神。

衍义曰 槐实止言实，今当分为二。实本出夹中，若捣夹作煎者，当言夹也。夹中子，大如豆，坚而紫色者，实也。今本条不析出夹与夹中子，盖其用各别，皆疏导风热。

【点评】《本草纲目》"释名"项李时珍说："按《周礼》外朝之法，面三槐，三公位焉。吴澄注云：槐之言怀也，怀来人于此也。王安石释云：槐华黄，中怀其美，故三公位之。《春秋元命包》云：槐之言归也。古者树槐，听讼其下，使情归实也。"槐树为常见的庭院植物，主要品种为豆科槐 *Sophora japonica*。《本草图经》绘有高邮军槐实，为槐树折枝，显示奇数羽状复叶，小叶基本对生，下垂的荚果串珠状，枝顶有槐花。

槐实亦是神仙家服食仙药，陶弘景所言服食法亦见于《抱朴子内篇·仙药》，有云："槐子以新瓷合泥封之，二十余日，其表皮皆烂，乃洗之如大豆，日服之。此物主补脑，久服之，令人发不白而长生。"

槐胶 主一切风，化涎，治肝脏风，筋脉抽掣，及急风口噤，或四肢不收，顽痹或毒风，周身如虫行，或破伤风，口眼偏斜，腰脊强硬。任作汤散丸煎，杂诸药用之，亦可水煮和诸药为丸及作汤下药。新定。

【点评】槐胶是槐树分泌的树脂，《宝庆本草折衷》说："槐胶出槐木上，脂液迸溢而凝者也。"《本草品汇精要》云："槐胶乃槐之液也。其木因夏日酷烈，肢液灼出，凝结于外，稠黏如胶，故曰槐胶。"

槐花　味苦，平，无毒。治五痔，心痛，眼赤，杀腹藏虫及热，治皮肤风并肠风泻血，赤白痢，并炒服。叶，平，无毒。煎汤治小儿惊痫，壮热，疥癣及丁肿。皮、茎同用。新补。见日华子。

图经　文具槐实条下。

【简要济众】治妇人漏下血不绝：槐花鹅不以多少烧作灰，细研，食前温酒服二钱匕。

衍义曰　槐花今染家亦用。收时折其未开花，煮一沸，出之釜中，有所澄下稠黄滓，渗漉为饼，染色更鲜明。治肠风热，泻血甚佳，不可过剂。

【点评】槐花擅长止血，《本草求真》谓"治大、小便血，舌衄"，《本草求原》亦称其"为凉血要药"。《宝庆本草折衷》说："张松谓治咯血，槐花为末，酒调二钱服便定。《泊宅编》治舌无故血出，仍有小穴，名舌衄，炒槐花末掺之即住。《是斋方》治血溅，以槐花半生半炒为末，傅之立止。又治中河毒，炒末水调下，尤效也。"按，方勺《泊宅编》卷8提到槐花止血的故事，有云："又一士人，无故舌出血，仍有小穴，医者不晓何疾。耿隅曰：此名舌衄。炒槐花为末，掺之而愈。"

枸杞　味苦，寒。根大寒，子微寒，无毒。主五内邪气，热中消渴，周痹，风湿，下胸胁气，客热头痛，补内伤大劳嘘吸，坚筋骨，强阴，利大小肠。久服坚筋骨，轻身不老，耐寒暑。一名杞根、一名地骨、一名枸忌、一名地辅、一名羊乳、一名却暑、一名仙人杖、一名西王母杖。生常山平泽及诸丘陵阪岸。冬采根，春夏采叶，秋采茎、实，阴干。

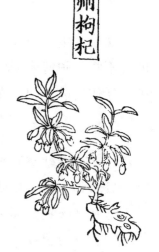

陶隐居云：今出堂邑，而石头烽火楼下最多。其叶可作羹，味小苦。俗谚云"去家千里，勿食萝藦、枸杞"，此言其补益精气，强盛阴道也。萝藦一名苦丸，叶厚大，作藤生，摘之有白乳汁，人家多种之，可生啖，亦蒸煮食也。枸杞根、实，为服食家用，其说甚美，仙人之杖，远有旨乎。**臣禹锡等谨按，尔雅疏**云：杞，一名枸檵。郭云：今枸杞也。《诗·四牡》云"集于苞杞"，陆机云："一名苦杞，一名地骨。春生作羹茹，微苦，其茎似莓，子秋熟，正赤，茎叶及子，服之轻身益气尔。"**抱朴子云**：家柴一名托卢，或名天精，或名却老，或名地骨。**药性论云**：枸杞，臣，子、叶同说，味甘，平。能补益精，诸不足，易颜色，变白，明目，安神，令人长寿。叶和羊肉作羹，益人，甚除风，明目。若渴，可煮作饮，代茶饮之。白色无刺者良。与乳酪相恶。发热诸毒，烦闷，可单煮汁解之。能消热面毒。又，根皮细剉，面拌熟煮吞之，主治肾家风，良。又，益精气法：取叶上虫窠子，暴干为末，入干地黄中为丸，益阳事。主患眼风障，赤膜昏痛，取叶捣汁注眼中，妙。**日华子云**：地仙苗，除烦益志，补五劳七伤，壮心气，去皮肤、骨节间风，消热毒，散疮肿。即枸杞也。

图经曰　枸杞生常山平泽及丘陵阪岸，今处处有之。春生苗，叶如石榴叶而软薄，堪食，俗呼为甜菜。其茎干高三五尺，作丛。六月、七月生小红紫花，随便结红实，形微长如枣核，其根名地骨。春夏采叶，秋采茎、实，冬采根。谨按，《尔雅》云"杞，枸檵"，郭璞云："今枸杞也。"《诗·小雅·四牡》云"集于苞杞"，陆机疏云："一名苦杞，一名地骨。春生，作羹茹微苦。其茎似莓。子秋熟，正赤。茎叶及子服之，轻身益气。"《淮南枕中记》著西河女子服枸杞法：正月上寅采根，二月上卯治服之；三月上辰采茎，四月上巳治服之；五月上午采叶，六月上未治服之；七月上申采花，八月上酉治服之；九月上戌采子，十月上亥治服之；十一月上子采根，十二月上丑治服之。又有并花、实、根、茎、叶作煎，及单筜子汁煎膏服之，其功并等。今人相传谓枸杞与枸棘二种相类，其实形长而枝无刺者，真枸杞也；圆而有刺者，枸棘也。枸棘不堪入药，而下品溲（音搜）疏条注李当之云："子似枸杞，冬月熟，色赤。味甘、苦。"苏恭云："形似空疏，木高丈许，白皮。其子，七月、八月熟。似枸杞子，味甘而两两相并。"今注云："虽相似，然溲疏有刺，枸杞无刺，以此为别。"是三物相似，而二物又有刺。溲疏亦有巨骨之名，如枸杞谓之地骨，当亦相类，用之宜细辨耳。或云溲疏以高大为别，是不然也。今枸杞极有高大者，其入药乃神良。世传蓬莱县南丘村多枸杞，高者一二丈，其根蟠结甚固，故其乡人多寿考，亦饮食其水土之品使然耳。润州州寺大井傍生枸杞，亦岁久，故土人目为枸杞井，云饮其水甚益人。溲疏生熊耳川谷及田野丘墟地，四月采。古今方书鲜见用者，当亦难别耳。又按，枸杞一名仙人杖，而陈藏器《拾遗》别有两种仙人杖，一种是枯死竹竿之色黑者，一种是菜类，并此为三物而同一名也。陈子昂《观玉篇》云："余从补阙乔公北征，夏四月，次于张掖河洲，草木无他异，惟有仙人杖，往往丛生，予昔尝饵之。此役也，息意滋味，戍人有荐嘉蔬者，此物存焉，因为乔公唱言其功。时东莱王仲烈亦同旅，闻之喜而甘心食之。旬有五日，行人有自谓知药者，谓乔公曰：此白棘也。仲烈遂疑曰：吾亦怪其味甘。乔公信是言，乃讥予，予因作《观玉篇》。"按此仙人杖作菜茹者，叶似苦苣；白棘木类，何因相似而致疑如此。或曰乔公所谓白棘，当是枸棘，枸棘是枸杞之有针者，而本经无白棘之别名。又其味苦，仙人杖味甘，设疑为枸棘，枸棘亦非甘物。乃知草木之类，多而难识，使人惑疑似之言，以真为伪，失青黄甘苦之别而至于是，宜乎子昂论著之详也。

【雷公云】 凡使根，掘得后使东流水浸，以物刷上土了，然后待干，破去心，用熟甘草汤浸一宿，然后焙干用。其根若似物命形状者上。春食叶，夏食子，秋冬食根并子也。

食疗 寒，无毒。叶及子并坚筋能老，除风，补益筋骨，能益人去虚劳。根主去骨热，消渴。叶和羊肉作羹尤善益人。代茶法煮汁饮之，益阳事，能去眼中风痒赤膜，捣叶汁点之良。又取洗去泥，和面拌作饮煮熟吞之，去肾气尤良，又益精气。

圣惠方 枸杞子酒，主补虚，长肌肉，益颜色，肥健人，能去劳热。用生枸杞子五升，好酒二斗，研搦勿碎，浸七日，滤去滓饮之。初以三合为始，后即任性饮之。《外台秘要》同。

千金方 治齿疼，煮枸杞汁含之。**又方**治肝虚或当风眼泪等新病方：枸杞子取肥者二升捣破，内绢袋置罐中，以酒一斗浸讫，密封勿泄气，三七日。每旦饮之，任性勿醉。**又方**治虚劳客热：用枸杞根末调服，有固疾人不得吃。

肘后方 治大赫疮，此患急，宜防毒气人心腹，饮枸杞汁至差。**又方**疗目热生肤赤白眼：捣枸杞汁洗目，五七度。**又方**犬食马肉生狂方，忽鼻头燥，眼赤，不食，避人藏身，皆欲发狂。便宜枸杞汁煮粥饲之，即不狂。若不肯食糜，以盐涂其鼻，既舐之，则欲食矣。

经验方 金髓煎：枸杞子不计多少，逐日旋采摘红熟者，去嫩蒂子拣令洁净，便以无灰酒于净器浸之，须是瓮，用酒浸以两月为限。用蜡纸封闭紧密，无令透气，候日数足滤出，于新竹器内盛贮，旋于沙盆中研令烂细，然后以细布滤过，候研滤皆毕，去滓不用，即并前渍药酒及滤过药汁搅匀，量银锅内多少升斗作番次，慢火熬成膏。切须不住手用物搅，恐粘底不匀，候稀稠得所，待冷，用净瓶器盛之，勿令泄气。每早辰温酒下二大匙头，夜卧服之，百日中身轻气壮，积年不废，可以羽化。

经验后方 治五劳七伤，庶事衰弱：枸杞叶半斤切，粳米二合，以豉汁中相和，煮作粥，以五味末，葱白等调和食之。**又方**变白轻身：枸杞子二升，十月壬癸日采，采时面东摘，生地黄汁三升，以好酒二升，于瓷瓶内浸二十一日了；开封，添地黄汁同浸，搅之，却以纸三重封其头了；更浸，候至立春前三十日开瓶，空心暖饮一杯，至立春后，髭鬓却黑。勿食芜荑、葱，服之耐老轻身，无比。

孙真人备急方 治满口齿有血：枸杞和根、苗煎汤，食后吃。又治骨膊风。《经验后方》同。

兵部手集　疗眼暴赤痛神效：枸杞汁点眼立验。

沈存中方　陕西枸杞长一二丈，其围数寸，无刺，根皮如厚朴，甘美异于诸处，生子如樱桃，全少核，暴干如饼，极烂有味。

外台秘要　疗眼暴天行肿痒痛：地骨皮三斤，水三斗，煮取三升，绞去滓，更内盐一两，煎取二升，傅目。或加干姜二两。

治疽　凡患痈疽恶疮，出脓血不止者：取地骨皮不拘多少净洗，先刮上面粗皮留之，再刮取细瓤，取粗皮同地骨一处煎汤，淋洗病令脓血净，以细瓤贴之，立效。有一朝士，腹胁间病疽，经岁不差。人烧灰傅贴之，初淋洗出血一二升，其家人辈惧，欲止。病者曰：疽似少宽，更淋之。再用五升许，血渐淡，遂止。以细瓤贴之，次日结痂，遂愈。

别说云　枸棘亦非甘物。今按，诸文所说，名极多，故使人疑。然此物用甚众，花小而红紫色，采时七月上申日。《图经》所说"实形长而枝无刺者，真枸杞也"，此别是一种类，必多根而致疑。又用根，去上浮粗皮一重近白者一重，色微紫极薄阴干，治金疮有神验。

衍义曰　枸杞当用梗皮，地骨当用根皮，枸杞子当用其红实，是一物有三用。其皮寒，根大寒，子微寒，亦三等。此正是孟子所谓"性由杞柳"之杞，后人徒劳分别，又为之枸棘，兹强生名耳。凡杞，未有无棘者，虽大至有成架，然亦有棘。但此物小则多刺，大则少刺，还如酸枣及棘，其实皆一也。今人多用其子，直为补肾药，是曾未考究经意，当更量其虚实冷热用之。

【点评】枸杞即是茄科枸杞 *Lycium chinense* 及同属近缘植物，古今物种基本没有混淆。枸杞为服食家常用，《食疗本草》言"叶和羊肉作羹尤善益人"，甚简略，作羹法载《圣济总录》卷188："治虚劳羸瘦，枸杞羹方。枸杞叶一斤、羊肾一对切、羊肉切三两、葱白七茎切，上四味，以五味汁煮作，空腹食之。"寒山诗："暖腹茱萸酒，空心枸杞羹。"陆游《玉笈斋书事》有句："雪霁茆堂钟磬清，晨斋枸杞一杯羹。"皆言空腹食枸杞，与《圣济总录》所记相同。

《药性论》谓枸杞"明目，安神，令人长寿"。《遵生八笺》有枸杞茶为明目食疗方，其略云："于深秋摘红熟枸杞子，同干面拌和成剂，扞作饼样，晒干，研为细未。每江茶一两，枸杞子末二两，同和匀，入炼化酥油三两，或香油亦可。旋添汤搅成膏子，用盐少许，入锅煎熟饮之，甚有益及明目。"苏轼有古风诗《周教授索枸杞因以诗赠录呈广倅萧大夫》一首，其中也提到枸杞明目的功效云："邺侯藏书手不触，嗟我嗜书终日读。短檠照字细如毛，怪底眼花悬两目。扶衰赖有王母杖，名字于今挂仙录。荒城古堑草露寒，碧叶丛低红菽粟。春根夏苗秋着子，尽付天随耻充腹。"

柏实 味甘，平，无毒。**主惊悸，安五脏，益气，除风湿痹**，疗恍惚，虚损吸吸，历节腰中重痛，益血，止汗。**久服令人润泽美色，耳目聪明，不饥不老，轻身延年。**生太山山谷。柏叶尤良。

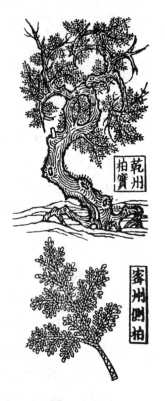

柏叶 味苦，微温，无毒。主吐血、衄血、痢血，崩中赤白，轻身益气，令人耐寒暑，去湿痹，止饥。四时各依方面采，阴干。

柏白皮 主火灼，烂疮，长毛发。牡蛎及桂、瓜子为之使，畏菊花、羊蹄、诸石及面曲。

陶隐居云：柏叶、实，亦为服饵所重，服饵别有法。柏处处有，当以太山为佳，并忌取冢墓上者。虽四时俱有，秋夏为好。其脂亦入用。此云恶曲，人有以酿酒无妨，恐酒米相和，异单用也。**唐本注云：**柏枝节煮以酿酒，主风痹，历节风，烧取涾，疗病疥及癞疮良。今子人惟出陕州、宜州为胜，太山无复采者。**臣禹锡等谨按，**蜀本图经云：此用偏叶者，今所在皆有。八月收子叶，余采无时。**药性论云：**柏子人，君，恶菊花，畏羊蹄草，味甘、辛。能治腰肾中冷，膀胱冷，脓宿水，兴阳道，益寿，去头风，治百邪鬼魅，主小儿惊痫。又云：侧柏叶，君，与酒相宜，止尿血。味苦、辛，性涩。能治冷风，历节疼痛。**日华子云：**柏子人，治风，润皮肤。此是侧柏子，入药微炒用。又云：柏叶灸罨冻疮，烧取汁涂头，黑润鬓发。又云：柏白皮无毒。

图经曰 柏实生泰山山谷，今处处有之，而乾州者最佳。三月开花，九月结子，候成熟收采，蒸暴干，舂磠取熟人子用。其叶名侧柏，密州出者尤佳。虽与他柏相类，而其叶皆侧向而生，功效殊别。采无时。张仲景方疗吐血不止者，柏叶汤主之。青柏叶一把，干姜三片，阿胶一挺，炙，三味以水二升，煮一升，去滓，别绞马通汁一升相和，合煎取一升，绵滤，一服尽之。山东医工亦多用侧柏，然云性寒，止痛。其方，采叶入臼中，湿捣，令极烂如泥，冷水调作膏，以治大人及小儿汤汤火烧，涂傅于伤处，用帛子系定，三两日疮当敛，仍灭瘢。又取叶焙干为末，与川黄连二味，同煎为汁，服之，以疗男子、妇人、小儿大腹下黑血茶脚色，或脓血如淀色，所谓蛊痢者，治之有殊效。又能杀五脏虫。道家多作柏叶汤，常点益人。古柏叶尤奇，今益州诸葛孔明庙中有大柏木，相传是蜀世所植，故人多采收以作药，其味甘，香于常柏也。

【雷公云　凡使，先以酒浸一宿，至明漉出，晒干，却用黄精自然汁于日中煎，手不住搅。若天久阴，即于铛中著水，用瓶器盛柏子人，著火缓缓煮成煎为度。每煎三两柏子人，用酒五两浸干为度。又云凡使，勿用花柏叶并丛柏叶。有子圆叶，其有子圆叶成片，如大片云母，叶叶皆侧，叶上有微赤毛。若花柏叶，其树浓叶成朵，无子；丛柏叶，其树绿色，不入药中用。若修事一斤，先拣去两畔并心枝了，用糯泔浸七日后漉出，用酒拌蒸一伏时，却用黄精自然汁浸了焙干，又浸又焙，待黄精汁干尽，然后用之。如修事一斤，用黄精自然汁十二两。

圣惠方　治时气瘴疫：用社中西南柏树东南枝，取曝干，捣罗为末，以水调下一钱匕，日三四服。《肘后方》同。又方治大风疾，令眉鬓再生：用侧柏叶九蒸九曝，捣罗为末，炼蜜和丸如梧桐子大。日三服，夜一服，熟水下五丸、十丸，百日即生。又方治忧恚呕血，烦满少气，胸中疼痛：用柏叶捣罗为散，不计时候，以粥饮调下二钱匕。又方小儿軃①啼惊痫，腹满不乳食，大便青白色：用柏子人末，温水调下二钱。

经验后方　治霍乱转筋：先以暖物裹脚，然后以柏树木细剉，煮汤淋之。又方小儿洞下痢：煮柏叶服之。

梅师方　治中热油及火烧疮：以柏白皮、猪脂煎，涂疮上。《鬼遗方》同。

孙真人食忌　生发方：取侧柏叶阴干作末，和油涂之。

孙真人枕中记　采松柏法：尝以三月、四月采新生松叶，可长三四寸许，并花蕊，取阴干，细捣为末。其柏叶，取深山岩谷中，采当年新生，可长三四寸者，阴干，细捣为末，用白蜜丸如小豆大。常以月一十五日，日未出时，烧香东向，手持药八十一丸，以酒下。服一年，延十年命；服二年，延二十年命。欲得长肌肉，加大麻、巨胜；欲心力壮健

---

①　軃：身体向前弯曲。

者，加茯苓、人参。此药除百病，益元气添五脏六腑，清明耳目，强壮不衰老，延年益寿，神验。用七月七日露水丸之，更佳。服时乃咒曰：神仙真药，体合自然。服药入腹，天地同年。咒讫服药。断诸杂肉、五辛。最切忌，慎之。

姚氏方 治鼠瘘肿核痛，未成脓：以柏叶傅著肿上，熬盐著肿上熨，令热气下，即消。

抱朴子 汉成帝时，猎者于终南山见一人，无衣服，身皆生黑毛，跳坑越涧如飞。乃密伺其所在，合围取得，乃是一妇人。问之，言："我是秦之宫人，关东贼至，秦王出降，惊走入山，饥无所食，泊欲饿死。有一老公，教我吃松柏叶、实，初时苦涩，后稍便吃，遂不复饥。冬不寒，夏不热。"此女是秦人，至成帝时，三百余载也。

列仙传 赤松子好食柏实，齿落更生。

别说云 谨按，陶隐居说"柏忌取冢墓上者"，今云乾州者最佳，则乾州柏茂大者，皆是乾陵所出，他处皆无大者，但取其州土所宜，子实气味丰美可也。乾陵之柏异于他处，其木未有无文理者，而其文多为菩萨、云气、人物鸟兽，状极分明可观。有盗得一株径尺者，可直万钱，关陕人家多以为贵，宜其子实最佳也。又以其枝节烧油膏，傅恶疮久不差有虫者。牛马畜产有疮疥，名为重病，以傅之三五次，无不愈也。

衍义曰 柏取涓以疗马病疥，今未见用松涓者。老人虚秘，柏子人、大麻子人、松子人等分，同研，溶白蜡丸桐子大。以少黄丹汤服二三十丸，食前。尝官陕西，每登高望之，虽千万株，皆一一西指。盖此木为至坚之木，不畏霜雪，得木之正气，他木不逮也。所以受金之正气所制，故一一向之。

【点评】柏为柏科植物的泛称，所代指的植物种类甚多，《蜀本草》提出"用偏叶"，当是指侧柏属植物为主，《本草图经》则直接称柏为"侧柏"。按，侧柏为 *Platycladus orientalis*，其生鳞叶的小枝向上直展或斜展，扁平，排成一平面，因此得名；圆柏为圆柏属植物，*Sabina chinensis* 之类，生鳞叶的小枝近圆柱形或近四棱形。《本草图经》绘有乾州柏实和密州侧柏。根据《本草图经》的观点，密州（今山东诸城）出侧柏，故图例绘侧柏折枝；乾州（今陕西乾县）出柏实，按陈承的说法，乃是乾陵的柏树所结果实，图例绘大柏树全株，看不出品种，但确实未强调一定用侧柏的果实。至于苏颂说"益州诸葛孔明庙中，有大柏木，相传是蜀世所植"之柏，即杜甫《蜀相》所咏"丞相祠堂何处寻，锦官城外柏森森"者。

茯苓 味甘，平，无毒。主胸胁逆气，忧恚、惊邪、恐悸，心下结痛，寒热，烦满，咳逆，口焦舌干，利小便，止消渴，好睡，大腹淋沥，膈中痰水，水肿淋结，开胸腑，调脏气，伐肾邪，长阴，益气力，保神守中。**久服安魂养神，不饥延年。一名茯菟**。其有抱根者，名茯神。

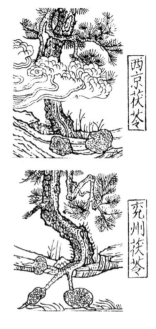

茯神 平。主辟不祥，疗风眩、风虚，五劳，口干，止惊悸，多恚怒，善忘，开心益智，安魂魄，养精神。生太山山谷大松下。二月、八月采，阴干。马间为之使，得甘草、防风、芍药、紫石英、麦门冬共疗五脏。恶白敛，畏牡蒙、地榆、雄黄、秦艽、龟甲。

陶隐居云：按药无马间，或是马茎，声相近故也。今出郁州，彼土人乃假斫松作之，形多小虚赤不佳。自然成者，大如三四升器，外皮黑，细皱，内坚白，形如鸟兽、龟鳖者良。作丸散者，皆先煮之两三沸乃切，暴干。白色者补，赤色者利。俗用甚多，仙经服食，亦为至要。云其通神而致灵，和魂而炼魄，明窍而益肌，厚肠而开心，调荣而理胃，上品仙药也。善能断谷不饥。为药无朽蛀，尝掘地得昔人所埋一块，计应三十许年，而色理无异，明其贞全不朽矣。其有衔松根对度者为茯神，是其次茯苓后结一块也。仙方惟云茯苓而无茯神，为疗既同，用之亦应无嫌。**唐本注云：**季氏本草云"马刀为茯苓使"，无名马间者。"间"字草书实似"刀"字，写人不识，讹为"间"尔。陶不悟，云是马茎，谬矣。今太山亦有茯苓，白实而块小，而不复采用。第一出华山，形极粗大，雍州南山亦有，不如华山者。**今注**，马间当是马蔺，二注皆恐非也。**臣禹锡等谨按，**蜀本图经云：生枯松树下，形块无定，以似人、龟、鸟形者佳。今所在有大松处皆有，惟华山最多。**范子云：**茯苓出嵩高三辅。**淮南子云：**下有茯苓，上有菟丝。注云：茯苓，千岁松脂也。菟丝生其上而无根，一名女萝也。**典术云：**茯苓者，松脂入地千岁为茯苓，望松树赤者下有之。**广志云：**茯神，松汁所作，胜茯苓，或曰松根茯苓贯著之。生朱提汉阳县。**药性论云：**茯苓，臣，忌米醋。能开胃止呕逆，善安心神，主肺痿痰壅，治小儿惊痫，疗心腹胀满，妇人热淋，赤者破结气。**又云：**茯神，君，味甘，无毒。主惊痫，安神定志，补劳乏，主心下急痛坚满，人虚而小肠不利，加而用之。其心名黄松节，偏治中偏风，口面㖞斜，毒风筋挛不语，心神惊掣，虚而健忘。**日华子**云：茯苓，补五劳七伤，安胎，暖腰膝，开心益智，止健忘。忌酸及酸物。

图经曰 茯苓生泰山山谷，今泰、华、嵩山皆有之。出大松下，附根而生，无苗叶花实，作块如拳在土底，大者至数斤，似人形、龟形者佳，皮黑，肉有赤、白二种。或云是多年松脂流入土中变成，或云假松气于本根上生。今东人采之法：山中古松久为人斩伐者，其枯折搓蘖，枝叶不复上生者，谓之茯苓拔。见之，即于四面丈余地内，以铁头锥刺地。如有茯苓，则锥固不可拔，于是掘土取之。其拨大者，茯苓亦大。皆自作块，不附著根上。其抱根而轻虚者为茯神。然则假气而生者，其说胜矣。二月、八月采者良，皆阴干。《史记·龟策传》云："伏灵在菟丝之下，状如飞鸟之形。新雨已，天清静无风，以夜捎（或作烧）菟丝去之，即篝烛此地。（篝，音沟，笼也，盖然火而笼罩其上也。）火灭即记其处，以新布四丈环置之，明乃掘取，入地四尺至七尺得矣。"此类今固不闻有之。神仙方多单饵之，其法：取白茯苓五斤，去黑皮，捣筛，以熟绢囊盛，于三斗米下蒸之，米熟即止，暴干又蒸，如此三过。乃取牛乳二斗和合，著铜器中，微火煮如膏，收之。每食以竹刀割取，随性任饱服之，则不饥。如欲食，先煮葵菜汁饮之，任食无碍。又茯苓苏法云：取白茯苓三十斤，山之阳者甘美，山之阴者味苦，去皮，薄切，暴干蒸之。以汤淋去苦味，淋之不止，其汁当甜。乃暴干筛末，用酒三石，蜜三升相和，内末其中，并置大瓮搅之百匝，封之勿泄气。冬五十日，夏二十五日，酥自浮出酒上，掠取之，其味极甘美。以作饼，大如手掌，空室中阴干，色赤如枣。饥时食一枚，酒送之，终日不须食，自饱。此名神仙度世之法。又服食法：以合白菊花，或合桂心，或合术，丸、散自任。皆可常服，补益殊胜。或云茯苓中有赤筋，最能损目，若久服者，当先杵末，水中飞澄，熟按，去尽赤滓方可服。若合他药，则不须尔。凡药有茯苓，皆忌米醋。旧说琥珀是千年茯苓所化，一名江珠。张茂先云：今益州永昌出琥珀而无茯苓。又云：烧蜂窠所作。三说张皆不能辨。按《南蛮地志》云：林邑多琥珀，云是松脂所化。又云：枫脂为之，彼人亦不复知。地中有琥珀，则傍无草木，入土浅者五尺，深者或八九尺，大者如斛，削去皮，初如桃胶，久乃坚凝。其方人以为枕，然古今相传是松类，故附于茯苓耳。

【雷公云 凡采得后，去皮心神了，捣令细，于水盆中搅令浊，浮者去之，是茯苓筋，若误服之，令人眼中童子并黑晴点小，兼盲目。甚记之。

圣惠方 治面䵟疱及产妇黑疱如雀卵色：用白茯苓末，蜜和傅之。

肘后方 姚氏疗默：茯苓末白蜜和涂上，满七日即愈。

经验后方 养老延年服茯苓方：华山挺子茯苓，研削如枣许大，令四方有角，安于新瓷瓶内，以好酒浸，以三重纸封其头后，一百日开，其色当如饧糖。可日食一块，百日后肌体润泽，服一年后，可夜视物，久久食之，肠化为筋，可延年耐老，面若童颜。

孙真人枕中记 茯苓久服，百日百病除，二百日夜昼不眠，二年后役使鬼神，四年后玉女来侍。

抱朴子 任子季服茯苓十八年，玉女从之，能隐能彰，不食谷，灸瘢灭，面生光玉泽。

宋王微茯苓赞 皓苓下居，彤纷上荟。中状鸡凫，具客龟蔡。神侔少司，保延幼艾。终志不移，柔红可佩。

神仙服茯苓法 白茯苓去皮，酒浸十五日，漉出为散。每服三钱，水调下，日三。

衍义曰 茯苓乃樵斫讫多年松根之气所生。此盖根之气味，噎郁未绝，故为是物。然亦由土地所宜与不宜，其津气盛者，方发泄于外，结为茯苓，故不抱根而成物。既离其本体，则有苓之义。茯神者，其根但有津气而不甚盛，故止能伏结于本根。既不离其本，故曰茯神。此物行水之功多，益心脾不可阙也。或曰松既樵矣，而根尚能生物乎？答曰：如马勃菌、五芝、木耳、石耳之类，皆生于枯木、石、粪土之上，精英未沦，安得不为物也。其"上有菟丝，下有茯苓"之说，甚为轻信。

【点评】茯苓来源于多孔菌科茯苓 *Poria cocos*，古今品种无变化。茯苓"益气力，保神守中，久服安魂养神，不饥延年"，又兼利小便，治疗"膈中痰水，水肿淋结"，其补养和利水两大功效皆见于《本草经》《名医别录》。所以《汤液本草》总结说，茯苓具有"虽利小便而不走气"的特点。

茯苓的补养作用，中医主要用于脾虚之证，如《太平惠民和剂局方》四君子汤；也用于心气虚之心悸失眠，如《济生方》之归脾汤，《本草纲目》云："后人治心悸必用茯神。故洁古张氏云：风眩心虚，非茯神不能除，然茯苓未尝不治心病也。"在神仙家眼中，茯苓更是上品仙药，黑盖子下引道书已多，不繁列。茯苓是仙药，所以传说中也以人形者为优，陆游《感怀》诗有句："丹砂收箭镞，茯苓斲人形。"《纵笔》也说："百尺松根结茯苓，千年长养似人形。"

琥珀 味甘，平，无毒。主安五脏，定魂魄，杀精魅邪鬼，消瘀血，通五淋。生永昌。

陶隐居云：旧说云是松脂沦入地，千年所化，今烧之亦作松气。俗有琥珀，中有一蜂，形色如生。《博物志》又云"烧蜂窠所作"，恐非实。此或当蜂为松脂所粘，因坠地沦没尔。亦有煮鳖鸡子及青鱼枕作者，并非真。惟以拾芥为验。俗中多带之辟恶。刮屑服，疗瘀血至验。仙经无正用，惟曲晨丹所须，以赤者为胜。今并从外国来，而出茯苓处永无。不知出琥珀处复有茯苓以否。**今按**，陈藏器本草云：琥珀，止血生肌，合金疮。和大黄、鳖甲，作散子，酒下方寸匕，下恶血，妇人腹内血尽即止。宋高祖时，宁州贡琥珀枕，碎以赐军士傅金疮。《汉书》云：出罽宾国，初如桃胶，凝乃成焉。**臣禹锡等谨按**，蜀本注云：又据一说，枫脂入地，千年变为琥珀，乃知非因烧蜂窠成也。蜂窠既烧，安有蜂形在其间？不独自松脂变也，松脂独变，安有枫脂所成者？核其事而言，则琥珀之为物，乃是木脂入地，千年者所化也。但余木不及枫、松有脂而多经年岁，故不自其下掘得也。**药性论云**：琥珀，君。治百邪，产血疹痛。**日华子云**：疗蛊毒，壮心，明目，摩翳，止心痛，癫邪，破结癥。

图经曰
文具茯苓条下。

【海药】
是海松木中津液，初若桃胶，后乃凝结。温，主止血生肌，镇心明目，破癥瘕气块，产后血晕闷绝，儿枕痛等，并宜饵此方。琥珀一两，鳖甲一两，京三棱一两，延胡索半两，没药半两，大黄六铢，熬捣为散。空心酒服三钱匕，日再服，校量神验莫及。产后即减大黄。凡验真假，于手心熟磨，吸得芥为真。复有南珀，不及舶上来者。

雷公云
凡用，红松脂、石珀、水珀、花珀、物象珀、瑿珀、琥珀。红松脂如琥珀，只是浊，太脆，文横。水珀多无红色，如浅黄，多粗皮皱。石珀如石重，色黄不堪用。花珀文似新马尾松心文，一路赤，一路黄。物象珀其内自有物命，动此使有神妙。瑿珀，其珀是众珀之长，故号瑿珀。琥珀如血色，熟于布上拭，吸得芥子者，真也。夫入药中，用水调侧柏子末，安于瓷锅子中，安琥珀于末中了，下火煮，从巳至申，别有异光，别捣如粉重筛用。

外台秘要
治鱼鲠骨横喉中，六七日不出：琥珀珠一物，贯串着绳，推令前，入至鲠所，又复推以牵引出矣。若水晶珠亦得，更无，坚物磨令滑用之。**又方**疗从高坠下，若为重物所顿笮得瘀血：刮琥珀屑，酒服方寸匕。取蒲黄二三匕服，日四五服，差。

鬼遗方
治金疮，弓弩箭中，闷绝无所识：琥珀研如粉，以童子小便调一钱，三服差。

通典
南蛮、海南、林邑国、秦象郡、林邑县，多出琥珀。松脂沦入地下，及傍不生草木，深八九尺，大如斛，削去皮成焉。初如桃胶，凝成乃坚复，光彩甚丽。

别说云
谨按，诸家所说茯苓、琥珀，虽小有异同，皆云松脂入地所化，但今产茯苓处，未尝有琥珀。采茯苓时，当寻大松摧折或因斫伐，而根瘢不朽，斫之津润如生者，则附近掘取之。盖松木折，不再抽牙，其根不死，津液下流，故生茯苓、茯神。因用治心肾，通津液也。若琥珀，即是松树枝节荣盛时，为炎日所灼，流脂出树身外，日渐厚大，因坠土中，其津润岁久，乃为土所渗泄，而光莹之体独存。今可拾芥，尚有粘性故。其中有蚊虫之类，此未入土时所粘着者。二物皆自松出，而所禀各异。茯苓生成于阴者也，琥珀生于阳而成于阴，故皆治荣而安心、利水也。观下条松脂所图之形，则可悉其理矣。

衍义曰　琥珀今西戎亦有之，其色差淡而明澈，南方者色深而重浊，彼土人多碾为物形。若谓千年茯苓所化，则其间有沾着蜾蠃蜂蚁宛然完具者，是极不然也。地理志云"林邑多琥珀，实松脂所化耳"，此说为胜。但土地有所宜不宜，故有能化有不能化者。张茂先又为烧蜂窠所作，不知得于何处？以手摩热，可以拾芥。余如经。

【点评】琥珀为松柏科植物的树脂流入地下，年久转化形成的化石样物质，其中偶然可见在树脂滴落过程中包裹的小昆虫或植物碎片。《新修本草》说："古来相传云：松脂千年为茯苓，又千年为琥珀，又千年为瑿。"其说见于《博物志》引《神仙传》云："松柏脂入地千年化为茯苓，茯苓化为琥珀。"唐人亦以此入诗歌，如韦应物《咏琥珀》云："曾为老茯神，本是寒松液。蚊蚋落其中，千年犹可觌。"但张华、陶弘景对此都持怀疑态度，《博物志》云："今泰山出茯苓而无琥珀，益州永昌出琥珀而无茯苓。"陶弘景亦云："今并从外国来，而出茯苓处永无。不知出琥珀处复有茯苓以否？"至五代《蜀本草》关于虎珀的描述已接近真实："琥珀之为物，乃是木脂入地，千年者所化也。但余木不及枫松有脂而多经年岁，故不自其下掘得也。"《本草纲目》"集解"项李时珍引曹昭《格古论》又补充说："琥珀出西番、南番，乃枫木津液多年所化。色黄而明莹者名蜡珀，色若松香红而且黄者名明珀，有香者名香珀，出高丽、倭国者色深红。有蜂、蚁、松枝者尤好。"

可注意本条陈承别说提到"观下条松脂所图之形"，此意味着《本草图经》松脂条排在琥珀条之后。又因为《本草衍义》的目录基本服从于《嘉祐本草》，检《本草衍义》卷13，琥珀也排在松黄（松子附）的前面。由此证明，《嘉祐本草》及《本草图经》之松脂条皆排在琥珀之后，唐慎微著《证类本草》改变了部分药物的排列顺序。

瑿乌兮切　味甘，平，无毒。古来相传云：松脂千年为茯苓，又千年为琥珀，又千年为瑿。然二物烧之，皆有松气。为用与琥珀同。补心安神，破血尤善。状似玄玉而轻。出西戎来，而有茯苓处见无此物。今西州南三百里碛中得者，大则方尺，黑润而轻，烧之腥臭。高昌人名为木瑿，谓玄玉为石瑿。洪州土石间得者，烧作松气，破血生肌与琥珀同，见风拆破，不堪为器。量此二种及琥珀，或非松脂所为也。有此差舛，今略论也。新见唐本。

【陈藏器】　苏于琥珀注后出瑿功状。按，瑿本功外，小儿带之辟恶，磨滴目翳赤障等。

太平广记　《梁四公子传》曰：交河之间平碛中，掘深一丈，下有瑿珀，黑逾纯漆，或大如车轮。末服之，攻妇人小肠癥瘕诸疾。

【点评】琥珀载于《名医别录》，《新修本草》在此条下提到"瑿"，至《嘉祐本草》将"瑿"单列一条。《本草纲目》"集解"项李时珍说："瑿即琥珀之黑色者，或因土色熏染，或是一种木沈结成，未必是千年琥珀复化也。"

榆皮　**味甘，平，无毒。主大小便不通，利水道，除邪气，肠胃邪热气，消肿。性滑利。久服轻身不饥，其实尤良。**疗小儿头疮痂疕。

花　主小儿痫，小便不利，伤热。**一名零榆。**生颍川山谷。二月采皮，取白暴干，八月采实，并勿令中湿，湿则伤人。

陶隐居云：此即今榆树，剥取皮，刮除上赤皮，亦可临时用之，性至滑利。初生荚人以作糜羹，令人多睡，嵇公所谓"榆令人瞑"也。断谷乃屑其皮并檀皮服之，即令人不饥。**唐本注**云：榆，三月实熟，寻即落矣。今称八月采实，恐本经误也。**今按**，陈藏器本草云：榆荚，主妇人带下，和牛肉作羹食之。四月收实作酱，似芜荑杀虫，以陈者良。嫩叶作羹食之，压丹石，消水肿。江东有刺榆，无大榆。皮入用，不滑。刺榆秋实，故陶错误也。**臣禹锡等谨按**，尔雅疏云：榆之类有十种，叶皆相似，皮

秦州榆皮

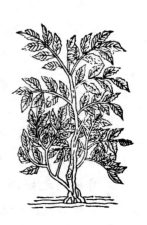

及木理异尔。而刺榆有针刺如柘，其叶如榆，瀹为蔬，美滑于白榆，《诗》云"山有枢"是也。**药性论**云：榆白皮，滑。能主利五淋，治不眠，疗齁。取白皮阴干后，焙杵为末。每日朝夜用水五合，末二钱，煎如胶服，差。**孟诜**云：生皮主暴患赤肿，以皮三两捣，和三年醋滓，封之，日六七易；亦治妇人妒乳肿。服丹石人采叶生服一两顿佳。子作酱食，能助肺，杀诸虫下气，令人能食，消心腹间恶气，卒心痛，食之良。**日华子**云：榆白皮，通经脉，涎傅癣。

图经曰　榆皮生颍川山谷，今处处有之。三月生荚人，古人采以为糜羹，今无复食者，惟用陈老实作酱耳。然榆之类有十数种，叶皆相似，但皮及木理有异耳。白榆先生叶，却著荚，皮白色，剥之，刮去上粗皲，中极滑白，即《尔雅》所谓"榆，白枌"也。此皮入药，今孕妇滑胎方多用之。小儿白秃，发不生，捣末苦酒调涂之。刺榆有针刺如柘，古人所茹者，云美于白榆，《尔雅》所谓"枢，荎"，《诗·唐风》云"山有枢"是也。二月采皮，取白暴干，四月采实，并勿令中湿。榆皮，荒岁农人食之以当粮，不损人。

【食疗　生榆皮，利小便，主石淋。又，取叶煮食之，时复食一顿，尤良。高昌人多捣白皮为末，和菜菹食之，甚美。令人能食，仙家长服，服丹石人亦食之，取利关节故也。又，榆人，可作酱食之，亦甚香美。有少辛味，能助肺气，杀诸虫，下气，令人能食。又，心腹间恶气，内消之。尘者尤良。又，涂诸疮癣，妙。又，卒患冷气心痛，食之差。并主小儿痫，小便不利。

外台秘要　治渴，小便利非淋方：榆皮二片去黑皮，以水一斗，煮取五升。一服三合，日三服。

千金方　五色丹，俗名油肿，若犯多致死，不可轻之：以榆白皮末和鸡子白傅之。

千金髓　火灼烂疮：榆白皮熟嚼封之，差。

备急方　疗身体暴肿满：榆皮捣屑，随多少杂米作粥食，小便利。

子母秘录　疗妊娠胎死腹中，或母病欲下胎：榆白皮煮汁服二升。**又方**小儿白秃疮：捣榆白皮末，醋和涂之，虫当出。

杨氏产乳　疗身体及头悉生疮：取榆白皮炒令黄，捣为散，以好苦酒和涂上，又以绵裹覆上，虫出即差。

嵇叔夜养生论云　榆令人瞑。

别说云　谨按，榆白皮焙干为末，妇人妊娠临月，日三服方寸匕，令产极易，产下儿身尚皆涂之，信其验也。又湿捣治如糊，用粘瓦石极有力，京东西北人，以石为碓觜，每用此以胶之。

衍义曰　榆皮今初春先生夹者是。去上皴涩干枯者，将中间嫩处，剉、干、砲为粉，当歉岁，农将以代食，叶青嫩时收贮，亦用以为羹茹。嘉祐年，过丰沛，人阙食，乡民多食此。

【点评】榆树是常见树种，种类甚多，一般将 *Ulmus pumila* 订名为榆树。《尔雅·释木》："榆，白枌。"《本草纲目》"释名"说："按王安石《字说》云：榆浑俞柔，故谓之榆。其枌则有分之之道，故谓之枌。其荚飘零，故曰零榆。"

榆树的嫩叶、榆钱、干皮、根皮自古便是穷苦人救渡荒年常食之品，所以《本草纲目》非常不同意《本草经》言其"久服轻身不饥"的神仙功效，"发明"项批评说："榆皮、榆叶，性皆滑利下降，手足太阳、手阳明经药也。故人小便不通，五淋肿满，喘嗽不眠，经脉胎产诸证宜之。本草十剂云'滑可去着，冬葵子、榆白皮之属'，盖亦取其利窍渗湿热，消留着有形之物尔，气盛而壅者宜之。若胃寒而虚者，久服渗利，恐泄真气，《本经》所谓久服轻身不饥，苏颂所谓榆枌多食不损人者，恐非确论也。"

酸枣 味酸，平，无毒。**主心腹寒热，邪结气聚，四肢酸疼，湿痹**，烦心不得眠，脐上下痛，血转久泄，虚汗烦渴，补中，益肝气，坚筋骨，助阴气，令人肥健。**久服安五脏，轻身延年。**生河东川泽。八月采实，阴干，四十日成。恶防己。

陶隐居云：今出东山间，云即是山枣树。子似武昌枣而味极酸，东人啖之以醒睡，与此疗不得眠，正反矣。**唐本注**云：此即棘（音贰）枣实也，树大如大枣，实无常形，但大枣中味酸者是。本经惟用实，疗不得眠，不言用人。今方用其人，补中益气。自"补中益肝"已下，此为酸枣人之功能。又于下品白棘条中，复云用其实。今医以棘实为酸枣，大误。**今注**：陶云醒睡，而经云疗不得眠。盖其子肉味酸，食之使不思睡，核中人，服之疗不得眠，正如麻黄发汗，根节止汗也。此乃棘实，更非他物。若谓是大枣味酸者，全非也。酸枣小而圆，其核中人微扁；大枣人大而长，不类也。**臣禹锡等谨按**，蜀本图经云：今河东及滑州，以其木为车轴及匙箸等，木甚细理而硬，所在有之。八月采实，日干。**药性论**云：酸枣人，主筋骨风，炒末作汤服之。**陈藏**

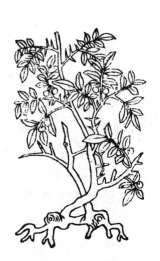

器云：按酸枣，既是枣中之酸，更无他异，此即真枣，何复名酸，既云其酸，又云其小，今枣中酸者，未必即小，小者未必即酸，虽欲为枣生文，展转未离于枣。若道枣中酸者，枣条无令睡之功，道棘子不酸，今人有众呼之目。枣、棘一也，酸、甜两焉。纵令以枣当之，终其非也。嵩阳子曰：余家于滑台，今酸枣县即滑之属邑也，其地名酸枣焉。其树高数丈，径围一二尺，木理极细，坚而且重，其树皮亦细文似蛇鳞。其枣圆小而味酸，其核微圆，其人稍长，色赤如丹。此医之所重，居人不易得。今市之卖者，皆棘子为之。**又云**：山枣树如棘，子如生枣，里有核如骨，其肉酸滑好食，山人以当果。**五代史**：后唐《刊石药验》云：酸枣人睡多生使，不得睡炒熟。**日华子**云：酸枣人治脐下满痛。

图经曰 酸枣生河东川泽，今近京及西北州郡皆有之，野生多在坡坂及城垒间。似枣木而皮细，其木心赤色，茎、叶俱青，花似枣花。八月结实，紫红色，似枣而圆小味酸。当月采实，取核中人，阴干，四十日成。《尔雅》辨之种类曰："实小而酸，曰樲枣。"《孟子》曰"养其樲枣"，赵歧注："所谓酸枣是也。"一说惟酸枣县出者为真，其木高数丈，径围一二尺，木理极细，坚而且重，邑人用为车轴及匕箸。其皮亦细，文似蛇鳞。其核人稍长而包赤如丹，亦不易得。今市之货者，皆棘实耳，用之尤宜详辨也。本经主烦心不得眠，今医家两用之，睡多生使，不得睡炒熟，生熟便尔顿异。而胡洽治振悸不得眠，有酸枣人汤：酸枣人二升，茯苓、白术、人参、甘草各二两，生姜六两，六物切，以水八升，煮取三升，分四服。深师主虚不得眠，烦不可宁，有酸枣人汤：酸枣人二升，蝭母、干姜、茯苓、芎藭各二两，甘草一两炙，并切，以水一斗，先煮枣，减三升后，内五物，煮取三升，分服。一方更加桂一两。二汤酸枣并生用，疗不得眠，岂便以煮汤为熟乎？

【雷公云 酸枣人，凡使，采得后晒干，取叶重拌酸枣人蒸半日了，去尖皮了，任研用。

食疗 酸枣，平。主寒热结气，安五脏，疗不得眠。

圣惠方 治胆虚睡卧不安，心多惊悸：用酸枣人一两，炒令香熟，捣细为散。每服二钱，竹叶汤调下，不计时候服。**又方**治夜不眠睡：用酸枣人半两，炒黄研末，以酒三合浸汁，先以粳米三合煮作粥，临熟下枣人汁，更煮三五沸。空心食之。**又方**治骨蒸劳，心烦不得眠卧：用酸枣人二两，水二大盏，半研绞取汁，下米二合煮粥，候熟下地黄汁一合，更渐煮过。不计时候食之。

外台秘要 疗齿虫腐烂：棘针二百枚，即是枣树棘朽落地者，以水二升，煎取一升含之。日四五度，即差。**又方**疗刺在人肉中不出：酸枣人核烧末，水服之，立便得出。

简要济众 治胆风毒气，虚实不调，昏沉睡多：酸枣人一两生用，金挺腊茶二两，以生姜汁涂，炙令微焦，捣罗为散。每服二钱，水七分，煎六分，无时温服。

衍义曰 酸枣微热，经中不言用人，仍疗不得眠。天下皆有之，但以土产宜与不宜。嵩阳子曰："酸枣县，即滑之属邑。其木高数丈，味酸，医之所重，今市人卖者皆棘子。"此说未尽，殊不知小则为棘，大则为酸枣，平地则易长，居崖堑则难生。故棘多生崖堑上，久不樵则成干，人方呼为酸枣，更不言棘。徒以世人之意如此，在物则曷若是也，其实一本。以其不甚为世所须，及碍塞行路，故成大木者少，多为人樵去。然此物才及三尺，便开花结子，但窠小者气味薄，木大者气味厚，又有此别。今陕西临潼山野所出者亦好，亦土地所宜也，并可取仁。后有白棘条，乃是酸枣未长大时，枝上刺也。及至长成，其刺亦少，实亦大。故枣取大木，刺取小窠也，亦不必强分别尔。

【点评】酸枣为鼠李科枣的变种 *Ziziphus jujuba* var. *spinosa*，较枣树为矮小，多为灌木状，小枝成"之"字形，其托叶刺有直伸和弯曲两种，核果较小，近球形或短距圆形。酸枣与白棘的关系，当以《本草衍义》所说较为准确，即"小则为棘，大则为酸枣"。

《名医别录》载酸枣主烦心不得眠，陶弘景提出疑问："东人啖之以醒睡，与此疗不得眠，正反矣。"《开宝本草》解释说："陶云醒睡，而经云疗不得眠。盖其子肉味酸，食之使不思睡，核中人，服之疗不得眠。"意谓枣肉味酸醒神，枣仁催眠。但争论并没有结束，《嘉祐本草》引"五代史后唐《刊石药验》"说："酸枣人睡多生使，不得睡炒熟。"《本草图经》也肯定此说，谓"本经主烦心不得眠，今医家两用之，睡多生使，不得睡炒熟，生熟便尔顿异"。李时珍亦信任其说，"发明"项云："酸枣实味酸性收，故主肝病，寒热结气，酸痹久泄，脐下满痛之证。其仁甘而润，故熟用疗胆虚不得眠、烦渴虚汗之证。生用疗胆热好眠，皆足厥阴、少阳药也。今人专以为心家药，殊昧此理。"

按，所谓酸枣仁生用醒睡，炒用催眠的说法，古人也有不同看法，《本草从新》说："生用疗胆热好眠之说未可信也，盖胆热必有心烦、口苦之证，何以反能好眠乎。若肝火郁于胃中以致倦怠嗜卧，则当用辛凉透发肝火，如柴、薄之属，非枣仁所得司也。"动物实验证实，酸枣仁无论生用、炒用，对小鼠都表现为镇静作用，没有观察到相反效应，故《中华临床中药学》认为："据此，可以否定'睡多生使，不得睡炒熟'之传统用法。临床用治心悸、失眠等证时，既可用生酸枣仁，亦可用炒酸枣仁。"

又，《嘉祐本草》引"五代史后唐刊石药验"云云，此为《旧五代史》佚文，点校本皆作"五代史后唐刊《石药验》"，似非妥当。此以"刊"为动词，但"刊"字用作"刻书"意较为晚出，故疑书名为《刊石药验》，取意所记药物效验之可靠，足以刊镂金石而不磨灭。《刊石药验》不知是何书，除本条外，唯见清代曹廷栋《养生随笔》卷五淡菜粥条云："《刊石药验》曰：与萝卜或紫苏冬瓜，入米同煮，最益老人，酌宜用之。"

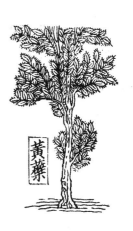

檗木_{黄檗也}　味苦，寒，无毒。主五脏肠胃中结热，黄疸，肠痔，止泄痢，女子漏下赤白，阴伤蚀疮，疗惊气在皮间，肌肤热赤起，目热赤痛，口疮。久服通神。

根　一名檀桓。主心腹百病，安魂魄，不饥渴。久服轻身延年，通神。生汉中山谷及永昌。恶干漆。

陶隐居云：今出邵陵者，轻薄色深为胜；出东山者，厚而色浅。其根于道家入木芝品，今人不知取服之。又有一种小树，状如石榴，其皮黄而苦，俗呼为子檗，亦主口疮。又一种小树，多刺，皮亦黄，亦主口疮。唐本注云：子檗，一名山石榴，子似女贞，皮白不黄，亦名小檗，所在有。今云皮黄，恐谬矣。按，今俗用子檗，皆多刺小树，名刺檗，非小檗也。今按，陈藏器本草云：檗皮，主热疮疱起，虫疮，痢下血，杀蛀虫，煎服主消渴。臣禹锡等谨按，蜀本图经云：黄檗，树高数丈，叶似吴茱萸，亦如紫椿，皮黄，其根如松下茯苓，今所在有。本出房、商、合等州山谷，皮紧厚二三分，鲜黄者上。二月、五月采皮，日干。药性论云：黄檗，使，平。主男子阴痿，治下血如鸡鸭肝片，及男子茎上疮。屑末傅之。日华子云：安心除劳，治骨蒸，洗肝明目，多泪，口干心热，杀疳虫，治蛔心痛，疥癣。蜜炙治鼻洪，肠风泻血，后分急热肿痛。身皮力微次于根。

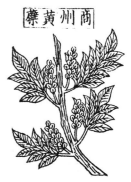

图经曰　檗木，黄檗也。生汉中山谷及永昌，今处处有之，以蜀中者为佳。木高数丈，叶类茱萸及椿、楸叶，经冬不凋。皮外白，里深黄色，根如松下茯苓作结块。五月、六月采皮，去皱粗，暴干用。其根名檀桓。《淮南万毕术》曰：檗令面悦。取檗三寸，土瓜三枚，大枣七枚，和膏汤洗面，乃涂药，四五日光泽矣。唐韦宙《独行方》主卒消渴，小便多。黄檗一斤，水一升，煮三五沸，渴即饮之，恣意饮，数日便止。别有一种多刺而小，细叶者，名刺檗，不入药用。又下品有小檗条，木如石榴，皮黄，子赤如枸杞，两头尖，人剉以染黄，今医家亦稀用。

【雷公曰】　凡使，用刀削上粗皮了，用生蜜水浸半日，漉出晒干，用蜜涂，文武火炙令蜜尽为度。凡修事五两，用蜜三两。

外台秘要　口中及舌生疮烂：剉黄檗含之。

千金方　治小儿重舌：以黄檗、苦竹沥浸沥点舌上。

肘后方　咽喉卒肿，食饮不通：黄檗捣傅肿上，冷复易之，用苦酒和末佳。**又方** 伤寒时气温病，毒攻手足肿，疼痛欲断，亦治毒攻阴肿：细剉黄檗五斤，以水三升煮渍之。《伤寒类要》同。

葛氏方　男子阴疮损烂：水煮黄檗洗，白蜜涂之。**又方** 卒喉痹：取黄檗片切含之。又黄檗一斤咬咀，酒一斗，煮三沸去滓，恣饮便愈。**又方** 食自死六畜肉中毒：黄檗末服方寸匕，未解再服之。

经验方　治呕血：黄檗好者以蜜涂之。干杵为末，和麦门冬熟水调下二钱匕，立差。

梅师方　治痈疽发背或发乳房，初起微赤，不急治之，即煞人：捣黄檗末，和鸡子白涂之。

简要济众　治吐血热极方：黄檗二两涂蜜，于慢火上炙焦捣末。每服二钱，温糯米饮调下。

十全博救　治小儿热泻：用黄檗削皮后，焙杵为末，用薄米饮为丸如粟大。每服十丸，米饮下。

深师方　疗伤寒热病口疮：黄檗皮削去上粗皮，取里好处薄削，以崖蜜渍之一宿，唯欲令浓，含其汁良久吐，更含。若胸中热，有疮时，饮三五合尤佳。《圣惠方》同。

子母秘要录　小儿脐疮不合，黄檗末涂之。

衍义曰　檗木今用皮，以蜜匀炙，与青黛各一分，同为末，入生龙脑一字，研匀，治心脾热。舌颊生疮，当掺疮上，有涎即吐。又张仲景檗皮汤，无不验。《伤寒论》中已著。

【点评】　檗木载于《本草经》，注言"黄檗也"，后世通常写作"黄柏"。《本草纲目》"释名"项解释说："俗作黄柏者，省写之谬也。"《本草图经》绘有黄檗和商州黄檗两图，前者为植株全图，后者为折枝。奇数羽状复叶，花序生于叶腋，所表现的应该都是芸香科植物黄皮树 *Phellodendron chinense*，药用习称"川黄柏"。另有关黄柏 *Phellodendron amurense* 主要分布于关外，成为药用正品恐与清代满人入主中原有关，据《盛京通志》卷10载乾隆皇帝盛京赋有句云："烂红杏与绯桃，纷白棟与黄蘖"，这大约是关黄柏的最早文献出处。

据陶弘景说："又有一种小树，状如石榴，其皮黄而苦，俗呼为子檗，亦主口疮。"《新修本草》云："子檗，一名山石榴，子似女贞，皮白不黄，亦名小檗，所在有。今云皮黄，恐谬矣。按今俗用子檗，皆多刺小树，名刺檗，非小檗也。"此当是小檗科小檗属（*Berberis*）的植物。

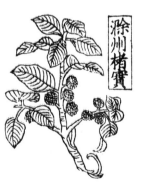

楮实 味甘，寒，无毒。主阴痿，水肿，益气充肌肤，明目。久服不饥不老，轻身。生少室山。一名谷实。所在有之。八月、九月采实，日干，四十日成。

叶 味甘，无毒。主小儿身热，食不生肌，可作浴汤。又主恶疮，生肉。

树皮 主逐水，利小便。

茎 主瘾疹痒。单煮洗浴。皮间白汁，疗癣。

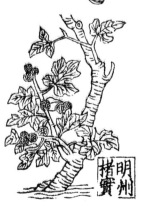

陶隐居云：此即今榖（音构）树也。仙方采捣取汁和丹用，亦干服，使人通神见鬼。南人呼榖纸，亦为楮纸，武陵人作榖皮衣，又甚坚好尔。**臣禹锡等谨按，蜀本**图经云：树有二种，取有子、叶似葡萄者佳。八月采实，所在皆识也。**药性论**云：榖木皮亦可单用。味甘，平，无毒。能治水肿气满。叶干炒末，搜面作怀饦食之，主水痢。**段成式酉阳杂俎**云：构，谷田久废必生构。叶有瓣曰楮，无曰构。**日华子**云：楮实，壮筋骨，助阳气，补虚劳，助腰膝，益颜色，皮斑者是楮，皮白者是榖。**又云**：楮叶，凉，无毒。治刺风身痒，此是斑榖树。**又云**：榖树汁，傅蛇虫蜂犬咬，能合朱砂为团，名曰五金胶漆。

图经曰　楮实生少室山，今所在有之。此有二种：一种皮有斑花文，谓之斑榖，今人用为冠者；一种皮无花，枝叶大相类，但取其叶似葡萄叶作瓣而有子者为佳。其实初夏生，如弹丸，青绿色，至六七月渐深红色，乃成熟。八月、九月采，水浸去皮穰，取中子，日干。仙方单服其实。正赤时收取中子，阴干，筛末，水服二钱匕，益久乃佳。俗谓之榖。一说：谷田久废必生构，叶有瓣曰楮，无曰构。《诗·小雅》云"爰有树檀，其下惟榖"，陆机疏云："幽州谓之谷桑，或曰楮桑；荆、杨、交、广谓之榖。江南人绩其皮以为布。又捣以为纸，长数丈，光泽甚好。又食其嫩芽，以当菜茹。"主四肢风痹，赤白下痢。其叶主鼻洪。《小品》云：鼻衄数升不断者，取楮叶捣取汁饮三升，不止再三饮，神良。久衄亦差。纸亦入药，见刘禹锡《传信方》。治女子月经不绝，来无时者，取案纸三十张，烧灰，以清酒半升和调服之，顿定。如冬月即暖酒服。蓐中血晕，服之立验。已毙者，去板齿灌之，经一日亦活。今楮纸用之最博，或用其灰，止金创出血，甚效。楮布不见有之，医方但贵楮实，余亦稀用。俚俗或取其木枝中白汁，涂癣甚效。杨炎《南行方》治瘴痢无问老少，日夜百余度者，取干楮叶三两，熬捣为末，煎乌梅汤服方寸匕，日再服，取羊肉裹末，内谷道，痢出即止。

【雷公云　凡使，采得后用水浸三日，将物搅旋投水，浮者去之，然后晒干，却用酒浸一伏时了，便蒸，从巳至亥，出，焙令干用。

圣惠方　治癣湿痒：用楮叶半斤，细切捣烂，傅癣上。

外台秘要　《近效》天行后两胁胀满，脐下如水肿：以榖枝汁随意服，愈。**又方**有人虚肥，积年气上如水病，面肿脚不肿：榖楮叶八两，以水一斗，煮取六升，去滓，内米煮粥吃。**又方**点眼翳：取楮白皮暴干，合作一绳子如钗股大，烧作灰，待冷细研如面。每点于翳上，日三五度，渐消。**又方**头风白屑如麸糠方：竖截楮木作枕，六十日一易新者。

肘后方　治卒风不得语：剉榖枝叶，酒煮熟，皮中沫出，随多少饮之。**又方**治少小鼻衄，小劳辄出：楮树叶取汁饮三升，不止，四五饮，良。此方久衄亦差。

经验后方　炼榖子煎法：取榖子五升，六月六日采，以水一石，煮取五升去滓，微火煎如饧，即堪用。

广利方　治蝎螫人痛不止方：榖树白汁，涂之立差。

子母秘录　小儿赤白痢，渴及得水吃又呕逆方：炙构叶令香黄，以饮浆半升浸构叶，使水绿色，然后去叶，以木瓜一个切，内叶汁中，煮三二沸，去木瓜，使暖细细服，渴停。

抱朴子 楮实赤者服之，老者成少，令人夜应彻视见鬼神。道士梁顿，年七十乃服之，更少壮，到百四十岁，能夜出行及走马。

杨尧辅说 患人耽睡，捣花榖叶服，验。

修真秘旨 服楮实者，辄为骨软疾。

丹房镜源 构汁，搜药砂子。

【**点评**】《说文》"楮"与"榖"互训，故陶弘景说："此即今榖树也。仙方采捣取汁和丹用，亦干服，使人通神见鬼。南人呼榖纸，亦为楮纸，武陵人作榖皮衣，又甚坚好尔。"亦称"构"，《酉阳杂俎》云："构，谷田久废必生构。叶有瓣曰楮，无曰构。"

楮与榖（构）长期被认为是两个物种，除了《酉阳杂俎》按照叶形区分二者，《日华子诸家本草》又注意到二者树皮的区别，有云："皮斑者是楮，皮白者是榖。"参考《酉阳杂俎》的观点，《本草图经》所绘滁州楮实叶全缘为"构"，明州楮实叶3~5裂为"楮"。《救荒本草》袭用其说，也认为楮分两种，楮桃树条云："树有二种，一种皮有班花纹，谓之斑榖，人多用皮为冠；一种皮无花纹，枝叶大相类，其叶似葡萄叶，作瓣叉，上多毛涩而有子者为佳。其桃如弹大，青绿色，后渐变深红色，乃成熟。浸洗去穰，取中子入药。一云皮班者是楮皮，白者是榖皮，可作纸。"

至《本草纲目》始弄清树皮花斑有无，叶分叉与否，其实是同一种植物雌雄异株故形态不同而已，"集解"项李时珍说："按许慎《说文》言楮榖乃一种也，不必分别，惟辨雌雄耳。雄者皮斑而叶无丫叉，三月开花成长穗，如柳花状，不结实，歉年人采花食之。雌者皮白而叶有丫叉，亦开碎花。结实如杨梅，半熟时水澡去子，蜜煎作果食。二种树并易生，叶多涩毛。南人剥皮捣煮造纸，亦缉练为布，不坚易朽。"此为桑科植物构树 *Broussonetiapapyrifera*，雌雄异株，雄花序为柔荑花序，雌花序球形头状。需指出的是，构树的叶并非如《本草纲目》所说有雌雄区别，其雌雄株皆有不分裂或3~5裂，只是小树之叶分裂较为明显。

干漆 味辛，温，无毒、有毒。主绝伤，补中，续筋骨，填髓脑，安五脏，五缓六急，风寒湿痹，疗咳嗽，消瘀血，痞结，腰痛，女子疝瘕，利小肠，去蛔虫。

生漆 去长虫。久服轻身耐老。生汉中川谷。夏至后采，干之。半夏为之使，畏鸡子，今又忌油脂。

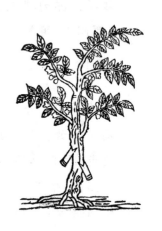

陶隐居云：今梁州漆最胜，益州亦有，广州漆性急易燥。其诸处漆桶上盖里，自然有干者，状如蜂房，孔孔隔者为佳。生漆毒烈，人以鸡子和服之去虫，犹有啮肠胃者，畏漆人乃致死；外气亦能使身肉疮肿，自别有疗法。仙方用蟹消之为水，炼服，长生。**臣禹锡等谨按，蜀本**注云：按漆性并急，凡取时须茬油解破。淳者难得，可重重别刷[①]试之。上等清漆，色黑如䃜，若铁石者好，黄嫩若蜂窠者不佳。《图经》云：树高二丈余，皮白，叶似椿樗，皮似槐，花子若牛李，木心黄。六月、七月刻取滋汁。出金州者最善也。**药性论**云：干漆，臣，味辛、咸。能杀三虫，主女人经脉不通。**日华子**云：治传尸劳，除风。入药须捣碎炒熟，不尔损人肠胃。若是湿漆，煎干更好。或毒发，饮铁浆并黄栌汁及甘豆汤，吃蟹并可制。

图经曰 干漆、生漆出汉中川谷，今蜀、汉、金、峡、襄、歙州皆有之。木高三二丈，皮白，叶似椿，花似槐，子若牛李，木心黄。六月、七月以竹筒钉入木中取之。崔豹《古今注》曰，"以刚斧斫其皮开，以竹管承之，汁滴则成漆"是也。干漆，旧云用漆桶中自然干者，状如蜂房，孔孔隔者。今多用筒子内干者，以黑如䃜，坚若铁石为佳。漆叶中药，见《华佗传》。彭城樊阿，少师事佗，求服食法。佗授以漆叶青黏散方，云服之去三虫，

---

① 刷：底本作"制"，据刘甲本改。

利五脏，轻身益气，使人头不白。阿从其言，年五百余岁。漆叶所在有之。青黏生丰沛、彭城及朝歌，一名地节，一名黄芝，主理五脏，益精气。本出于迷人入山者，见仙人服之，以告佗，佗以为佳，语阿，阿秘之。近者人见阿之寿而气力强盛，怪之，以问所服食，阿因醉乱误说，人服多验。其后无复有人识青黏。或云即黄精之正叶者。神仙方乃有单服淳漆法，传于世云。

【外台秘要】 疗蛔虫心痛，恶心吐水：干漆熬捣蜜和丸，服十五丸，日再服。

经验方 治妇人不曾生长血气，脏腑疼痛不可忍，及治丈夫元气、小肠气撮痛者，并宜服二圣丸：干漆一两为末，湿漆一两，先将湿漆入铫子内，熬如一食饭间已来，住火，与干漆末一处拌，和丸如半皂子大。每服一丸，温酒吞下，无时。如元气、小肠、膀胱气痛，牙关紧急，但斡开牙关，温酒化一丸灌下必安。怕漆人不可服。

简要济众 治九种心痛及腹胁积聚滞气：筒子干漆二两，捣碎，炒烟出，细研，醋煮面糊和丸如梧桐子大。每服五丸至七丸，热酒下，醋汤亦得，无时服。

杜壬 治小儿胃寒虫上诸证，危恶与痫相似：干漆捣炒烟尽，白芜荑等分，为细末，米饮调下一字至一钱。

席延赏 治女人经血不行及诸癥瘕等病，室女万瘕丸：干漆一两为粗末，炒令烟尽，牛膝末一两，以生地黄汁一升入银器中熬，俟可丸，丸如梧子大。每服一丸，加至三五丸，酒饮下，以通利为度。

抱朴子内篇 淳漆不枯者，服之通神长生法：或以大蟹投其中，或以云母水，或以玉水合之服，九虫悉下，恶血从鼻出。一年六甲行厨至也。

淮南子 漆见蟹而不干。

衍义曰 干漆，若湿漆药中未见用，凡用者皆干漆耳。其湿者，在燥热及霜冷时则难干，得阴湿虽寒月亦易干，亦物之性也。若沾渍人，以油治之。凡验漆，惟稀者以物蘸起，细而不断，断而急收起，又涂于干竹上，荫之速干者，并佳。余如经。

【点评】漆树科漆树 *Toxicodendron vernicifluum* 是经济作物，《说文》云："桼，木汁，可以髹物。"生漆是常见的接触性过敏原，可以引起过敏反应，此即陶说："畏漆人乃致死，外气亦能使身肉疮肿。"黑盖子下引《经验方》也专门叮嘱："怕漆人不可服。"

五加皮　味辛、苦，温、微寒，无毒。主心腹疝气，腹痛，益气，疗躄，小儿不能行，疽疮阴蚀，男子阴痿，囊下湿，小便余沥，女人阴痒及腰脊痛，两脚疼痹风弱，五缓虚羸，补中益精，坚筋骨，强志意。久服轻身耐老。一名豺漆、一名豺节。五叶者良。生汉中及冤句。五月、七月采茎，十月采根，阴干。远志为之使，畏蛇皮、玄参。

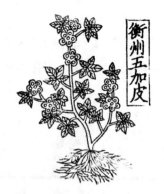

陶隐居云：今近道处处有，东间弥多。四叶者亦好。煮根茎酿酒，主益人。道家用此作灰，亦以煮石，与地榆并有秘法。臣禹锡等谨按，蜀本图经云：树生小丛，赤蔓，茎间有刺，五叶生枝端，根若荆根，皮黄黑，肉白骨硬。今所在有之。药性论云：五加皮有小毒。能破逐恶风血，四肢不遂，贼风伤人，软脚臋①（公对切）腰，主多年瘀血在皮肌，治痹湿，内不足，主虚羸。小儿三岁不能行，用此便行走。日华子云：明目，下气，治中风，骨节挛急，补五劳七伤。叶治皮肤风，可作蔬菜食。

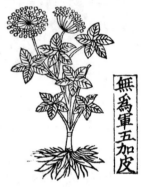

图经曰　五加皮生汉中及冤句，今江淮、湖南州郡皆有之。春生苗，茎叶俱青，作丛。赤茎又似藤蔓，高三五尺，上有黑刺。叶生五叉作簇者良；四叶、三叶者最多，为次。每一叶下生一刺。三四月开白花，结细青子，至六月渐黑色。根若荆根，皮黄黑，肉白，骨坚硬。五月、七月采茎，十月采根，阴干用。蕲州人呼为木骨。一说今所用乃有数种，京师、北地者，大片类秦皮、黄蘗辈，平直如板而色白，绝无气味，疗风痛颇效，余不入用。吴中乃剥野椿根为五加皮，柔韧而无味，殊为乖失。今江淮间所生乃为真者，类地骨，轻脆芬香是也。其苗茎有刺类蔷薇，长者至丈余。叶五出，如桃花，香气如橄榄。春时结实，如豆粒而扁，春青，得霜乃紫黑。吴中亦多，俗名为追风使，亦曰刺通，剥取酒渍以疗风，乃不知其为五加皮也。江淮、吴中往往以为藩篱，正似蔷薇、金樱辈，一如上所说，但北间多不知用此种耳。亦可以酿酒，饮之治风痹、四肢挛急。

【陈藏器序　五加皮花者，治眼眩，人捣末酒调服，自正。

雷公曰　今五加皮其树本是白楸树。其上有叶如蒲叶者，其叶三花是雄，五叶花是

———————————

① 臋：腰部忽然作痛。

雌。剥皮阴干。阳人使阴，阴人使阳。

外台秘要 治服诸药石后，或热噤多向冷地卧，又不得食诸热面、酒等方：五加皮二两，以水四升，煮取二升半，候石发之时便服，未定更服。

杨氏产乳 疗灶丹，从两脚赤，如火烧：五加叶、根烧作灰五两，取煅铁家槽中水，和涂之。

东华真人煮石经 舜常登苍梧山，曰"厥金玉之香草，朕用偃息"，正道此五加也。又异名曰金盐，昔西域真人王屋山人王常言：何以得长久，何不食石蓄金盐母；何以得长寿，何不食石用玉豉。玉豉者，即地榆也。五加、地榆皆是煮石而饵，得长生之药也。昔尹公度闻孟绰子、董士固共相与言曰：宁得一把五加，不用金玉满车；宁得一斤地榆，安用明月宝珠。

鲁定公 母单服五加酒，以致不死。临隐去佯托死，时人自莫之悟耳。张子声、杨建始、王叔才、于世彦等，皆服此酒而房室不绝，得寿三百年，有子二十人。世世有得服五加酒散而获延年不死者，不可胜计。或只为散以代汤茶而饵之，验亦然也。大王君谓五加云，盖天有五车之星精也。金应五湖，人应五德，位应五方，物应五车。故青精入茎，则有东方之液；白气入节，则有西方之津；赤气入华，则有南方之光；玄精入根，则有北方之饴；黄烟入皮，则有戊己之灵。五神镇生，相转育成。用之者真仙，服之者反婴也。

【点评】五加皮来源不止一种，《名医别录》说"五叶者良"，一般根据后世药用情况，将其推定为五加科细柱五加 *Acanthopanax gracilistylus*。

通常以俗谚"宁要五加一把，不要金玉满车"来形容五加皮的珍贵，其实这句话出自道经，本意是指五加与地榆作为煮石的重要辅料不可或缺。中医则重视五加在补虚赢、止痹痛两方面的作用，通常使用五加皮酒治病。《饮膳正要》卷3说："五加皮浸酒，或依法酿酒。治骨弱不能行走，久服壮筋骨，延年不老。"《本草正》有论云："凡诸浸酒药，惟五加皮与酒相合，大能益人，且味美也。仙家重此，谓久服可以长生，故曰'宁得一把五加，不用金银满车'，虽未必然，然亦必有可贵者。"五加来源虽然复杂，但主流皆是五加科五加属植物，因为与人参同科，亦含有皂苷类成分，所以晚近研究也重视其补益作用，其中刺五加 *Acanthopanax senticosus* 研究较早，资料较多，有多种制剂，皆号称具有"人参样作用"。

牡荆实 味苦，温，无毒。主除骨间寒热，通利胃气，止咳逆，下气。生河间、南阳、冤句山谷，或平寿都乡高岸上及田野中。八月、九月采实，阴干。得术、柏实、青葙，共疗头风，防风为之使，恶石膏。

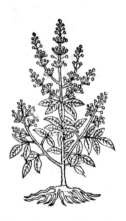

陶隐居云：河间、冤句、平寿并在北，南阳在西。论蔓荆即应是今作杖捶之荆，而复非见。其子殊细，正如小麻子，色青黄，荆子实小大如此也。牡荆子及出北方，如乌豆大，正圆黑。仙术多用牡荆，今人都无识之者。李当之《药录》乃注溲疏下云：溲疏一名阳栌，一名牡荆，一名空疏，皮白中空，时有节。子似枸杞子，赤色，味甘苦，冬月熟。俗仍无识者。当此实是真，非人篱域阳栌也。按如此说，溲疏主疗与牡荆都不同，其形类乖异，恐乖实理。而仙方用牡荆，云能通神见鬼，非惟其实，乃枝叶并好。又云：有荆树必枝枝相对，此是牡荆；有不对者，即非牡荆。既为牡，则不应有子，如此并莫详虚实，须更博访乃详之尔。**唐本注云**：此即作捶杖荆是也。实细，黄色，茎劲作树，不为蔓生，故称之为牡，非无实之谓也。按《汉书·郊祀志》以牡荆茎为幡竿，此则明蔓不堪为竿。今所在皆有。此荆既非本经所载，按今生处，乃是蔓荆，将以附此条后，陶为误矣。《别录》云：荆叶，味苦，平，无毒。主久痢，霍乱转筋，血淋，下部疮湿蟨薄脚，主脚气肿满。其根，味甘、苦，平，无毒。水煮服，主心风，头风，肢体诸风，解肌发汗。有青、赤二种，以青者为佳。出《类聚方》。今人相承，多以牡荆为蔓荆，此极误也。

今按，陈藏器本草云：荆木取茎截，于火上烧，以物承取沥，饮之去心闷烦热，头风旋目眩，心头濩濩欲吐，卒失音，小儿心热惊痫，止消渴，除痰唾，令人不睡。

图经曰 牡荆生河间、南阳、冤句山谷，或平寿都乡高岸上及田野中，今眉州、蜀州及近京亦有之。此即作捶杖者，俗名黄荆是也。枝茎坚劲，作科不为蔓生，故称牡。叶如篦麻，更疏瘦，花红作穗，实细而黄，如麻子大。或云即小荆也。八月、九月采实，阴干。此有青、赤二种，以青者为佳。谨按，陶隐居《登真隐诀》云：荆木之华叶，通神见鬼精。注云：寻荆有三种。直云荆木，即是今可作捶杖者，叶香，亦有花子，子不入药。方术则用牡荆，牡荆子入药，北方人略无识其木者。《六甲阴符》说一名羊栌，一名空疏，理白而中虚，断植即生。今羊栌斫植亦生，而花、实微细，非^①药家所用者。天监三年，上将合神仙饭，奉敕论牡荆曰：荆，花白多子，子粗大，历历疏生，不过三两茎，多不能圆，或褊或异，或多似竹节，叶与余荆不殊。蜂多采牡荆，牡荆汁冷而甜。余荆被烧，则烟火气苦；牡荆体慢汁实，烟火不入其中，主治心风第一。于时即远近寻觅，遂不值。犹用荆叶，今之所有者云。崔元亮《集验方》治腰脚蒸法：取荆叶不限多少，蒸令熟热，置于瓮中，其下著火温之。以病人置于叶中，剩著叶盖，须臾当汗出，药中旋旋吃饭，稍倦即止。便以绵衣盖，避风，仍进葱豉酒及豆酒并得，以差为度。又取此荆茎条截，于火上烧之，两头以器承取沥汁饮之，主心冈烦热，头风旋目眩，心中漾漾欲吐，卒失音，小儿心热惊痫，止消渴，除痰，令人不睡。

【**圣惠方**】 治湿瘑疮方：用荆枝烧沥涂之，效。

外台秘要 头风头痛，取荆沥不限多少服。《集验方》同。

千金方 疗九窍出血：荆叶捣取汁，酒和服二合。**又方** 治心虚惊悸不定，羸瘦方：荆沥二升，以火煎至一升六合，分服四合，日三夜一。《集验方》同。

千金翼 治喉肿疮方：取荆沥稍稍咽之。

肘后方 疗目卒痛，烧荆木出黄汁傅之。**又方** 姚氏，下赤白痢五六年者：烧大荆如臂取沥，服五六合，即得差。**又方** 蛇毒：荆叶袋盛，薄疮肿上。

深师方 疗疮方：荆木烧取汁傅之，差。

姚和众 小儿通耳方：取虫食荆子中白粉，和油滴耳中，日再之。

【**点评**】《广雅·释木》云："牡荆，蔓荆也。"本草则分为牡荆、蔓荆两种，蔓荆实至今常用，牡荆或因为品种来源不清，渐渐退出临床舞台。

陶弘景将牡荆理解为"牝牡"之牡，所以觉得奇怪，"既为牡，则不应有子，如此并莫详虚实"。《新修本草》开始就有不同的解释，如《蜀本草》总结说："以理推之，即蔓生者为蔓荆，作树生者为牡荆。蔓生者大如梧子，树生者细如麻子。则牡荆为小荆明矣。"《本草图经》亦同此意，有云："此即作棰杖

---

① 非：底本无，刘甲本有。从全句的意思看，应该是说这种"羊栌"，花实较细小，不是入药的牡荆。故据刘甲本补"非"字。

者，俗名黄荆是也。枝茎坚劲，作科不为蔓生，故称牡。叶如蓖麻，更疏瘦。花红作穗。实细而黄，如麻子大，或云即小荆也。"《本草纲目》"集解"项李时珍说："牡荆处处山野多有，樵采为薪。年久不樵者，其树大如碗也。其木心方，其枝对生，一枝五叶或七叶。叶如榆叶，长而尖，有锯齿。五月杪间开花成穗，红紫色。其子大如胡荽子，而有白膜皮裹之。苏颂云叶似蓖麻者，误矣。有青、赤二种：青者为荆，赤者为楛。嫩条皆可为筥囤。古者贫妇以荆为钗，即此二木也。"按此观点，可以确定，这种枝干粗大的牡荆为马鞭草科植物黄荆 *Vitex negundo*，灌木或小乔木，小枝方形，叶对生，掌状 5 出复叶，小叶边缘有锯齿，圆锥花序顶生及侧生。而蔓荆因蔓生得名，应该就是同属植物蔓荆 *Vitex trifolia*，及其变种单叶蔓荆 *Vitextrifoliavar. simplicifolia* 之类。

蔓荆实 味苦、辛，微寒、平、温，无毒。**主筋骨间寒热，湿痹拘挛，明目坚齿，利九窍，去白虫**、长虫，主风头痛，脑鸣，目泪出，益气。**久服轻身耐老，**令人光泽脂致音雉。**小荆实亦等。**恶乌头、石膏。

陶隐居云：小荆即应是牡荆。牡荆子大于蔓荆子，而反呼为小荆，恐或以树形为言，复不知蔓荆树若高大尔。**唐本注**云：小荆实今人呼为牡荆子者是也。其蔓荆子大，故呼牡荆子为"小荆实亦等"者，言其功用与蔓荆同也。蔓荆苗蔓生，故名蔓荆。生水滨，叶似杏叶而细，茎长丈余，花红白色。今人误以小荆为蔓荆，遂将蔓荆子为牡荆子也。**臣禹锡等谨按，蜀本注**云：今据陶，匪惟不别蔓荆，亦不知牡荆尔。以理推之，即蔓生者为蔓荆，作树生者为牡荆。蔓生者大如梧子，树生者细如麻子。则牡荆为小荆明矣。《图经》云：蔓荆，蔓生水滨，苗茎蔓延。春因旧枝而生小叶，五月叶成如杏叶，六月有花，浅红色，蕊黄，九月有实，黑斑，大如梧子而虚轻，冬则叶凋。**药性论**云：蔓荆子，臣。治贼风，能长髭发。**日华子**云：利关节，治赤眼，痫疾。注云：海盐亦有，大如豌豆，蒂有小轻软盖子。六七八月采。

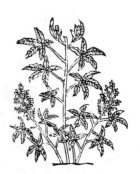

图经曰 蔓荆实旧不载所出州土，今近京及秦、陇、明、越州多有之。苗茎高四尺，对节生枝。初春因旧枝而生叶类小楝，至夏盛茂。有花作穗浅红色，蕊黄白色，花下有青萼。至秋结实，斑黑，如梧子许大而轻虚。八月、九月采。一说作蔓生故名蔓荆，而今所有，并非蔓也。

【唐本注】 长须发。

雷公云 凡使，去蒂子下白膜一重，用酒浸一伏时后蒸，从巳至未出，晒干用。

衍义曰 蔓荆实，诸家所解，蔓荆、牡荆纷纠不一。经既言蔓荆，明知是蔓生，即非高木也；既言牡荆，则自是木上生者。况《汉书·郊祀志》所言，以牡荆茎为幡竿。故知蔓荆即子大者是，又何疑焉。后条有栾荆，此即便是牡荆也。子青色，如茱萸，不合更立栾荆条。故文中云，"本草不载，亦无别名，但有栾花，功用又别"，断无疑焉。注中妄称石荆当之，其说转见穿凿。

【点评】蔓荆因蔓生得名，此如《本草纲目》"集解"项李时珍说："其枝小弱如蔓，故名蔓生。"原植物为马鞭草科蔓荆 *Vitex trifolia* 之类。

蔓荆实清利头目，《本草蒙荃》谓："散风淫明目，脑鸣仍止。"《本草纲目》云："蔓荆气清味辛，体轻而浮，上行而散。故所主者，皆头面风虚之症。"《本草备要》说蔓荆实"宣散上部风热"。

辛夷 味辛，温，无毒。**主五脏身体寒热，风头脑痛，面默**，温中解肌，利九窍，通鼻塞涕出，治面肿引齿痛，眩冒身兀兀如在车船之上者，生须发，去白虫。**久服下气，轻身明目，增年耐老**。可作膏药用之。去心及外毛，毛射入肺，令人咳。**一名辛矧、一名侯桃、一名房木**。生汉中川谷。九月采实，暴干。芎藭为之使，恶五石脂，畏菖蒲、蒲黄、黄连、石膏、黄环。

陶隐居云：今出丹阳近道。形如桃子，小时气辛香，即《离骚》所呼辛夷者。唐本注云：此是树，花未开时收之，正

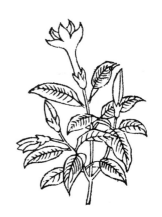

月、二月好采，今见用者是。其九月采实者，恐误。其树大连合抱，高数仞，叶大于柿叶，所在皆有，实臭不任药也。方云去毛用心，然难得而滋人面，此用花开者易得，而且香也。**今按**，陈藏器本草云：辛夷，今时所用者，是未发花时如小桃子，有毛，未拆时取之。所云用花开者，及在二月，此殊误尔。此花江南地暖正月开；北地寒二月开。初发如笔，北人呼为木笔。其花最早，南人呼为迎春。**臣禹锡等谨按，蜀本**图经云：树高数仞。叶似柿叶而狭长。正月、二月，花似著毛小桃，色白而带紫。花落而无子。夏杪复著花，如小笔。又有一种，三月花开，四月花落，子赤似相思子。花、叶与无子者同。取花欲开者胜，所在山谷皆有。此二种，今荔中有，树高三四丈，花叶一如《图经》所说，但树身径二尺许，去根三尺已来便有枝柯，繁茂可爱。正月、二月花开，紫白色。花落复生叶，至夏初还生花如小笔。经秋历冬，叶落花渐大，如有毛小桃，至来年正月、二月始开。初是兴元府进来，其树才可三四尺，有花无子，谓之木笔花。树种经二十余载方结实。以此推之。即是年岁浅者无子，非有二种也。其花开早晚，应各随其土风尔。**药性论**云：辛夷，臣。能治面生䵟疱，面脂用，主光华。**日华子**云：通关脉，明目，治头痛憎寒，体噤瘙痒。入药微炙，已开者劣，谢者不佳。

图经曰　辛夷生汉中川谷，今处处有之，人家园庭亦多种植。木高数丈，叶似柿而长。正月、二月生花，似著毛小桃子，色白带紫，花落无子，至夏复开花，初出如笔，故北人呼为木笔花。又有一种，枝叶并相类，但岁一开花，四月花落时，有子如相思子。或云都是一种，经一二十年老者，方结实耳。其花开早晚，亦随南北节气寒温。九月采实，暴干用。或云用花蕊，缩者良，已开者劣，谢者不佳。

【雷公云】　凡用之，去粗皮，拭上赤肉毛了，即以芭蕉水浸一宿漉出，用浆水煮，从巳至未，出，焙干用。若治眼目中患，即一时去皮用向里实者。

屈平九歌　乘赤豹兮从文狸，辛夷车兮结桂旗。注：辛夷，香草也。言山鬼出入乘赤豹从神狸，结桂与辛夷以为车旗，言有香洁也。

衍义曰　辛夷先花后叶，即木笔花也。最先春以具花，未开时，其花苞有毛，光长如笔，故取象曰木笔。有红、紫二本，一本如桃花色者，一本紫者。今入药当用紫色者，仍须未开时收取。入药当去毛苞。

【点评】《九歌》云：“乘赤豹兮从文狸，辛夷车兮结桂旗。”注云：“辛夷，香草也。言山鬼出入乘赤豹从神狸，结桂与辛夷以为车旗，言有香洁也。”《本草经》一名辛矧、一名候桃、一名房木，陶弘景注：“今出丹阳近道，形如桃子，小时气辛香，即《离骚》所呼辛夷者。”辛夷为木兰科木兰属多种植物的花苞，宋代特别强调以紫色者入药，所指代的主要是紫花玉兰

Magnolia liliiflora、望春玉兰 *Magnolia biondii*、武当木兰 *Magnolia sprengeri* 之类。

明代的本草并没有特别强调紫花，如《本草品汇精要》所绘辛夷、《三才图会》之辛夷即木笔图，皆是白花。《本草纲目》"集解"项李时珍说："辛夷花初出枝头，苞长半寸，而尖锐俨如笔头，重重有青黄茸毛顺铺，长半分许。及开则似莲花而小如盏，紫苞红焰，作莲及兰花香。亦有白色者，人呼为玉兰。又有千叶者。诸家言苞似小桃者，比类欠当。"言下之意，白花、紫花皆可以使用。其白花者，当是同属植物玉兰 *Magnolia denudata*。

《蜀本草图经》提到禁苑中有辛夷树，是"兴元府进来"。按，兴元府即今陕西汉中南郑一带，与《本草经》言辛夷"生汉中川谷"相合，也是重要的道地性资料。

《本草经》谓辛夷主"风头脑痛"，《名医别录》补充其"利九窍，通鼻塞涕出"，此辛夷治鼻渊、通鼻窍之张本。《本草纲目》"发明"项有论说："鼻气通于天。天者头也，肺也。肺开窍于鼻，而阳明胃脉环鼻而上行。脑为元神之府，而鼻为命门之窍，人之中气不足，清阳不升，则头为之倾，九窍为之不利。辛夷之辛温走气而入肺，其体轻浮，能助胃中清阳上行通于天，所以能温中，治头面目鼻九窍之病。""主治"项云："鼻渊鼻鼽，鼻窒鼻疮，及痘后鼻疮，并用研末，入麝香少许，葱白蘸入数次，甚良。"

桑上寄生 味苦、甘，平，无毒。主腰痛，小儿背强﹝巨两切﹞，痈肿，安胎，充肌肤，坚发齿，长须眉，主金疮，去痹，女子崩中，内伤不足，产后余疾，下乳汁。其实明目，轻身通神。一名寄屑、一名寓木、一名宛童、一名茑﹝音鸟，又音吊﹞。生弘农川谷桑树上。三月三日采茎、

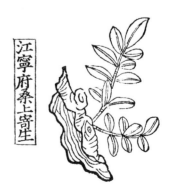

江宁府桑上寄生

叶，阴干。

陶隐居云：桑上者，名桑上寄生尔，诗人云"施（音异）于松上"。方家亦有用杨上、枫上者，则各随其树名之，形类犹是一般，但根津所因处为异法。生树枝间，寄根在皮节之内。叶圆青赤，厚泽易折，傍自生枝节。冬夏生，四月花白，五月实赤，大如小豆。今处处皆有，以出彭城为胜。俗呼为续断用之，按本经续断别在上品药，主疗不同，岂只是一物，市人混杂无识者。服食方是桑檽，与此又不同。**唐本注云**：此多生槲、榉、柳、水杨、枫等树上。子黄，大如小枣子。惟虢州有桑上者，子汁甚黏，核大似小豆，叶无阴阳，如细柳叶而厚，茎粗短。江南人相承用为续断，殊不相关。且寄生实九月始熟而黄，今称五月实赤，大如小豆，盖陶未见也。**臣禹锡等谨按，蜀本注云**：按诸树多有寄生，茎叶并相似，云是乌鸟食一物，子、粪落树上，感气而生。叶如橘而厚软，茎如槐而肥脆。今处处有，方家惟须桑上者。然非自采，即难以别。可断茎而视之，以色深黄者为验。《图经》叶似龙胆而厚阔，茎短似鸡脚，作树形。三月、四月花，黄赤色。六月、七月结子，黄绿色，如小豆。以汁稠粘者良也。**药性论云**：桑寄生，臣。能令胎牢固，主怀妊漏血不止。**日华子云**：助筋骨，益血脉。采人多在榉树上收，呼为桑寄生。在桑上者极少，纵有，形与榉树上者亦不同，次即枫树上，力同榉树上者，黄色。七月、八月采。

图经曰 桑寄生出弘农山谷桑上，今处处有之。云是乌鸟食物，子落枝节间，感气而生。叶似橘而厚软，茎似槐枝而肥脆。三四月生花，黄白色。六月、七月结实，黄色，如小豆大。三月三日采茎、叶阴干。凡槲、榉、柳、水杨、枫等上，皆有寄生，惟桑上者堪用。然殊难辨别，医家非自采不敢用。或云断其茎而视之，其色深黄并实中有汁稠粘者为真。谨按《尔雅》"寓木，宛童"，郭璞云："寄生一名茑。"《诗·頍弁》云"茑与女萝"，陆机疏云："叶似当卢，子如覆盆，赤黑，甜美。"而中品有松萝条，即女萝也。《诗》所谓"茑与女萝，施于松上"是也。旧云生熊耳川谷松上，五月采，阴干。古方入吐膈药，今医家鲜用，亦不复采之，但附于此。

【雷公曰 凡使，在树上自然生独枝树是也。采得后，用铜刀和根、枝、茎细剉，阴干了任用。勿令见火。

衍义曰 桑寄生，新旧书云"今处处有之"，从官南北，实处处难得。岂岁岁窠斫摘践之，苦而不能生邪，抑方宜不同也？若以为鸟食物，子落枝节间，感气而生，则麦当生麦，谷当生谷，不当但生此一物也。又有于柔滑细枝上生者，如何得子落枝节间？由是言之，自是感造化之气，别是一物。古人当日惟取桑上者，实假其气耳。又云"今医家鲜用"，此极误矣。今医家非不用也，第以难得真桑上者。尝得真桑寄生，下咽必验如神。向承乏吴山，有求药于诸邑者，乃通令人搜摘，卒不可得，遂以实告，甚不乐，盖不敢以伪药罔人。邻邑有人，伪以他木寄生送之，服之逾月而死，哀哉。

【点评】诸家本草对桑上寄生的意见并不一致，但所指者为桑寄生科的植物无疑。桑寄生科植物种类极多，中国分布有 11 个属、66 个种及 10 余个变种，较难准确指认品种。桑寄生科下分桑寄生亚科与槲寄生亚科，《通志·昆虫草木略》卷 76 云："寄生生于木上，有两种：一种大者，叶如石榴；一种小者，叶如麻黄。其实皆相似。云是鸟粪感木而生。"叶大者为桑寄生类，小叶者为槲寄生类。不过古人的立场与今天不太一样，除了植株的分类学特性外，更多的文献强调寄生植物的宿主，大都以桑树上的寄生为正品，此如《本草衍义》所说："古人当日惟取桑上者，实假其气耳。"李时珍亦云："人言川蜀桑多，时有生者，他处鲜得。须自采或连桑采者乃可用。世俗多以杂树上者充之，气性不同，恐反有害也。"如此看来，似乎还是应该以桑树为寄主的桑寄生亚科的品种为正。

杜仲 味辛、甘，平、温，无毒。主腰脊痛，补中益精气，坚筋骨，强志，除阴下痒湿，小便余沥，脚中酸疼不欲践地。久服轻身耐老。一名思仙、一名思仲、一名木绵。生上虞山谷及上党、汉中。二月、五月、六月、九月采皮。恶蛇蜕皮、玄参。

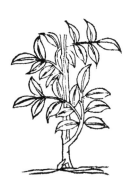

成州杜仲

陶隐居云：上虞在豫州，虞、虢之虞，非会稽上虞县也。今用出建平、宜都者。状如厚朴，折之多白丝为佳。用之，薄削去上皮，横理切令丝断也。**臣禹锡等谨按**，蜀本图经云：生深山大谷。树高数丈，叶似辛夷。折其皮多白绵者好。今所在大山皆有。**药性论**云：杜仲，味苦。能治肾冷臀公对切腰痛也。腰病人虚而身强直，风也。腰不利，加而用之。**日华子**云：暖。治肾劳腰脊挛。入药炙用。

图经曰 杜仲生上虞山谷及上党、汉中，今出商州、成州、峡州，近处大山中亦有之。木高数丈，叶如辛夷，亦类柘，其皮类厚朴，折之内有白丝相连。二月、五月、六月、九月采皮用。江南人谓之檰。初生叶嫩时采食。主风毒脚气及久积风冷，肠痔下血亦宜。干末作汤，谓之櫹芽。花、实苦涩，亦堪入药。木作屐。亦主益脚。《箧中方》主腰痛补肾汤：杜仲一大斤，五味子半大升，二物切，分十四剂，每夜取一剂，以水一大升，浸至五更，煎三分减一，滤取汁，以羊肾三四枚切下之，再煮三五沸，如作羹法。空腹顿服，用盐、酢和之亦得。此亦见崔元亮《海上方》，但崔方不用五味子耳。

【雷公云　凡使，先须削去粗皮，用酥蜜和作一两炙之，尽为度，炙干了细剉用。凡修事一斤，酥二两，蜜三两，二味相和，令一处用也。

圣惠方　治卒患腰脚疼痛，补肾：杜仲一两去粗皮，炙微黄，剉，以水二大盏，煎至一盏去滓，用羊肾二对，细切去脂膜，入药中煮，次入薤白七茎，盐、花椒、姜、醋等如作羹吃，空腹食之。

肘后方　腰背痛：杜仲一斤，切，酒二升，渍十日。服三合。

胜金方　治妇人胎脏不安，并产后诸疾，宜服杜仲丸：瓦上干，于木臼中捣为末，煮枣为丸，如弹子大。每服一丸，烂嚼以糯米饮下。

【点评】据《名医别录》记载杜仲一名木棉，《本草纲目》"释名"说："其皮中有银丝如绵，故曰木绵。"杜仲枝叶内含有橡胶，折断拉开可见多数细丝的缘故，此如《古今注》说："杜仲，皮中有丝，折之则见。"由此确定其原植物为杜仲科杜仲 *Eucommia ulmoides*，没有问题。

据《本草经》，杜仲"主腰脊痛"，《药性论》说："能治肾冷臀腰痛也。"按，"臀"专指腰痛，《广韵》："臀，腰忽痛也。"《诸病源候论》云："臀腰者，谓卒然伤损于腰而致痛也。"杜仲擅治腰痛，乃至有俗语说"腰痛用杜仲"。《本草纲目》治肾虚腰痛，引崔元亮《海上集验方》："用杜仲去皮炙黄一大斤，分作十剂。每夜取一剂，以水一大升，浸至五更，煎三分减一，取汁，以羊肾三四枚切下，再煮三五沸，如作羹法，和以椒、盐，空腹顿服。"此外如《太平圣惠方》杜仲散，治腰痛不可忍；《太平惠民和剂局方》青娥丸，疗肾虚腰痛如折，起坐艰难，俯仰不利，转侧不能等症；《圣济总录》杜仲饮，治中风筋脉挛急，腰膝无力。

枫香脂　味辛、苦，平，无毒。主瘾疹风痒，浮肿齿痛。一名白胶香。其树皮，味辛，平，有小毒。主水肿，下水气，煮汁用之。所在大山皆有。

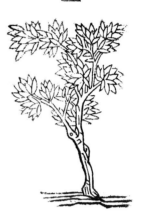

唐本注云：树高大，叶三角。商洛之间多有。五月斫树为坎，十一月采脂。唐本先附。臣禹锡等谨按，蜀本：枫香、脂、皮其三条，主治稍异。注云：按王瓘《广轩辕本纪》云：黄帝杀蚩尤于黎山之丘，掷其械于大荒之中，宋山之上，其械化为枫木之林。《尔雅》"枫，櫑櫑"，似白杨而有歧，其脂入地千年为琥珀。《图经》云：树高大，木肌理硬，叶三角而香。尔雅疏云：《说文》云："枫木厚叶弱枝，善摇。一名櫑櫑。"郭云："叶圆而歧有香，今之枫香是也。"南方草木状曰：枫香树，子大如鸭卵。二月花发乃连著实，八九月熟，暴干可烧。惟九真郡有之。陈藏器云：枫皮本功外，性涩，止水痢。苏云"下水肿"，水肿非涩药所疗，苏为误尔。又云有毒，转明其谬。水煎止下痢为最。日华子云：枫皮，止霍乱，刺风，冷风。煎汤浴之。

图经曰　枫香脂旧不载所出州郡，云所在大山皆有，今南方及关、陕多有之。似白杨，甚高大。叶圆而作歧，有三角而香。二月有花，白色，乃连著实，大如鸭卵，八月、九月熟，暴干可烧。《南方草木状》曰"枫实惟九真有之"，用之有神，乃难得之物。其脂为白胶香，五月斫为坎，十一月采之。其皮性涩，止水痢，水煎饮之。《尔雅》谓枫为櫑櫑，言天风则鸣櫑櫑也。《说文解字》云："枫木，厚叶弱枝善摇。"汉宫殿中多植之。至霜后，叶丹可爱，故骚人多称之。任昉《述异记》曰："南中有枫子鬼。枫木之老者为人形，亦呼为灵枫，盖瘤瘿也。至今越巫有得之者，以雕刻鬼神，可致灵异。"下沉香条有枫香，云疗风瘾疹痒毒，与此相类，即一物也。

【简要济众　治吐血不止：白胶香不以多少，细研为散。每服二钱，新汲水调下。

陶隐居云　枫树上菌，食之令人笑不止，以地浆解之。

通典南蛮记　枫脂为之琥珀，在地上傍不生草木，深忽八九尺，大如斛，削去皮成焉。初如桃胶，成乃坚。

宋齐丘化书云　老枫化为羽人。

衍义曰　枫香与松脂皆可乱乳香，尤宜区别。枫香微黄白色，烧之尤见真伪。兼能治风瘾疹痒毒，水煎，热煤洗。

【点评】枫香脂是枫香树的树脂，《南方草木状》云："枫香，树似白杨，叶圆而歧分，有脂而香。其子大如鸭卵。二月花发，乃着实，八九月熟，暴干可烧。惟九真郡有之。"结合《新修本草》的描述，原植物是金缕梅科枫香树 *Liquidambar formosana*。

女贞实　味苦、甘，平，无毒。主补中，安五脏，养精神，除百疾。久服肥健，轻身不老。生武陵川谷，立冬采。

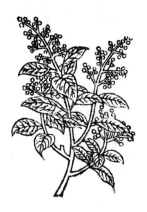

陶隐居云：叶茂盛，凌冬不凋，皮青肉白，与秦皮为表里。其树以冬生而可爱，诸处时有。仙经亦服食之，俗方不复用，市人亦无识者。**唐本注**云：女贞，叶似枸骨及冬青树等。其实九月熟，黑似牛李子。陶云"与秦皮为表里"，误矣。然秦皮叶细冬枯，女贞叶大冬茂，殊非类也。**臣禹锡等谨按**，蜀本图经云：树高数丈，花细青白色，采实日干。今山南、江南皆有之。**陈藏器**云：女贞似枸骨，按枸骨树如杜仲，皮堪浸酒，补腰脚令健。枝叶烧灰淋取汁，涂白癜风，亦可作稠煎傅之。木肌白似骨，故云枸骨。《诗义疏》云："木杞，其树似栗，一名枸骨，理白滑，其子为木虻，子可合药。"木虻在叶中卷叶如子，羽化为虻，非木子。**又云**：冬青，其叶堪染绯，子浸酒去风血补益，木肌白有文作象齿笏。冬月青翠，故名冬青，江东人呼为冻生。**李邕又云**：出五台山。叶似椿，子赤如郁李，微酸，性热。与此亦小有异同，当是两种冬青。**日华子**云：冬青皮，凉，无毒。去血，补益肌肤。

图经曰　女贞实生武陵川谷，今处处有之。《山海经》云"泰山多真木"，是此木也。其叶似枸骨及冬青，木极茂盛，陵冬不凋，花细青白色。九月而实成，似牛李子。立冬采实，暴干。其皮可以浸酒。或云：即今冬青木也。而冬青木肌理白，文如象齿，道家取以为简，其实亦浸酒，去风补血。其叶烧灰，面膏涂之。治瘅瘕殊效，兼灭瘢疵。又李邕云"五台山冬青，叶似椿，子如郁李，微酸，性热"，与此小有同异，当是别有一种耳。又岭南有一种女贞，花极繁茂而深红色，与此殊异，不闻中药品也。枸骨木多生江浙间，木体白似骨，故以名。南人取以旋作合器甚佳。《诗·小雅》云"南山有枸"，陆机云"山木，其状如栌。一名枸骨，理白可为函板者"是此也。皮亦堪浸酒，补腰膝。烧其枝叶为灰，淋汁涂白癜风。亦可作煎傅之。

【点评】历代本草关于女贞植物的描述颇有纠结，陶弘景说："叶茂盛，凌冬不凋，皮青肉白，与秦皮为表里，其树以冬生而可爱，诸处时有。"《新修本草》不以为然，批评说："女贞，叶似枸骨及冬青树等。其实九月熟，黑似牛李子。陶云与秦皮为表里，误矣。然秦皮叶细冬枯，女贞叶大冬茂，殊非类也。"其实两说并不相悖，女贞与秦皮皆是木犀科木本植物，形状特征略近似，但秦皮为落叶乔木，女贞为常绿小乔木。

《蜀本草图经》说："树高数丈，花细青白色，采实日干。"《本草图经》综合《新修本草》的意见，补充说："其叶似枸骨及冬青，木极茂盛，陵冬不凋，花细青白色。九月而实成，似牛李子。立冬采实，暴干。"这种枸骨如《本草拾遗》所言："按枸骨树如杜仲……木肌白似骨，故云枸骨。"应非今冬青科叶呈四角状长圆形或卵形、具尖硬刺齿的枸骨 *Ilex cornuta*，更可能是鼠李科枳椇 *Hovenia acerba* 之类。但从《本草图经》所绘女贞实图例来看，陶弘景以来，文献中提到的女贞，大致都是木犀科植物女贞 *Ligustrum lucidum*，或其同属近缘植物。

女贞实补益为主，《本草蒙筌》说："黑发黑须，强筋强力，多服补血祛风。"《本草纲目》"发明"项李时珍说："女贞实乃上品无毒妙药，而古方罕知用者，何哉？《典术》云：女贞木乃少阴之精，故冬不落叶。观此，则其益肾之功，尤可推矣。世传女贞丹方云：女贞实即冬青树子，去梗叶，酒浸一日夜，布袋擦去皮，晒干为末。待旱莲草出多，取数石捣汁熬浓，和丸梧子大。每夜酒送百丸。不旬日间，膂力加倍，老者即不夜起。又能变白发为黑色，强腰膝，起阴气。"这就是著名的二至丸。

木兰 味苦，寒，无毒。**主身大热在皮肤中，去面热赤疱酒皶，恶风癫疾，阴下痒湿，明耳目，疗中风伤寒，及痈疽水肿，去臭气。**

一名林兰、一名杜兰。皮似桂而香。生零陵山谷及太山。十二月采皮，阴干。

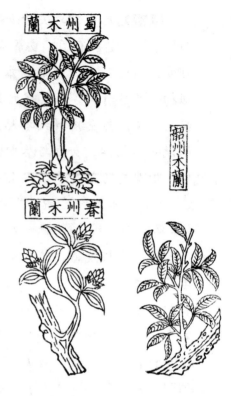

陶隐居云：零陵诸处皆有。状如楠树，皮甚薄而味辛香。今益州有，皮厚，状如厚朴，而气味为胜。今东人皆以山桂皮当之，亦相类。道家用合香亦好。唐本注云：木兰似菌桂叶，其叶气味辛香不及桂也。臣禹锡等谨按，蜀本图经云：树高数仞，叶似菌桂叶，有三道纵文，皮如板桂，有纵横文。今所在有。三月、四月采皮，阴干。

图经曰 木兰生零陵山谷及泰山，今湖、岭、蜀川诸州皆有之。木高数丈，叶似菌桂叶，亦有三道纵文，皮如板桂，有纵横文，香味劣于桂。此与桂枝全别，而韶州所生，乃云与桂同是一种，取外皮为木兰，中肉为桂心，盖是桂中之一种耳。十一月，十二月采，阴干用。任昉《述异记》云：木兰川，在浔阳江中，多木兰。又七里洲中有鲁班刻木兰舟，至今在洲中。今诗家云木兰舟，出于此。

【外台秘要】 疗面上皯皰黯䵟方：木兰皮一斤，细切，以三年酢浆渍之百日，出，于日中晒捣末。浆水服方寸匕，日三。

子母秘录 疗小儿重舌：木兰皮一尺，广四寸，削去粗皮，用醋一升渍取汁，注重舌上。

【点评】木兰后世医家少用，名实也多混淆。陶弘景说："今东人皆以山桂皮当之。"《新修本草》谓其"似菌桂叶"，《蜀本草图经》补充"有三道纵文"，此与《本草图经》所绘春州木兰近似，推断其原植物为樟科天竺桂 *Cinnamomum pedunculatum* 之类。

白居易有咏木莲三绝句，其前小序云："木莲树生巴峡山谷间，巴民亦呼为黄心树，大者高五丈，涉冬不凋。身如青杨，有白文；叶如桂，厚大无脊；花如莲，香色艳腻皆同，独房蕊有异。四月初始开，自开迨谢，仅二十日。忠州西北十里有鸣玉溪，生者浓茂尤异。"诗云："如折芙蓉栽旱地，似抛芍药挂高枝。云埋水隔无人识，唯有南宾太守知。""红似燕支腻如粉，伤心好物不须臾。山中风起无时节，明日重来得在无。""已愁花落荒岩底，复恨根生乱石间。几度欲移移不得，天教抛掷在深山。"白居易说的木莲，当即木兰科木莲属植物木莲 *Manglietia fordiana* 之类，《本草纲目》以此对应古代文献之木兰，后渐成定论。

蕤核 味甘，温、微寒，无毒。主心腹邪结气，明目，目赤，痛伤泪出，目肿眦烂，齆鼻，破心下结痰痞气。久服轻身益气，不饥。生函谷川谷及巴西。

陶隐居云：今从北方来，云出彭城间。形如乌豆大，圆而扁，有文理，状似胡桃桃核。今人皆合壳用为分两，此乃应破取仁秤之。医方惟以疗眼，仙经以合守中丸也。**臣禹锡等谨按，蜀本图经云**：树生，叶细似枸杞而狭长，花白，子附茎生，紫赤色，大如五味子，茎多细刺。六月熟。今出雍州。五月、六月采，日干。**药性论云**：蕤仁，使。一名曰楑，能治鼻衄。

图经曰 蕤核生函谷川谷及巴西，今河东亦有之。其木高五七尺，茎间有刺。叶细似枸杞而尖长，花白，子红紫色，附枝茎而生，类五味子。六月成熟，五月、六月采实，去核壳阴干。古今方惟用治眼。刘禹锡《传信方》所著法最奇，云：眼风泪痒，或生翳，或赤眦，一切皆主之。宣州黄连捣筛末，蕤核仁去皮碾为膏，缘此性稍湿，末不得故耳。与黄连等分和合，取无蚛病干枣三枚，割头少许留之，去却核，以二物满填于中，却取所割下枣头，依前合定，以少绵裹之，惟薄绵为佳。以大茶碗量水半碗于银器中，文武火煎取一鸡子以来，以绵滤，待冷点眼，万万不失。前后试验数十人皆应，今医家亦多用得效，故附也。

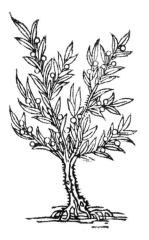

【雷公云 凡使，先汤浸去皮尖，擘作两片。用芒消、木通草二味，和蕤仁同水煮一伏时后沥出，去诸般药，取蕤仁，研成膏，任加减入药中使。每修事四两，用芒消一两，木通草七两。

陈藏器 　蕤子，生熟足睡不眠。

【点评】《救荒本草》蕤核树条云："其木高四五尺，枝条有刺，叶细似枸杞叶而尖长，又似桃叶而狭小，亦薄，花开白色，结子红紫色，附枝茎而生，状类五味子。"结合《本草图经》所绘并州蕤核图例，可确定其原植物为蔷薇科单花扁桃木 *Prinsepia uniflora*。

如陶弘景所言，蕤核"医方惟以疗眼"，《本草纲目》附方七首，皆治疗眼疾。春雪膏："治肝虚，风热上攻，眼目昏暗，痒痛隐涩，赤肿羞明，不能远视，迎风有泪，多见黑花，用蕤仁去皮，压去油二两，脑子二钱半研匀，生蜜六钱和收，点眼。"百点膏："治一切眼疾。蕤仁去油三钱，甘草、防风各六钱，黄连五钱，以三味熬取浓汁，次下蕤仁，膏，日点。"拨云膏："取下翳膜。蕤仁去油五分，青盐一分，猪子五钱，共捣二千下如泥，罐收，点之。"又方："蕤仁一两去油，入白蓬砂一钱，麝香二分，研匀收之。去翳，妙不可言。"疗飞血眼："蕤仁一两去皮，细辛半两，苦竹叶三握洗，水二升，煎一升，滤汁，频温洗之。"疗赤烂眼："《近效方》用蕤仁四十九个去皮，胡粉煅如金色一鸡子大，研匀，入酥一杏仁许，龙脑三豆许，研匀，油纸裹收。每以麻子许，涂大小眦上，频用取效。"又方："用蕤仁、杏仁各一两，去皮研匀，入腻粉少许，为丸。每用热汤化洗。"

丁香 　味辛，温，无毒。主温脾胃，止霍乱壅胀，风毒诸肿，齿疳𧏾。能发诸香。其根疗风热毒肿。生交、广、南蕃。二月、八月采。

今注：按，广州送丁香图，树高丈余，叶似栎叶，花圆细，黄色，凌冬不凋。医家所用，惟用根子，如钉长三四分，紫色；中有粗大如山茱萸者，俗呼为母丁香，可入心腹之药尔。以旧本丁香根注中，有"不入心腹之用"六字，恐其根必是有毒，故云不入心腹也。**又按**，陈藏器本草云：丁香于其母丁香，主变白，以生姜汁研，拔去白须涂孔中，即异常黑也。今附。**臣禹锡等谨按**，蜀本注云：母丁香，击之则顺理而折两向，疗呕逆甚验。**药性论云：**

丁香，臣。能主冷气腹痛。**日华子云**：治口气，反胃，鬼疰蛊毒，及疗肾气、贲豚气，阴痛，壮阳暖腰膝，治冷气，杀酒毒，消痃癖，除冷劳。

图经曰 丁香出交、广、南蕃，今惟广州有之。木类桂，高丈余，叶似栎，陵冬不凋。花圆细，黄色。其子出枝，蕊上如钉子，长三四分，紫色。其中有粗大如山茱萸者，谓之母丁香。二八月采子及根。又云：盛冬生花、子，至次年春采之。

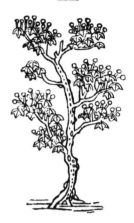

【海药】 按，《山海经》云：生东海及昆仑国。二月、三月花开，紫白色，至七月方始成实，大者如巴豆，为之母丁香。小者实，为之丁香。主风疳䘌，骨槽劳臭，治气，乌髭发，杀虫，疗五痔，辟恶去邪，治奶头花，止五色毒痢，正气，止心腹痛。树皮亦能治齿痛。

雷公云 凡使，有雄雌。雄颗小，雌颗大，似橡枣核。方中多使雌，力大。膏煎中用雄，若欲使雄，须去丁盖乳子，发人背痈也。

圣惠方 治桑蝎蜇人：用丁香末，蜜调涂之。

千金方 治干霍乱，不吐不下方：丁香十四枚末，以沸汤一升和之。顿服，不差更作服。

梅师方 治乳头裂破，捣丁香末傅之。**又方**治妒乳，乳痈：取丁香捣末，水调方寸匕服。**又方**治崩中昼夜不止：取丁香二两，以酒二升，取半分服。《外台秘要》方同。

简要济众 治伤寒咳噫不止及哕逆不定：丁香一两，干柿蒂一两，焙干，捣罗为散。每服一钱，煎人参汤下，无时服。

衍义曰 丁香日华子云"治口气"，此正是御史所含之香。治胃寒及脾胃冷气不和。有大者名母丁香，气味尤佳。为末缝纱囊如小指，实末，内阴中，主阴冷病，中病便已。

【点评】丁香即《名医别录》之鸡舌香，古人早期用丁香主要依赖进口，对丁香原植物了解不多，遂有若干误解。《齐民要术》云："鸡舌香，俗人以其似丁子，故为丁子香也。"《开宝本草》重出丁香条，《梦溪笔谈》说："余集《灵苑方》，论鸡舌香以为丁香母，盖出陈氏《拾遗》。今细考之，尚未然。按《齐民要术》云：'鸡舌香，世以其似丁子，故一名丁子香。'即今丁香是也。《日华子》云：'鸡舌香，治口气。所以三省故事，郎官日含鸡舌香，欲其奏事对答，其气芬芳。'此正谓丁香治口气，至今方书为然。又古方五香连翘汤用鸡舌香，《千金》五香连翘汤无鸡舌香，却有丁香，此最为明验。新补本草又出丁香一条，盖不曾深考也。今世所用鸡舌香，乳香中得之，大如山茱萸，剉开，中如柿核，略无气味。以治疾，殊极乖谬。"《本草纲目》将多种"丁香"归并为一。此为桃金娘科植物丁香 Syzygium aromaticum，药用丁香为其花蕾，又称"公丁香"，别有"母丁香"，乃丁香的果实。

丁香挥发油有浓烈香气，并有杀菌作用。故古人口含丁香以掩盖口臭，白居易诗："对秉鹅毛笔，俱含鸡舌香。"所言即此。

沉香 微温。疗风水毒肿，去恶气。

陶隐居云：此香合香家要用，不正入药，惟疗恶核毒肿，道方颇有用处。**唐本注**云：沉香、青桂、鸡骨、马蹄、煎香等，同是一树，叶似橘叶，花白。子似槟榔，大如桑椹，紫色而味辛。树皮青色，木似榉柳。**臣禹锡等谨按**，陈藏器云：沉香，枝叶并似椿，苏云如橘，恐未是也。其枝节不朽，最紧实者为沉香，浮者为煎香。以次形如鸡骨者为鸡骨香，如马蹄者为马蹄香，细枝未烂紧实者为青桂香。其马蹄、鸡骨只是煎香，苏乃重云，深觉烦长。并堪薰衣去臭，余无别功。又杜蘅叶一名马蹄香，即非此者，与前香别也。**南越志**云：交州有蜜香树，欲取先断其根，经年后，外皮朽烂，木心与节紧黑沉水者为沉香，浮水面平者为鸡骨，最粗者为栈香。**日华子**云：沉香，味辛，热，无毒。调中，补五脏，益精壮阳，暖腰膝，去邪气，止转筋，吐泻，冷气，破癥癖，冷风麻痹，骨节不任，湿风皮肤痒，心腹痛，气痢。

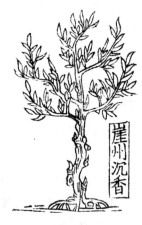

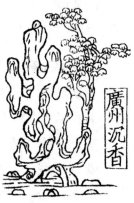

图经曰 沉香、青桂香、鸡骨香、马蹄香、栈香同是一本。旧不著所出州土，今惟海南诸国及交、广、崖州有之。其木类椿、榉，多节，叶似橘，花白，子似槟榔，大如桑椹，紫色而味辛。交州人谓之蜜香。欲取之，先断其积年老木根，

经年其外皮干俱朽烂，其木心与枝节不坏者即香也。细枝紧实未烂者，为青桂；坚黑而沉水，为沉香；半浮半沉与水面平者，为鸡骨；最粗者，为栈香。又云：栈香中形如鸡骨者，为鸡骨香；形如马蹄者，为马蹄香。然今人有得沉香奇好者，往往亦作鸡骨形，不必独是栈香也。其又粗不堪药用者为生结黄熟香。其实一种，有精粗之异耳。并采无时。《岭表录异》云：广、管、罗州多栈香，如柜柳，其花白而繁，皮堪作纸，名为香皮纸，灰白色，有文如鱼子笺，其理慢而弱，沾水即烂，不及楮纸，亦无香气。又云：与沉香、鸡骨、黄熟虽同是一木，而根、干、枝、节，各有分别者是也。然此香之奇异，最多品，故相丁谓在海南作《天香传》言之尽矣。云"四香凡四十二状，皆出于一本。木体如白杨，叶如冬青而小"。又叙所出之地，云"窦、化、高、雷，中国出香之地也，比海南者优劣不侔甚矣。既所禀不同，复售者多而取者速，是以黄熟不待其稍成栈，沉不待似是^①，盖趋利戕贼之深也。非同琼管黎人，非时不妄剪伐，故木无夭札之患，得必异香"，皆其事也。又薰陆香，形似白胶，出天竺、单于二国。《南方草木状》如薰陆出大秦国，其木生于海边沙上，盛夏木胶出沙上，夷人取得，卖与贾客，乳香亦其类也。《广志》云：南波斯国松木脂，有紫赤如樱桃者名乳香，盖薰陆之类也。今人无复别薰陆者，通谓乳香为薰陆耳。治肾气，补腰膝，霍乱吐下，冲恶中邪气，五痔，治血，止痛等药及膏煎多用之。然至粘难研，用时以缯袋挂于窗隙间，良久取研之乃不粘。又鸡舌香，出昆仑及交爱以南。枝、叶及皮并似栗，花如梅花，子似枣核，此雌者也。雄者著花不实，采花酿之以成香。按诸书传，或云是沉香木花，或云草花，蔓生，实熟贯之，其说无定。今医家又一说云：按三省故事，尚书郎口含鸡舌香，以其奏事答对，欲使气芬芳也。而方家用鸡舌香疗口臭者，亦缘此义耳。今人皆于乳香中，时时得木实似枣核者，以为鸡舌香，坚顽枯燥，绝无气味，烧亦无香，不知缘何得香名，无复有芬芳也。又葛稚川《百一方》有治暴气刺心切痛者，研鸡舌香酒服，当差。今治气药借鸡舌香名方者至多，亦以鸡舌香善疗气也。或取以疗气及口臭，则甚乖疏，又何谓也。其言有采花酿成香者，今不复见，果有此香，海商亦当见之，不应都绝。京下老医或有谓鸡舌香与丁香同种，花实丛生，其中心最大者为鸡舌香，击破有解理如鸡舌。此乃是母丁香，疗口臭最良，治气亦效。盖出陈氏《拾遗》，亦未知的否。《千金》疗疮痈连翘五香汤方用丁香，一方用鸡舌香，以此似近之。《抱朴子》云：以鸡舌、黄连乳汁煎，注之诸有百疹之在目，愈而更加精明倍常。又有詹糖香，出交广以南，木似橘。煎枝叶以为香，往往以其皮及蠹屑和之，难得淳好者，唐方多用，今亦稀见。又下苏合香条云"生中台川谷"，苏恭云："此香从西域及昆仑来，紫色，与真紫檀相似而坚实，极芬香。其香如石，烧之灰白者好。"今不复见。此等广南虽有此而类苏木，无香气，药中但用如膏油者，极芬烈耳。陶隐居以为是师子矢，亦是指此膏油者言之耳。然师子矢，今内帑亦有之，其臭极甚，烧之可以辟邪恶，固知非此

也。《梁书》云："天竺出苏合香，是诸香汁煎之，非自然一物也。又云大秦国采得苏合香，先煎其汁，以为香膏，乃卖其滓与诸人，是以展转来达中国者，不大香也。"然则广南货者，其经煎炼之余乎？今用膏油，乃其合治成者耳。或云师子矢，亦是西国草木皮汁所为，胡人欲贵重之，故饰其名耳。又有檀香，木如檀，生南海。消风热肿毒，主心腹痛，霍乱，中恶鬼气，杀虫。有数种，黄、白、紫之异。今人盛用之。真紫檀，旧在下品，亦主风毒。苏恭云："出昆仑盘盘国，虽不生中华，人间遍有之。"檀木生江淮及河朔山中。其木作斧柯者，亦檀香类，但不香耳。至夏有不生者，忽然叶开，当有大水，农人候之，以测水旱，号为水檀。又有一种，叶亦相类，高五六尺，生高原地，四月开花正紫，亦名檀。根如葛，极主疮疥，杀虫，有小毒也。

【海药】 沉香，按正经生南海山谷。味苦，温，无毒。主心腹痛，霍乱，中恶邪鬼疰，清人神，并宜酒煮服之。诸疮肿宜入膏用。当以水试，乃知子细。没者为沉香，浮者为檀，似鸡骨为鸡骨香，似马蹄者为马蹄香，似牛头者为牛头香，枝条细实者为青桂，粗重者为笺香。已上七件并同一树。梵云波律，亦此香也。

雷公云 沉香，凡使要须不枯者，如觜角硬重沉于水下为上也，半沉者次也。夫入丸散中用，须候众药出即入拌和用之。

通典 海南林邑国秦象郡林邑县出沉香、沉木，土人断之，积以岁年朽烂，而心节独在，置水中则沉，故名曰沉香。次不沉者曰栈香。海南北崇国出好栈香、薰香及硫黄。其薰香树，生千岁，根本甚大，伐之四五年，木皆朽散，唯中节坚贞芬香独存，取以为香。

杨文公谈苑 岭南雷州及海外琼崖山中多香树，山中夷民斫采卖与人。其一树出香三等，曰沉香、栈香、黄熟香。沉、栈皆二品，曰熟结、生结。熟结者，树自枯烂而得之；生结者，伐仆之久烂脱剔取。黄熟，其破者为黄散香，夷民以香树为槽，以饲鸡狗。

别说云 谨按，沉香种类极多，除掌氏补注及《图经》所载多件外，又有如龙鳞、麻叶、竹叶之类，不啻一二十品。要之可入药者唯沉，而其中无空心者可用。若虽沉水而有空心，则是鸡骨也。谓中空而有朽路，若鸡骨中血眼而软嫩也。

衍义曰 沉香木岭南诸郡悉有之，旁海诸州尤多。交干连枝，岗岭相接，千里不绝。叶如冬青，大者合数人抱。木性虚柔，山民或以构茅庐，或为桥梁，或为饭甑尤佳。有香者百无一二。盖木得水方结，多在折枝枯干中，或为沉，或为煎，或为黄熟。自枯死者，谓之水盘香。今南恩、高、窦等州，惟产生结香。盖山民入山，见香木之曲干斜枝，必以刀斫成坎，经年得雨水所渍，遂结香。复以锯取之，刮去白木，其香结为斑点，遂名鹧鸪斑，燔之极清烈。沉之良者，惟在琼、崖等州，俗谓之角沉。黄沉乃枯木中得者，宜入药用。依木皮而结者，谓之青桂，气尤清。在土中岁久，不待刻剔而成者，谓之龙鳞。亦有削之自卷，咀之柔韧者，谓之黄蜡沉，尤难得也。然经中止言疗风水毒肿，去恶气，余更无治疗。

今医家用以保和卫气，为上品药，须极细为佳。今人故多与乌药磨服，走散滞气。独行则势弱，与他药相佐，当缓取效，有益无损，余药不可方也。薰陆香木，叶类棠梨，南印度界阿吒厘国出，今谓之西香，南番者更佳，此即今人谓之乳香，为其垂滴如乳。熔塌在地者，谓之塌香，皆一也。

【点评】木本香料基本都是舶来，故早期文献记载颇多讹误，如《南方草木状》云："蜜香、沉香、鸡骨香、黄熟香、栈香、青桂香、马蹄香、鸡舌香，案此八物，同出一树也。"《金楼子》云："一木五香，根为檀，节为沉，花为鸡舌，胶为熏陆，叶为藿香。"

直到唐代，人们渐渐了解了各种香药间的区别，前代所说"诸香同出一树"，乃是因沉香的不同规格品类而致传讹。此即《新修本草》所说："沉香、青桂、鸡骨、马蹄、煎香等，同是一树。"此后各家的言论皆见于本书正文。

古代沉香主要是国产与进口两类，国产沉香来源于瑞香科白木香 Aquilaria sinensis，产地即《本草衍义》所说："岭南诸郡悉有之，旁海诸州尤多。"进口者为同属植物沉香 Aquilaria agallocha，出自东南亚国家，所用皆为含树脂的木材。《本草图经》绘有崖州沉香，从植株形状来看，应该就是白木香 Aquilaria sinensis；另有广州沉香，叶作掌状 3 裂，此并不是沉香 Aquilaria agallocha 的真实写照，而是从广州口岸进口，绘图示意。"广州沉香"图例中值得注意的是画面左方仿若假山石，与沉香树相连者，恐非假山，而是表示枯坏的沉香树干，即"熟结"之香。按，《杨文公谈苑》云："熟结者，树自枯烂而得之。生结者，伐仆之久烂脱而剔取。"

薰陆香 微温。疗风水毒肿，去恶气伏尸。

陶隐居云：此合香家要用，不正入药。**唐本注**云：形似白胶。出天竺、单于国。**臣禹锡等谨按，南方草木状**云：出大秦。在海边，自有大树生于沙中，盛夏树胶流出沙上，夷人采取之，卖与贾人。注：《南方异物志》同。其异者，惟云状如桃胶。

图经 文具沉香条下。

【唐本　薰陆香，微温。去恶气，恶疮。出天竺国及邯郸。似松脂，黄白色，天竺者多白，邯郸者夹绿色，香不甚。

梅师方　治齿虫痛不可忍：嚼薰陆香咽其汁，立差。

【点评】据目录，从薰陆香至乳香共6条，是《开宝本草》从沉香条分出，因为《新修本草》卷12木部上品尚存和写本，故能了解条目分化的情况。

《开宝本草》从《名医别录》沉香条分出薰陆香与乳香；《本草衍义》认为乳香是薰陆之一类；《本草纲目》据此将二者合并，"释名"项李时珍说："李珣言薰陆是树皮，乳是树脂。陈藏器言乳是薰陆之类。寇宗奭言是一物。陈承言薰陆是总名，乳是薰陆之乳头也。今考《香谱》言乳有十余品，则乳乃薰陆中似乳头之一品尔。陈承之说为近理。二物原附沉香下，宋《嘉祐本草》分出二条，今据诸说，合并为一。"

按，《南方草木状》云："薰陆香出大秦，在海边有大树，枝叶正如古松，生于沙中。盛夏，树胶流出沙上，方采之。"现代研究发现，乳香、薰陆香可能来源于橄榄科乳香属不同植物的树脂，因为非中国所产，古人不能分辨，故含混其说。

鸡舌香　微温。疗风水毒肿，去恶气，疗霍乱，心痛。

陶隐居云：此皆合香家要用，不正入药。**唐本注云**：鸡舌树，叶及皮并似栗，花如梅花，子似枣核。此雌树也，不入香用；其雄树虽花不实，采花酿之以成香。出昆仑及交、爱以南。**臣禹锡等谨按，药性论**云：鸡舌香，使，味辛，无毒。入吹鼻散子中用，杀脑疳。入诸香中，令人身香。**齐民要术**云：俗人以其似丁子，故为丁子香。

图经　文具沉香条下。

【外台秘要　疗䘌齿方：煮鸡舌香汁，含之差。**又方**疗唇舌忽生疮：鸡舌香末，以绵裹含之差。

抱朴子　鸡舌香、黄连乳汁煎，治目中之病。应邵汉官侍中，年老口臭，帝赐鸡舌香含之。

沈存中笔谈　予集《灵苑方》论鸡舌香，以为丁香母，盖出陈氏《拾遗》，今细考之，尚未然。按《齐民要术》云："鸡舌香，世以其似丁子，故一名丁子香，即今丁香是也。"日华子云："鸡舌香治口气。"所以《三省故事》郎官口含鸡舌香，欲其奏事对答，其气芬芳，此正谓丁香治口气，至今方书为然。又古方五香连翘汤用鸡舌香，《千金》五香连翘汤无鸡舌香，却有丁香，此最为明验。新补本草又出丁香一条，盖不曾深考也。今世所用鸡舌香，乃乳香中得之，大如山茱萸，剖开中如柿核，略无气味，用以治疾殊乖谬。

【点评】鸡舌香即丁香，可参该条评注。

藿香　微温。疗风水毒肿，去恶气，疗霍乱心痛。

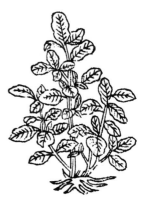

蒙州藿香

臣禹锡等谨按，南州异物志云：藿香出海边国，形如都梁，可著衣服中。**南方草木状**云：味辛。榛生，吏民自种之，五六月采，暴之乃芬尔。出交趾、九真诸国。**日华子**云：味辛。

图经曰　藿香旧附五香条，不著所出州土，今岭南郡多有之，人家亦多种植。二月生苗，茎梗甚密，作丛，叶似桑而小薄，六月、七月采之，暴干乃芬香，须黄色然后可收。又《金楼子》及俞益期笺皆云：扶南国人言众香共是一木，根便是栴檀，节是沉水，花是鸡舌，叶是藿香，胶是薰陆。详本经所以与沉香等共条，盖义出于此。然今南中所有，乃是草类。《南方草木状》云"藿香，榛生，吏民自种之"，正相符合也。范晔和香方云"零藿虚燥"，古人乃以合熏香。本经主霍乱心痛，故近世医方治脾胃吐逆为最要之药。

【别说云　谨按，藿香《图经》云"二月生苗"，旧虽附五香条中，今详枝梗殊非木类，恐当移入草部尔。又鸡舌香，补注引《药性论》及《齐民要术》，《图经》引《三省故事》及《千金》，皆谓是母丁香，又引《抱朴子》用入眼方，则其说自相矛盾。若《药性论》谓入香中令人身香，及为丁子香，则可以为母丁香；若《抱朴子》为可入眼，则丁香恐非宜入眼；若含香者，则丁香含之，口中热臭不可近，盖尝试之。若以乳香中所拣者含之，虽无香味，却得口中无臭，以其无味，故有诸淡利九窍之理。诸方多用治小儿惊痫，亦欲达九窍也。又下条丁香注所说用丁香，自当用母者，然未知其果否也。又薰陆、乳香，《图经》有云"今人无复别者"。今按，西出天竺、单于，南出波斯等国，西来者色黄白，南来者色赤紫。《图经》称木生海边沙上，盛夏木胶出，则是日久相重叠者，不成乳头，杂以土石，其成乳者，是新出，未杂沙石也。薰陆，总名也。乳者，是薰陆之乳头也。今松脂、枫脂中，亦皆如是者多矣。

【点评】据《南州异物志》云："藿香出典逊，海边国也，属扶南。香形如都梁，可以着衣服中。"早期藿香主要作为香料从海外进口。规模化种植应该开始于宋代，《本草图经》云："藿香旧附五香条，不着所出州土，今岭南郡多有之，人家亦多种植。二月生苗，茎梗甚密，作丛，叶似桑而小薄。六月、七月采之暴干，乃芬香，须黄色然后可收。"据《本草图经》所绘蒙州藿香图例，其品种当即今用唇形科广藿香 *Pogostemon cablin*。

古代专用藿香叶入药，《本草纲目》"集解"项李时珍说："藿香方茎有节中虚，叶微似茄叶。洁古、东垣惟用其叶，不用枝梗，今人并枝梗用之，因叶多伪故耳。"今检《太平惠民和剂局方》《传信适用方》等，果然多书"藿香叶"，并要求"去沙土枝梗"。又《本草蒙筌》提到："岭南郡州，人多种莳，七月收采，气甚芬香。市家多掺棉花叶、茄叶假充，不可不细择尔。捡去枝梗入药，专治脾肺二经。"乃知后世藿香改以地上部分植株全体入药，是为了杜绝赝伪的缘故。

当时不仅以其他植物的叶子假冒藿香，各地也以其他一些芳香植物混称"藿香"，《滇南本草》有"土藿香"，治胃热、小儿牙疳溃烂，整理者将其原植物考订为唇形科植物土藿香 *Agastache rugosa*，这一植物在明代后期冒用藿香之名，《本草乘雅半偈》云："藿香出交趾、九真、武平、兴古诸国，吏民多种之，今岭南颇饶，所在亦有。二月宿根再发，亦可子种，苗似都梁，方茎丛生，中虚外节，叶似荏苏，边有锯齿。七月擢穗，作花似蓼，房似假苏，子似茺蔚。五六月未擢穗时采茎叶曝干。"《本草汇言》略同。按国内栽种之 *Pogostemon cablin* 极难开花结实，主要通过扦插繁殖，则卢之颐、倪朱谟等所描述的这种藿香叶似紫苏，开花作穗的藿香，其实就是土藿香 *Agastache rugosa*，但在当时已不再用使用"土藿香"之名，而径称"藿香"。

土藿香 *Agastache rugosa* 可能是清代药用藿香的主流，不仅多数本草都袭用《本草乘雅半偈》的描述，《植物名实图考》卷25也说："藿香，《南方草木状》有之，《嘉祐本草》始着录。今江西、湖南人家多种之。为避暑良药，盖以其能治脾胃吐逆，败霍乱必用之。"该书所附图，亦为土藿香 *Agastache rugosa*。既然清代 *Agastache rugosa* 占用了藿香之名，广东出产的广藿香 *Pogostemon cablin* 遂被迫改称"广藿香"以示区别。

詹糖香 微温。疗风水毒肿，去恶气伏尸。

陶隐居云：此香皆合香家要用，不正入药，惟疗恶核毒肿。詹糖出晋安、岑州。上真淳者难得，多以其皮及蠹虫屎杂之，惟软者为佳。余香无真伪，而有精粗尔。**唐本注**云：詹糖树似橘，煎枝为香，似沙糖而黑。出交、广以南。云詹糖香治恶疮，去恶气。生晋安。

图经 文具沉香条下。

【**点评**】詹糖香本从外国进口，《梁书·诸夷传》记载盘盘国"（中大通）六年八月，复使送菩提国真舍利及画塔，并献菩提树叶、詹糖等香"。《新修本草》记载，詹糖香乃是以詹糖树枝叶煎取制得。据《植物名实图考》卷33说："今宁都州香树形状正同，俗亦采枝叶为香料，开花如桂，结红实如天竹子而长圆，图以备考。"根据图例，可以确认这种詹糖树原植物为樟科红果钓樟 *Lindera erythrocarpa*，亦即《名医别录》之钓樟根皮。但这种红果钓樟是否进口之詹糖香，实不得而知。

《云笈七签》卷74引《九真中经》四镇丸，其中丹砂一部用到詹糖香，有云："丹砂四大两（摄魂魄，镇三神，理和气），甘草一两（以和丹砂，润肌肤，去白发），青木香一两（以助甘草，去三虫伏尸），干地黄一两（以和百髓，满脑血），詹糖香一两（补目瞳，熏下关）。"此为詹糖香为数不多的应用记载，且叙述其在组方中的效用，尤其可贵。

檀香 **陶隐居**云：白檀消热肿。**臣禹锡等谨按**，**陈藏器**云：主心腹霍乱，中恶，鬼气，杀虫。白檀树如檀，出海南。**日华子**云：檀香，热，无毒。治心痛霍乱，肾气腹痛。浓煎服，水磨傅外肾并腰肾痛处。

图经 文具沉香条下。

【点评】沉香条《本草图经》说："又有檀香，木如檀，生南海。有数种，黄、白、紫之异。今人盛用之。真紫檀，旧在下品，苏恭云：出昆仑盘盘国，虽不生中华，人间遍有之。檀木生江、淮及河朔山中。其木作斧柯者，亦檀香类，但不香耳。至夏有不生者，忽然叶开，当有大水，农人候之，以测水旱，号为水檀。又有一种，叶亦相类，高五、六尺，生高原地。四月开花正紫，亦名檀根。如蒀，极主疮疥，杀虫，有小毒也。"这里包括了多种产于域外或本土生长，称为"檀"的木本植物。

《本草纲目》将《名医别录》紫真檀并入檀香条，"集解"项李时珍说："按《大明一统志》云：檀香出广东、云南，及占城、真腊、爪哇、渤泥、暹罗、三佛齐、回回等国，今岭南诸地亦皆有之。树、叶皆似荔枝，皮青色而滑泽。叶廷珪《香谱》云：皮实而色黄者为黄檀，皮洁而色白者为白檀，皮腐而色紫者为紫檀。其木并坚重清香，而白檀尤良。宜以纸封收，则不泄气。王佐《格古论》云：紫檀诸溪峒出之。性坚。新者色红，旧者色紫，有蟹爪文。新者以水浸之，可染物。真者揩壁上色紫，故有紫檀色，黄檀最香，俱可作带銙、扇骨等物。"通常认为，《本草纲目》提到的紫檀是豆科植物紫檀 *Pterocarpus indicus*，白檀或称白旃檀则是檀香科植物檀香 *Santalum album*。

乳香 微温。疗风水毒肿，去恶气，疗风瘾疹痒毒。

日华子云：味辛，热，微毒。下气，益精，补腰膝，治肾气，止霍乱，冲恶中邪气，心腹痛，疰气。煎膏止痛长肉，入丸散微炒杀毒，得不粘。**陈藏器**云：盖薰陆之类也。其性温。疗耳聋，中风口噤，妇人血气，能发酒，理风冷，止大肠泄澼，疗诸疮令内消。

图经 文具沉香条下。

【海药云】 乳头香，谨按《广志》云：生南海。是波斯松树脂也，紫赤如樱桃者为上。仙方多用辟谷，兼疗耳聋，中风，口噤不语，善治妇人血气，能发粉酒，红透明者为上。

简要济众　催生方：乳香一分黄明者，细研为末，取母猪血和令匀，丸梧桐子大，每服五丸，酒下。

博济方　治子死腹中：黄明乳香，以端午日午时或岁除夜收猪心血相和，研为丸如鸡头大，以红绢袋盛，挂于门上。如患者，令酒磨下一丸。**又方**治急慢惊风：乳香半两，甘遂半两同研细，每服半钱，用乳香汤调下，或小便调，妙。

灵苑方　治甲疽，䪥肉裹甲脓血，疼痛不差，凡此疾，须剔去肉中甲，不治亦愈，或已成疮不差用此法：乳香末，胆矾烧研，等分傅之，肉消愈。

沈存中　乳香即薰陆香也。如乳头者为乳香，榻地者为榻香。

丹房镜源　乳香哑铜。

【**点评**】乳香如《本草衍义》所言，"为其垂滴如乳头"而气嗅芳香得名。《本草纲目》总结乳香功效："消痈疽诸毒，托里护心，活血定痛伸筋，治妇人产难，折伤。""发明"项引杨清叟言云："凡人筋不伸者，敷药宜加乳香。"明清以降，乳香乃以活血行气，止痛，消肿生肌为主要作用。乳香没药相须为用，《本草纲目》没药条"发明"项李时珍说："乳香活血，没药散血，皆能止痛消肿生肌，故二药每每相兼而用。"

【**降真香**　出黔南。伴和诸杂香，烧烟直上天，召鹤得盘旋于上。

海药云：徐表《南州记》云生南海山。**又云**：生大秦国。味温，平，无毒。主天行时气，宅舍怪异，并烧悉验。**又按**，仙传云：烧之或引鹤降，醮星辰，烧此香甚为第一，度箓烧之，功力极验。小儿带之，能辟邪恶之气也。

【**点评**】降真香今通常省称"降香"，《南方草木状》云："紫藤，叶细长，茎如竹根，极坚实，重重有皮。花白子黑。置酒中，历二三十年亦不腐败。其茎截置烟炱中，经时成紫香，可以降神。"《本草纲目》称之为"紫藤香"，认为"紫藤香"即是降真香的别名。"集解"项李时珍说："今广东、广西、云南、汉中、施州、永顺、保靖，及占城、安南、暹罗、渤泥、琉球诸地皆有之。"又引《溪蛮丛笑》云："降真本出南海，今溪洞山僻处亦有，似是而非，劲瘦不甚香，名鸡骨香。"这种降真香，一般认为即豆科降香黄檀 Dalbergia odorifera，域外来者为印度黄檀 Dalbergia sisso。

苏合香 味甘，温，无毒。主辟恶，杀鬼精物，温疟蛊毒，痫痓，去三虫，除邪，令人无梦魇。久服通神明，轻身长年。生中台川谷。

陶隐居云：俗传云是师子屎，外国说不尔。今皆从西域来，真者虽别，亦不复入药，惟供合好香尔。**唐本注**云：此香从西域及昆仑来。紫赤色，与紫真檀相似，坚实，极芬香，惟重如石，烧之灰白者好。云是师子屎，此是胡人诳言，陶不悟之。犹以为疑也。**臣禹锡等谨按**，**梁书**云：中天竺国出苏合，苏合是诸香汁煎之，非自然一物也。**又云**：大秦人采苏合，先煎其汁以为香膏，乃卖其滓与诸人。是以展转来达中国，不大香也。**陈藏器**云：按师子屎，赤黑色，烧之去鬼气，服之破宿血，杀虫。苏合香，色黄白，二物相似而不同。人云师子屎是西国草木皮汁所为，胡人将来，欲人贵之，饰其名尔。

图经 文具沉香条下。

【**唐本余** 除鬼魅。

【点评】苏合香芳香开窍，《本草纲目》"发明"项李时珍说："苏合香气窜，能通诸窍脏腑，故其功能辟一切不正之气。"《外台秘要》之苏合香丸，即以苏合香为主药，配以麝香、安息香、檀香等开窍、散寒止痛之品。《梦溪笔谈》云："王文正太尉气羸多病，真宗面赐药酒一注瓶，令空腹饮之，可能和气血，辟外邪。文正饮之，大觉安健，因对称谢。上曰：此苏合香酒也。每一斗酒，以苏合香丸一两同煮。极能调五脏，却腹中诸疾。每冒寒夙兴，则饮一杯。因各出数楪赐近臣。自此臣庶之家皆仿为之，苏合香丸盛行于时，此方本出《广济方》，谓之白术丸，后人亦编入《千金》《外台》，治疾有殊效。余于《良方》叙之甚详，然昔人未知用之。钱文僖公集《箧中方》，苏合香丸注云：此药本出禁中，祥符中尝赐近臣。即谓此也。"

金樱子　味酸、涩，平、温，无毒。疗脾泄下痢，止小便利，涩精气。久服令人耐寒，轻身。方术多用。云是今之刺梨子，形似棇桲而小，色黄有刺，花白。在处有之。

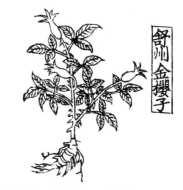

臣禹锡等谨按，蜀本云：术多用，言是今之刺榆子，形如棇桲而小。今医家用之甚验。**雷公炮炙论**云：林檎向里子名金樱子，与此同名而已。医方中亦用林檎者。**日华子**云：金樱花，平。止冷热痢，杀寸白、蛔虫等。和铁粉研，拔白发，傅之再出黑者；亦可染发。**又云**：金樱东行根，平，无毒。治寸白虫，剉二两，入糯米三十粒，水二升，煎五合。空心服，须臾泻下，神验。**又云**：皮，平，无毒。炒，止泻血及崩中带下。

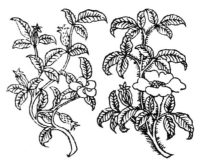

图经曰　金樱子旧不载所出州土，云在处有之，今南中州郡多有，而以江西、剑南、岭外者为胜。丛生郊野中，大类蔷薇，有刺。四月开白花，夏秋结实，亦有刺，黄赤色，形似小石榴，十一月、十二月采。江南、蜀中人熬作煎，酒服，云补治有殊效。宜州所供，云本草谓之营实，其注称白花者善，即此也。今校诸郡所述，与营实殊别也。洪州、昌州皆能煮其子作煎，寄至都下。服食家用和鸡头实作水陆丹，益气补真甚佳。

【孙真人食忌　金樱子煎，经霜后，以竹夹子摘取，于大木臼中，转杵却刺，勿损之，擘为两片，去其子。以水淘洗过，烂捣入大锅，以水煎，不得绝火。煎约水耗半，取出澄滤过，仍重煎似稀饧。每服取一匙，用暖酒一盏调服。其功不可具载。

沈存中　金樱子止遗泄，取其温且涩。世之用者，待红熟取汁熬膏，大误也。红熟则却失本性，今取半黄时采用妙。

衍义曰　金樱子经九月、十月熟时采。不尔，复令人利。

【点评】金樱子收涩，故能"疗脾泄下痢，止小便利，涩精气"。果实未成熟时酸涩，熟透则甘美，所以《梦溪笔谈》说："金罂子止遗泄，取其温且涩也。世之用金罂者，待其红熟时，取汁熬膏用之，大误也。红则味甘，熬膏则全断涩味，都失本性。今当取半黄时采，干，捣末用之。"《本草衍义》则有不同意见云："金樱子经九月、十月熟时采。不尔，复令人利。"后世乃作调和之论，如《本草求真》说："生者酸涩。熟者甘涩。用当用其将熟之际。得微酸甘涩之妙。取其涩可止脱。甘可补中。酸可收阴。故能善理梦遗崩带遗尿。且能安魂定魄。补精益气。壮筋健骨。此虽收涩佳剂。然无故熬膏频服而令经络隧道阻滞。非惟无益。反致增害。"

八种海药余

藤黄　谨按，《广志》云：出鄂、岳等州诸山崖。其树名海藤。花有蕊散落石上，彼人收之谓沙黄。就树采者轻妙，谓之腊草。酸涩，有毒。主蚛牙蛀齿，点之便落。据今所呼铜黄，谬矣。盖以铜、藤语讹也。按此与石泪采无异也。画家及丹灶家并时用之。

【点评】藤黄为藤黄科植物藤黄 *Garcinia morella* 的树脂，含藤黄素、藤黄酸等，服用过量而急性中毒可致心肝肾损害，甚至致死。

返魂香　谨按，《汉书》云：汉武帝时，西国进返魂香。《武王内传》云：聚窟洞中，上有返魂树，采其根，于釜中以水煮，候成汁，方去滓，重火炼之如漆，候凝则香成也。西国使云：其香名有六。帝曰：六名何？一名返魂，一名惊精，一名回生，一名震坛，一名人马精，一名节死香。烧之一豆许，凡有疫死者，闻香再活，故曰返魂香也。

海红豆　谨按徐表《南州记》云：生南海。人家园圃中大树。而生叶圆，有荚，微寒，有小毒。主人黑皮酐黯，花癣，头面游风。宜入面药及藻豆，近右蜀中种亦成也。

【点评】《本草纲目》"集解"项李时珍说："树高二三丈，叶似梨叶而圆。按宋祁《益部方物图》云：红豆叶如冬青而圆泽，春开花白色，结荚枝间。其子累累如缀珠，若大红豆而扁，皮红肉白，以似得名，蜀人用为果钉。"此即豆科植物海红豆 *Adenanthera pavonina*。

落雁木　谨按，徐表《南州记》云：生南海山野中。藤蔓而生，四面如刀削，代州雁门亦有。藤萝高丈余，雁过皆缀其中，故曰落雁木。又云：雁衔至代州雁门，皆放落而生，以此为名。蜀中雅州亦出。味平、温，无毒。主风痛伤折，脚气肿，腹满虚胀。以粉木同煮汁蘸洗，并立效。又主妇人阴疮浮疱，以椿木同煮之妙也。

图经曰　落雁木生雅州。味甘，性平，无毒。治产后血气痛，并折伤内损等疾。其苗作蔓缠绕大木，苗叶形色大都似茶，无花实。彼土人四月采苗入药用。

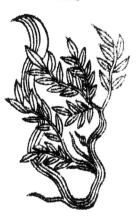

莎木　谨按，《蜀记》云：生南中八郡。树高数十余丈，阔四五围，叶似飞鸟翼，皮中亦有面，彼人作饼食之。《广志》云：作饭饵之，轻滑美好，白胜桄榔面。味平、温，无毒。主补虚冷，消食。彼人呼为莎面也。

【点评】《本草纲目》"集解"项李时珍补充说："按刘欣期《交州记》云：都勾树似棕榈，木中出屑如桄榔面，可作饼饵。恐即此槈木也。"此为棕榈科植物西谷椰子 *Metroxylon sagu*，于开花前采伐树干，截段，纵向破开后，投河中浸软，除去外皮，取其木髓部，用普通制淀粉法，经过粉碎，筛浆过滤，反复漂洗、沉淀、干燥等过程制取淀粉，即此莎木面。

栅木皮　谨按，《广志》云：生广南山野郊汉。《尔雅》注云：栅木如桑树。味苦，温，无毒。主霍乱吐泻，小儿吐乳，暖胃正气。并宜煎服。

【点评】《尔雅》并无"栅木如桑树"之注，李时珍认为是"枏"字之误，《本草纲目》云："《海药本草》栅木皮，即枏字之误，今正之。"将此条合并入楠条，所见甚是。按，《海药本草》所引之注亦非出自《尔雅》，据《山海经·南山经》所载："虖勺之山，其上多梓枏。"郭璞注："枏，大木，叶似桑。今作楠，音南。《尔雅》以为枏。"

无名木皮　谨按，徐表《南州记》云：生广南山谷。大温，无毒。主阴肾痿弱，囊下湿痒。并宜煎取其汁小浴，极妙也。其实号无名子，波斯家呼为阿月浑，状若榛子。味辛，无毒。主腰冷，阴肾虚弱，房中术使用者众，得木香、山茱萸良也。

【点评】此即本卷《本草拾遗》阿月浑子的树皮，原植物为漆树科阿月浑子 *Pistacia vera*。

奴会子　谨按，《拾遗》云：生西国诸戎，大小如苦药子。味辛，平，无毒。主治小儿无辜疳冷虚渴，脱肛，骨立瘦损，脾胃不磨。刘五娘方用为煎，治孩子瘦损也。

二十六种陈藏器余

乾陀木皮　味平，无毒。主破宿血，妇人血闭，腹内血块，酒煎服之。生安南。皮厚堪染者，叶如樱桃。

【海药云　按，《西域记》云：生西国。彼人用染僧褐，故名乾陀，褐色也。树大皮厚。味平，温。主癥瘕气块，温腹暖胃，止呕逆，并良也。

含水藤中水　味甘，平，无毒。主止渴，润五脏，山行无水处，断之得水可饮，清美，去湿痹，烦热。生岭南。叶似狗蹄。煮汁服之。主天行时气，捣叶傅中水烂疮，皮皴。刘欣期《交州记》亦载之也。

【海药云】　谨按，《交州记》云：生岭南及诸海山谷。状若葛，叶似枸杞。多在路行人乏水处，便吃此藤，故以为名。主烦渴心躁，天行疫气瘴疠，丹石发动，亦宜服之。

【点评】含水藤即《本草经集注》续断条陶弘景提到的诺藤，陶云："而广州又有一藤名续断，一名诺藤，断其茎，器承其汁饮之，疗虚损绝伤，用沐头，又长发。折枝插地即生，恐此又相类。"《广东新语》卷 27 云："有凉口藤，状若葛，叶如枸杞，去地丈余，绝之更生。中含清水，渴者断取饮之，甚美，沐发令长。一名断续藤，常飞越数树以相绕。"此即买麻藤科植物买麻藤 *Gnetum montanum*。

皋芦叶　味苦，平。作饮止渴，除痰，不睡，利水，明目。出南海诸山。叶似茗而大，南人取作当茗，极重之。《广州记》曰：新平县出皋芦。皋芦，茗之别名也，叶大而涩。又《南越志》曰：龙川县出皋芦。叶似茗，味苦涩，土人为饮。南海谓之过罗，或曰物罗，皆夷语也。

【海药云】　谨按，《广州记》云：出新平县。状若茶树，阔大，无毒。主烦渴热闷，下痰，通小肠淋，止头痛。彼人用代茶，故人重之如蜀地茶也。

【点评】皋芦亦作瓜芦，苦菜条陶弘景注云："南方有瓜芦木，亦似茗，苦涩。取其叶作屑，煮饮汁，即通夜不睡。"《茶经》亦说："南方有瓜芦木，亦似茗，至苦涩，取为屑茶，饮亦可通夜不眠。煮盐人但资此饮，而交广最重，客来先设，乃加以香芼辈。"《茶经》载其令人"通夜不睡"，《本草纲目》也说"令人不睡"，可推测皋芦应该是含咖啡因的山茶科植物，一般认为是茶的变种大叶茶 *Camellia sinensis* var. *assamica*。

蜜香　味辛，温，无毒。主臭，除鬼气。生交州大树，节如沉香。《异物志》云：蜜香，虫名。又云：树生千岁斫仆之，四五岁乃往看，已腐败，惟中节坚贞是也。树如椿。按《法华经》注云：木蜜，香蜜也，树形似槐而香，伐之五六年，乃取其香。

图经　文具沉香条下。

【海药云】　谨按，内典云：状若槐树。《异物志》云：其叶如椿。《交州记》云：树似沉香无异。主辟恶，去邪鬼，尸注，心气。生南海诸山中。种之五六年，便有香也。

阿勒勃　味苦，大寒，无毒。主心膈间热风，心黄，骨蒸寒热，杀三虫。生佛逝国，似皂荚圆长，味甜好吃，一名婆罗门皂荚也。

【海药云】　按，《异域记》云：主热病及下痰，杀虫，通经络。子疗小儿疳气。凡用，先炙令黄用。

鼠藤　味甘，温，无毒。主丈夫五劳七伤，腰脚痛冷，阴痿，小便数白，益阳道，除风气，补衰老，好颜色。取根及茎，细剉浓煮，服之讫取微汗，亦浸酒如药酒法，性极温，服讫稍令人闷，无苦。生南海海畔山谷。作藤绕树，茎叶滑净似枸杞，花白有节，心虚，苗头有毛，南人皆识。其藤有鼠咬痕者良。但须嚼咽其汁，验也。

【海药云】　谨按，《广州记》云：生南海山谷。藤蔓而生，鼠爱食此，故曰鼠藤，咬处即人用入药。彼人食之，如吃甘蔗美味甘美。主腰脚风冷，大补水脏，好颜色，长筋骨。并剉浓煎服之，亦取汁，浸酒更妙。

浮烂罗勒　味酸，平，无毒。主一切风气，开胃补心，除冷痹，和调脏腑。生康国，似厚朴也。

灵寿木根皮　味苦，平。止水。作杖，令人延年益寿。生剑南山谷，圆长，皮紫。《汉书》孔光年老赐灵杖，颜注曰：木似竹有节，长不过八九尺，围可三四寸，自然有合杖之制，不须削理也。

【点评】灵寿木可用来作手杖，是长寿的象征，其原植物可能是忍冬科六道木 *Abelia biflora* 及同属近缘物种。

缤木　味甘，温，无毒。主风血羸瘦，补腰脚，益阳道，宜浸酒。生林汉山谷。木文侧，故曰缐木。

斑珠藤　味甘，温，无毒。主风血羸瘦，妇人诸疾，浸酒服之。生山谷中。不凋。子如珠而斑，冬取之。

阿月浑子　味辛，温，涩，无毒。主诸痢，去冷气。令人肥健。生西国诸蕃。云与胡榛子同树。一岁榛子，二岁浑子也。

【点评】此处"阿月浑子"即漆树科黄连木属植物阿月浑子*Pistacia vera*，种子即是今天常见的干果开心果。

不雕木　味苦，温，无毒。主调中补衰，治腰脚，去风气，却老变白。生太白山岩谷。树高二三尺，叶似槐，茎赤有毛，如棠梨。

曼游藤　味甘，温，无毒。久服长生延年。去久嗽。出犍为牙门山谷，如寄生著大树，春华色紫，叶如柳。张司空云：蜀人谓之沉花藤，亦云治癣。

龙手藤　味甘，温，无毒。主偏风口㖞，手足瘫缓，补虚益阳，去冷气风痹。斟酌多少，以醇酒浸，近火令温，空心服之，取汗。出安荔浦山石上，向阳者叶如龙手，因以为名，采之无时也。

放杖木　味甘，温，无毒。主一切风血，理腰脚，轻身变白不老。浸酒服之。生温、括、睦、婺山中，树如木天蓼。老人服之一月放杖，故以为名也。

石松　味苦、辛，温，无毒。主人久患风痹，脚膝疼冷，皮肤不仁，气力衰弱。久服好颜色，变白不老。浸酒良。生天台山石上。如松，高一二尺也。

牛奶藤　味甘，温，无毒。主荒年食之令人不饥。取藤中粉食之，如葛根，令人发落。牛好食之。生深山，大如树。

震烧木　主火惊失心。煮服之，又取挂门户间，大厌火灾，此霹雳木也。

木麻　味甘，无毒。主老血，妇人月闭，风气羸瘦，癥痕。久服令人有子。生江南山谷林泽。叶似胡麻相对，山人取以用酿酒也。

帝休　主不愁，带之愁自销矣。生少室嵩高山。《山海经》曰：少室山有木名帝休，其枝五衢，黄花黑实，服之不愁。今嵩山应有此木，人未识，固可求之，亦如萱草之忘忧也。

河边木　令饮酒不醉。五月五日取七寸，投酒中二遍，饮之，必能饮也。

檀桓　味苦，寒，无毒。主长生神仙，去万病。末为散，饮服方寸匕，尽一枝有验。此百岁蘗之根，如天门冬，长三四尺，别在一旁以小根缀之。一名檀桓芝。灵宝方亦云。

木蜜　味甘，平，无毒。止渴除烦，润五脏，利大小便，去膈上热。功用如蜜。树生南方，枝叶俱可啖，亦煎食如饴，今人呼白石木蜜。子名枳椇，味甜。本经云木蜜，非此。中汁如蜜也。崔豹《古今注》云：木蜜生南方，合体甜软可啖，味如蜜，老枝煎取倍甜，止渴也。

朗榆皮　味甘，寒，无毒。主下热淋，利水道，令人睡。生山中。如榆皮，有滑汁。秋生荚如北榆。陶公只见榆作注，为南土无榆也。

那耆悉　味苦，寒，无毒。主结热，热黄，大小便涩赤，疳毒诸热，明目。取汁洗目，主赤烂热障。生西南诸国。一名龙花也。

黄屑　味苦，寒，无毒。主心腹痛，霍乱，破血，酒煎服之。主酒疸目黄及野鸡病，热痢下血，水煮服之。从西南来者，并作屑，染黄用之，树如檀。

重修政和经史证类备用本草卷第十三

己酉新增衍义

成 都 唐 慎 微 续 证 类

中卫大夫康州防御使句当龙德宫总辖修建明堂所医药

提举入内医官编类圣济经提举太医学_{臣曹孝忠}奉敕校勘

木部中品总九十二种

　　一十七种神农本经_{白字}

　　三种名医别录_{墨字}

　　一十一种唐本先附_{注云"唐附"}

　　一十四种今附_{皆医家尝用有效，注云"今附"}

　　二种新补

　　四十五种陈藏器余

　　　凡墨盖子已下并唐慎微续证类

桑根白皮_{叶、耳、五木耳附 桑椹、桑灰唐注 蕈菌续注}

竹叶_{根、汁、实、沥、皮、茹、笋附 竹黄续注}

吴茱萸_{根附 叶并球、子} _{根续注}	槟榔	栀子_{山栀子续注}
紫铆_{音矿}	骐驎竭_{唐附 自玉石部今移}	龙脑香_{唐附 相思子续注}
食茱萸_{唐附 皮续注}	芜荑	枳壳_{今附}
枳实	厚朴	茗苦槚_{唐附}
秦皮	秦椒	山茱萸_{胡藭子续注}
紫葳_{凌霄花也 茎、叶等} _{附根续注}	胡桐泪_{唐附 自草部今移}	墨_{今附}
棘刺花_{实、叶、针附}	猪苓_{刺猪苓附}	白棘

乌药_{今附}	没药_{今附}	**龙眼**
安息香_{唐附}	仙人杖_{新补 草仙人杖附}	**松萝**
毗梨勒_{唐附}	庵摩勒_{唐附}	郁金香_{今附}
卫矛_{鬼箭也}	海桐皮_{今附}	大腹_{今附}
紫藤_{今附}	**合欢**	虎杖_{自草部今移}
五倍子_{今附 自草部今移}	伏牛花_{今附 自草部今移}	天竺黄_{今附}
蜜蒙花_{今附 自草部今移}	天竺桂_{今附}	折伤木_{唐附}
桑花_{新补}	椋子木_{唐附}	每始王木_{唐附}

四十五种陈藏器余

必栗香	桐木	研药
黄龙眼	箭笴	元慈勒
都咸子	凿孔中木	栎木皮
省藤	松杨木	杨庐耳
故甑蔽	椶木	象豆
地主	腐木	石刺木
楠木	息王藤	角落木
鸩鸟浆	紫珠	牛领藤
枕材	鬼膊藤	木戟
奴柘	温藤	鬼齿
铁槌柄	古榇板	慈母
饭箩	白马骨	紫衣
梳篦	倒挂藤	故木砧
古厕木	桃掘	梭头
救月杖	地龙藤	火槽头

桑根白皮 味甘，寒，无毒。主**伤中，五劳六极，羸瘦，崩中脉绝，补虚益气**，去肺中水气，唾血热渴，水肿腹满胪胀，利水道，去寸白，可以缝金疮。采无时。出土上者杀人。_{续断、桂心、麻子为之使。}

叶　主除寒热，出汗。汁解蜈蚣毒。

桑耳　味甘，有毒。黑者主女子漏下赤白汁，血病癥瘕积聚，阴痛，阴阳寒热，无子，疗月水不调。其黄熟陈白者，止久泄，益气，不饥。其金色者，治癖饮积聚，腹痛，金疮。一名桑菌、一名木麦。蜀本麦作𪎭（诠苟切）。

五木耳　名檽音软，益气不饥，轻身强志。生犍为山谷。六月多雨时采，即暴干。

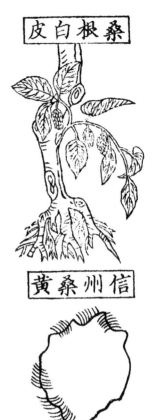

陶隐居云：东行桑根乃易得，而江边多出土，不可轻信。桑耳，断谷方云木檽，又呼为桑上寄生。此云五木耳，而不显四者是何木。按老桑树生燥耳，有黄者、赤白者；又多雨时，亦生软湿者；人采以作菹，皆无复药用。**唐本注**云：楮耳人常食，槐耳用疗痔，榆、柳、桑耳，此为五耳。软者并堪啖。桑椹，味甘，寒，无毒。单食主消渴。叶，味苦、甘，寒，有少毒。水煎取浓汁，除脚气水肿，利大小肠。灰，味辛，寒，有小毒。蒸淋取汁为煎，与冬灰等同灭志疣黑子，蚀恶肉，煮小豆大下水胀，傅金疮止血生肌也。**今按**，陈藏器本草云：桑叶汁，主霍乱腹痛吐下。冬月用干者浓煮服之，研取白汁合金疮，又主小儿吻疮。细剉，大釜中煎，取如赤糖，去老风及宿血。叶桠者名鸡桑，最堪入用。椹，利五脏、关节，通血气。久服不饥。多收暴干，捣末蜜和为丸，每日服六十丸，变白不老。取黑椹一升，和科斗子一升，瓶盛封闭悬屋东头，一百日尽化为黑泥，染白鬓如漆。又取二七枚和胡桃脂研如泥，拔去白发，点孔中即生黑者。**臣禹锡等谨按**，**药性论**云：桑白皮，使，平。能治肺气喘满，水气浮肿，主伤绝，利水道，消水气，虚劳客热，头痛，内补不足。桑耳，使。一名桑臣，又名桑黄。味甘、辛，无毒。能治女子崩中带下，月闭血凝，产后血凝，男子痃癖，兼疗伏血，下赤血。**又云**：木耳，亦可单用，平。**孟诜**[①]云：寒，无毒。利五脏，宣肠胃拥，毒气。不可多食，惟益服丹石人热发，和葱、豉作羹。**萧炳**云：桑叶炙煮饮，止霍乱。**孟诜**云：桑根白皮煮汁饮，利五脏。又入散用，下一切风气，水气。**又云**：桑叶炙煎饮之，止渴，一如茶法。**又云**：桑皮煮汁，可染褐色久不落。柴烧灰淋汁，入炼五金家用。**日华子**云：桑白皮，温。调中下气，益五脏，

---

① 孟诜：据本书体例改为黑体。

消痰止渴，利大小肠，开胃下食，杀腹脏虫，止霍乱吐泻。此即山^①桑根皮。**又云**：家桑东行根，暖，无毒。研汁治小儿天吊惊痫，客忤，及傅鹅口疮，大验。**又云**：家桑叶，暖，无毒。利五脏，通关节，下气。煎服，除风痛出汗，并扑损瘀血。并蒸后，署蛇虫蜈蚣咬，盐挼傅上。春叶未开枝可作煎，酒服治一切风。**又云**：桑耳，温，微毒。止肠风泻血，妇人心腹痛。**药性论云**：蕈耳亦可单用，平。古槐、桑树上者良。能治风破血益力；其余树上多动风气，发瘤疾，令人肋下急，损经络，背膊闷。又煮浆粥安槐木上，草覆之，即生蕈，次柘木者良。**孟诜云**：菌子，寒。发五脏风，拥经脉，动痔病，令人昏昏多睡，背膊四肢无力。又，菌子有数般，槐树上生者良。野田中者，恐有毒，杀人。又多发冷气，令腹中微微痛。

图经曰 桑根白皮本经不著所出州土，今处处有之。采无时。不可用出土上者，用东行根益佳。或云木白皮亦可用。初采得，以铜刀剥去上粗皮，取其里白切焙干。其皮中青涎，勿使刮去，药力都在其上。恶铁及铅，不可近之。桑叶以夏秋再生者为上，霜后采之。煮汤淋渫手足，去风痹殊胜。桑耳，一名桑黄。有黄熟陈白者，又有金色者，皆可用，碎切，酒煎，主带下。其实椹，有白、黑二种，暴干。皆主变白发。皮上白藓花，亦名桑花，状似地钱。刀削取炒干，以止衄、吐血等。其柴烧灰淋汁，医家亦多用之。桑上蠹虫，主暴心痛，金疮肉生不足。皮中白汁，主小儿口疮，傅之便愈。又以涂金刀所伤燥痛，须臾血止，更剥白皮裹之，令汁得入疮中，良。冬月用根皮皆验。白皮作线，以缝金创肠出者，更以热鸡血涂之。唐安金藏剖腹用此法，便愈。桑条作煎，见《近效方》云：桑煎疗水气，肺气，脚气，痈肿兼风气。桑条二两，用大秤七两，一物细切如豆，以水一大升，煎取三大合，如欲得多造，准此增加。先熬令香，然后煎。每服肚空时吃，或茶汤、或羹粥，每服半大升，亦无禁忌也。本方云：桑枝，平，不冷不热，可以常服。疗遍体风痒干燥，脚气，风气，四肢拘挛，上气，眼晕，肺气嗽，销食，利小便。久服轻身，聪明耳目，令人光泽，兼疗口干。仙经云："一切仙药，不得桑煎不服"，出《抱朴子》。本方：桑枝一小升，细切熬令香，以水三大升，煎取二大升。一日服尽，无问食前后，此服只依前方也。桑叶可常服，神仙服食方：以四月桑茂盛时采叶，又十月霜后，三分二分已落时，一分在者，名神仙叶，即采取。与前叶同阴干。捣末，丸散任服，或煎以代茶饮。又采椹暴干，和蜜食之，并令人聪明，安魂镇神。又炙叶，令微干，和桑衣煎服。治痢，亦主金创及诸损伤，止血。方书称桑之功最神，在人资用尤多。《尔雅》云"桑辨有葚（与椹同），栀"，郭璞云："辨，半也。一半有葚半无，名曰栀。"又云"女桑，桋桑"，俗间呼桑木之小而条长者为女桑。又山桑木堪弓弩，檿桑丝中琴瑟，皆材之美者也，他木鲜及焉。

【雷公云 凡使，十年已上向东畔嫩根，采得后，铜刀剥上青黄薄皮一重，只取第

---

① 山：底本作"出"，据刘甲本改。

二重白嫩青涎者，于槐砧上用铜刀刮了，焙令干。勿使皮上涎落，涎是药力。此药恶铁并铅也。

圣惠方 治大风，头面髭发脱落：以桑柴灰热汤淋取汁洗头面，以大豆水研取浆，解泽灰味，弥佳。次用熟水，入绿豆面濯之，取净。不遇十度良。三日一沐头，一日一洗面。

外台秘要 治偏风及一切风：桑枝刮一大升，用今年新嫩枝，以水一大斗，煎取二大升。夏用井中沉，恐酢坏。每日服一盏，空心服尽。又煎服，终身不患偏风。若预防风，能服一大升佳。**又方**脉极寒，发鬓堕落，令发润生：桑白皮二升，以水淹浸，煮五六沸，去滓，洗沐鬓发自不落。**又方**五痔：以桑耳作羹，空心下饭饱食之，日三食之。待孔卒痛如鸟啄，取大小豆各一升，合捣作两囊，蒸之及热，更互坐之，即差。

千金方 治口疮白漫漫：取桑树汁，先以发拭口，次以汁傅之。**又方**八月、九月中刺，手足犯恶露肿，多杀人：以桑枝三条，内煻灰中炮令极热，破断，以头柱疮口上，令热尽即易。尽二条，则疮自烂，仍取韭白傅疮上，以布帛急裹之。若有肿者更作，用薤白佳。

肘后方 治人少小鼻衄，小劳辄出：桑耳无多少，熬令焦，捣末。每衄发，辄以杏仁大塞鼻，数度即可断。《深师方》同。

葛氏方 卒小便多，消渴：入地三尺取桑根，剥取白皮，炙令黄黑，刮，以水煮之令浓，随意饮之，亦可内少米，勿入盐。**又方**产后下血不止：炙桑白皮煮水饮之。**又方**血露不绝：锯截桑根，取屑五指撮，取醇酒服之，日三。**又方**因疮而肿者，皆因中水浸①中风寒所作，其肿入腹则杀人：多以桑灰淋汁渍，冷复易，取愈。《梅师方》同。**又方**饮食中蛊毒，令人腹内坚痛，面黄青，淋露骨立，病变无常：取桑木心，刮得一斛，著釜中以水淹之，令上有三斗水，煮取二斗，澄取清，微火煎，得五升。宿勿食，旦服五合，则吐蛊毒出。

梅师方 治水肿，坐卧不得，头面身体悉肿：取东引花桑枝，烧灰淋汁，煮赤小豆。空心食令饱，饥即食尽，不得吃饮。**又方**治金疮止痛：取桑柴灰研傅疮上，佳。

经验方 治咳嗽甚者，或有吐血殷鲜：桑根白皮一斤，米泔浸三宿，净刮上黄皮，刮细，入糯米四两，焙干，一处捣为末，每服米饮调下一两钱。**又方**治青盲，此一法当依而用之，视物如鹰鹘，有此效：正月八、二月八、三月六、四月六、五月五、六月二、七月

---

① 浸：刘甲本作"及"。

七、八月二十五、九月十二、十月十二、十一月二十六、十二月晦，每遇上件神日，用桑柴灰一合，以煎汤沃之，于瓷器中澄令极清，以药汁稍热洗之。如觉冷，即重汤煮令得所，不住手洗，遇上件日不得不洗，缘此神日本法也。

　　经验后方　治肺毒疮如大风疾，绿云散：以桑叶好者，净洗过，熟蒸一宿，候日干暴为末。水调二钱匕服。又方坠马拗损：以桑根白皮五斤为末，水一升煎成膏，傅于损处，便止。已后亦无宿血，终不发动。

　　广利方　治泻血不止：桑耳一大两，熬令黑，以水一大升三合，煎取六大合，去滓，空心分温三服。**又方**治蛇咬疮：桑树白皮汁傅之差。**又方**治金疮：取新桑白皮烧灰和马粪涂疮上，数易之。

　　胜金方　治小儿渴：用桑叶不拘多少，用生蜜逐叶上傅过，将线系叶蒂上绷，阴干细切，用水煎汁。服之差。

　　钱相公箧中方　治蜈蚣及蜘蛛毒：取桑白皮汁傅之，效。

　　子母秘录　治落胎下血不止：以桑木中蝎虫烧末，酒服方寸匕，日二服。又方小儿重舌：桑白皮煮汁，涂乳饮之。**又方**小儿鹅口：桑白皮汁和胡粉傅之。

　　杨氏产乳　凡子不得与桑椹子食，令儿心寒。

　　宫气方　治小儿舌上生疮如粥皮：桑白皮汁傅之，三两度差。

　　仙方　桑椹熟时，收之日干，为末，蜜和丸桐子大。空心酒服四十九，长服之良。

　　史记　桑树根旁行出地者，名为伏蛇，治心痛一绝。本经云"桑根出土者杀人"，此用治心痛，宜更研访。

　　毛诗　泮水篇云：食我桑椹，怀我好音。

　　岷诗　无食桑葚。注：葚，桑实也。食过则醉，伤其性。

　　丹房镜源　桑灰结汞。

　　衍义曰　桑根白皮条中言桑之用稍备，然独遗乌椹，桑之精英尽在于此。采摘微研，以布滤去滓，石器中熬成稀膏，量多少入蜜，再熬成稠膏，贮瓷器中。每抄一二钱，食后、夜卧，以沸汤点服。治服金石发热渴，生精神，及小肠热，性微凉。

　　【点评】桑是习见植物，种类亦多。《尔雅·释木》云："桑辨有葚栀。"郭璞注："辨，半也。一半有葚，半无，名曰栀。"桑树有雌雄异株，亦有雌雄同株者，此或以雌雄异株者为"栀"。又云："女桑，桋桑。"郭注："今俗呼桑树小而条长者为女桑。"一般认为，这种"女桑"为桑之柔嫩者。又云："檿桑，山桑。"郭注："似桑，材中作弓及车辕。"这种"檿桑"，或释为柘，或释为桑之别种。《本草拾遗》云："叶桠者名鸡桑，最堪入用。"《本草纲目》"集解"项李时珍说："桑有数种：有白桑，叶大如掌而厚；鸡桑，叶花而薄；子桑，先椹而后叶；山桑，叶尖而长。"这些桑多数为桑科桑属植物，但品种多样，除桑 Morus alba 以外，还包括鸡桑 Morus australis、华桑 Morus cathayana、蒙桑 Morus mongolica 及其变种。

《名医别录》说桑根白皮"可以缝合金疮"，《本草图经》云："白皮作线，以缝金创肠出者，更以热鸡血涂之。唐安金藏剖腹用此法，便愈。"即用桑皮线来进行手术缝合，《医心方》卷18 治金疮肠出引《删繁方》云："取桑皮线缝肠皮，用蒲黄粉之。"又治金疮肠断引《葛氏方》云："以桑皮细线缝合，鸡热血涂之，乃令入。"《本草图经》提到"安金藏剖腹用此法"，安金藏事迹见《旧唐书》本传，其略云："安金藏，京兆长安人，初为太常工人。载初年，则天称制，睿宗号为皇嗣。少府监裴匪躬、内侍范云仙并以私谒皇嗣腰斩。自此公卿已下，并不得见之，唯金藏等工人得在左右。或有诬告皇嗣潜有异谋者，则天令来俊臣穷鞫其状。左右不胜楚毒，皆欲自诬，唯金藏确然无辞，大呼谓俊臣曰：公不信金藏之言，请剖心以明皇嗣不反。即引佩刀自剖其胸，五脏并出，流血被地，因气绝而仆。则天闻之，令舆入宫中，遣医人却内五脏，以桑白皮为线缝合，傅之药。经宿，金藏始苏。则天亲临视之，叹曰：吾子不能自明，不如尔之忠也。即令俊臣停推，睿宗由是免难。"此段记述了经过缝合，安金藏竟得不死之事。

竹叶 簹音谨竹叶 **味苦，平、大寒，无毒。主咳逆上气，溢筋，急恶疡，杀小虫，除烦热，风痉，喉痹，呕吐。**

根　作汤，益气止渴，补虚下气，消毒。**汁主风痊。**

实　**通神明，轻身益气。**生益州。

淡竹叶　味辛，平、大寒。主胸中痰热，咳逆上气。

沥　大寒。疗暴中风，风痹，胸中大热，止烦闷。

皮茹　微寒。主呕哕，温气，寒热，吐血，崩中，溢筋。

苦竹叶及沥　疗口疮，目痛，明目，利九窍。

竹笋　^{蜀本}作诸笋。味甘，无毒。主消渴，利水道，益气。可久食。

陶隐居云：竹类甚多，此前一条云是箽竹，次用淡、苦尔。又一种薄壳者名甘竹叶，最胜。又有实中竹、箽竹，并以笋为佳，于药无用。凡取竹沥，惟用淡、苦、箽竹尔。竹实出蓝田，江东乃有花而无实；而顷来斑斑有实，状如小麦，堪可为饭。**今按**，陈藏器本草云：苦竹笋，主不睡，去面目并舌上热黄，消渴，明目，解酒毒，除热气，健人。诸笋皆发冷血及气。淡竹根煮取汁，主丹石发热渴，除烦热。**臣禹锡等谨按**，**药性论**云：淡竹叶，味甘，无毒。主吐血，热毒风，压丹石毒，止消渴。竹烧沥治卒中风，失音不语，苦者治眼赤。**又云**：青竹茹，使，味甘。能止肺痿唾血，鼻衄，治五痔。**日华子**：淡竹并根，味甘，冷，无毒。消痰，治热狂烦闷，中风失音不语，壮热头痛，头风并怀妊人头旋倒地，止惊悸，温疫迷闷，小儿惊痫天吊。茎叶同用。**又云**：苦竹，味苦，冷，无毒。治不睡，止消渴，解酒毒，除烦热，发汗，治中风失音。作沥功用与淡竹同。**孟诜**云：笋，寒。主逆气，除烦热，动气发冷癥，不可多食。越有芦及箭笋，新者稍可食，陈者不可食。其淡竹及中母笋虽美，然发背闷脚气。**又云**：慈竹沥疗热风，

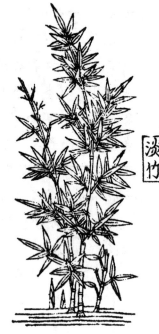

淡竹

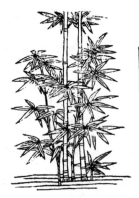

苦竹

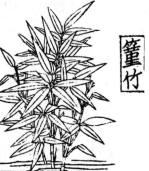

箽竹

和食饮服之，良。**蜀本**图经云：竹节间黄白者，味甘，名竹黄。尤制石药毒发热。

图经曰 簜竹、淡竹、苦竹，本经并不载所出州土，今处处有之。竹之类甚多，而入药者惟此三种，人多不能尽别。谨按《竹谱》：簜字（音斤），其竹坚而促节，体圆而质劲，皮白如霜，大者宜刺船，细者可为笛。苦竹有白有紫。甘竹似簜而茂，即淡竹也。然今之刺船者多用桂竹，作笛者有一种，亦不名簜竹。苦竹亦有二种：一种出江西及闽中，本极粗大，笋味殊苦，不可啖；一种出江浙，近地亦时有，肉厚而叶长阔，笋微有苦味，俗呼甜苦笋，食品所最贵者，亦不闻入药用。淡竹肉薄，节间有粉，南人以烧竹沥者，医家只用此一品，与《竹谱》所说大同而小异也。竹实今不复用，亦稀有之。

【陈藏器序 久渴心烦服竹沥。

食疗 淡竹上，甘竹次。主咳逆，消渴，痰饮，喉痹，鬼疰，恶气，杀小虫，除烦热。苦竹叶，主口疮，目热，暗哑。苦竹茹，主下热壅。苦竹根，细到一斤，水五升，煮取汁一升，分三服，大下心肺五脏热毒气。苦笋不发痰，淡竹沥大寒。主中风，大热，烦闷，劳复。淡竹茹主噎膈，鼻衄。竹实通神明，轻身益气。簜，淡、苦、甘外，余皆不堪，不宜人。

外台秘要 疗凡脱折折骨诸疮肿者，慎不可当风及多自扇，若中风则发痉口噤，杀人。若已中风，觉颈项强，身中急速者，急服此方：竹沥饮二三升。若已口噤，以物强发内之。忌冷饮食及酒。竹沥卒烦难得，可合十许束并烧中央承取，投之可活。

千金方 凡饮酒头痛：以竹茹三两，水五升，煮取三升去滓，令冷。内破鸡子三枚搅调，更煮三沸，饮之。**又方**治齿龈间津液血出不止：苦竹茹四两，以酢渍一宿，含之。**又方**治齿间血出：以竹叶浓煮，与盐少许，寒温得所含之。**又方**齿血不止：刮生竹皮酢渍之，令其人解衣，乃别令一人，含噗其背上三过。并取茖草浓煮汁，适寒温，含嗽之，差。**又方**治时气五六日，心神烦躁不解：用竹沥半盏，新水半盏，相和令匀。非时服。

肘后方 治霍乱转筋，心腹胀痛：浓煮竹叶汤五六升，令灼已转筋处。**又方**伤寒五六日已上者：作青竹沥小煎，分减数数饮之，厚覆取汗。**又方**卒失声，声噎不出：浓煮苦竹叶服之。**又方**小儿身中恶疮：煮取竹汁，日澡洗。

葛氏方 卒消渴，小便多：作竹沥恣饮，数日愈。

孙真人食忌 卒得恶疮不识者：烧苦竹叶和鸡子黄傅。

梅师方 治产后身或强直，口噤面青，手足强反张：饮竹沥一二升醒。**又方**主妊娠恒若烦闷，此名子烦，竹沥汤：茯苓三两，竹沥一升，水四升，合竹沥煎取二升。分三服，不差重作，亦时时服竹沥。**又方**治目赤眦痛如刺，不得开，肝实热所致，或生障翳：

苦竹沥五合，黄连二分绵裹入竹沥内浸一宿，以点目中数度，令热泪出。

食医心镜 理心烦闷，益气方，止渴：苦笋熟煮，任性食之。又苦竹笋主消渴，利水道，下气，理风热，脚气，取蒸煮食之。又篁竹笋，主消渴，风热，益气力，发气胀，蒸煮炒任食。

简要济众 头疮：大笋竹叶烧为灰，量疮大小，用灰调生油傅，入少腻粉佳。

兵部手集 治发背，头未成疮及诸热肿痛：以青竹筒角之，及掘地作坑贮水，卧以肿处就坑子上，角之如绿豆大，戢戢然出，不止，遍匝腰肋。**又方**治疮：慈竹笋箨灰油和涂之妙。**又方**治中风口噤：服淡竹沥一升。**又方**治汤火灼烂：竹中虫蚰末傅之良。**又方**小儿口噤体热者：竹沥二合暖之，分三四服。儿新生慎不可逆加针灸，忍痛动其五脉，因之成痫。是以田舍小儿任其自然皆无此疾，可审之。**又方**治小儿、大人咳逆短气，胸中吸吸，咳出涕唾，嗽出臭脓，涕粘：淡竹沥一合服，日三五服，大人一升。

广利方 治金疮，中风口噤欲死：竹沥半大升，微微暖服之。

姚氏方 卒齿痛：取苦竹烧一头，一头得汁，多揩齿上，差。

伤寒类要 治交接劳复，卵肿，腹中绞痛，便欲死：刮竹皮一升，以水三升，煮五沸，绞去滓。顿服。《梅师方》同。

子母秘录 治胎动：取甘竹根煮汁服。**又方**安胎：取竹沥服之。**又方**治妊娠八月、九月，若堕树或牛马惊伤，得心痛：青竹茹五两切，以酒一升，煎取五合顿服。不差，再服之。**又方**小儿痫：刮青竹茹三两，醋三升，煎一升去滓，服一合。兼治小儿口噤体热病。**又方**小儿头疮，耳上生疮：竹叶烧末和猪脂涂上。又以鸡子白傅之亦妙。

产书 治妊娠误有失坠，忽推筑著疼痛：新青竹茹二合，以好酒一升，煮茹三五沸，分作三度服。

产宝 治妊娠因夫所动，困绝：以竹沥饮一升，立愈。**又方**治产后血气，暴虚汗出：淡竹沥三合，微暖服之，须臾再服。

杨氏产乳 疗疮疥：烧竹叶为末，以鸡子白和之涂上，不过三四次，立差。**又方**妊娠苦烦，此子烦故也：竹沥不限多少，细细服之。**又方**疗胎动，安胎方：甜竹根煮取浓汁饮之。

姚和众 小孩夜后狂语：竹沥每一岁儿连夜二合，服令尽之。

李畋该闻集云 爆竹辟妖气。邻人有仲叟家为山魈所祟，掷瓦石，开户牖，不自安。叟求祷之，以佛经报谢，而妖祟弥盛。畋谓其叟曰：翁旦夜于庭落中，若除夕爆竹数十竿。叟然其言，爆竹至晓，寂然安帖。遂止。

别说云 谨按，旧称竹实鸾凤所食，今近道竹间，时见开花，小白如枣花，亦结实如小麦子，无气味而涩。江浙人号为竹米，以为荒年之兆，及其竹即死，信非鸾凤之所食也。近有江南余千人来言：彼有竹实，大如鸡子，竹叶层层包裹，味甘胜蜜，食之令人心膈清凉。生深竹林茂盛蒙密处。顷因得之，但日久汁枯干而味尚存尔。因知鸾凤之食必非常物也。

衍义曰 竹叶，凡诸竹与笋，性皆微寒，故知叶其用一致。本经不言笋及苦竹性，苦①取沥作油，亦不必强择也。张仲景竹叶汤，用淡竹。笋难化，不益脾。邻家一小儿，方二岁，偶失照管，壮热、喘粗、不食、多睡、仰头、呻吟、微呕逆、瞑目、多惊，凡三五日，医作慢惊治之。治不对病，不愈。忽然其母误将有巴豆食药作惊药，化五丸如麻子大，灌之。良久，大吐。有物噎于喉中，乳媪以指摘出之，约长三寸，粗如小指，乃三日前临阶曝者干箭笋。是夜诸证皆定，次日但以和气药调治，遂安。其难化也如此。经曰"问而知之者谓之工"，小儿不能问，故为难治，医者当审慎也。

[**点评**]《本草经》载有竹叶，《本草经集注》将篁竹叶、淡竹叶、苦竹叶的内容并入，其中"篁竹叶"接在《本草经》"竹叶"标题之后，表示《本草经》竹叶及其下之根、实，皆是篁竹之叶、根、实。"淡竹叶"另起，包括沥、皮茹；"苦竹叶"另起，作"苦竹叶及沥"，包括竹笋。《本草衍义》说："本经不言笋及苦竹性。"即指另起一条的苦竹叶及沥、竹笋，以上诸药都没有标注寒热属性。

竹实是禾本科竹类植物的颖果，传说为凤凰所食，《庄子》云："鹓雏发于南海而飞于北海，非梧桐不止，非练实不食，非醴泉不饮。"成玄英疏："练实，竹实。"韩愈《孟生诗》说："竹实凤所食，德馨神所歆。"

《名医别录》所言淡竹叶，乃是淡竹之叶，淡竹与苦竹不同，原植物为禾本科竹亚科刚竹属物种淡竹 *Phyllostachys nigra* var. *henonis*，如《本草图经》言，烧取竹沥多用淡竹。《本草纲目》草部新增药物，"集解"项李时珍说："处处原野有之。春

---

① 苦：从文义看，恐是"若"之讹。

生苗，高数寸，细茎绿叶，俨如竹米落地所生细竹之茎叶。其根一窠数十须，须上结子，与麦门冬一样，但坚硬尔，随时采之。八九月抽茎，结小长穗。俚人采其根苗，捣汁和米作酒曲，甚芳烈。"此为禾本科假淡竹叶亚科物种淡竹叶 *Lophatherum gracile*。从此以后，该植物渐渐取代淡竹之叶，成为"淡竹叶"，乃至处方"竹叶"入药的主流。

吴茱萸 味辛，温、大热，有小毒。主温中下气，止痛，咳逆寒热，除湿血痹，逐风邪，开腠理，去痰冷，腹内绞痛，诸冷实不消，中恶，心腹痛，逆气，利五脏。

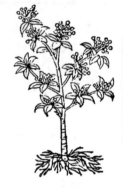
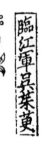

根 杀三虫。根白皮杀蛲虫，治喉痹，咳逆，止泄注，食不消，女子经产余血，疗白癣。**一名藙。**生上谷川谷及冤句。九月九日采，阴干。蓼实为之使，恶丹参、消石、白垩，畏紫石英。

陶隐居云：《礼记》名藙，而俗中呼为藙（音杀）子。当是不识藙字，似藙字，仍以相传。其根南行、东行者为胜。道家去三尸方亦用之。**唐本注云：**《尔雅·释木》云："椒榝，丑梂。"陆氏《草木疏》云："椒，榝属。"亦有榝名，陶误也。**臣禹锡等谨按，药性论：**吴茱萸，味苦、辛，大热，有毒。能主心腹疾，积冷，心下结气，疰心痛，治霍乱转筋，胃中冷气，吐泻腹痛不可胜忍者可愈，疗遍身㿀痹，冷食不消，

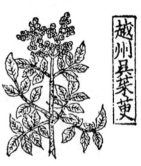

利大肠拥气。削皮能疗漆疮。主中恶，腹中刺痛，下痢不禁，治寸白虫。**博雅云：**枞、榝、樧、越椒，茱萸也。枞，音考。**孟诜云：**茱萸，主心痛，下气，除呕逆，脏冷。又，皮止齿痛。又，患风瘙痒痛者，取茱萸一升，清酒五升，和煮，取一升半去滓，以汁暖洗。中贼风口偏不能语者，取茱萸一升，清酒一升，和煮四五沸。冷服之半升，日三服，得少汗差。谨按，杀鬼疰气。又，开目者不堪食。又，鱼骨在人腹中刺痛，煮一盏汁服之止。又，骨在肉中不出者，嚼封之，骨当烂出。脚气冲心，可和生姜汁饮之，甚良。**日华子云：**健脾，通关节，治霍乱，泻痢，消痰，破癥癖，逐风，治腹痛，肾气，脚气，水肿，下产后余血。**又云：**茱萸叶，热，无毒。治霍乱，下气，止心腹痛，冷气。内外肾钓痛，盐研罨，神验。干即又浸复罨。霍乱脚筋，和艾以醋汤拌罨，妙也。**陈藏器云：**梾子根浓煮浸痔，有验。烧末

服亦主痔病。又《尔雅》云"栜实，梾也"，其子房生为梾。又赤爪草一名羊梾，一名鼠查球。此乃名同耳。梾似小楂而赤，人食之。生高原。

图经曰 吴茱萸生上谷川谷及冤句，今处处有之，江浙、蜀汉尤多。木高丈余，皮青绿色，叶似椿而阔厚，紫色。三月开花红紫色，七月、八月结实似椒子，嫩时微黄，至成熟则深紫。九月九日采，阴干。《风土记》曰：俗尚九月九日谓为上九，茱萸到此日，气烈熟色赤，可折其房以插头，云辟恶气御冬。又《续齐谐记》曰：汝南桓景，随费长房学。长房谓曰：九月九日汝家有灾厄，宜令急去家，各作绛囊盛茱萸以系臂上，登高饮菊花酒，此祸可消。景如言，举家登高山，夕还见鸡、犬、牛、羊一时暴死。长房闻之曰：此代之矣。故世人每至此日，登高饮酒，戴茱萸囊，由此耳。世传茱萸气好上，言其冲膈，不可为服食之药也。张仲景治呕而胸满者，茱萸汤主之。吴茱萸一升，枣二十枚，生姜一大两，人参一两，以水五升，煎取三升。每服七合，日三，干呕吐涎沫而头痛者亦主之。又其南行枝，主大小便卒关格不通。取之断度如手第二指中节，含之立下。出姚僧垣方。根亦入药用。《删繁方》疗脾劳热，有白虫在脾中为病，令人好呕者。取东行茱萸根大者一尺，大麻子八升，橘皮二两，凡三物㕮咀，以酒一斗浸一宿，微火上薄暖之，三下绞去滓。平旦空腹服一升，取尽，虫便下出，或死或半烂，或下黄汁。凡作药法，禁声，勿语道作药，虫便下，验。

【雷公云 凡使，先去叶、核并杂物了，用大盆一口，使盐水洗一百转，自然无涎。日干，任入丸散中用。修事十两用盐二两，研作末，投东流水四斗中，分作一百度洗，别有大效。若用醋煮，即先沸醋三十余沸，后入茱萸，待醋尽，晒干。每用十两，使醋一溢为度。

食疗 微温。主痢，止泻，厚肠胃。肥健人不宜多食。

圣惠方 治阴毒伤寒，四肢逆冷，宜熨以茱萸一升，酒和匀湿，绢袋二只盛，蒸令极热，熨脚心，候气通畅匀暖即停熨，累用验。

外台秘要 《集验》熨癥法：茱萸三升碎之，以酒和煮熟，布裹熨癥上。冷更炒，更番用之。癥移走，逐熨之，候消乃止也。**又方**治痈疽发背及发乳房：茱萸一升，捣之，以苦酒和，贴痈上。**又方**阴下湿痒：茱萸一升，水三升，煮三沸去滓，洗，痒差。

千金方 治寸白虫：茱萸根洗去土四两，切，以水、酒各一升，渍一宿，平旦分再服。凡茱萸皆用细根，东北阴者良。若稍大如指已上者，皆不任用。**又方**治心腹内外痛：茱萸一升，酒三升，煎取半升。空心顿服之。

千金翼 产后虚赢，盗汗，时啬啬恶寒：茱萸一鸡子大，以酒三升，渍半日，煮服。**又方**主大人、小儿风疹：茱萸一升，酒五升，煮取一升，帛染拭之。**又方**主头风，沐头：茱萸二升，水五升，煮取三升，以绵染拭发根，良。

肘后方 治中风不能语：豉、茱萸各一升，水五升，煮取二升，稍稍服之。**又方** 治肠痔、大便常血，下部痒痛如虫咬者：掘地作坑烧令赤，酒沃中捣茱萸二升内中，乘热板开小孔，以下部榻上，冷乃下，不过三四度即差。

孙真人备急方 赤痢，脐下痛：茱萸一合，黑豆汤吞之，效。

经验方 治脾元气发歇痛不可忍者：茱萸一两，桃仁一两，和炒令茱萸焦黑后，去茱萸，取桃仁去皮尖，研细，葱白三茎，煨熟，以酒浸，温分三服。

经验后方 补水气药：赤茱萸二两，米醋煮烂，细研为膏，丸如梧桐子大，椒汤下七丸，空心服。

兵部手集 治醋心，每醋气上攻如酽醋：茱萸一合，水三盏，煎七分，顿服。纵浓亦须强服，近有人心如蜇破，服此方后，二十年不发。**又方** 治中风腹痛，或子肠脱出：茱萸三升，酒五升，煎取二升，分温三服。**又方** 小儿火灼疮，一名瘭浆疮，一名火烂疮：用酒煎茱萸拭上。

杨氏产乳 疗中恶心痛：吴茱萸五合，以酒三升，煮三沸，分三服。

衍义曰 吴茱萸须深汤中浸去苦烈汁，凡六七过，始可用。今文与注及注中药法皆不言，亦漏落也。此物下气最速，肠虚人服之愈甚。

【点评】吴茱萸是芸香科植物吴茱萸 *Evodia rutaecarpa*，或同属近缘物种，果序有浓烈的辛香气，重阳登高所插佩的茱萸即是此种。吴茱萸解秽辟恶，《本草纲目》"集解"项李时珍说："《淮南万毕术》云：井上宜种茱萸，叶落井中，人饮其水，无瘟疫。悬其子于屋，辟鬼魅。《五行志》云：舍东种白杨、茱萸，增年除害。"

《本草图经》言："世传茱萸气好上，言其冲膈，不可为服食之药也。"此说见于《酉阳杂俎》曰："茱萸气好上，椒气好下。"《本草纲目》进一步引申："段成式言椒气好下，茱萸气好上。言其冲膈，不可为服食之药，故多食冲眼又脱发也。"李时珍有论说："茱萸辛热，能散能温；苦热，能燥能坚。故其所治之症，皆取其散寒温中、燥湿解郁之功而已。案《朱氏集验方》云：中丞常子正苦痰饮，每食饱或阴晴节变率同，十日一发，头痛背寒，呕吐酸汁，即数日伏枕不食，服药罔效。宣和初为顺昌司禄，于太守蔡达道席上，得吴仙丹方服之，遂不再作。每遇饮食过多腹满，服五七十丸便已。少顷小便作茱萸气，酒饮皆随小水而去。前后痰药甚众，无及此者。用吴茱萸汤泡七次、茯苓等分，为末，炼蜜丸梧子大。每熟水下五十丸。梅杨卿方：只用茱萸酒浸三宿，以茯苓末拌之，日干。每吞百粒，温酒下。又咽喉口舌生疮者，以茱萸末醋调贴两足心，移夜便愈。其性虽热，而能引热下行，盖亦从治之义；而谓茱萸之性上行不下者，似不然也。有人治小儿痘疮口噤者，啮茱萸一二粒，抹之即开，亦取其辛散耳。"

槟榔 味辛，温，无毒。主消谷逐水，除痰癖，杀三虫、伏尸，疗寸白。生南海。

陶隐居云：此有三四种。出交州，形小而味甘；广州以南者，形大而味涩；核亦有大者，名猪槟榔。作药皆用之。又小者，南人名蒳子，俗人呼为槟榔孙，亦可食。唐本注云：槟榔生者极大，停数日便烂。今入北来者，皆先以灰汁煮熟，仍火熏使干，始堪停久。其中仁主腹胀，生捣末服，利水谷道。傅疮，生肌肉止痛。烧为灰，主口吻白疮。生交州、爱州及昆仑。臣禹锡等谨按，药性论云：白槟榔，君，味甘，大寒。能主宣利五脏六腑壅滞，破坚满气，下水肿，治心痛，风血积聚。广志云：木实曰槟榔，树无枝略如柱，其颠生樧而秀，生棘针，重叠其下。彼方珍之，以为口实。陈藏器云：蒳子，小槟榔也。生收火干，中无人者，功劣于槟榔。顾征《广州记》云：山槟榔，形小而栗细。蒳子，土人呼为槟榔孙。日华子云：槟榔，味涩。除一切风，下一切气，通关节，利九窍，补五劳七伤，建脾调中，除烦，破癥结，下五膈气。南海药论云：槟榔人，赤者味苦。杀虫兼补。

图经曰 槟榔生南海，今岭外州郡皆有之。大如桄榔，而高五七丈，正直无枝，皮似青桐，节如桂竹。叶生木巅，大如楯头，又似甘蕉叶。其实作房，从叶中出，傍有刺若

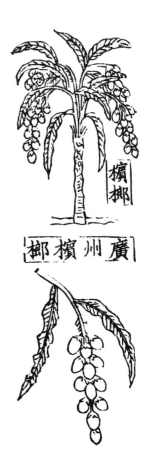

棘针，重叠其下。一房数百实，如鸡子状，皆有皮壳，肉满壳中，正白。味苦涩，得扶留藤与瓦屋子灰同咀嚼之，则柔滑而甘美。岭南人啖之以当果实。其俗云，南方地温，不食此无以祛瘴疠。其实春生，至夏乃熟。然其肉极易烂，欲收之，皆先以灰汁煮熟。仍火焙熏干，始堪停久。此有三四种，有小而味甘者，名山槟榔；有大而味涩核亦大者，名猪槟榔；最小者名蒳子，其功用不说有别。又云：尖长而有紫文者名槟，圆而矮者名榔，槟力小，榔力大。今医家不复细分，但取作鸡心状、有坐正稳心不虚、破之作锦文者为佳。其大腹所出，与槟榔相似，但茎叶根干小异，并皮收之，谓之大腹槟榔。或云槟榔难得真者，今贾人货者，多大腹也。

【海药】 谨按，《广志》云：生东海诸国。树茎叶根干与大腹小异耳。又云如棕榈也，叶茜似芭蕉状。陶弘景云："向阳曰槟榔，向阴曰大腹。"味涩，温，无毒。主贲豚诸气，五膈气，风冷气，宿食不消。《脚气论》云：以沙牛尿一盏，磨一枚，空心暖服，治脚气壅毒，水肿浮气。秦医云：槟榔二枚，一生一熟，捣末。酒煎服之，善治膀胱诸气也。

食疗 多食发热。南人生食，闽中名橄榄子。所来北者，煮熟熏干将来。

雷公云 凡使，取好存坐稳、心坚、文如流水，碎破内文如锦文者妙。半白半黑并心虚者，不入药用。凡使，须别槟与榔，头圆身形矮毗者是榔，身形尖紫文粗者是槟。槟力小，榔力大。欲使，先以刀刮去底，细切。勿经火，恐无力效。若熟使，不如不用。

圣惠方 治口吻生白疮：用二枚烧灰细研，傅之妙。**又方** 治胎动腰痛抢心，或有血下：用一两为末，非时水煮葱白浓汁，调下一钱匕。

外台秘要 若脚气，非冷非热，老人、弱人胀满者：槟榔仁为末，以槟榔壳汁或茶饮、或豉汁中调服方寸匕，甚利。

经验方 治金疮：白槟榔、黄连少许为末，傅之即差。

梅师方 治醋心：槟榔四两，橘皮二两，细捣为散，空心生蜜汤下方寸匕。

孙真人食忌 治呕吐：以白槟榔一颗，煨，橘皮一分，炙为末。水一盏，煎半盏服。

斗门方 治腰重痛：用槟榔为末，酒下一钱。**又方** 治本脏气：以鸡心槟榔，小便浓磨半个服。或用热酒调一钱匕，效。

简要济众 治诸虫在脏腑久不差：槟榔半两炮，捣为末。每服一钱至二钱，葱、蜜煎汤调下，空心服。**又方** 治脚气冲心：白槟榔一个，鸡心大者为末，用童子小便，生姜汁，温酒共半盏调，只作一服，无时服。

广利方 治脚气冲心，致闷乱不识人：白槟榔十二分，为末，分三服，空心暖小便五大合调服，日再服。

御药院 治痰涎：槟榔为末，白汤点一钱。

齐民要术 槟榔下气及宿食，白虫，消谷，痰饮。

衍义曰 槟榔，二书所说甚详。今人又取尖长者入药，言其快锐速效。屡尝试之，果如其说。

【点评】关于槟榔名之由来，《本草纲目》解释说："宾与郎皆贵客之称。嵇含《南方草木状》言：交广人凡贵胜族客，必先呈此果。若邂逅不设，用相嫌恨。则槟榔名义，盖取于此。""集解"项又说："槟榔树初生若笋竿积硬，引茎直上。茎干颇似桄榔、椰子而有节，旁无枝柯，条从心生。端顶有叶如甘蕉，条派开破，风至则如羽扇扫天之状。三月叶中肿起一房，因自拆裂，出穗凡数百颗，大如桃李。又生刺重累于下，以护卫其实。五月成熟，剥去其皮，煮其肉而干之。皮皆筋丝，与大腹皮同也。"此即指棕榈科植物槟榔 *Areca catechu*。

槟榔"主消谷逐水"，杀虫消积，小儿疳积方多用之，如《医宗金鉴》芦荟肥儿丸，与芦荟、使君子、胡黄连等同用；《类证治裁》化积丸，与三棱、莪术、阿魏等同用；《儒门事亲》木香槟榔丸，与木香、青皮、香附等配伍。但槟榔碱是一类致癌物，使用之风险与获益极不匹配，应该引起重视。

栀子 味苦，寒、大寒，无毒。**主五内邪气，胃中热气，面赤酒齄、皶鼻，白癞、赤癞疮疡**，疗目热赤痛，胸心大小肠大热，心中烦闷，胃中热气。**一名木丹、一名越桃。生南阳川谷。九月采实，暴干。**

陶隐居云：解玉支毒。处处有，亦两三种小异，以七棱者为良。经霜乃取之。今皆入染用，于药甚稀。玉支，即羊踯躅也。**臣禹锡等谨按**，药性论云：山栀子，杀䘌虫毒，去热毒风，利五淋，主中恶，通小便，解五种黄病，明目，治时疾，除热及消渴口干，目赤肿病。

图经曰 栀子生南阳川谷，今南方及西蜀州郡皆有之。木高七八尺，叶似李而厚硬，又似樗蒲子。二三月生白花，花皆六出，甚芬香，俗说即西域詹匐也。夏秋结实如诃子状，生青熟黄，中人深红。九月采实，暴干。南方人竞种以售利。《货殖传》云"厄茜千石，亦比千乘之家"，言获利之博也。此亦有两三种，入药者山栀子，方书所谓越桃也。皮薄而圆小，刻房七棱至九棱为佳。其大而长者，乃作染色，又谓之伏尸栀子，不堪入药用。张仲景《伤寒论》及古今诸名医治发黄，皆用栀子、茵陈、香豉、甘草等四物作汤饮。又治大病起劳复，皆用栀子、鼠矢等汤，并小利而愈。其方极多，不可悉载。栀子亦疗血痢挟毒热下者，葛洪方以十四枚去皮，捣，蜜丸服，如梧子三丸，日三，大效。又治霍乱转筋。烧栀子三枚，末服立愈。时行重病后劳发，水煮十枚饮汁，温卧彻汗乃愈。挟食加大黄别煮汁，临熟内之合饮，微利遂差。

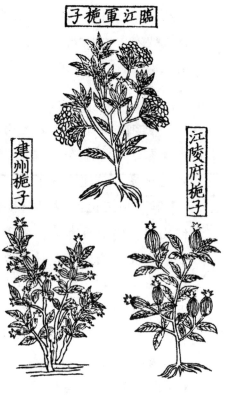

【雷公曰 凡使，勿用颗大者，号曰伏尸栀子，无力。须要如雀脑，并须长有九路赤色者上。凡使，先去皮、须了，取仁，以甘草水浸一宿，漉出焙干，捣筛如赤金末用。

食疗 主喑哑，紫癜风，黄疸，积热心躁。**又方**治下鲜血：栀子人烧灰，水和一钱匕，服之，量其大小多少服之。

千金方 治火疮未起：栀子人灰，麻油和封，厚乃佳。已成疮，烧白糖灰粉之，燥即差。

肘后方 治霍乱，心腹胀痛，烦满短气，未得吐下，若转筋：烧栀子二七枚研末，熟水调服。

梅师方 治火丹毒：捣和水调傅之。**又方**治热毒下血，或因食物发动：以三十枚擘，水三升，煎取一升，去滓服。**又方**治热病新差，早起及多食后发：以十枚，水三升，煎取一升，去滓，温服。卧令微汗。若食不消，加大黄三两。**又方**治伤寒差后交接发动，因欲死，眼不开，不能语：栀子三十枚，水三升，煎取一升，服。**又方**治狐犬咬：栀子皮烧末，石硫黄等分，同研为末，傅疮上，日三二傅之，差。

博济方 治冷热气不和，不思饮食，或腹痛疠刺：山栀子、川乌头等分，生捣为末，以酒糊丸如梧子大。每服十五丸，炒生姜汤下。如小腹气痛。炒茴香、葱、酒任下二十丸。

兵部手集 治头痛不可忍，是多风痰所致：栀子末和蜜浓傅舌上，吐即止。

胜金方 治妇人临产痢：不限多少烧灰，细末，空心熟水调一匙头，甚者不过五服。

孙尚药 治伤寒下痢后更烦，按之心下耎者，虚烦也：栀子十四枚，擘，豉四合，右二味以水四升，煎栀子取二升半，内豉更煎取一升，去滓，分再服。得吐，余勿服。呕有痈脓者不可服，呕脓尽乃愈。

古今录验 秦王散，胃疸食多喜饮：栀子实主之。

丹房镜源 栀子柔金。

衍义曰 栀子，仲景治发汗吐下后，虚烦不得眠。若剧者，必反覆颠倒，心中懊憹，栀子豉汤治之。虚，故不用大黄，有寒毒故也。栀子虽寒无毒，治胃中热气，既亡血、亡津液，腑脏无润养，内生虚热，非此物不可去，张仲景《伤寒论》已著。又治心经留热，小便赤涩，去皮山栀子火炮、大黄、连翘、甘草炙，等分末之，水煎三二钱匕，服之无不效。

【点评】关于栀子的得名问题，李时珍解释说："卮，酒器也。卮子象之，故名。"故《本草纲目》写作卮子"。按，栀子用作染料或入药，皆采其成熟的果实。栀子为蒴果，成熟的果实金黄至橘红色，呈长卵形或椭圆形，通常有5~9条翅状纵棱，顶端残存萼片。枝头成熟饱满的栀子果实，拟象玉卮之形。

如《本草图经》所言，"张仲景《伤寒论》及古今诸名医治发黄，皆用栀子、茵蔯、香豉、甘草等四物作汤饮"。《本草通玄》云："仲景多用栀子茵陈，取其利小便而蠲湿热也。"栀子治伤寒身黄发热，如《伤寒论》之栀子柏皮汤，与黄柏、甘草同用；用治湿热郁结所致黄疸，如《伤寒论》茵陈蒿汤，与茵陈蒿、大黄同用；用治酒黄疸，心中懊憹，身热，烦躁不安，大便难，小便不利，身黄如橘子色，如《金匮要略》栀子大黄汤，与大黄、枳实、豆豉同用。但《本草经》《名医别录》皆不言栀子治疗黄疸，陶弘景说"今皆入染用，于药甚稀"，也属失察。

紫鉚_{音矿}、骐骥竭 味甘、咸，平，有小毒。主五脏邪气，带下，止痛，破积血，金疮生肉。与骐骥竭二物大同小异。

唐本注云：紫色如胶，作赤麖（音京）皮及宝钿，用为假色，亦以胶宝物。云蚁于海畔树藤皮中为之。紫鉚树名渴廪，骐骥竭树名渴留，喻如蜂造蜜，斫取用之。《吴录》谓之赤胶者。**今按**，别本注云：紫鉚、骐骥竭二物同条，功效全别。紫鉚色赤而黑，其叶大如盘，鉚从叶上出。骐骥竭色黄而赤。味咸，平，无毒。主心腹卒痛，止金疮血，生肌肉，除邪气。叶如樱桃，三角，成竭从木中出，如松脂。唐本先附。玉石部今移。**臣禹锡等谨按**，日华子云：紫鉚，无毒。治驴马蹄漏，可熔补。**又云**：骐骥竭，暖，无毒。得蜜陀僧良。治一切恶疮疥癣久不合者，傅此药，性急亦不可多使，却引脓。

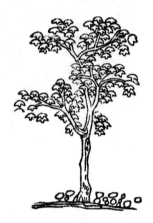

图经曰 骐骥竭旧不载所生州土，今出南蕃诸国及广州。木高数丈，婆娑可爱，叶似樱桃而有三角。其脂液从木中流出，滴下如胶饴状，久而坚凝乃成竭，赤作血色，故亦谓之血竭。采无时。其味咸而气腥者是。海母血不可用。真竭微咸而甘，作栀子气味。旧说与紫鉚大都相类，而别是一物，功力亦殊。今按，段成式《酉阳杂俎》云：紫鉚出真腊国，国人呼为勒佉，亦出波斯国。木高丈许，枝干繁郁，叶似橘柚，冬不凋落。三月花开，不结子。每有雾露微雨沾濡，其枝条则为紫鉚。波斯国使人呼及沙利，两人说如此。而真腊国使人言：是蚁运土上于木端作窠，蚁壤为雾露所沾，即化为紫鉚。又《交州地志》亦云：本州岁贡紫鉚，出于蚁壤。乃知与血竭虽俱出于木，而非一物，明矣。今医方亦罕用，惟染家所须耳。

【海药】 紫鉚，谨按《广州记》云：生南海山谷。其树紫赤色，是木中津液成也。治湿痒疮疥，宜入膏用。又可造胡燕脂，余滓则玉作家使也。又骐骥竭，谨按《南越志》云：是紫鉚树之脂也。其味甘、温，无毒。主打伤折损一切疼痛，补虚及血气，搅刺内伤血聚，并宜酒服。欲验真伪，但嚼之，不烂如蜡者上也。

雷公云 骐骥竭，凡使勿用海母血，真似骐骥竭，只是味咸并腥气。其骐骥竭，味微咸、甘，似栀子气是也。欲使，先研作粉重筛过，临使，安于丸散或膏中，任使用，勿与众药同捣，化作飞尘也。

圣惠方 产后血晕不知人及狂语：麟竭一两，细研为末，非时温酒调二钱匕。

广利方 治金疮血不止兼痛：麟竭末傅之立止。

贾相牛经 <small>牛马有漏蹄：以紫铆少许和猪脂，内入漏处，烧铁箆烙之。</small>

酉阳杂俎 <small>紫铆树出真腊，国使冲都尉沙门陀沙尼拔陁言：蚁运土于树下作窠，蚁壤得雨露，结而成紫铆。昆仑者善，波斯次。</small>

太清伏炼灵砂①法 <small>骐麟竭，出于西胡。禀于荧惑之气，生于汤石之阴，结而成质。紫铆形若烂石，其功亦能添益阳精，消阴滞气。</small>

衍义曰 <small>紫铆如糖霜结于细枝上，累累然紫黑色，研破则红。今人用造绵烟脂，迩来亦难得。余如经。</small>

【**点评**】麒麟竭与紫矿皆是进口药材，苏敬对此了解不多，认为二者"大同小异"，于是并为一条。从唐本注来看，虽然人们知道二者是树产，仍根据性状，将其安排在玉石部中品，至《开宝本草》始调整到木部。《本草纲目》更认识到，紫矿其实是紫胶虫的分泌物，故又将紫铆从木部分出，列入虫部。"集解"项李时珍说："紫铆出南番，乃细虫如蚁虱，缘树枝造成，正如今之冬青树上小虫造白蜡一般，故人多插枝造之。今吴人用造胭脂。按张勃《吴录》云：九真移风县，有土赤色如胶。人视土知其有蚁，因垦发，以木枝插其上，则蚁缘而上，生漆凝结，如螳螂螵蛸子之状。人折漆以染絮物，其色正赤，谓之蚁漆赤絮。此即紫铆也。"

麒麟竭今名"血竭"，《本草纲目》"释名"说："骐麟亦马名也。此物如干血，故谓之血竭。曰骐麟者，隐之也。"麒麟竭从域外舶来，古人对其原植物了解甚少，误解亦多，使用之主流为百合科龙血树属多种植物的树脂。

龙脑香及膏香 味辛、苦，微寒，一云温，平，无毒。主心腹邪气，风湿积聚，耳聋，明目，去目赤肤翳。出婆律国。形似白松脂，作杉木气，明净者善。久经风日或如雀屎者不佳。云合糯<small>一作粳</small>米炭、

---

① 砂：底本作"妙"，据本书"证类本草所出经史方书"改。

相思子贮之则不耗。膏主耳聋。

唐本注云：树形似杉木。言婆律膏，是树根下清脂；龙脑，是根中干脂。子似豆蔻，皮有错甲，香似龙脑。味辛，尤下恶气，消食散胀满，香人口。旧云出婆律国，药以国为名，即杉脂也。江南有杉木，未经试。或方土无脂，犹甘蕉无实。唐本先附。**臣禹锡等谨按，段成式酉阳杂俎**云：龙脑香树，出婆利国，呼为个不婆律，亦出波斯国。树高八丈，大可六七围，叶圆而背白，无花实。其树有肥有瘦，瘦者出龙脑香，肥者出婆律膏。香在木心中。波斯断其树剪取之，其膏于树端流出，斫树作坎而承。入药用有别法。**南海药谱**云：龙脑油，性温，味苦。本出佛誓国。此油从树所取，摩一切风。**陈藏器**云：相思子，平，有小毒。通九窍，治心腹气，令人香，止热闷，头痛，风痰，杀腹脏及皮肤内一切虫。又主蛊毒，取二七枚末服，当吐出。生岭南。树高丈余，子赤黑间者佳。

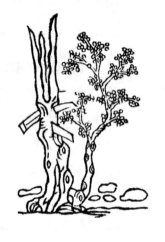

图经曰　龙脑香出婆律国，今惟南海番舶贾客货之。相传云，其木高七八丈，大可六七围，如积年杉木状，傍生枝，叶正圆而背白，结实如豆蔻，皮有甲错。香即木中脂，似白松脂，作杉木气。膏乃根下清液耳，亦谓之婆律膏。段成式《酉阳杂俎》说：此木有肥瘦，瘦者出龙脑香，其香在木心。波斯断其木剪取之。肥者出婆律膏，其膏于木端流出，斫木作坎而承之。两说大同而小异。亦云南海山中亦有此木。唐天宝中交趾贡龙脑，皆如蝉、蚕之形。彼人云：老根节方有之，然极难得。时禁中呼为瑞龙脑，带之衣衿，香闻十余步外，是后不闻有此。今海南龙脑，多用火煏成片，其中亦容杂伪。入药惟贵生者，状若梅花瓣，甚佳也。

【海药】　谨按，陶弘景云：生西海律国，是波律树中脂也，如白胶香状。味苦、辛，微温，无毒。主内外障眼，三虫，治五痔，明目，镇心，秘精。又有苍龙脑，主风疮䘌，入膏煎良，用点眼则有伤。《名医别录》云：妇人难产，取龙脑研末少许，以新汲水调服，立差。又，唐太宗时，西海律国贡龙脑香，是知彼处出耳。

经验方　治急中风，目瞑牙噤，无门下药者：以中指点散子揩齿三二十，揩大牙左右，其口自开，始得下药。龙脑、天南星等分为末，乳钵内研，自五月五日午时合出者，只用一字至半钱，名开关散。

经验后方　治时疾，发豌豆疮及赤疮子未透，心烦狂躁，气喘妄语，或见鬼神：龙脑一钱，细研，旋滴猪心血，和丸如鸡头肉大。每服一丸，紫草汤下，少时心神便定得睡，疮复发透，依常将息取安。

衍义曰 龙脑条中，与《图经》所说各未尽。此物大通利关鬲热塞，其清香为百药之先，大人、小儿风涎闭壅及暴得惊热，甚济用。然非常服之药，独行则势弱，佐使则有功，于茶亦相宜，多则掩茶气味，万物中香无出其右者。西方抹罗短吒国，在南印度境，有羯布罗香，干如松株，叶异，湿时无香，采干之后，折之，中有香，状类云母，色如冰雪，此龙脑香也。盖西方亦有。

【点评】龙脑香为龙脑香科乔木龙脑香 *Dipterocarpus tubinatus* 木质部树脂析出的天然结晶，精制品为冰片，《本草纲目》"释名"项李时珍说："龙脑者，因其状加贵重之称也。以白莹如冰，及作梅花片者为良，故俗呼为冰片脑，云梅花脑。番中又有米脑、速脑、金脚脑、苍龙脑等称，皆因形色命名，不及冰片、梅花者也。"

龙脑从海外舶来，中土对其原植物了解不多，因为杉材略有龙脑的芳香，所以《新修本草》猜测龙脑香就是杉树树脂，有云："江南有杉木，未经试。或方土无脂，犹甘蔗无实。"并附会说"树形似杉木"。陆龟蒙诗云："高杉自欲生龙脑，小弁谁能寄鹿胎。"即用此意。《本草图经》虽然也附和说此树"如积年杉木状"，但也承认是"相传"，故所绘"广州龙脑"并不作杉树样的叶子。宋代叶廷珪《香录》继续这一传说，据《本草纲目》"集解"项所引："乃深山穷谷中千年老杉树，其枝干不曾损动者，则有香。若损动，则气泄无脑矣。土人解作板，板缝有脑出，乃劈取之。大者成片如花瓣，清者名脑油。"

龙脑是《新修本草》新增附的药物，但《海药本草》不仅提到陶弘景云云，又引《名医别录》，此殊费解，存疑待考。

食茱萸 味辛、苦，大热，无毒。功用与吴茱萸同，少为劣尔，疗水气用之乃佳。

唐本注云：皮薄开口者是。虽名为食茱萸，而不堪多啖之也。**今按**，颗粒大，经久色黄黑，乃是食茱萸；颗粒紧小，久色青绿，即是吴茱萸。**今按**，陈藏器本草云：食茱萸，杀鬼魅及恶虫毒，起阳，杀牙齿虫痛。唐本先附。**臣禹锡等谨按，药性论**云：食茱萸，畏紫石英。治冷痹，腰脚软弱，通身刺痛，肠风，痔疾，杀肠中三虫，去虚冷。**陈藏器**云：树皮杀牙齿虫，止痛。本经已有吴茱萸，云是口拆者。且茱萸南北总有，以吴地为好，所以有吴之名。两处俱堪入食，若充药用，要取吴者，止可言汉之与吴，岂得云食与不食。其口拆者是日干，不拆者是阴干。本经云吴茱萸，又云生宛朐，宛朐既非吴地，以此为食者耳。苏重出一条。

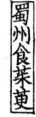

图经曰　食茱萸旧不载所出州土，云功用与吴茱萸同，或云即茱萸中颗粒大，经久色黄黑堪啖者是，今南北皆有之。其木亦甚高大，有长及百尺者。枝茎青黄，上有小白点。叶正类油麻，花黄。蜀人呼其子为艾子，盖《礼记》所谓藙者。藙、艾声讹故云耳。宜入食羹中，能发辛香，然不可多食，多食冲眼，兼又脱发，采无时。

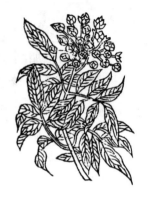

【食疗】　温。主心腹冷气痛，中恶，除咳逆，去脏腑冷，能温中，甚良。又齿痛，酒煎含之。又杀鬼毒，中贼风口偏不语者，取子一升，美豉三升，以好酒五升，和煮四五沸。冷服半升，日三四服，得汗便差。又，皮肉痒痛，酒二升，水五升，茱萸子半升，煎取三升，去滓，微暖洗之，立止。又，鱼骨在腹中刺痛，煮汁一盏，服之，其骨软出。又，脚气冲心，和生姜煮汁，饮之。又，鱼骨刺入肉不出者，捣封之，其骨自烂而出。又，闭目者名榄子，不堪食。

孙真人食忌云　六月、七月勿食，伤人气，发疮痍。

胜金方　治蛇咬毒：茱萸一两，为末，冷水调。分为三服，立差。

【点评】食茱萸为《新修本草》新增，从文中描述来看，应该是芸香科吴茱萸 *Evodia rutaecarpa*，或同属近缘植物。

检《本草纲目拾遗》辣茄条说："人家园圃多种之，深秋山人挑入市货卖，取以熬辣酱及洗冻疮用之，所用甚广，而《纲目》不载其功用。陈炅尧《食物宜忌》云：食茱萸即辣茄，陈者良。其种类大小方圆黄红不一，惟一种尖长名象牙辣茄，入药用。"《随息居饮食谱》亦云："辣茄一名楘，亦名越椒，俗名辣子，亦曰辣椒、辣虎、辣枚子。各处土名不一，其实即古人重九所佩之食茱萸也。辛苦热。温中燥湿，御风寒，杀腥消食，开血闭，快大肠。种类不一，先青后赤。人多嗜之，往往致疾。阴虚内热，尤宜禁食。"按，辣茄即茄科植物辣椒 Capsicum frutescens，本是美洲植物，明代后期从欧洲传入中土，显然不是早期本草提到的食茱萸。

芜荑 **味辛，平，无毒。主五内邪气，散皮肤骨节中淫淫温行毒，去三虫，化食，逐寸白，散肠中嗢嗢喘息。一名无姑、一名藏**音殿**瑭**音唐。**生晋山川谷。三月采实，阴干。**

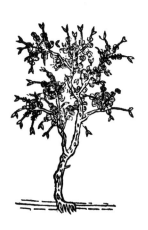

陶隐居云：今惟出高丽。状如榆荚，气臭如狄（音信），彼人皆以作酱食之。性杀虫，置物中亦辟蛀，但患其臭。**唐本注云：**《尔雅》云"芜荑，一名藏瑭"，今名藏瑭，字之误也。今延州、同州者最好。**今注：**芜荑，河东、河西处处有之。况经云生"晋山川谷"，而陶以为惟出高丽，盖是不知其元也。**臣禹锡等谨按，尔雅释木云：**无姑，其实夷。注：无姑，姑榆也。生山中，叶圆而厚，剥取皮合渍之，其味辛香，所谓芜荑。**药性论云：**芜荑，使，味苦、辛。能主积冷气、心腹癥痛，除肌肤节中风淫淫如虫行。**孟诜云：**主五脏、皮肤、肢节邪气。又热疮，捣和猪脂涂，差。又，和白蜜治湿癣，和沙牛酪疗一切疮。陈者良。可少食之，伤多，发热心痛，为辛故也。秋天食之尤宜人。长食治五痔，诸病不生。**日华子云：**治肠风痔痿，恶疮疥癣。

图经曰 芜荑生晋山川谷，今近道亦有之。大抵榆类而差小，其实亦早成，比榆乃大，气臭如狄。《尔雅·释木》云"无姑，其实夷"，郭璞云："无姑，姑榆也。生山中，叶圆而厚，剥取皮合渍之，其味辛香，所谓芜荑也。"又释草云"莁荑，藏瑭"，注云"一名白蕡"，而与本经一名藏（音殿）瑭（音唐）相近。苏恭云："藏瑭，藏瑭，字之误也。"然莁荑草类，无荑乃木也，明是二物，或气类之相近钦。三月采实，阴干，杀虫方中多用之。今人又多取作屑，以笔五味，其用陈者良。人收藏之，多以盐渍，则失气味，此等不堪入药，但可作食品耳，秋后尤宜食之。《续传信方》治久患脾胃气泄不止，芜荑五两捣末，以饭丸。每日空心、午饭前，各用陈米饮下三十丸，增至四十丸。久服去三尸，益神驻颜。云得之章镳，曾得力。

【陈藏器】 作酱食之，主五鸡病，除疮癣。其气膻者良，此山榆仁也。

海药 谨按，《广州记》云：生大秦国，是波斯芜荑也。味辛，温，无毒。治冷痢，心气，杀虫止痛，又妇人子宫风虚，孩子疳泻。得诃子、豆蔻良。

食疗 散腹中气痛，又和马酪可治癣。作酱甚香美，功尤胜于榆仁。尘者良。又杀中恶虫毒。

外台秘要 治膀胱气急，宜下气：芜荑，捣，和食盐末，二物等分，以绵裹如枣大，内下部，或下水恶汁并下气，佳。

千金方 主脾胃有虫，食即痛，面黄无色，疼痛无时，必效：以石州芜荑人二两，和面炒令黄色，为末，非时米饮调二钱匕，差。

衍义曰 芜荑有大小两种，小芜荑即榆荚也，揉取仁，酝为酱，味尤辛。入药当用大芜荑，别有种。然小芜荑酝造多假以外物相和，不可不择去也。治大肠寒滑及多冷气，不可阙也。

【点评】芜荑为榆科大果榆 *Ulmus macrocarpa* 果实的加工品，《急就篇》曰：“芜荑盐豉醢酢酱。”颜师古注：“芜荑，无姑之实也。无姑一名樗榆，生于山中，其荚圆厚，剥取树皮合渍而干之，成其辛味也。《尔雅》曰：无姑，其实夷。故谓之芜荑也。”

枳壳 味苦、酸，微寒，无毒。主风痒麻痹，通利关节，劳气咳嗽，背膊闷倦，散留结胸膈痰滞，逐水，消胀满，大肠风，安胃，止风痛。生商州川谷。九月、十月采，阴干。

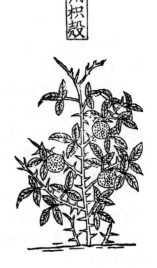

汝州枳殻

用当去瓤、核乃佳。此与枳实主疗稍别，故特出此条。今附。 **臣禹锡等谨按，药性论**云：枳壳，使，味苦、辛。治遍身风疹，肌中如麻豆恶痒，主肠风痔疾，心腹结气，两胁胀虚，关膈拥塞。根，浸酒煎含，治齿痛，消痰，有气加而用之。**日华子**云：健脾开胃，调五脏，下气，止呕逆，消痰，治反胃，霍乱，泻痢，消食，破癥结痞癖，五膈气，除风，明目及肺气水肿，利大小肠，皮肤痒。痔肿可灸熨。入药浸软，剉，炒令熟。

图经 文具枳实条下。

【陈藏器云　根皮主野鸡病，末服方寸匕。本经采实用，九月、十月，不如七月、八月，既厚且辛。书曰"江南为橘，江北为枳"，今江南俱有枳、橘，江北有枳无橘。此自别种，非干变易也。

雷公云　凡使，勿使枳实，缘性效不同。若使枳壳，取辛苦腥并有隙油，能消一切瘴，要尘久年深者为上。用时先去瓤，以麸炒过，待麸焦黑遂出，用布拭上焦黑，然后单捣如粉用。

千金方　主口僻眼急风：枳茹刮取上青为末，欲至瓤土者，得茹五升，微火灼，去湿气。以酒三升，渍，微火暖令得药味，遂性饮之。

肘后方　治中风身直，不得屈伸反覆者：刮枳树皮一升，酒三升，渍一宿，服五合至一升，酒尽再作，良。

食医心镜　治水气皮肤痒及明目：枳壳一两，杵末，如茶法煎呷之。

经验后方　治风疹痒不止：以枳壳三两，麸炒微黄，去瓤为末。每服二钱，非时水一中盏，煎至六分，去滓服。

梅师方　治一切疹：以水煮枳壳为煎涂之，干即又涂之。

博济方　治远年日近肠风下血不止：枳壳烧成黑灰存性，羊胫炭为末，枳壳末五钱，炭末三钱，和匀。用浓米饮一中盏调下，空心服，五更初一服，如人行五里再服。当日见效。

必效方　熨痔，痔头出，或痛不可忍：枳壳于煻灰中煨热微熨，尽七枚立定。发即熨之。

杜壬方　瘦胎散：昔胡阳公主难产，方士进枳壳四两，甘草二两，为末。每服空心大钱匕，如茶点服。自五月后一日一服，至临月不惟易产，仍无胎中恶病。忌登高厕。

衍义曰　枳壳，文具枳实条下。

【点评】枳壳是《开宝本草》新从枳实条中分出，详枳实条点评。本条汝州枳壳图例，据刘甲本有小字注："合依《图经》本作枳壳。"此句不知是艾晟校订时所加，还是刘甲本重刻时的批注，但至少提示，宋代校订、翻刻《证类本草》时，曾经用《本草图经》单行本校勘。

枳实　味苦、酸，寒、微寒，无毒。主大风在皮肤中如麻豆苦痒，除寒热结，止痢，长肌肉，利五脏，益气轻身，除胸胁痰癖，逐

停水，破结实，消胀满，心下急痞痛逆气，胁风痛，安胃气，止溏泄，明目。生河内川泽。九月、十月采，阴干。

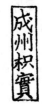

陶隐居云：今处处有。采破令干用之。除中核，微炙令香。亦如橘皮，以陈者为良。枳树茎及皮，疗水胀，暴风骨节疼急。枳实，俗方多用，道家不须。**唐本注**云：枳实日干，乃得阴便湿烂也。用当去核及中瓤乃佳，今或用枳壳乃尔。若称枳实，须合核瓤用者，殊不然也。**今按**，陈藏器本草云：枳实根皮主痔，末服方寸匕。本经采实用，九月、十月，不如七月、八月，既厚且辛。旧云"江南为橘，江北为枳"，今江南俱有枳、橘，江北有枳无橘。此自是种别，非关变也。**臣禹锡等谨按**，药性论云：枳实，臣，味苦、辛。解伤寒结胸，入陷胸汤用。主上气喘咳，肾内伤冷，阴痿而有气，加而用之。

图经曰 枳实生河内川泽，枳壳生商州川谷，今京

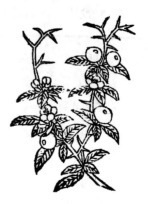

西、江湖州郡皆有之，以商州者为佳。如橘而小，高亦五七尺。叶如枨，多刺，春生白花，至秋成实。九月、十月采，阴干。旧说七月、八月采者为实，九月、十月采者为壳。今医家多以皮厚而小者为枳实，完大者为壳，皆以翻肚如盆口唇状，须陈久者为胜。近道所出者，俗呼臭橘，不堪用。张仲景治心下坚大如盘，水饮所作，枳实术汤主之。枳实七枚，术三两，以水一斗，煎取三升，分三服，腹中软即稍减之。又胸痹，心中痞坚，留气结胸，胸满胁下，逆气抢心，枳实薤白桂汤主之。陈枳实四枚，厚朴四两，薤白半斤，切，栝楼一枚，桂一两，以水五升，先煎枳实、厚朴，取二升，去滓，内余药于汤中，煎三两沸，分温三服，当愈。又有橘皮枳实汤、桂生姜枳实汤，皆主胸痹心痛。葛洪治卒胸痹痛，单用枳实一物，捣末方寸匕，日三夜一。其根皮治大便下血，末服之，亦可煮汁常饮。又治卒中急风，身直不得，屈伸反覆者，刮取枳木皮屑，谓之枳茹一升，酒一升，渍一宿，服五合，至尽再作良。

【**外台秘要** 涂风疹：取枳实以醋渍令湿，火炙令热，适寒温用熨上，即消。

千金方 治胸痹气壅满，心膈不利：枳实二两，麸炒微黄，为末。非时以清粥饮调下二钱。《圣惠方》同。**又方** 治积痢脱肛：枳实，石上磨令滑钻著柄，蜜涂火炙令暖，更易熨肛，取缩即止。

经验方 治肠风下血：枳实半斤，麸炒去瓤，绵黄耆半斤，洗剉为末。米饮非时下二钱匕。若难服，以糊丸汤下三五十丸，效。

集验方 治五痔不以年月日久新：枳实为末，炼蜜丸如桐子大，空心饮下二十丸。

济众方 治伤寒后，卒胸膈闭痛：枳实一味到，麸炒黄为末。服二钱，米饮调下，一日二服。

广利方 治小儿久痢淋沥，水谷不调：枳实六分捣末，以饮汁调二钱匕，二岁服一钱。《子母秘录》方同。

子母秘录 治妇人阴肿坚痛：用半斤，碎炒令熟，故帛裹熨，冷即易之。

衍义曰 枳实、枳壳一物也，小则其性酷而速，大则其性详而缓，故张仲景治伤寒苍卒之病，承气汤中用枳实，此其意也。皆取其疏通决泄、破结实之义。他方但导败风壅之气，可常服者，故用枳壳，其意如此。

【**点评**】枳实载于《本草经》，《开宝本草》新附枳壳，各自独立，据《梦溪笔谈》解释："六朝以前医方，唯有枳实，无枳壳，故本草亦只有枳实。后人用枳之小嫩者为枳实，大者为枳壳，主疗各有所宜，遂别出枳壳一条，以附枳实之后。然两条主疗，亦相出入。古人言枳实者，便是枳壳，本草中枳实主疗，便是枳壳主疗，后人既别出枳壳条，便合于枳实条内摘出枳壳主疗，别为一条；旧条内只合留枳实主疗。后人以《神农本经》不敢摘破，不免两条相犯，互有出入。"确实如此，如《本草拾遗》关于枳的论述，先被《开宝本草》摘引在枳实条下，相同内容又被唐慎微《证类本草》摘引在枳壳条下。《本草纲目》有鉴于此，乃加以合并，以"枳"为条目，"释名"项说："枳乃木名。从枳，谐声也。实乃其子，故曰枳实。后人因小者性速，又呼老者为枳壳。生则皮厚而实，熟则壳薄而虚。正如青橘皮、陈橘皮之义。宋人复出枳壳一条，非矣。"

尽管如此，枳实、枳壳的分化一直延续至今，但涉及的物种变化，更加复杂。陶弘景说枳实采得后，"破令干用之，除中核，微炙令香"，如此破开、去核，虽然称为"枳实"，所指代的则更像今天的枳壳。所以《新修本草》也提出疑问："枳实日干，乃得阴便湿烂也。用当去核及中瓤乃佳。今或用枳壳乃尔。若称枳实，须合核瓤用者，殊不然也。"而《本草拾遗》进一步注意到经文中枳实的采收时间："本经采实用，九月、十月，不如七月、八月，既厚且辛。"《本草图经》补充说："旧说七月、八月采者为实，九月、十月采者为壳。"由此可以认为，唐代以前所谓"枳实"，其实就是今天称的"枳壳"。

唐代开始，分化出了枳实与枳壳。至《本草图经》不仅说到二者采收加工的区别，记载亦涉及植物品种："枳实，生河内川泽；枳壳，生商州川谷，今京西、江湖州郡皆有之，以商州者为佳。如橘而小，高亦五七尺。叶如枨，多刺，春生白花，至秋成实。九月、十月采，阴干。旧说七月、八月采者为实，九月、十月采者为壳。今医家多以皮厚而小者为枳实，完大者为壳，皆以翻肚如盆口唇状、须陈久者为胜。近道所出者，俗呼臭橘，不堪用。"

早期枳实品种，据《本草经》说"生河内川泽"，其地在今河南武陟县，从分布来看，应该是指芸香科枸橘 *Poncirus trifoliate*；如《本草图经》所绘之成州枳实、汝州枳壳，皆三出复叶，枝上有长大的扁刺，应该就是枸橘。但宋代实际使用的枳实、枳壳品种，似乎并不是图像所见的枸橘。《本草图经》说："近道所出者，俗呼臭橘，不堪用。"所谓"近道"，指首都汴梁（今河南开封）附近，由芸香科植物的分布看，这一带也只有枸橘，即苏颂认为不堪用的"臭橘"。而《本草图经》描述枳实、枳壳药材，特别提到"皆以翻肚如盆口唇状"，这应该是同科植物酸橙 *Citrus aurantium*。后来《本草品汇精要》所绘汝州枳壳，即是此种。

厚朴 味苦，温、大温，无毒。主中风伤寒，头痛，寒热，惊悸，气血痹，死肌，去三虫，温中益气，消痰下气，疗霍乱及腹痛胀满，胃中冷逆，胸中呕不止，泄痢淋露，除惊，去留热，心烦满，厚肠胃。一名厚皮、一名赤朴。其树名榛，其子名逐折。疗鼠瘘，明目，益气。生交趾、冤句。三九十月采皮，阴干。干姜为之使，恶泽泻、寒水石、消石。

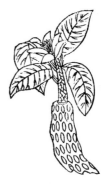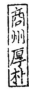

陶隐居云：今出建平、宜都。极厚、肉紫色为好，壳薄而白者不如。用之削去上甲错皮。俗方多用，道家不须也。**今注**：出梓州、龙州者最佳。**臣禹锡等谨按，吴氏**云：厚朴，神农、岐伯、雷公：苦，无毒；季氏：小温。**范子**：厚朴，出洪农。**药性论**云：厚朴，臣，忌豆。食之者动气。味苦、辛，大热。能主疗积年冷气，腹内雷鸣虚吼，宿食不消，除痰饮，去结水，破宿血，消化水谷，止痛，大温胃气，呕吐酸水，主心腹满，病人虚而尿白。**日华子**云：建脾，主反胃，霍乱转筋，冷热气，泻膀胱、泄五脏一切气，妇人产前、产后腹脏不安，调关节，杀腹脏虫，除惊，去烦闷，明耳目。入药去粗皮，姜汁炙，或姜汁炒用。又名烈朴。

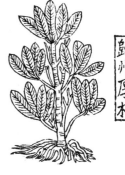

图经曰 厚朴出交趾、冤句，今京西、陕西、江淮、湖南、蜀川山谷中往往有之，而以梓州、龙州者为上。木高三四丈，径一二尺。春生叶如槲叶，四季不凋，红花而青实，皮极鳞皴而厚，紫色多润者佳，薄而白者不堪。三月、九月、十月采皮，阴干。《广雅》谓之重皮，方书或作厚皮。张仲景治杂病，厚朴三物汤主腹胀，脉数：厚朴半斤，枳实五枚，以水一斗二升，煎二物，取五升，内大黄四两，再煎取三升。温服一升，腹中转动更服，不动勿服。又厚朴七物汤主腹痛胀满：厚朴半斤，甘草、大黄各三两，枣十枚，大枳实五枚，桂二两，生姜五两，以水一斗，煎取四升，去滓。温服八合，日三。呕者加半夏五合，下利者去大黄，寒多者加生姜至半斤。陶隐居治霍乱厚朴汤：厚朴四两，炙，桂心二两，枳实五枚，生姜三两，四物切，以水六升，煎取二升，分三服。唐石泉公王方庆《广南方》云：此方不惟霍乱可医，至于诸病皆疗，并须预排比也。此方与治中汤等并行，其方见人参条中。

【雷公曰】 凡使，要用紫色味辛为好，或丸散，便去粗皮，用酥炙过。每修一斤，用酥四两，炙了细剉用。若汤饮中使用，自然姜汁八两炙，一升为度。

圣惠方 治霍乱：制之以姜汁，火上炙令香，为末。非时新水调下二钱匕，佳。**又方**治痰壅呕逆，心胸满闷，不下饮食：用一两涂生姜汁，炙令黄，为末。非时粥饮调下二钱匕。

梅师方 治水谷痢久不差：厚朴三两，黄连三两，剉，水三升，煎取一升。空心服。

斗门方　治男子、女人久患气胀心闷，饮食不得，因食不调，冷热相击，致令心腹胀满：厚朴火上炙令干，又蘸姜汁炙，直待焦黑为度，捣筛如面。以陈米饮调下二钱匕，日三服，良。亦治反胃止泻，甚妙。

子母秘录　治月水不通：厚朴三两炙，水三升，煎取一升，为三服，空心。不过三四剂，差。

衍义曰　厚朴，今西京伊阳县及商州亦有，但薄而色淡，不如梓州者厚而紫色有油。味苦，不以姜制，则棘人喉舌。平胃散中用，最调中。至今此药盛行，既能温脾胃气，又能走冷气，为世所须也。

　　【点评】早期文献对厚朴原植物的描述比较含混，难于确定品种，《本草经》《名医别录》载其产地有二：交趾、冤句，冤句在今山东菏泽，但未见山东省有木兰科厚朴 *Magnolia officinalis* 分布的记载，《本草经》《名医别录》所载之"厚朴"或是指其他植物。值得注意的是，《名医别录》还提到厚朴"其树名榛，其子名逐折"，并说逐折的功效是："疗鼠瘘，明目，益气。"而《名医别录》"有名未用"中又重出逐折条云："逐折，杀鼠，益气明目。一名百合、厚实。生木间，茎黄，七月实黑，如大豆。"对比功效，两处的"逐折"应该同是一物，而有名未用处的逐折陶弘景注释却说："杜仲子亦名逐折。"这究竟是"逐折"条的文字窜入厚朴条，还是汉代所用的厚朴本来就是桦木科植物榛的树皮，不得而知，但《名医别录》说逐折"七月实黑如大豆"，故推测逐折应该不是木兰科植物。

　　《本草图经》描述厚朴植株形态："木高三四丈，径一二尺。春生叶如槲叶，四季不凋，红花而青实。皮极鳞皱而厚，紫色多润者佳，薄而白者不堪。"所谓"四季不凋，红花而青实"，与今用之木兰科厚朴为落叶乔木、白色花，全然不同，故有研究认为，结合日本正仓院唐代厚朴标本原植物为樟科润楠属植物的实际情况，《本草图经》提到的这种厚朴为樟科红楠 *Machilus thunbergii*。也有人根据"红花"特征，指认为厚朴木兰科武当玉兰 *Magnolia sprengeri*，但武当玉兰也是落叶乔木，非"四季不凋"者。

但观察《本草图经》所绘厚朴图例，无论是商州厚朴，还是归州厚朴，又都不似樟科植物。商州厚朴图例画风非常抽象，一般根据其皮孔大而明显，叶大，假轮生集于枝端，花大而单生幼枝顶端，花被、心皮离生等特征，将其推定为今用之木兰科厚朴 *Magnolia officinalis*；至于归州厚朴之图，其叶形、叶序和茎的分枝方式，似为同科木莲属植物，而非木兰属植物。今用之厚朴 *Magnolia officinalis*，恐怕是宋代以后才成为药用主流。

尽管早期本草文献关于厚朴原植物的记载异说纷呈，但我们并不认为当时厚朴药材的真实来源存在有多大的混乱，毕竟厚朴药材从陶弘景以来便强调以皮厚肉紫、油性强为佳，如《炮炙论》所说"凡使，要用紫色味辛为好"，正品厚朴中所含厚朴酚具有调整胃肠运动作用，挥发油有明显的健胃祛风作用，这些作用与中医关于厚朴行气消积的论述十分吻合，也是其他植物难以代替的，故 Magnolia 属植物可能一直就是药用主流，而同科其他属，或其他科植物的树皮始终只是混淆品，或地方惯用品，而没有成为药用正品。

茗、苦㯕　茗，味甘、苦，微寒，无毒。主瘘疮，利小便，去痰热渴，令人少睡。春采之。

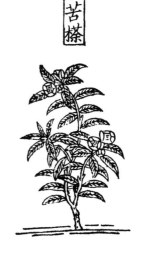

苦㯕，主下气，消宿食。作饮加茱萸、葱、姜等良。

唐本注云：《尔雅·释木》云"槚，苦㯕"，注："树小似栀子，冬生叶，可煮作羹饮。今呼早采者为茶，晚取者为茗，一名荈，蜀人名之苦茶。"生山南汉中山谷。**今按**，陈藏器本草云：茗、苦㯕，寒。破热气，除瘴气，利大小肠。食之宜热，冷即聚痰。㯕是茗嫩叶，捣成饼，并得火良。久食令人瘦，去人脂，使不睡。唐本先附。

图经曰　茗、苦荼、旧不著所出州郡，今闽浙、蜀荆、江湖、淮南山中皆有之。《尔雅》所谓"槚，苦荼"，郭璞云："木小似栀子，冬生叶，可煮作羹饮。今呼早采者为茶，晚取者为茗。"茗荈，蜀人谓之苦荼是也。今通谓之茶。茶、茶声近，故呼之。春中始生嫩叶，蒸焙去苦水，末之乃可饮。与古所食殊不同也。《茶经》曰："茶者，南方佳木。自一尺、二尺至数十尺，其巴川峡山有两人合抱者，伐而掇之。木如爪芦，叶如栀子，花如白蔷薇，实如栟榈，蒂如丁香，根如胡桃。其名一曰茶，二曰槚，三曰蔎（音设），四曰茗，五曰荈。"又曰："茶之别者，有枳壳芽、枸杞芽、枇杷芽，皆治风疾。又有皂荚芽、槐芽、柳芽，乃上春摘其芽和茶作之。"故今南人输官茶，往往杂以众叶。惟爪芦、竹箬之类不可入，自余山中草木芽叶，皆可和合，椿、柿尤奇。真茶性极冷，惟雅州蒙山出者温而主疾。《茶谱》云："蒙山有五顶，顶有茶园，其中顶曰上清峰。昔有僧人病冷且久，遇一老父谓曰：蒙之中顶茶，当以春分之先后，多构人力，俟雷之发声，并手采摘，三日而止。若获一两，以本处水煎服，即能祛宿疾，二两当限前无疾，三两固以换骨，四两即为地仙矣。其僧如说，获一两余，服未尽而病差。"其四顶茶园，采摘不废。惟中峰草木繁盛，云雾蔽亏，鸷兽时出，故人迹不到矣。近岁稍贵此品，制作亦精于他处。其性似不甚冷，大都饮茶少，则醒神思，过多则致疾病。故唐母景《茶饮序》云，"释滞消壅，一日之利暂佳；瘠气侵精，终身之累斯大"是也。

【食疗云　茗叶，利大肠，去热解痰。煮取汁，用煮粥良。又，茶主下气，除好睡，消宿食，当日成者良。蒸、捣经宿，用陈故者，即动风发气。市人有用槐、柳初生嫩芽杂之。

外台秘要　治卒头痛如破，非中冷，非中风，其病是胸膈有痰，厥气上冲所致，名为厥头痛，吐之即差：单煮茗，作饮二三升，适冷暖，饮一二升，须臾吐，吐毕又饮，能如此数过，剧者须吐胆汁乃止，不损人，待渴即差。

食医心镜　主赤白痢及热毒痢：好茶一片，炙捣末，浓煎一二盏吃，差。如久患痢，亦宜服。又主气壅暨腰痛转动不得：煎茶五合，投醋二合，顿服。

经验方　治阴囊上疮：用蜡面茶为末，先以甘草煎水，洗后用贴，妙。

兵部手集　治心痛不可忍，十年、五年者：煎湖州茶，以头醋和。服之良。

胜金方　治蠷螋尿人成疮，初如糁粟，渐大如豆，更大如火烙浆疱，疼痛至甚：速用草茶并蜡茶俱可，以生油调傅上，其痛药至立止，妙。

别说云　谨按，唐本注引《尔雅》云"叶可作羹"，恐非此也。其嫩者是今之茶芽，经年者又老硬，二者安可作羹，是知恐非此。《图经》"今闽浙、蜀荆、江湖、淮南山中皆有之"，然则性类各异。近世蔡裏密学所述，极备闽中，唯建州北苑数处产此，性味独与诸方略不同。今亦独名腊茶，研治作饼，日得火愈良。其他者或为芽、叶，或为末收贮，微若见火便更不可久收，其色味皆败。唯鼎州一种芽茶，其性味略类建州，今京师及河北、京西等处磨为末，亦冒腊茶名者是也。近人以建茶治伤暑，合醋治泄泻，甚效。则余者皆可比用，信之其不同者多矣。今建州上供品第，备见《茶经》。

衍义曰　茗苦荼，今茶也。其文有陆羽《茶经》、丁谓《北苑茶录》、毛文锡《茶谱》、蔡宗颜《茶山节对》，其说甚详。然古人谓其芽为雀舌、麦颗，言其至嫩也。又有新牙一发，便长寸余，微粗如针。惟牙长为上品，其根干、水土力皆有余故也。如雀舌、麦颗又下品，前人未尽识，误为品题。唐人有言曰，"释滞消壅，一日之利暂佳"，斯言甚当，饮茶者宜原其始终。又晋温峤上表，贡茶千斤，茗三百斤。郭璞曰："早采为茶，晚采为茗。"茗或曰荈（尺充切），叶老者也。

【点评】饮茶的历史或许可以追溯到汉代，饮茶习俗的广泛流行或许与僧人禅修克服睡魔有关，如《晋书·单道开传》说僧人单道开不畏寒暑，昼夜不卧，"日服镇守药数丸，大如梧子，药有松蜜姜桂茯苓之气，时复饮茶苏一二升而已"。所以元稹《一字至七字诗·茶》说："茶。香叶，嫩芽。慕诗客，爱僧家。"

唐代茶饮除了使用茶叶以外，还要加入各种辅料以佐味，《茶经》说："或用葱、姜、枣、橘皮、茱萸、薄荷之等，煮之百沸，或扬令滑，或煮去沫。"陆羽将这种茶汤斥为"沟渠间弃水"，但该记载确实反映当时茗饮习惯。《新修本草》说："作饮加茱萸、葱、姜等良。"乃是写实。

秦皮　味苦，微寒、大寒，无毒。**主风寒湿痹，洗洗寒气，除热，目中青翳白膜，疗男子少精，妇人带下，小儿痫，身热。可作洗目汤。久服头不白，轻身，皮肤光泽，肥大有子。**一名岑皮、一名石檀。生庐江川谷及冤句。二月、八月采皮，阴干。大戟为之使，恶吴茱萸。

陶隐居云：俗是樊槻（音规）皮，而水渍以和墨书，色不脱，微青，且亦殊薄，恐不必尔。俗方惟以疗目，道家亦有用处。**唐本注云**：此树似檀，叶细，皮有白点而不粗错，取皮水渍便碧色，书纸看皆青色者是。俗见味苦，名为苦树。亦用皮疗眼，有效。以叶似檀，故名石檀也。**臣禹锡等谨按，药性论**云：秦白皮，平。恶苦瓠、防葵。主明目，去肝中久热，两目赤肿疼痛，风泪不止。治小儿身热，作汤浴差。皮一升，水煎澄清，冷，洗赤眼极效。**日华子**云：洗肝益精明目，小儿热惊，皮肤风痹，退热。一名盆桂。

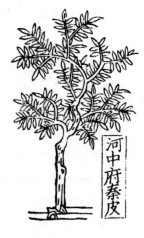

图经曰　秦皮生庐江川谷及冤句，今陕西州郡及河阳亦有之。其木大都似檀，枝干皆青绿色，叶如匙头许大而不光，并无花实，根似槐根。二月、八月采皮，阴干。其皮有白点而不粗错，俗呼为白桪木。取皮渍水便碧色，书纸看之青色，此为真也。

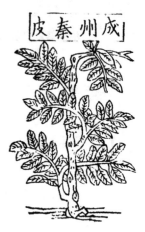

【外台秘要　治赤眼及睛上疮：秦皮一两，清水一升，于白碗中浸，春夏一食时以上，看碧色出，即以箸头缠绵，仰卧点所患眼，仍先从大眦中满眼著，微痛不畏。良久，三五饭间，即侧卧沥却热汁。每日十度已上着，不过两日差。

又方治眼因赤差后翳晕：秦皮一两，切，水一升五合，煮取七合，澄清。用渍目中。

淮南子　桪木色青翳，而羸痛蜗睆，此皆治目之药也。注：桪，苦历木。水浸皮青用洗眼，效。

沈存中　秦皮，治天蛇毒，似癞而非癞也。天蛇，即草间黄花蜘蛛是也。人被其螫，仍为露水所濡，乃成此疾。遂煮汁一斗，饮之差。

【点评】《淮南子·俶真训》云："夫桪木色青翳，而羸瘢蜗睆，此皆治目之药也。"高诱注："桪木，苦历木名也，生于山，剥其皮以水浸之，正青。用洗眼，愈人目中肤翳。"《证类本草》引文误作"羸痛蜗睆"。秦皮浸水色青，《新修本草》说："取皮水渍便碧色，书纸看皆青色者是。"《本草图经》并用作鉴别特征。按，秦皮的水浸液有荧光，由此确定其为木犀科桪属植物，古今一致，没有变化。结合《本草图经》所绘河中府秦皮，其原植物较接近小叶桪 *Fraxinus bungeana*；另一幅成州秦皮，则接近同属白蜡树 *Fraxinus chinensis*。

秦椒 味辛，温，生温熟寒，有毒。主风邪气，温中除寒痹，坚齿发，明目，疗喉痹，吐逆，疝瘕，去老血，产后余疾腹痛，出汗，利五脏。久服轻身，好颜色，耐老增年通神。生太山川谷及秦岭上，或琅邪。八月、九月采实。恶栝楼、防葵，畏雌黄。

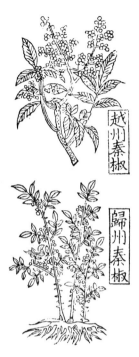

陶隐居云：今从西来。形似椒而大，色黄黑，味亦颇有椒气，或呼为大椒。又云即今樛（居虬切）树，而樛子是猪椒，恐谬。唐本注云：秦椒，树、叶及茎、子都似蜀椒，但味短实细。蓝田南、秦岭间大有也。臣禹锡等谨按，范子计然云：蜀椒出武都，赤色者善；秦椒出天水陇西，细者善。药性论云：秦椒，君，味苦、辛。能治恶风遍身，四肢瘅痹，口齿浮肿摇动。主女人月闭不通，治产后恶血痢，多年痢，主生发，疗腹中冷痛。孟诜云：秦椒，温。灭瘢，长毛，去血。若齿痛，醋煎含之。又损疮中风者，以面作馄饨，灰中烧之使热，断使口开，封其疮上，冷即易之。又法：去闭口者水洗，面拌煮作粥。空腹吞之，以饭压之，重者可再服，以差为度。

图经曰 秦椒生泰山川谷及秦岭上或琅邪，今秦、凤及明、越、金、商州皆有之。初秋生花，秋末结实，九月、十月采。陶隐居云"似椒而大，色黄黑，或呼大椒"，苏恭云"叶及茎、子都似蜀椒，但实细味短"。《尔雅》云"檓，大椒"，郭璞云："椒丛生，生实大者名为檓。"《诗·唐风》云"椒聊且"，陆机疏云："椒似茱萸，有针刺。茎叶坚而滑。蜀人作茶，吴人作茗，皆合煮其叶以为香。今成皋诸山谓之竹叶椒，其木亦如蜀椒，少毒热，不中合药，可著饮食中。又用蒸鸡、豚最佳。东海诸岛上亦有椒，枝叶皆相似，子长而不圆，甚香，其味似橘皮。岛上獐、鹿食其叶，其肉自然作椒橘香。"而今南北所生一种椒，其实大于蜀椒，与陶及郭、陆之说正相合，当以实大者为秦椒。其云蜀吴作茶茗皆煮其叶，今不复如此。盖古人所食，与今异者多矣，故苦檫（与茶同）条云"作饮加茱萸、葱、姜等良"是也。相传椒可以来水银。又云椒气好下，言饵之益下，不上冲也。服食药当用蜀椒。

【肘后方】 手足心风肿：椒、盐末等分，醋和傅之，良。

伤寒类要 治膏癉，其人饮少小便多方：秦椒一分出汗，瓜蒂二分末。水服方寸匕，日三服。

续十全方 治虫入耳：椒末一钱，醋半盏浸良久，少少灌耳，虫自耳出。

衍义曰　秦椒，此秦地所实者，故言秦椒。大率椒株皆相似，秦椒但叶差大，椒粒亦大而纹低，不若蜀椒皱纹高为异也。然秦地亦有蜀种椒，如此区别。

【点评】《尔雅·释木》云："檓，大椒。"郭璞注："今椒树丛生，实大者名檓。"《本草经》木部有秦椒、蜀椒。蜀椒条陶弘景注："出蜀都北部，人家种之。皮肉厚，腹里白，气味浓。江阳、晋原及建平间亦有而细赤，辛而不香，力势不如巴郡。"秦椒条注："今从西来，形似椒而大，色黄黑，味亦颇有椒气。或呼为大椒。"

秦椒与蜀椒之关系，历代文献纠结不清。《范子计然》云："蜀椒出武都，赤色者善；秦椒出天水陇西，细者善。"至《本草图经》亦含混其说，蜀椒条云："蜀椒，生武都川谷及巴郡，今归、峡及蜀川、陕洛间人家多作园圃种之。高四五尺，似茱萸而小，有针刺。叶坚而滑，可煮饮食，甚辛香。四月结子，无花，但生于叶间，如小豆颗而圆，皮紫赤色，八月采实，焙干。此椒，江淮及北土皆有之，茎实都相类，但不及蜀中者，皮肉厚、腹里白、气味浓烈耳。服食方单服椒红补下，宜用蜀椒也。"秦椒条云："秦椒，生泰山川谷及秦岭上或琅邪，今秦、凤及明、越、金、商州皆有之。初秋生花，秋末结实，九月、十月采。"

《本草图经》秦椒条绘有越州秦椒和归州秦椒，蜀椒条绘有蜀椒，从图例来看，秦椒、蜀椒间似无明显之差别。故当以《本草衍义》之论较为合理："秦椒，此秦地所实者，故言秦椒。大率椒株皆相似，秦椒但叶差大，椒粒亦大而纹低，不若蜀椒皱纹高为异也。然秦地亦有蜀种椒。如此区别。"言下之意，秦椒、蜀椒本是一种，皆是芸香科花椒 *Zanthoxylum bungeanum*，因产地不同名称而稍有区别。

山茱萸　味酸，平、微温，无毒。**主心下邪气，寒热，温中，逐寒湿痹，去三虫**，肠胃风邪，寒热疝瘕，头风，风气去来，鼻塞，目黄，耳聋，面疱，温中下气，出汗，强阴益精，安五脏，通九窍，止小便利。**久服轻身，明目，强力长年。一名蜀枣**、一名鸡足、一名魃音妓实。生汉中山谷及琅邪、冤句、东海承县。九月、十月采实，阴干。蓼实为之使，恶桔梗、防风、防己。

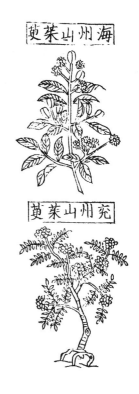

陶隐居云：出近道诸山中。大树，子初熟未干，赤色，如胡颓子，亦可啖；既干，皮甚薄，当以合核为用尔。**臣禹锡等谨按，药性论**云：山茱萸，使，味咸、辛，大热。治脑骨痛，止月水不定，补肾气，兴阳道，坚长阴茎，添精髓，疗耳鸣，除面上疮，主能发汗，止老人尿不节。**日华子云**：暖腰膝，助水脏，除一切风，逐一切气，破癥结，治酒齄。**陈藏器**云：胡颓子，熟赤，酢涩，小儿食之当果子。止水痢。生平林间，树高丈余，叶阴白，冬不凋，冬花春熟，最早诸果。茎及叶煮汁饲狗，主病。又有一种大相似，冬凋春实夏熟，人呼为木半夏，无别功。根，平，无毒。根皮煎汤，洗恶疮疥并马病疮。

图经曰　山茱萸生汉中山谷及琅邪、冤句、东海承县，今海州亦有之。木高丈余，叶似榆，花白。子初熟未干，赤色，似胡颓子，有核，亦可啖；既干，皮甚薄。九月、十月采实，阴干。吴普云：一名鼠矢。叶如梅，有刺毛。二月花如杏，四月实如酸枣，赤，五月采实。与此小异也。旧说当合核为用。而雷敩《炮炙论》云：子一斤去核，取肉皮用，只秤成四两半。其核八棱者名雀儿苏，别是一物，不可用也。

【雷公云】　凡使，勿用雀儿苏，真似山茱萸，只是核八棱，不入药用。使山茱萸，须去内核。每修事去核了，一斤取肉皮用，只秤成四两已来，缓火熬之方用。能壮元气，秘精。核能滑精。

衍义曰　山茱萸与吴茱萸甚不相类。山茱萸色红，大如枸杞子；吴茱萸如川椒，初结子时，其大小亦不过椒，色正青。得名则一，治疗又不同，未审当日何缘如此命名。然山茱萸补养肾脏，无一不宜。经与注所说备矣。

【点评】山茱萸在《本草经》中一名蜀枣，《本草纲目》引作"蜀酸枣"，解释说："今人呼为肉枣，皆象形也。"入药用其果肉部分，因此又名"枣皮"。根据陶弘景的描述，基本可以确定其原植物为山茱萸科山茱萸 *Cornus officinalis*，《本草图经》所绘海州山茱萸大致即是本种，而兖州山茱萸图中所表现的可能是芸香科吴茱萸 *Evodia rutaecarpa*，或其同属近缘植物，此疑为吴茱萸条图例错简，详见吴茱萸条评注。

按照陶弘景的观点，山茱萸当"合核为用"，《雷公炮炙论》则言用时"须去内核"。据《宝庆本草折衷》云："山茱萸须肉厚、新肥、红润者为胜。陶隐居以皮核合用，雷公乃单取肉皮，谓其核能滑精。而《经验方》又言，核令小便结涩。诸方罕有决择者，惟艾原甫断以去核之说为然也。"后世用皆去核入药，称去核山茱萸为"枣皮"。山茱萸补肾气兴阳道，固涩收敛止滑脱，为临证常用之品，《本草纲目》附方有草还丹云："益元阳，补元气，固元精，壮元神，乃延年续嗣之至药也。山茱萸酒浸取肉一斤，破故纸酒浸焙干半斤，当归四两，麝香一钱，为末，炼蜜丸梧子大。每服八十一丸，临卧盐酒下。"

紫葳音威 　味酸，微寒，无毒。主妇人产乳余疾，崩中，癥瘕血闭，寒热羸瘦，养胎。

茎叶　味苦，无毒。主痿蹶，益气。一名陵苕、一名芰华。生西海川谷及山阳。

陶隐居云：李云是瞿麦根，今方用至少。《博物志》云："郝晦行（音杳）华草于太行山北，得紫葳华。"必当奇异，今瞿麦华乃可爱，而处处有，不应方在太行山。且有树，其茎叶恐亦非瞿麦根。《诗》云"有苕之华"，郭云凌霄，亦恐非也。唐本注云：此即凌霄花也，及茎叶俱用。按《尔雅·释草》云："苕，一名陵苕。黄花蔈（必曜切）；白华茇。"郭云："一名陵时，又名凌霄。"本经云"一名陵苕、芰华"，即用花，不用根也。山中亦有白花者。按瞿麦花红，无黄、白者。且紫葳、瞿麦，皆本经所载，若用瞿麦根为紫葳，何得复用茎、叶？体性既与瞿麦乖异，生处亦不相关。郭云凌霄，此为真说也。**臣禹锡等谨按，药性论**云：紫葳，臣，一名女葳，畏卤鹹，味甘。主热风风痫，大小便不利，肠中结实，止产

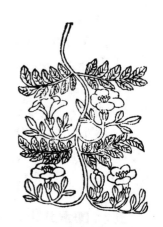

后奔血不定，淋沥，安胎。**日华子**云：根，治热风身痒，游风风疹，治瘀血带下。花叶功用同。**又云**：凌霄花，治酒齄热毒风刺风，妇人血膈游风，崩中带下。

图经曰　紫葳，陵霄花也。生西海川谷及山阳，今处处皆有。多生山中，人家园圃亦或种莳。初作藤蔓生，依大木，岁久延引至巅而有花。其花黄赤，夏中乃盛。陶隐居云"《诗》有苕之华，郭云陵霄"，又苏恭引《尔雅·释草》云"苕，陵苕"，郭云"又名陵霄"。按，今《尔雅》注："苕，一名陵时，本草云。"而无陵霄之说，岂古今所传，书有异同邪？又据陆机及孔颖达疏义亦云："苕，一名陵时。"陵时乃是鼠尾草之别名，郭又谓"苕为陵时，本草云"。今紫葳无陵时之名，而鼠尾草有之。乃知陶、苏所引，是以陵时作陵霄耳。又，陵霄非是草类，益可明其误矣。今医家多采其花干之，入妇人血崩风毒药。又治少女血热风毒，四肢、皮肤生瘾疹，并行经脉方：陵霄花不以多少，捣罗为散，每服二钱，温酒调下，食前服甚效。

【斗门方】　治暴耳聋：凌霄叶，烂杵自然汁，灌耳内，差。

衍义曰　紫葳今蔓延而生，谓之为草；又有木身，谓之为木。又须物而上，然干不逐冬毙，亦得木之多也，故分入木部为至当。唐白乐天诗"有木名凌霄，擢秀非孤标"，由是益知非草也。本经又云"茎叶味苦"，是与瞿麦别一种甚明。唐本注云："且紫葳、瞿麦皆本经所载，若用瞿麦根为紫葳，何得复用茎叶？"此说尽矣。然其花赭黄色，本条虽不言其花，又却言茎叶味苦，则紫葳为花，故可知矣。

【**点评**】历代关于紫葳的名实问题争论不休，后世多遵从《新修本草》的观点，以紫葳为凌霄，即紫葳科紫葳 *Campsis grandiflora*，《本草纲目》"集解"项时珍云："凌霄野生，蔓才数尺，得木而上，即高数丈，年久者藤大如杯。春初生枝，一枝数叶，尖长有齿，深青色。自夏至秋开花，一枝十余朵，大如牵牛花，而头开五瓣，赭黄色，有细点，秋深更赤。八月结荚如豆荚，长三寸许，其子轻薄如榆仁、马兜铃仁。其根长亦如兜铃根状，秋后采之，阴干。"文中所描述者即是本种。

胡桐泪　味咸、苦，大寒，无毒。主大毒热，心腹烦满，水和服之，取吐。又主牛马急黄黑汗，水研三二两灌之，立差。又为金银焊药。出肃州以西平泽及山谷中。形似黄矾而坚实，有夹烂木者，云是胡桐树滋沦入土石碱音减卤地作之。其树高大，皮叶似白杨、青桐、桑辈，故名胡桐木，堪器用。又名胡桐律。律、泪声讹也。《西域传》云：胡桐似桑而曲。唐本先附。草部今移。

臣禹锡等谨按，蜀本图经云：凉州以西有之。初生似柳，大则似桑、桐之间。津下入地，与土石相染，状如姜石，极咸苦，得水便消，若矾石、消石类也。冬采之。**日华子**云：治风蚛牙齿痛。有二般：木律不中入药用；石律形如小石片子，黄土色者为上，即中入齿药用，兼杀火毒并面毒。

图经曰 胡桐泪出肃州以西平泽及山谷中，今西蕃亦有商人货之者。相传其木甚高大，皮似白杨、青桐辈。其药初生似柳，渐大则似桑、桐辈。其津液沦入地中，与大石相著，冬月采得之，状如黄矾、姜石，味极咸苦，得水便消，如消石也。古方稀用，今治口齿家为最要之物。一名胡桐律，律、泪声近也。然有一种木律极相类，不堪用也。

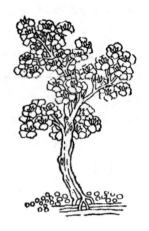

【海药】 谨按，《岭表记》云：出波斯国。是胡桐树脂也，名胡桐泪。又有石泪，在石上采也。主风疳䘌齿牙疼痛，骨槽风劳，能软一切物。多服令人吐也。作"律"字非也。

通典 西戎楼国多出柽柳、胡桐、白草。白草，牛马所嗜也。胡桐亦似虫食其树而津下流出者，俗名为胡桐泪，可以焊金银，俗讹呼泪为律。

【点评】 胡桐泪是杨柳科植物胡杨 *Populus euphratica* 的树脂流入地下，多年后形成的块状物。《岭表录异》云："胡桐泪，出波斯国，是胡桐树脂也。"

墨 味辛，无毒。止血，生肌肤，合金疮，主产后血运崩中，卒下血，醋摩服之。亦主眯目，物芒入目，摩点瞳子上。又止血痢及小儿客忤，捣筛和水温之。好墨入药，粗者不堪。今附。

臣禹锡等谨按，陈藏器云：墨，温。

【外台秘要】 治天行毒病衄鼻，是热毒，血下数升者：取好墨末之，鸡子白丸如梧子，用生地黄汁下一二十丸，如人行五里再服。

千金方 治物落眼中不出：好墨清水研，铜箸点之即出。

肘后方 客忤者，中恶之类也，多于道间门外得之，令人心腹绞痛，胀满，气冲心胸，不即治亦杀人：捣墨水和服一钱匕。**又方**崩中漏下清黄赤白，使人无子：好墨末一钱匕服。**又方**难产：墨一寸末，水服之，立产。**又方**治赤白痢，姜墨丸：干姜、好墨各五两筛，以醋浆和丸桐子大。服三十丸加至四五十丸，米饮下，日夜可六七服。如无醋浆，以醋入水解之，令其味如醋浆和之。七十病痢垂死，服之愈。徐云：但嚼书墨一丸差。**又方**治坠胎胞衣不出腹中，腹中疼痛，牵引腰脊痛：用好墨细研，每服非时温酒调下二钱匕。

梅师方 治鼻衄出血多，眩冒欲死：浓研香墨，点入鼻孔中。

子母秘录 治产后血晕，心闷气绝：以丈夫小便浓研墨，服一升。**又方**妊娠胎死腹中，若胞衣不下，上迫心：墨三寸末，酒服。

衍义曰 墨，松之烟也。世有以粟草灰伪为者，不可用。须松烟墨方可入药，然惟远烟为佳。今高丽国每贡墨于中国，不知用何物合和，不宜入药，此盖未达不敢尝之义。又治大小血，好墨细末二钱，以白汤化阿胶，清调稀稠得所，顿服，热多者尤相宜。又鄜、延界内有石油，燃之烟甚浓，其煤可为墨，黑光如漆，松烟不及。其识文曰延川石液者是，不可入药，当附于此。

【点评】古人用墨止血、治痢，可能是利用其中的活性炭吸附作用，渐渐引申出"血见黑则止"的说法，所以各种止血药都要求炒炭存性，其实就是做成活性炭，保持其吸附作用。

黑盖子下引《肘后方》姜墨丸之末句："七十病痢垂死服之愈，徐云，但嚼书墨一丸差。"前后不连贯，恐有脱误。按，《备急总效方》引此，"徐云"作"或云"，于义为长。

棘刺花 味苦，平，无毒。主金疮内漏。冬至后百二十日采之。

实 主明目，心腹痿痹，除热，利小便。生道傍，四月采。一名菥蓂、一名马朐、一名刺原。又有枣针，疗腰痛，喉痹不通。

陶隐居云：此一条又相违越，恐俚言多是。然复道其花一名菥蓂，此恐别是一物，不关枣针也。今俗人皆用天门冬苗，吾亦不许，门冬苗乃是好作饮益人，正自不可当棘刺尔。**唐本注**云：棘有赤、白二种。亦犹诸棘色类非一，后条用花，斯不足怪。以江南无棘，李云用棘针。天门冬苗一名颠棘，南人以代棘针，陶不许。今用棘刺，当用白者为佳。花即棘花，定无别物。然刺有两种：有钩者，有直者。补益宜用直者，疗肿宜用钩者。又云：棘在枣部，南人昧于枣棘之别，所以同用棘条中也。**臣禹锡等谨按**，**蜀本注**云：棘有赤白二种。《切韵》曰：棘，小枣也。田野间多有之，丛高三二尺，花叶茎实俱似枣也。

图经　文具白棘条下。

【圣惠方】 治小儿一切疳：用刺针、瓜蒂等分末，吹入鼻中，日二。

【点评】 陶弘景注："此一条又相违越，恐俚言多是。然复道其花一名菥蓂，此恐别是一物，不关枣鍼也。今俗人皆用天门冬苗，吾亦不许，门冬苗乃是好作饮益人，正自不可当棘刺尔。"其中"俚"字，刘甲本作"李"。据白棘条陶注："李云此是酸枣树鍼。"确当以作"李"为正。全句的意思是：棘刺花条也有扞格难通之处，李认为白棘即是酸枣树的木刺，或许是正确的。但本条说棘刺花又名"菥蓂"，这就不像白棘或者酸枣的木刺了。今人把天门冬苗当作棘刺用，我不以为然。

猪苓　味甘、苦，平，无毒。主痎疟^{音皆}，解毒蛊疰不祥，利水道。久服轻身耐老。一名猳猪屎。生衡山山谷及济阴冤句。二月、八月采，阴干。

陶隐居云：是枫树苓，其皮至黑作块，似猪屎，故以名之。肉白而实者佳，用之削去黑皮乃秤之。**臣禹锡等谨按**，吴氏云：猪苓，神农：甘；雷公：苦，无毒。**司马彪注庄子云：**豕橐，一名苓。根似猪矢，治渴。**药性论云：**猪苓，臣，微热。解伤寒温疫大热，发汗，主肿胀满，腹急痛。

图经曰　猪苓生衡山山谷及济阴冤句，今蜀州、眉州亦有之。旧说是枫木苓，今则不必枫根下乃有，生土底，皮黑作块似猪粪，故以名之。又名地乌桃。二月、八月采，阴干。削去皮，肉白而实者佳。《庄子》谓之豕橐，司马彪注云："一名苓，根似猪矢，治渴。"张仲景治伤寒诸病在脏加渴者，猪苓汤主之。猪苓、茯苓、泽泻、滑石、阿胶各一两，以水四升，煮四物，取二升，内胶。每服七合，日三。呕而思水者亦主之。又治消渴，脉浮，小便不利，微热者，猪苓散发其汗。病欲饮水而复吐之为水逆，冬时寒嗽如疟状，亦与猪苓散，此即五苓散也。猪苓、术、茯苓各三分，泽泻五分，桂二分，细

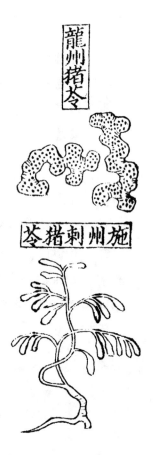

捣筛，水服方寸匕，日三。多饮暖水，汗出即愈。利水道诸汤剂无若此快，今人皆用之。又黄疸病及狐惑病，并猪苓散主之。猪苓、茯苓、术等分，杵末，每服方寸匕，与水调下。今施州有一种刺猪苓，蔓生。春夏采根，削皮焙干。彼土人用傅疮毒，殊效。云味甘，性凉，无毒。

【唐本余】 去邪气。

雷公云 凡采得，用铜刀削上粗皮一重，薄切，下东流水浸一夜，至明漉出，细切，以升麻叶对蒸一日，出，去升麻叶令净，晒干用。

外台秘要 治妊娠患子淋：猪苓五两，一味末，以白汤三合服方寸匕，渐至二匕，日三夜二，尽剂不差，宜转用之。又方治小儿大便不通：猪苓一两，以水少许，煮鸡屎白一钱，调服，立差。

子母秘录 治妊娠从脚上至腹肿，小便不利，微渴引饮：猪苓五两末，以熟水服方寸匕，日三服。

杨氏产乳 疗通体遍身肿，小便不利：猪苓五两，捣筛，煎水三合。调服方寸匕，加至二匕。

衍义曰 猪苓行水之功多，久服必损肾气，昏人目。果欲久服者，更宜详审。

【点评】猪苓即多孔菌科猪苓 *Polyporus umbellatus* 的菌核，古今品种变化不大。如《本草图经》所说，"不必枫根下乃有"，《本草纲目》"集解"项李时珍补充说："猪苓亦是木之余气所结，如松之余气结茯苓之义。他木皆有，枫木为多耳。"

《本草图经》此条还提到"今施州有一种刺猪苓，蔓生。春夏采根，削皮焙干。彼土人用傅疮毒，殊效"。从书中所绘施州刺猪苓图例看，茎光滑，当是百合科光叶菝葜 *Smilax corbularia* 之类，俗称"土茯苓"者；但既名"刺猪苓"，则更可能是同属之西南菝葜 *Smilax scobinicaulis*，俗称"金刚藤"者。

猪苓为利水之要药，代表方五苓散。《宝庆本草折衷》又提到猪苓圆，用治遗精梦漏关锁不固，其略云："艾原甫论猪苓，或以为枫木之苓，或以为自是一种之药，难以分别。《本事方》援经云：肾气闭，即精泄。谓肾能摄精。今肾气既闭，则一身精气无所管摄，故妄出不时也。用半夏一两，破之如豆，各碾猪苓末四两，先分一半炒半夏黄色，不可焦，独取半夏碾末糊元如梧桐子大，名猪苓元。《陶隐居外传》号神仙养命丹。候干，更将前末炒之，猪苓末二两和元子炒令微拆，并入不泄沙合封养。空心净拣元子，每服五六十粒，温酒盐汤下。盖半夏有利性，而猪苓导水，以导肾气使通之意也。"《普济本事方》释云："肾气藏精，盖肾能摄精气，以生育人伦者也。或敛或散，皆主于肾。今也肾气闭，则一身之精气无所管摄，故妄行而出不时也。猪苓圆一方，正为此设。此古方也，今盛行于时，而人多莫测其用药之意。盖半夏有利性，而猪苓导水，盖导肾气使通之意也。予药囊中尝贮此药，缓急以与人三五服，皆随手而验。林监丞庇民亦数服而愈。"

白棘 味辛，寒，无毒。**主心腹痛，痈肿溃脓，止痛，**决刺结，疗丈夫虚损，阴痿精自出，补肾气，益精髓。**一名棘针、一名棘刺。**生雍州川谷。

陶隐居云：李云"此是酸枣树针"，今人用天门冬苗代之，非是真也。**唐本注**云：白棘，茎白如粉，子叶与赤棘同，棘中时复有之，亦为难得也。

图经曰 白棘，棘针也。生雍州，棘刺花生道傍，今近京皆有之。棘，小枣也。丛高三四尺，花、叶、茎、实都似枣，而有赤白二种。苏恭云："白棘，茎白如粉，子叶与赤棘同，赤棘中时复有之，亦为难得耳。"然有钩、直二种：直者宜入补药，钩者入痈肿药。针，采无时。花，冬至后百二十日采。实，四月采。又，枣针疗喉痹不通，药中亦用。陈子昂《观玉篇》云："在张掖郡时，有人以仙人杖为白棘，同旅皆信之。"二物都不相类，不知何故疑惑若此，其说见枸杞条。

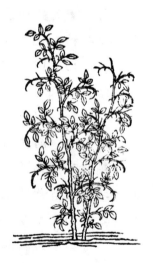

【**外台秘要** 治齿虫腐：棘针二百枚，以水三升，煮取一升，含之。**又方**治尿血：棘刺三升，水五升，煮取二升，分三服。

千金方 治诸恶肿失治有脓：烧棘针作灰，水服之，经宿头出。**又方**虫食齿根肉黑：烧腐棘取沥，傅之十遍，雄黄末傅之，即愈。

子母秘录 小儿天风口噤，乳不下：白棘烧末，水服一钱匕。又方痈疽痔漏疮及小儿丹：水煮棘根汁洗之。出《千金》。

衍义曰 白棘一名棘针，一名棘刺。按，经如此甚明，诸家之意，强生疑惑，今掠不取，求其经而可矣。其白棘，乃是取其肥盛，紫色，枝上有皱薄白膜先剥起者，故曰白棘。取白之意，不过如此。其棘刺花，乃是棘上所开花也，余无他义。今人烧枝取油，涂垢发，使垢解。

【点评】《尔雅·释木》曰："樲，酸枣。"郭璞注："树小实酢，孟子曰养其樲枣。"《本草经》有酸枣，又有白棘一名棘针，后世注释者对枣与酸枣，酸枣与白棘的关系颇为纠结。按，酸枣实为鼠李科枣的变种 *Ziziphus jujuba* var. *spinosa*，较枣树为矮小，多为灌木状，小枝呈"之"字形，其托叶刺有直伸和弯曲两种，核果较小，近球形或短距圆形。酸枣与白棘的关系，当以《本草衍义》所说较为准确，即"小则为棘，大则为酸枣"。

乌药 味辛，温，无毒。主中恶心腹痛，蛊毒疰忤鬼气，宿食不消，天行疫瘴，膀胱肾间冷气攻冲背膂，妇人血气，小儿腹中诸虫。其叶及根，嫩时采作茶片，炙碾煎服，能补中益气，偏止小便滑数。生岭南邕、容州及江南。树生似茶，高丈余，一叶三桠，叶青阴白，根色黑褐，作车毂形，状似山芍药根，又似乌樟根。自余直根者不堪。一名旁其。八月采根。今附。

臣禹锡等谨按，日华子云：治一切气，除一切冷，霍乱及反胃吐食泻痢，痈

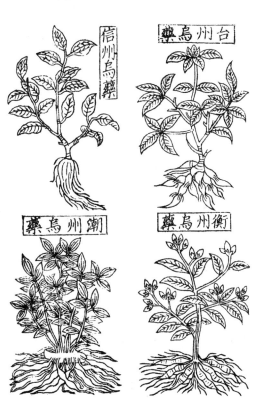

信州乌药　台州乌药　潮州乌药　衡州乌药

疬疥癞，并解冷热，其功不可悉载。猫、犬百病，并可摩服。

图经曰　乌药生岭南邕、容州及江南，今台州、雷州、衡州亦有之，以天台者为胜。木似茶槚，高五七尺。叶微圆而尖，作三桠，面青背白，五月开细花，黄白色，六月结实如山芍药。而有极粗大者，又似钓樟根。然根有二种：岭南者，黑褐色而坚硬；天台者，白而虚软。并八月采。根以作车毂形如连珠状者佳。或云天台出者香白可爱，而不及海南者力大。

【斗门方　治阴毒伤寒：乌药子一合，炒令黑烟起，投于水中，煎取三五沸，服一大盏，候汗出回阳立差。

别说云　谨按，《本草图经》及世称以天台者为胜，今比之衡州、洪州者，其香味唯天台者为劣，入药功效亦不及。但肉色颇赤，而差细小尔。用者宜广求而比试之。

衍义曰　乌药和来气少，走泄多，但不甚钢猛。与沉香同磨作汤点，治胸腹冷气，甚稳当。

【点评】宋代乌药主要产于岭南和浙江，《本草图经》绘有4幅乌药图例，其中台州乌药根膨大，略呈连珠状，结合产地，一般认为即是樟科乌药 *Lindera aggregata*，但图例所见并不是三出叶脉，可能是图绘者疏失；潮州乌药三出叶脉特征明显，应该也是同属近缘植物；衡州乌药则有可能是防己科樟叶木防己 *Cocculus laurifolius*；信州乌药品种不详。

尽管《本草图经》说乌药"以天台者为胜"，陈承别说则谓"其香味唯天台者为劣，入药功效亦不及"，显然，北宋时期天台乌药的地位尚不稳固。南宋开始，"天台乌药"渐渐成为主流，医方多指定"天台乌药"，或径称为"台乌"。

据《日华子诸家本草》言，"猫犬百病，并可摩服"。《汤液本草》补充说："去猫涎极妙。"

没药　味苦，平，无毒。主破血止痛，疗金疮杖疮，诸恶疮痔漏，卒下血，目中翳晕痛，肤赤。生波斯国。似安息香，其块大小不定，黑色。今附。

臣禹锡等谨按，药性论云：没药单用亦得。味苦、辛。能主打搕损，心腹血瘀，伤折蹉跌，筋骨瘀痛，金刃所损，痛不可忍。皆以酒投饮之。良。**日华子**云：破癥结，宿血，消肿毒。

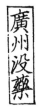

图经曰　没生波斯国，今海南诸国及广州或有之。木之根之株皆如橄榄，叶青而密。岁久者，则有膏液流滴在地下，凝结成块，或大或小，亦类安息香。采无时。今方多用治妇人内伤痛楚，又治血晕及脐腹疞刺者。没药一物，研细，温酒调一钱，便止。又治历节诸风，骨节疼痛，昼夜不可忍者。没药半两，研，虎胫骨三两涂酥炙黄色，先捣罗为散，与没药同研令细。温酒调二钱，日三服，大佳。

【**海药**】　谨按，徐表《南州记》：生波斯国，是彼处松脂也。状如神香，赤黑色。味苦、辛，温，无毒。主折伤马坠，推陈置新，能生好血。凡服皆须研烂，以热酒调服。《近效》堕胎，心腹俱痛及野鸡漏痔，产后血气痛，并宜丸散中服尔。

衍义曰　没药大概通滞血，打扑损疼痛，皆以酒化服。血滞则气壅淤，气壅淤则经络满急，经络满急故痛且肿。凡打扑着肌肉须肿胀者，经络伤，气血不行壅淤，故如是。

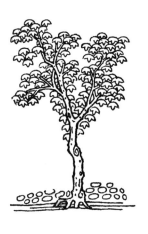

【**点评**】没药为橄榄科没药树 *Commiphora myrrha*，或其同属近缘植物的树脂，该物种非中国所有，广州为该药进口口岸，故《本草图经》虽然绘有广州没药，但从图像看，仅是象征性说明图，非真实物种之写照。

没药以外科伤科常用，《医学入门》总结说："没药在治疮散血之科，凡血滞则气壅，经络满急而作痛肿，此药推陈致新，故能破宿血，消肿止痛，为疮家奇药也。"乳香、没药常相须为用，《本草纲目》云："乳香活血，没药散血，皆能止痛消肿生肌。故二药每每相兼而用。"

龙眼　味甘，平，无毒。主五脏邪气，安志厌食，除虫去毒。久服强魂聪明，轻身不老，通神明。一名益智。其大者似槟榔。生南海山谷。

陶隐居云：广州别有龙眼，似荔枝而小，非益智，恐彼人别名，今者为益智尔。食之并利人。**唐本注**云：益智似连翘子头未开者。味甘辛，殊不似槟榔。其苗、叶、花、根，与豆蔻无别，惟子小尔。龙眼一名益智，而益智非龙眼也。其龙眼树似荔枝，叶若林檎，花白色。子如槟榔，有鳞甲，大如雀卵，味甘酸也。**今注**：按此树高二丈余，枝叶凌冬不凋，花白色，七月始熟。一名亚荔枝。大者形似槟榔而小，有鳞甲，其肉薄于荔枝，而甘美堪食。本经云"一名益智"者，盖甘味归脾而能益智，非今益智子尔。**臣禹锡等谨按**，蜀本：龙眼，除蛊毒，去三虫。

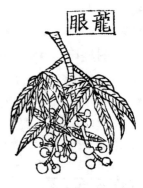

图经曰　龙眼生南海山谷，今闽、广、蜀道出荔枝处皆有之。木高二丈许，似荔枝而叶微小，凌冬不凋。春末夏初，生细白花。七月而实成，壳青黄色，文作鳞甲，形圆如弹丸，核若无患而不坚，肉白有浆，甚甘美。其实极繁，每枝常三二十枚。荔枝才过，龙眼即熟，故南人目为荔枝奴。一名益智，以其味甘归脾而能益智耳。下品自有益智子，非此物也。《东观汉记》云："南海旧献龙眼、荔枝，十里一置，五里一候。奔驰险阻，道路为患。孝和时，汝南唐羌为临武长，县接南海，上书言状。帝下诏太官，勿复受献，由是而止。"其为世所贵重久矣。今人亦甚珍之，暴干寄远，北中以为佳果，亚于荔枝。

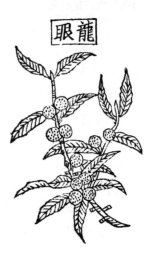

衍义曰　龙眼，经曰"一名益智"，今专为果，未见入药，补注不言。《神农本草》编入木部中品，果部中复不曾收入。今除为果之外，别无龙眼。若谓为益智子，则专调诸气，今为果者，复不能也。矧自有益智条，远不相当。故知木部龙眼，即便是今为果者。按今注云"甘味归脾，而能益智"，此说甚当。

【点评】龙眼一名益智，《广雅》亦说"益智，龙眼也"，由此引出益智子与龙眼同名异物的混乱。从《本草图经》所绘图例来看，这种龙眼应该就是无患子科龙眼 *Dimocarpus longan*。龙眼作干果食用，所以《本草衍义》说"今专为果，未见入药"，并指责《嘉祐本草》"不言"及此。《本草纲目》将"龙眼"移入果部，"发明"项李时珍说："食品以荔枝为贵，而资益则龙眼为良。盖荔枝性热，而龙眼性和平也。严用和《济生方》，治思虑劳伤心脾有归脾汤，取甘味归脾、能益人智之义。"并附录归脾汤治思虑过度、劳伤心脾、健忘怔忡、虚烦不眠、自汗惊悸。药用龙眼肉、炒酸枣仁、炙黄芪、焙白术、茯神，木香，炙甘草等。

《本草经》言龙眼"安志厌食"，杨友敬《本草经解要附余·考证》条解释："厌，平声，饱也。《纲目》称其开胃益脾，补虚长智，即安志厌食之谓也。"此言厌食为饱食，似非妥当。按，此与苦菜条"厌谷"的功效一致，应该都是辟谷方术的孑遗。大约龙眼之类食材含糖量较高，食用容易产生饱腹感，从而达到"厌食"的目的。

安息香　味辛、苦，平，无毒。主心腹恶气，鬼疰。出西戎。似松脂，黄黑色，为块。新者亦柔韧音刃。唐本先附。

臣禹锡等谨按，萧炳云：烧之去鬼来神。段成式酉阳杂俎云：安息香树，出波斯国，波斯呼为辟邪树。长三丈，皮色黄黑，叶有四角，经寒不凋。二月开花，黄色，花心微碧，不结实。刻其树皮，其胶如饴，名安息香，六七月坚凝乃取之。烧之通神，辟众恶。日华子：治邪气魍魉，鬼胎血邪，辟蛊毒，肾气，霍乱，风痛，治妇人血噤并产后血运。

【海药　谨按，《广州记》云：生南海波斯国，树中脂也，状若桃胶，以秋月采之。又方云：妇人夜梦鬼交，以臭黄合为丸，烧薰丹穴，永断。又主男子遗精，暖肾，辟恶气。

【点评】安息香是安息香科植物安息香树 Styrax benzoin 的树脂。《本草纲目》"释名"说："此香辟恶，安息诸邪，故名云。安息，国名也，梵书谓之拙贝罗香。""集解"项又云："今安南、三佛齐诸地皆有之。《一统志》云：树如苦楝，大而且直。叶似羊桃而长。木心有脂作香。叶廷珪《香录》云：此乃树脂，形色类胡桃瓤。不宜于烧，而能发众香，故人取以和香。今人和香有如饧者，谓之安息油。机曰：或言烧之能集鼠者为真。"

仙人杖　味咸，平一云冷，无毒。主哕气呕逆，辟痁，小儿吐乳，大人吐食，并水煮服，小儿惊痫及夜啼，安身伴睡良。又主痔病，烧为末，服方寸匕。此是笋欲成竹时立死者，色黑如漆，五六月收之。苦桂竹多生此。

又别一种仙人杖，味甘，小温，无毒。久服长生，坚筋骨，令人不老。作茹食之，去痰癖，除风冷。生剑南平泽。叶似苦苣，丛生。陈子昂《观玉篇序》云：夏四月，次于张掖，河州草木无他异者，皆仙人杖，往往丛生，予家世代服食者，昔尝饵之，及此行也，息意兹味。戎人有荐嘉蔬者，此物存焉，岂非将欲扶吾寿也。新补。见陈藏器、日华子。

图经曰　文具枸杞条下。

【点评】仙人杖载于《嘉祐本草》，按其所说，仙人杖当为苦竹、桂竹等未成竹而枯死的笋。

松萝　味苦、甘，平，无毒。**主嗔怒邪气，止虚汗，头风，女子阴寒肿痛**，疗痰热温疟，可为吐汤，利水道。**一名女萝**。生熊耳山川谷松树上。五月采，阴干。

陶隐居云：东山甚多，生杂树上，而以松上者为真。《毛诗》云"茑（音鸟）与女萝，施于松上"。茑是寄生，以桑上者为真，不用松上者，此互有异同尔。**今详**，经云：松萝当用松上者。**臣禹锡等谨按**，药性论云：松萝，使，味苦、辛，微热。能治寒热，能吐胸中客痰涎，去头疮，主项上瘤瘿。**日华子云**：令人得眠。

图经　文具桑寄生条下。

【点评】松萝是松萝科物种如松萝 *Usnea diffracta*、长松萝 *Usnea longissima* 之类，是附生在树干、山崖上的地衣体。松萝一名女罗，《本草经考注》说："女者，细小柔软之义。"女罗多为诗人吟咏，如《古诗十九首》有句："冉冉孤生竹，结根泰山阿。与君为新婚，菟丝附女萝。"李白《古意》通篇以女罗、菟丝比兴："君为女萝草，妾作兔丝花。轻条不自引，为逐春风斜。百丈托远松，缠绵成一家。谁言会面易，各在青山崖。女萝发馨香，兔丝断人肠。枝枝相纠结，叶叶竞飘扬。生子不知根，因谁共芬芳。中巢双翡翠，上宿紫鸳鸯。若识二草心，海潮亦可量。"

毗梨勒　味苦，寒，无毒。**功用与庵摩勒同。出西域及岭南交、爱等州，戎人谓之三果。**

唐本注云：树似胡桃，子形亦似胡桃，核似诃梨勒，而圆短无棱，用亦同法。唐本先附。**臣禹锡等谨按，药性论**云：毗梨勒，使。能温暖肠腹，兼去一切冷气。蕃中人以此作浆甚热，能染须发变黑色。**日华子**云：下气，止泻痢。

【海药】 谨按，《唐志》云：生南海诸国。树不与诃梨子相似，即圆而毗也。味苦带涩，微温，无毒。主乌髭发，烧灰干血效。

【点评】毗梨勒为使君子科植物毗黎勒 *Terminalia bellirica*。《本草纲目》"集解"项李时珍说："毗梨勒古方罕用，惟《千金方》补肾鹿角丸用三果浆吞之，云无则以酒代之。则此果亦余甘之类，而性稍温涩也。"按，据《千金要方》记载，"鹿角丸"当为麋角丸。又，黑盖子下《海药本草》引"唐志"云云，其"唐志"疑为"广志"之讹，《海药本草》引《广志》佚文甚多，此其一也。

庵^{音谙}摩勒 味苦、甘，寒，无毒。主风虚热气。一名余甘。生岭南交、广、爱等州。

唐本注云：树叶细似合欢，花黄，子似李柰，青黄色，核圆作六七棱，其中人亦入药用。**今按**，陈藏器本草云：庵摩勒，主补益，强气力。合铁粉用一斤，变白不老。取子压取汁，和油涂头，生发去风痒，初涂发脱，后生如漆。人食其子，先苦后甘，故曰余甘。唐本先附。

图经曰 庵摩勒，余甘子也。生岭南交、广、爱等州，今二广诸郡及西川蛮界山谷中皆有之。木高一二丈，枝条甚软。叶青细密，朝开暮敛如夜合，而叶微小，春生冬凋。三月有花，著条而生，如粟粒，微黄。随即结实作荚，每条三两子，至冬而熟，如李子状，青白色，连核作五六瓣，干即并核皆裂，其俗亦作果子啖之。初觉味苦，良久更甘，故以名也。

【海药】 生西国。大小如枳橘子状，梵云庵摩勒果是也。味苦、酸、甘，微寒，无毒。主丹石伤肺，上气咳嗽。久服轻身，延年长生。凡服乳石之人，常宜服也。

衍义曰 庵摩勒，余甘子也。解金石毒，为末，作汤点服。佛经中所谓庵摩勒果者是此，盖西度亦有之。

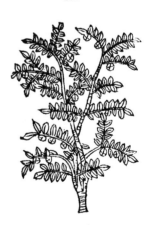

戎州蕃摩勒

【点评】庵摩勒为大戟科植物余甘子 *Phyllanthus emblica*。余甘子叶极细，线状长圆形，叶片纸质至革质，2 列互生于弱小枝上，极似羽状复叶，故《南方草木状》说"树叶细，似合昏"。《本草图经》所绘戎州庵摩勒，基本写实。

郁金香　味苦，温，无毒。主蛊野诸毒，心气鬼疰，鸦鹘等臭。陈氏云：其香十二叶，为百草之英。按《魏略》云：生秦国。二月、三月有花，状如红蓝。四月、五月采花，即香也。今附。

臣禹锡等谨按，陈藏器云：郁金香，平。入诸香药用之。《说文》："鬰香，芳草也。十二叶为贯，捋以煮之用为鬯，为百草之英，合而酿酒，以降神也。"以此言之，则草也，不当附于木部。

【陈藏器云　味苦，平，无毒。主一切臭，除心腹间恶气鬼疰。入诸香药用之。生大秦国。花如红蓝花，即是香也。

【点评】郁金香乃是《开宝本草》从郁金条分化出来的条目，涉及的物种除姜科郁金以外，也有其他植物。至于后世所言郁金香，为百合科植物郁金香 *Tulipa gesneriana*，非中国物种。《本草纲目》"集解"项李时珍说："按郑玄云：郁草似兰。杨孚《南州异物志》云：郁金出罽宾。国人种之，先以供佛，数日萎，然后取之。色正黄，与芙蓉花裹嫩莲者相似，可以香酒。又《唐书》云：太宗时，伽毗国献郁金香，叶似麦门冬，九月花开，状似芙蓉，其色紫碧，香闻数十步，花而不实，欲种者取根。二说皆同，但花色不同，种或不一也。《古乐府》云'中有郁金苏合香'者，是此郁金也。晋左贵嫔有《郁金颂》云：伊有奇草，名曰郁金。越自殊域，厥珍来寻。芳香酷烈，悦目怡心，明德惟馨，淑人是钦。"其中的部分描述，应该也指向百合科郁金香 *Tulipa gesneriana*。

卫矛　味苦，寒，无毒。主女子崩中下血，腹满汗出，除邪，杀鬼毒蛊疰，中恶腹痛，去白虫，消皮肤风毒肿，令阴中解。一名鬼箭。生霍山山谷。八月采，阴干。

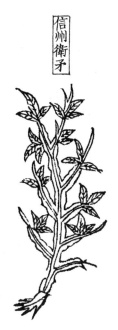

信州卫矛

陶隐居云：山野处处有。其茎有三羽，状如箭羽，俗皆呼为鬼箭，而为用甚稀，用之削取皮羽。**今注**：医家用鬼箭疗妇人血气，大效。**臣禹锡等谨按，药性论**云：鬼箭，使，一名卫矛，有小毒。能破陈血，能落胎，主中恶腰腹痛及百邪鬼魅。**日华子**云：鬼箭羽，味甘、涩。通月经，破癥结，止血崩带下，杀腹脏虫及产后血咬肚痛。

图经曰 卫矛，鬼箭也。出霍山山谷，今江淮州郡或有之。三月以后生茎，苗长四五尺许，其干有三羽，状如箭翎，叶亦似山茶，青色。八月、十一月、十二月采条茎，阴干。其木亦名狗骨。《崔氏方》疗恶疰在心，痛不可忍，有鬼箭羽汤。《集验方》疗卒暴心痛，或中恶气毒痛，大黄汤亦用鬼箭，皆大方也。

【雷公云 凡使，勿用石茆，根头真似鬼箭，只是上叶不同，味各别。采得后只使箭头用，拭上赤毛，用酥缓炒过用之。每修事一两，用酥一分，炒酥尽为度。

外台秘要 治乳无汁：鬼箭五两，水六升，煮取四升，一服八合，日三。亦可作灰水服方寸匕，日三，大效。

衍义曰 卫矛所在山谷皆有之，然未尝于平陆地见也。叶绝少，其茎黄褐色，若欂皮，三面如锋刃。人家多燔之遣祟，方家用之亦少。

【点评】卫矛一名鬼箭，亦作鬼箭羽。陶弘景解释说："山野处处有。其茎有三羽，状如箭羽，俗皆呼为鬼箭。"《本草纲目》"集解"项李时珍说："鬼箭生山石间，小株成丛。春长嫩条，条上四面有羽如箭羽，视之若三羽尔。青叶状似野茶，对生，味酸涩。三四月开碎花，黄绿色。结实大如冬青子。山人不识，惟樵采之。"此段记载的"鬼箭"即卫矛科卫矛 *Euonymus alatus*、栓翅卫矛 *Euonymus phellomanes* 之类，小枝通常四棱形，具 2~4 列宽阔的木栓翅，故李时珍"释名"说："刘熙《释名》言齐人谓箭羽为卫。此物干有直羽，如箭羽、矛刃自卫之状，故名。"

海桐皮　味苦，平，无毒。主霍乱中恶，赤白久痢，除甘䘌疥癣，牙齿虫痛，并煮服及含之。水浸洗目，除肤赤。堪作绳索，入水不烂。出南海已南山谷。似梓—作桐白皮。今附。

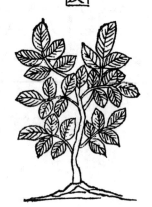

雷州海桐皮

　　臣禹锡等谨按，日华子云：温。治血脉麻痹疼痛，及目赤。煎洗。

　　图经曰　海桐皮出南海已南山谷，今雷州及近海州郡亦有之。叶如手大，作三花尖，皮若梓白皮而坚韧，可作绳，入水不烂。不拘时月采之。古方多用浸酒治风蹶。南唐筠州刺史王绍颜撰《续传信方》著其法云：顷年予在姑熟之日，得腰膝痛不可忍，医以肾脏毒攻刺，诸药莫疗。因览《传信方》备有此验，立修制一剂，便减五分，步履便轻，故录之耳。海桐皮二两，牛膝、芎䓖、羌活、地骨皮、五加皮各一两，甘草半两，薏苡人二两，生地黄十两，八物净洗焙干细剉，生地黄以芦刀子切，用绵一两都包裹，入无灰酒二斗浸，冬二七日，夏一七日，候熟。空心食后，日午晚卧时时一杯，长令醺醺。合时不用添减，禁毒食。

　　【海药】　谨按，《广志》云：生南海山谷中。似桐皮，黄白色，故以名之。味苦，温，无毒。主腰脚不遂，顽痹，腿膝疼痛，霍乱，赤白泻痢，血痢，疥癣。

　　【点评】《本草图经》描述海桐"叶如手大，作三花尖，皮若梓白皮而坚韧"，与今天植物学所称海桐科植物海桐 *Pittosporum tobira*，叶全缘聚生枝顶，完全不同，应该不是一物。不过宋代项安世咏杨梅的诗说："吾家里曲修家木，叶如海桐实如穀。"谓杨梅的叶子与海桐相似，这种海桐则与海桐科 *Pittosporum tobira* 特征接近。

　　今以豆科刺桐 *Erythrina variegata* 的树皮及根皮作为海桐皮入药，《本草纲目》为该用法之滥觞。《本草纲目》以"刺桐"为海桐的别名，"释名"项引《海药本草》云："生南海山谷中，树似桐而皮黄白色，有刺，故以名之。"此段出自《海药本草》引《广志》，但"有刺"二字为李时珍添加。"集解"项引《本草图经》云："海桐生南海及雷州，近海州郡亦有之。叶大如手，作三花尖。皮若梓白皮，而坚韧可作绳，入水不烂。不拘时月采之。又云：岭南有刺桐，叶如梧桐。其花附干而生，侧敷如掌，形若金凤，枝干有刺，花色深红。江南有醰桐，红花无实。"其中"又云"乃是《本草图经》桐叶条关于刺桐的文字，李时珍将之剪切在一起。然后李时珍有按语说："海桐皮有巨刺，如鼋甲之刺，云即刺桐皮也。按嵇含《南方草木状》云：九真有枣桐，布叶繁密。三月开花，赤色照映，三五房洞，则三五复发。陈翥《桐谱》云：刺桐生山谷中。文理细紧，而性喜拆裂。体有巨刺，如檀树，其叶如枫。赪桐身青，叶圆大而长。高三四尺，便有花成朵而繁，红色如火，为夏秋荣观。"经过这样的"移花接木"，《本草图经》中物种不明的海桐遂变成豆科刺桐 *Erythrina variegata*。至于末句提到的赪桐，则是马鞭草科植物赪桐 *Clerodendrum japonicum*。

大腹 微温，无毒。主冷热气攻心腹，大肠壅毒，痰膈，醋心，并以姜盐同煎，入疏气药良。所出与槟榔相似，茎、叶、根、干小异。生南海诸国。今附。

臣禹锡等谨按，日华子云：下一切气，止霍乱，通大小肠，健脾开胃调中。

图经 文具槟榔条下。

【孙真人云 槟榔皮，鸩鸟多栖此树上。宜先酒洗，仍以大豆汁洗，方可用。

【点评】大腹即槟榔，为棕桐科植物槟榔 *Areca catechu* 的果实。槟榔原产于马来半岛，闽南、两广有栽培，人们习惯将本地产者贬称为"大腹"，于是误会二者为两个物种，药性也有差别，如《宝庆本草折衷》云："槟榔尖长而力劲，大腹混平而力缓尔。"这种情况一直延续到清代，《本草纲目拾遗》引《百草镜》也说："槟榔今药肆所市者，形扁而圆大，乃大腹子，俗名雌槟榔。"直到晚近，本草家才认识到二者可能是一物，《植物名实图考》说："槟榔《别录》中品，大腹子《开宝本草》始著录，皆一类。"同样的，早期槟榔皮与大腹皮也分别入药用，但如《宝庆本草折衷》所说，"（槟榔）外皮功用与大腹之皮，亦不相远"，故二者渐渐混而为一，都被称为大腹皮了。

紫藤　味甘，微温，有小毒。作煎如糖，下水良。花接碎拭酒醋白腐坏；子作角，其中人熬令香著酒中，令不败，酒败者用之亦正。四月生紫花可爱，人亦种之。江东呼为招豆藤，皮著树，从心重重有皮。今附。

【陈藏器云　主水癖病。京都人亦种之，以饰庭池。

【点评】紫藤即豆科紫藤 *Wisteria sinensis*，是常见的园林植物。《救荒本草》藤花菜条云："生荒野中沙岗间，科条丛生，叶似皂角叶而大，又似嫩椿叶而小，浅黄绿色，枝间开淡紫花。味甘。"结合图例，所描述者即是本种。

合欢　味甘，平，无毒。主安五脏，利心志，令人欢乐无忧。久服轻身明目，得所欲。生益州山谷。

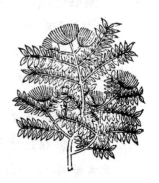

陶隐居云：按，嵇康《养生论》云"合欢蠲忿，萱草忘忧"也。诗人又有萱草，皆即今鹿葱，而不入药用。至于合欢，俗间少识之者，当以其非疗病之功，稍见轻略，遂致永谢。犹如长生之法，人罕敦尚，亦为遗弃。唐本注云：此树生叶似皂荚、槐等，极细。五月花发，红白色。所在山涧中有之，今东、西京第宅山池间亦有种者，名曰合欢，或曰合昏。秋实作荚，子极薄细尔。今按，陈藏器本草云：合欢皮杀虫，捣为末，和铅下墨，生油调涂蜘蛛咬疮。及叶并去垢。叶至暮即合，故云合昏也。臣禹锡等谨按，蜀本音义云：树似梧桐，枝弱叶繁，互相交结。每一风来，辄似相解了，不相牵缀。树之阶庭，使人不忿。日华子云：夜合皮，杀虫，煎膏消痈肿，并续筋骨。叶可洗衣垢，又名合欢树。

图经曰　合欢，夜合也。生益州山谷，今近京雍、洛间皆有之，人家多植于庭除间。木似梧桐，枝甚柔弱。叶似皂荚、槐等，极细而繁密，互相交结。每一风来，辄似相解了，不相牵缀。其叶至暮而合，故一名合昏。五月花发，红白色，瓣上若丝茸，然至秋而实作荚，子极薄细。采皮及叶用，不拘时月。崔豹《古今注》曰："欲蠲人之忧，则赠以丹棘。丹棘一名忘忧。欲蠲人之忿，则赠以青裳。青裳，合欢也。故嵇康种之舍前是也。"韦宙《独行方》，胸心甲错，是为肺痈，黄昏汤治。取夜合皮掌大一枚，水三升，煮取半分，再服。

【子母秘录】 小儿撮口病：夜合花枝浓煮汁，拭口并洗。**又方** 打搕损疼痛：夜合花末酒调，服二钱匕，妙。

衍义曰 合欢花，其色如今之醮晕线，上半白，下半肉红，散垂如丝，为花之异。其绿叶至夜则合，又谓之夜合花。陈藏器、日华子皆曰皮杀虫，又曰续筋骨，经中不言。

【点评】 合欢即豆科植物合欢 *Albizia julibrissin*，为常见物种，古今没有变化。合欢的叶子有夜合现象，晚间聚拢，以减少热量和水分的散失。遭遇大风大雨时，合欢叶也会逐渐合拢，以防柔嫩的叶片受到暴风雨的摧残。陈藏器解说其得名之缘由，"叶至暮即合，故云合昏也"，应该是正确的。"合欢"或许只是"合昏"读音之讹，但显然"合欢"的名字更容易被人接受和传播，再因为"合欢"二字的美好联想，于是有了"合欢蠲忿"的说法，《本草经》谓合欢"利心志，令人欢乐无忧"，恐怕也是这样来的。

后世医家对合欢蠲忿的神奇功效也不太相信，陶弘景说"至于合欢，俗间少识之者，当以其非疗病之功，稍见轻略，遂致永谢"。《本草纲目》虽然在"主治"项引用了《本草经》"令人欢乐无忧"的说法，附录医方却没有一条与之相关。

虎杖根 微温。主通利月水，破留血癥结。

陶隐居云：田野甚多，此状如大马蓼，茎斑而叶圆。极主暴瘕，酒渍根服之也。**今按**，陈藏器本草云：虎杖主风在骨节间，及血瘀，煮汁作酒服之。叶捣傅蛇咬。一名苦杖。茎上有赤点者是。**臣禹锡等谨按**，蜀本图经云：生下湿地，作树高丈余，其茎赤，根黄。二月、八月采根，日干。所在有之。**尔雅**云：蒤，虎杖。注云：似红草而粗大，有细刺，可以染赤。**药性论**云：虎杖，使。一名大虫杖也。味甘，平，无毒。主治大热烦躁，止渴利小便，压一切热毒，暑月和甘草煎，色如琥珀可爱，堪看，尝之甘美。瓶置井中，令冷彻如冰，白瓷器及银器中盛，似茶啜之。时人呼为冷饮子，又且尊于茗。能破女子经候不通，捣以酒浸，常服。有孕人勿服，破血。**日华子**云：治产后恶血不下，心腹胀满，排脓，主疮疖痈毒，妇人血运，扑损瘀血，破风毒结气。又名酸杖，又名斑杖。

图经曰 虎杖一名苦杖。旧不载所出州郡，今处处有之。三月生苗，茎如竹笋状，上有赤斑点，初生便分枝丫，叶似小杏叶，七月开花，九月结实。南中出者，无花。根皮黑色，破开即黄，似柳根。亦有高丈余者。《尔雅》云"蒤，虎杖"，郭璞云"似荭草而粗大，有细刺，可以染赤"是也。二月、三月采根，暴干。河东人烧根灰贴诸恶疮。浙中医工取根洗去皴皮，剉焙，捣筛蜜丸如赤豆，陈米饮下，治肠痔下血，甚佳。俗间以甘草同煎为饮，色如琥珀可爱，瓶盛置井中，令冷彻如冰，极解暑毒。其汁染米作糜糕益美。

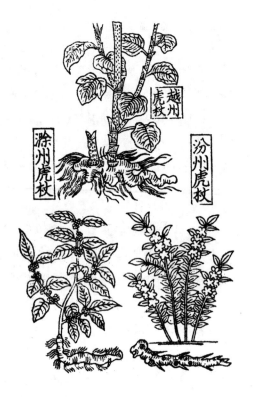

【雷公云 凡使，勿用天蓝并斑柚根，其二味根形味相似，用之有误。采得后细剉，却用上虎杖叶裹一夜，出，晒干用。

外台秘要 治卒暴癥，腹中有物硬如石，痛刺昼夜，若不治之，百日内死：取虎杖根，勿令影临水上，可得石余许，洗干捣作末，秫米五升，炊饭内搅之，好酒五斗渍，封候药消饭浮，可饮一升半。勿食鲑鱼、盐。癥当出。亦可但取其一斗干，捣酒渍饮之，从少起，日三，亦佳。此治癥，乃胜诸大药。

肘后方 治时疫伤寒，毒攻手足，肿疼痛欲断方：用虎杖根剉，水煮，适寒温，以渍手足，令踝上有水尺许止之。《伤寒类要》同。

集验方 治五淋：苦杖不计多少为末，每服二钱，用饭饮下，不拘时候。

衍义曰 虎杖根微苦，经不言味。此草药也。蜀本图经言"作木高丈余"，此全非。虎杖大率皆似寒菊，然花、叶、茎、蕊差大为异，仍茎叶有淡黑斑。自六七月旋旋开花，至九月中方已，花片四出，其色如桃花，差大，外微深。陕西山麓水次甚多。今天下暑月多煎根汁为饮，不得甘草，则不堪饮。《药性论》云"和甘草煎，尝之甘美"，其味甘，即是甘草之味，非虎杖也。论其攻治，则甚当矣。

【点评】《尔雅·释草》曰："蓨，虎杖。"郭璞注："似荭草而麄大，有细刺，可以染赤。"陶弘景云："田野甚多，此状如大马蓼，茎斑而叶圆。"按，荭草亦见于《名医别录》，该书谓其"如马蓼而大，生水傍"，其原植物为蓼科红蓼 *Polygonum orientale*，大马蓼则为同属植物酸模叶蓼 *Polygonum lapathifolium* 一类，从郭、陶对虎杖的描述来看，应该就是蓼科虎杖 *Polygonum cuspidatum*。《本草图经》所绘越州虎杖就是本种，滁州虎杖应该也是蓼科植物，但汾州虎杖显然不同。不仅如此，《本草衍义》关于虎杖的文字也很奇怪，所谓："虎杖大率皆似寒菊，然花叶茎蕊差大为异，仍茎叶有淡黑斑，自六七月旋旋开花，至九月中方已，花片四出，其色如桃花，差大，外微深，陕西山麓水次甚多。"文中描述者颇接近汾州虎杖，原植物不详。按，蓼科虎杖为单性花，雌雄异株，成腋生密集的圆锥花序，花梗细长，中部有关节，上部有翅，花甚小，花被5深裂，白色或淡绿白色，二者显非一物。

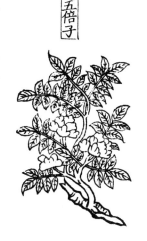

洋州五倍子

五倍子　味苦、酸，平，无毒。疗齿宣疳䘌，肺脏风毒流溢皮肤，作风湿癣疮，瘙痒脓水，五痔下血不止，小儿面鼻疳疮。一名文蛤。在处有。其子色青，大者如拳，内多虫。一名百虫仓。_今附。自草部今移。①

图经曰　五倍子旧不著所出州土，云在处有之，今以蜀中者为胜。生肤木叶上，七月结实，无花。其木青黄色，其实青，至熟而黄。大者如拳，内多虫。九月采子，暴干。生津液最佳。

【陈藏器序云　五倍子治肠虚泄痢，熟汤服。

博济方　治风毒上攻眼，肿痒涩痛，不可忍者，或上下睑②眦赤烂，浮翳、瘀肉侵睛，神效驱风散：五倍子一两，蔓荆

---

① 今附。自草部今移：底本缺，据本卷目录，五倍子下有此7字，因据补。
② 睑：底本作"脸"，据文义改。

子一两半，同杵末。每服二钱，水二盏，铜、石器内煎及一盏，澄滓，热淋洗。留滓二服，又依前煎淋洗。大能明眼目，去涩痒。

经验后方 治小儿吐不定：五倍子二个，一生一熟，甘草一握，用湿纸裹，炮过，同捣末。每服米泔调下半钱，立差。

丹房镜源 五倍子佐铅。

衍义曰 五倍子今染家亦用。口疮以末掺之，便可饮食。

【点评】五倍子是棉蚜科昆虫如角倍蚜 Malaphis chinensis 之类，在漆树科植物盐肤木 Rhus chinensis、青麸杨 Rhus potaninii 等植株上寄生，刺伤其叶或叶柄形成的虫瘿。五倍子鞣质含量极高，常用于染色和鞣制皮革。

伏牛花　味苦、甘，平，无毒。疗久风湿痹，四肢拘挛，骨肉疼痛。作汤，主风眩头痛，五痔下血。一名隔虎刺花。花黄色，生蜀地，所在皆有。三月采。今附。自草部今移。①

图经曰 伏牛花生蜀地，所在皆有。今惟益、蜀近郡有之，多生川泽中。叶青细，似黄檗叶而不光，茎赤有刺，花淡黄色，作穗，似杏花而小。三月采，阴干。

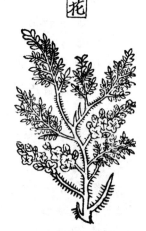

【点评】按照《开宝本草》与《本草图经》的说法，伏牛花应该是常见物种，但文献记载极少，原植物难于确考。《本草纲目》或根据"一名隔虎刺花"，乃将《本草图经》外类的刺虎以"虎刺"为名并入。但《本草图经》伏牛花在木部，刺虎为草类，可能不是一物。后世将伏牛花的原植物考订为茜草科虎刺 Damnacanthus indicus，主要依据《植物名实图

---

① 今附。自草部今移：底本缺，据本卷目录，伏牛花下有此 7 字，因据补。

考》伏牛花条的图文："伏牛花，《开宝本草》始著录，李时珍并入虎刺。今虎刺生山中林木下，叶似黄杨，层层如盘；开小白花，结红实，凌冬不凋。俚医亦用治风肿，未知即此木否，图以备考。"

天竺黄　味甘，寒，无毒。主小儿惊风，天吊，镇心明目，去诸风热，疗金疮，止血，滋养五脏。一名竹膏。人多烧诸骨及葛粉等杂之。按《临海志》云：生天竺国。今诸竹内往往得之。今附。

臣禹锡等谨按，日华子云：平。治中风痰壅，卒失音不语，小儿客忤及痫痰。此是南海边竹内尘沙结成者耳。

衍义曰　天竹黄自是竹内所生，如黄土，着竹成片。凉心经，去风热，作小儿药尤宜，和缓故也。

【点评】天竺黄载于《开宝本草》，正文说"生天竺国"，故写作"竺"。但据赞宁《笋谱》卷中云："镛竹笋出广州，此本竹绝大，内空，容得三升许米，交广以来人将此作升子，量出纳。其内黄可疗风痫疾，名天竹黄。按，竹黄名天竹，言此竹天也。亦犹天麻、天蓼，言天大；如云雀麦、鼠苨，言小也。或曰天竺之竺，非也。"《本草纲目》"集解"项亦引此，故改以"竹黄"为标题，图例则写作"天竹黄"。此物究竟是原产天竺国而得名天竺黄，后世用竹黄冒充？还是本来就是竹黄，因"天竹"而讹成"天竺"，于是附会成天竺国方物？真相如何，实不得而知。

蜜蒙花　味甘，平、微寒，无毒。主青盲肤翳，赤涩多眵泪，消目中赤脉，小儿麸豆及疳气攻眼。生益州川谷。树高丈余，叶似冬青叶而厚，背色白有细毛。二月、三月采花。今附。自草部今移。①

---

① 今附。自草部今移：底本缺，据本卷目录，蜜蒙花下有此7字，因据补。

图经曰　蜜蒙花生益州川谷，今蜀中州郡皆有之。木高丈余，叶似冬青叶而厚，背白色有细毛，又似橘叶，花微紫色。二月、三月采花，暴干用。此木类而在草部，不知何至于此。

【雷公云　凡使，先拣令净，用酒浸一宿，漉出候干，却拌蜜令润，蒸从卯至酉出，日干。如此拌蒸三度，又却日干用。每修事一两，用酒八两浸，待色变，用蜜半两蒸为度。此元名小锦花。

衍义曰　蜜蒙花利州路甚多。叶冬亦不凋，然不似冬青，盖柔而不光洁，不深绿，花细碎，数十房成一朵，冬生春开。此木也，今居草部，恐未尽。

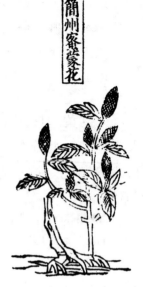

【点评】"蜜蒙花"今则写作"密蒙花"，《本草纲目》"释名"项说："其花繁密蒙茸如簇锦，故名。"原植物为醉鱼草科密蒙花 *Buddleja officinalis*。《本草图经》说："此木类而在草部，不知何至于此。"《本草衍义》也说："此木也，今居草部，恐未尽。"可见《开宝本草》《嘉祐本草》中蜜蒙花皆在草部，至唐慎微《证类本草》始将其调整到木部。如此看来，此处小字"自草部今移"，也应该是唐慎微所加。

天竺桂　味辛，温，无毒。主腹内诸冷，血气胀，功用似桂，皮薄不过烈。生西胡国。今附。

图经　文具桂条下。

【海药　谨按，《广州记》云：生南海山谷。补暖腰脚，破产后恶血，治血痢肠风，功力与桂心同，方家少用。

衍义曰　天竺桂与牡、菌桂同，但薄而已。

折伤木　味甘、咸，平，无毒。主伤折筋骨疼痛，散血补血，产后血闷，止痛。酒、水煮浓汁饮之。生资州山谷。

唐本注云：藤生绕树上，叶似菌草叶而光厚。八月、九月采茎，日干。唐本先附。

桑花　暖，无毒。建脾涩肠，止鼻洪，吐血，肠风，崩中带下。此不是桑椹花，即是桑树上白癣，如地钱花样，刀削取，入药微炒使。新补。见日华子。

图经　文具桑根白皮条下。

椋音良子木　味甘、咸，平，无毒。主折伤，破恶血，养好血，安胎，止痛，生肉。

唐本注云：叶似柿，两叶相当。子细圆如牛李子，生青熟黑。其木坚重，煮汁赤色。《尔雅》云"椋，即来"是也。郭注云："椋，材中车辋。"八月、九月采木，日干。唐本先附。

每始王木　味苦，平，无毒。主伤折跌筋骨，生肌破血止痛。酒、水煮浓汁饮之。生资州山谷。

唐本注云：藤生，绕树木上生，叶似萝摩叶。二月、八月采。唐本先附。

四十五种陈藏器余

必栗香　味辛，温，无毒。主鬼气，煮服之，并烧为香。杀虫鱼，叶捣碎置上流，鱼悉暴鳃。一名化木香，詹香也。叶如椿。生高山。堪为书轴，白鱼不损书也。

【海药】　主鬼疰心气，断一切恶气。叶落水中，鱼当暴死。

桐木　味辛，温，无毒。主破血、血块，冷嗽，并煮汁及热服。出安南及南海。人作床几，似紫檀而色赤，为枕令人头痛，为热故也。

【海药】　谨按，《广志》云：生安南及南海山谷。胡人用为床坐，性坚好。主产后恶露冲心，癥瘕结气，赤白漏下，并剉煎服之。

研药　味苦，温，无毒。主霍乱，下痢，中恶，腹内不调者服之。出南海诸州。根如乌药圆小。树生也。

【海药】　叶如椒。主赤白痢，蛊毒，中恶，并剉煎服之。

黄龙眼　味苦，温，无毒。主解金药、银药毒。以水研取半合，空心少少服，经二十许日差。出岭南，状如龙眼，黄色也。

【海药 功力胜解毒子也。

箭箬及镞 主妇人产后腹中痒，安所卧席下，勿令妇人知。

元慈勒 味甘，无毒。主心病，流血，合金疮，去腹内恶血，血痢下血，妇人带下，明目，去障翳、风泪、努肉。生波斯国。似龙脑香。

【海药 慈勒树中脂也。味甘，平。消翳，破血，止痢，腹中恶血。今少有。

都咸子及皮叶 味甘，平，无毒。主渴，润肺，去烦除痰，火干作饮服之。生南方。树如李。徐表《南州记》云：都咸树子大如指，取子及皮作饮，极香美。

【海药 谨按，徐表《南州记》云：生广南山谷。味甘，平，无毒。主烦躁，心闷痰膈，伤寒清涕，咳逆上气，宜煎服。子食之香，大小如半夏。

凿孔中木 主难产。取入铁里者，烧末酒服，下产也。

栎木皮 味苦，平，无毒。根皮主恶疮，中风犯毒露者，取煎汁洗疮，当令脓血尽止。亦治痢。南北总有，作柴。亦云枥，音同也。

【千金方 治诸疮因风致肿：以根皮三十斤，剉，以水三斛，浓煮，内盐一把，渍疮当出脓血，日日为之，差止。

省藤 味苦，平，无毒。主蛔虫，煮汁服之。又主齿痛，打碎口中含之。又取和米煮粥饲狗，去病。生南地深山。皮赤如指，堪缚物，片片自解也。

松杨木皮 味苦，平，无毒。主水痢，不问冷热，取皮浓煎令黑，服一升。生江南林落间大树，叶如梨。江西人呼为凉木，松杨县以此树为名也。

杨庐耳 平，无毒。主老血结块，破血止血，煮服之。杨庐木上耳也。出南山。

故甑蔽 无毒。主石淋，烧灰末服三指撮，用水下之。又主盗汗。书云：止咸味。

【圣惠方 治膀胱虚热，下砂石，涩痛，利水道。烧灰研，食前温酒调下一钱匕。

【点评】《说文》曰："算，蔽也，所以蔽甑底。"蒸锅中起间隔作用的竹屉。传说旧算可以淡盐味，《雷公炮炙论·序》曰："弊算淡卤。"注云："常使者甑中算，能淡盐味。"《太平御览》卷757引孔融《同岁论》曰："弊算径尺，不足以救盐池之咸。"

桴木　味苦，平，无毒。破产后血，煮服之。叶捣碎封蛇咬，亦洗疮癣。树如石榴，叶细，高丈余。四月开花，白如雪。生江东林箐间。

象豆　味甘，平，无毒。主五野鸡病，蛊毒，飞尸，喉痹。取子中人碎为粉，微熬水服一二匕。亦和大豆藻面去𪒟。生岭南山林。作藤著树，如通草藤，三年一熟，角如弓袋，子若鸡卵，皮紫色，剖中人用之。一名榼子，一名合子。主野鸡病为上。

【点评】象豆即榼藤子，由《开宝本草》正式收录，见本书卷十四，此处为重出。原植物为含羞草科榼藤 Entada phaseoloides。

地主　平，无毒。主鬼气心痛，酒煮服一合。此土中古木腐烂者也。

腐木　主蜈蚣咬，末和醋傅之。亦渍取汁傅咬处良。

石刺木根皮　味苦，平，无毒。主破血，因产血不尽结瘕者，煮汁服。此木上寄生，破血神验，不可得。生南方林箐间①，江西人呼为靳刺。亦种为篱院，树似棘而大，枝上有逆钩也。

楠木枝叶　味苦，温，无毒。主霍乱，煎汁服之。木高大，叶如桑。出南方山中。郭注《尔雅》云：楠汝占切，大木，叶如桑也。

息王藤　味苦，温，无毒。主产后腹痛，血露不尽，浓煮汁服之。生岭南山谷。冬月不凋。

---

① 间：底本作"巳"，据文理改。

角落木皮　味苦，温，无毒。主赤白痢。皮煮汁服之。生江西山谷。似茱萸独茎也。

鸡鸟浆　味甘，温，无毒。主风血羸老。山人浸酒，用解诸毒，故曰鸡鸟浆。生江南林木下。高一二尺，叶阴紫色，冬不凋，有赤子如珠。

紫珠　味苦，寒，无毒。解诸毒物，痈疽，喉痹，飞尸，蛊毒，毒肿，下瘘，蛇虺虫螫，狂犬毒。并煮汁服。亦煮汁洗疮肿，除血长肤。一名紫荆树。似黄荆，叶小无桠，非田氏之荆也。至秋子熟，正紫，圆如小珠。生江东林泽间。

牛领藤　味甘，温，无毒。主腹内冷，腰膝疼弱，小便白数，阳道乏，煮汁浸酒服之。生岭南高山，形褊如牛领，取之阴干也。

枕材　味辛，小温，无毒。主咳嗽，痰饮积聚胀满，鬼气注忤，煮汁服之。亦可作浴汤，浸脚气及小儿疮疥。生南海山谷。作桐釭次于樟木，无药处用之也。

鬼膊藤　味苦，温，无毒。主痈肿，捣茎、叶傅之。藤堪浸酒，去风血。生江南林涧中。叶如梨，子如租子，山人亦名鬼薄者也。

木戟　味辛，温，无毒。主痃癖气在脏腑。生山中。叶如栀子也。

奴柘　味苦，小温，无毒。主老血瘕，男子痃癖闪痞。取刺和三棱草、马鞭草作煎如稠糖，病在心食后，在脐空心服，当下恶物。生江南山野。似柘，节有刺，冬不凋。

温藤　味甘，温，无毒。主风血积冷，浸酒服之。生江南山谷，不凋，著树生也。

鬼齿　无毒。主中恶注忤，心腹痛。此腐竹根先入地者，煮服之。亦名鬼针。为其贼恶，隐其名尔。

铁槌柄　无毒。主鬼打及强鬼排突人致恶者。和桃奴、鬼箭等，丸服之。

古榇板　无毒。主鬼气注忤中恶，心腹痛，背急，气喘，恶梦悸，常为鬼神所祟挠者。水及酒和东引桃枝煎服，当得吐下。古冢中棺木也，弥古者佳，杉材最良，千岁者通神。作琴底。《尔雅》注云：杉生江南，作棺埋之不腐。

【点评】《尔雅·释木》曰："柀，煔。"郭璞注："煔似松，生江南。可以为船及棺材，作柱埋之不腐。"按，"煔"同"杉"。

慈母 无毒。取枝叶炙黄香，作饭，下气止渴，令人不睡，主小儿痰痞。生山林间。叶如樱桃而小，树高丈余，山人并识之。

饭箩烧作灰 无毒。主时行病后食劳，取方寸匕服。南方人谓筐也。又，篮耳，烧作灰末傅狗咬疮。篮，竹器也。

白马骨 无毒。主恶疮。和黄连、细辛、白调、牛膝、鸡桑皮、黄荆等，烧为末，淋汁取治瘰疬，恶疮，蚀息肉。白癜风，以物揩破涂之。又单取茎叶煮汁服之，止水痢。生江东。似石榴而短小对节。

紫衣 味苦，无毒。主黄疸，暴热目黄，沉重，下水癊，亦止热痢，煮服之。作灰淋取汁，沐头长发。此古木锦花也，石瓦皆有之。堪染褐，下水。《广济方》云：长发也。

梳篦 无毒。主虱病者，汁服。虱病是活虱入腹为病，如癥瘕者。又，梳篦垢，主小儿恶气，霍乱，水和饮之。

倒挂藤 味苦，无毒。主一切老血及产后诸疾，结痛血上欲死。煮汁服。生深山。如悬钩有逆刺，倒挂于树叶尖而长也。

故木砧 一名百味。无毒。主人病后食劳复，取发当时来参病人行止脚下土如钱许，男病左，女病右，和砧上垢，及鼠头一枚，无即以鼠屎三七，煮服之，神效。又，卒心腹痛，取砧上垢，著人鞋履底悉穿。又，桐几上屑，烧傅吻上噍疮。

古厕木 主鬼魅，传尸，温疫，魍魉神等。取木以太岁所在日时，当户烧薰之。又薰杖疮冷风不入，以木于疮上薰之。厕筹，主难产及霍乱，身冷转筋，于床下烧取，热气彻上。亦主中恶鬼气。此物虽微，其功可录。

桃橛 无毒。主卒心腹痛，鬼痤，破血恶气胀满，煮服之。三载者良。桃性去恶，橛更辟邪，桃符与桃橛同功也。

棳头 主失音不语，吃病者，刺手心，令痛即语。男左女右。

【点评】持病，即口吃病。道藏《太上洞渊神咒经》卷15 提到"或患盲聋哑吃等病"，即此。

救月杖 主月蚀疮及月割耳，烧为灰，油和傅之。杖，即月蚀时，救月击物木也。人亦取月桂子，碎，傅耳后月蚀耳疮。今江东诸处，每至四五月后晦，多于衢路间得之，大如狸豆，破之辛香。古老相传，是月中下也。山桂犹堪为药，况月桂乎，正应不的识其功耳。今江东处处有，不知北地何意独无，为当非月路耶，月感之矣。余杭灵隐寺僧云种得一株，近代诗人多所论述。《汉武洞冥记》云："有远飞鸡，朝往夕久还，常衔桂实，归于南土。"所以北方无，南方月路，所以有也。

【点评】本条因救月杖而枝蔓到月中桂树，《太平御览》卷957 引《淮南子》云："月中有桂树。"传说背后隐含的真实物象，究竟是指樟科桂，还是木犀科桂花，或者其他植物，难于究诘。月中桂子的传说为后出，唐诗吟咏甚多，著名者如宋之问《灵隐寺》句："桂子月中落，天香云外飘。"白居易《忆江南》句："山寺月中寻桂子，郡亭枕上看潮头。"为了应景，唐代杭州灵隐寺、天竺寺诸山植桂甚多，《南部新书》说："杭州灵隐山多桂，寺僧云，此月中种也。至今中秋望夜，往往子坠，寺僧亦尝拾得。"因此白居易《留题天竺灵隐二寺》的诗序说："天竺尝有月中桂子落，灵隐多海石榴花也。"皮日休也有《天竺寺八月十五日夜桂子》的诗。中秋月圆夜赏玩的桂，或许就是木犀科桂花 *Osmanthus fragrans* 了。

地龙藤 味苦，无毒。主风血羸老，腹内及腰脚诸冷，食不作肌肤，浸酒服之。生天目山。蟠屈如龙，故号地龙藤。绕树木生，似龙所生，与此颇同，小有异耳，吴中亦有也。

火槽头　主蝎螫，横井上立愈。上立炭，主金疮，刮取傅疮上，止血生肉。带之辟邪恶鬼。带火内水底，取得水银著出。

【点评】《本草纲目》以"拨火杖"为"火槽头"正名，改入器物部。"释名"说："拨火之杖，烧残之柴，同一理。"并增添功效"止小儿惊忤夜啼"，据《峋嵝神书》附方云："用本家厨下烧残火柴头一个，削平焦处。向上朱砂书云：拨火杖，拨火杖，天上五雷公，差来作神将。捉住夜啼鬼，打杀不要放。急急如律令。书毕，勿令人知，安立床前脚下，男左女右。"

重修政和经史证类备用本草卷第十四

己酉新增衍义

成 都 唐 慎 微 续 证 类

中卫大夫康州防御使句当龙德宫总辖修建明堂所医药

提举入内医官编类圣济经提举太医学臣曹孝忠奉敕校勘

木部下品总九十九种

一十八种神农本经白字

七种名医别录墨字

二十一种唐本先附注云"唐附"

一十七种今附皆医家尝用有效，注云"今附"

九种新补

一种新定

二十六种陈藏器余

凡墨盖子已下并唐慎微续证类

巴豆	蜀椒崖椒附目、叶续注	皂荚鬼皂荚续注
诃梨勒唐附 随风子附	柳华叶、实、子、汁附	楝实即金铃子也 根附 皮续注
椿木叶樗木附 唐附 樗白皮续注	郁李人根附	莽草
无食子唐附	黄药根今附	雷丸
槲音斛若唐附 皮附	白杨皮唐附	桄榔子今附
苏方木唐附	榉树皮叶、山榉续注	桐叶花、梧桐皮、油续注
胡椒唐附	钓樟根皮樟材续注	千金藤今附

南烛枝叶_{今附}　无患子_{今附}　**梓白皮**_{叶附}

橡实_{唐附 栎树皮续注}　**石南**_{实附}　木天蓼_{唐附子续注}

黄环　**益智子**_{今附}　**溲**_{音搜}**疏**_{音疎}

鼠李　椰子皮_{今附 浆附}　枳_{音止}椇_{音矩 唐附}

小天蓼_{今附}　小檗_{唐附}　莢蒾_{唐附}

紫荆木_{今附}　紫真檀　乌臼木_{唐附 子续注}

南藤_{今附}　盐麸子_{树白皮、根白皮今附 叶上球子续注}

杉材_{杉菌附}　接骨木_{唐附}　枫柳皮_{唐附}

赤爪_{侧绞切 唐附}　桦木皮_{今附}　楷藤子_{今附}

桓实　栾荆_{唐附 子续注}　扶栘木_{新补}

木鳖子_{今附}　**药实根**　钓藤

栾华　**蔓椒**　感藤_{新补}

赤柽木_{三春柳是也，今附}　突厥白_{今附}　卖子木_{唐附}

婆罗得_{今附}　甘露藤_{新补}　大空_{唐附}

椿荚_{新定}　水杨叶_{唐附}　杨栌木_{唐附}

棳子_{新补}　楠材　柘木_{新补}

柞木皮_{新补}　黄栌_{新补}　棕榈子_{皮附 新补}

木槿_{新补}　芫花_{本在草部，今移}

二十六种陈藏器余

栟榈木　楸木皮　没离梨

柯树皮　败扇　棯根

槲木灰　椰桐皮　竹肉

桃竹笋　罂子桐子　马疡木

木细辛　百家箸　栲木皮

刀鞘　芙树　丹桎木皮

结杀　杓　车家鸡栖木

檀　石荆　木黎芦

瓜芦　诸木有毒

巴豆　味辛，温，生温熟寒，有大毒。主伤寒温疟寒热，破癥瘕结聚坚积，留饮痰癖，大腹水胀，荡练五脏六腑，开通闭塞，利水谷道，去恶肉，除鬼毒蛊疰邪物，杀虫鱼，疗女子月闭，烂胎，金疮脓血，不利丈夫阴，杀班猫毒。可练饵之，益血脉，令人色好，变化与鬼神通。一名巴椒。生巴郡川谷。八月采，阴干。用之去心、皮。芫花为之使，恶蘘草，畏大黄、黄连、藜芦。

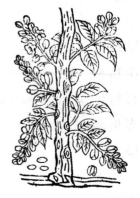

陶隐居云：出巴郡。似大豆，最能泻人，新者佳。用之皆去心皮乃秤。又熬令黄黑，别捣如膏，乃和丸散尔。道方亦有练饵法，服之乃言神仙。人吞一枚便欲死，而鼠食之，三年重三十斤，物性乃有相耐如此尔。唐本注云：树高丈余，叶似樱桃叶，头微赤，十二月叶渐凋，至四月落尽，五月叶渐生，七月花，八月结实，九月成，十月采。其子三枚共蒂，各有壳裹。出眉州、嘉州者良。今按，陈藏器本草云：巴豆，主癥癖痃气，痞满，腹内积聚，冷气血块，宿食不消，痰饮吐水。取青黑大者，每日空腹服一枚，去壳，勿令白膜破，乃作两片，并四边不得有缺损，吞之，以饮压令下。少间腹内热如火，痢出恶物。虽痢不虚，若久服亦不痢。白膜破者弃之。生南方。树大如围，极高，不啻一丈也。臣禹锡等谨按，药性论云：巴豆，使。中其毒，用黄连汁、大豆汁解之。忌芦笋、酱、豉、冷水，得火良。杀班猫、蛇虺毒。能主破心腹积聚结气，治十种水肿，痿痹，大腹，能落胎。日华子云：通宣一切病，泄壅滞，除风补劳，健脾开胃，消痰破血，排脓消肿毒，杀腹脏虫，治恶疮息肉及疥癞丁肿。凡合丸散，炒不如去心膜煮五度，换水各煮一沸。

图经曰　巴豆出巴郡川谷，今嘉、眉、戎州皆有之。木高一二丈，叶如樱桃而厚大，初生青，后渐黄赤，至十二月叶渐凋，二月复渐生，至四月旧叶落尽，新叶齐生，即花发成穗，微黄色。五六月结实作房，生青，至八月熟而黄，类白豆蔻，渐渐自落，即收之。一房共有三瓣，一瓣有实一粒，一房共实三粒也。戎州出者，壳上有纵文，隐起如线，一道至两三道，彼土人呼为金线巴豆，最为上等，它处亦稀有。

【雷公云】　凡使，巴之与豆及刚子，须在仔细认，勿误用，杀人。巴颗小紧实，色黄；豆即颗有三棱，色黑；若刚子，颗小似枣核，两头尖。巴与豆即用，刚子勿使。凡修事巴豆，敲碎，以麻油并酒等可煮巴豆了，研膏后用。每修事一两，以酒、麻油各七合，尽为度。

圣惠方 治中风口㖞：巴豆七枚，去皮烂研。㖞左涂右手心，㖞右涂左手心，仍以暖水一盏，安向手心，须臾即便正，洗去药并频抽掣中指。**又方** 治牙疼：用巴豆一粒，煨至黄熟，去壳，用蒜一瓣，切一头，作盖，剜去中心，可安巴豆在内，以盖子合之。用绵裹，随患处左右塞耳中。

外台秘要 文仲方，主唯腹大动摇水声，皮肤黑，名曰水蛊：巴豆九十枚去心、皮，熬令黄，杏仁六十枚去皮、尖，熬令黄，二味捣丸如小豆大。水下一丸，以利为度。勿饮酒。

千金方 主大人、小儿风瘙瘾疹，心迷闷方：巴豆二两，槌破，以水七升，煮取三升，以帛染拭之。**又方** 治寒癖宿食，久饮不消，大便秘：巴豆仁一升，清酒五升，煮三日三夜，研令大熟，合酒微火煎之，丸如胡豆大。每服一丸，水下。欲吐者，服二丸。**又方** 治喉痹，已死有余气者：巴豆去皮，针线穿，咽入喉中，牵出。

千金翼 治小儿身肿，并手足肿兼瘾疹：巴豆五十枚去皮、心，以水二升，煎取一升，用绵于汤中随手拭之。

经验方 郑獬侍御传，治气痢：巴豆一两去皮、心，熬细研，取熟猪肝和丸。空心米饮下，量力加减服之。牛肝尤佳。如食素人，以蒸饼丸服。**又方** 治耳卒聋：巴豆一粒，蜡裹，针刺令通透用，塞耳中。**又方** 治箭镞入骨不可拔：取巴豆微熬，与蜣螂同研，涂所伤处，斯须痛定，微痒忍之，待极痒不可忍，便撼动箭镞，即拔之，立出。夏侯云：初在润州得方，箭镞出后，速以生肌膏傅之。说者云兼治疮。郸得方，后至洪州，旅舍主人妻患背疮呻吟，郸遽用此方试之，愈。

胜金 治喉闭，缠喉风：巴豆两粒，纸紧角可通得入鼻，用刀子切断两头，壳子将针穿作孔子，内鼻中，久即差。

十全方 治疥疮：巴豆十粒，火炮过黄色，去皮膜，右顺手研如面，入酥少许，腻粉少许，同研匀，爪破，以竹篦子点药，不得落眼里及外肾上。如熏剜着外肾，以黄丹涂，甚妙。

初虞方 治药毒秘效：巴豆去皮不出油，马牙消等分，合研成膏，冷水化一弹子许，服差。

贾相公进过牛经 牛有卒疫，动头打肋者：以巴豆两个，去皮捣末，生油二两，淡浆水半升，灌之差。

【点评】巴豆载于《本草经》，经文颇强调其泻下作用，谓其"荡练五脏六腑，开通闭塞，利水谷道"。这与芒硝、大黄条所言之"推陈致新"，显然更上一层楼，如果借用现代药理学概念，意味着巴豆泻下的"效能（efficacy）"远在芒硝、大黄之上。陶弘景也说："似大豆，最能泻人。"巴豆作为强效能的泻剂，古今品种应该没有多大的变化。结合《本草图经》的形态描述和图例，此即大戟科植物 *Croton tiglium* 应该没有问题。

巴豆所含脂肪油通常被称作巴豆油（croton oil），有极强的致炎作用，药理学实验制作炎症模型时经常用到它。针灸疗法中有"隔物灸"，即将药物涂贴在肚脐或穴位，再用面饼或树皮隔离，然后点艾施灸，在这种操作中，巴豆是常用之品，如《普济本事方》卷9"治结胸灸法"，以巴豆、黄连两物捣细，"用津唾和成膏，填入脐心，以艾灸其上"，待"腹中有声，其病去矣"。需要注意的是，巴豆油中所含巴豆醇二酯（phorbol diester）有致癌或促癌作用，口服可诱发动物胃癌、肝癌，皮肤接触也存在诱发皮肤癌的风险。

蜀椒 味辛，温、大热，有毒。**主邪气咳逆，温中，逐骨节皮肤死肌，寒湿痹痛，下气，**除六腑寒冷，伤寒温疟大风汗不出，心腹留饮宿食，肠澼下痢，泄精，女子字乳余疾，散风邪瘕结，水肿黄疸，鬼疰蛊毒，杀虫鱼毒。**久服之头不白，轻身增年。**开腠理，通血脉，坚齿发，调关节，耐寒暑，可作膏药。多食令人乏气，口闭者杀人。一名巴椒、一名蓎音唐藙音毅。生武都川谷及巴郡。八月采实，阴干。杏仁为之使，畏款冬。

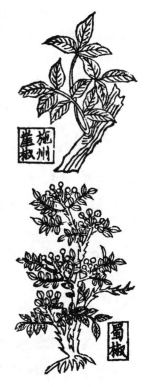

陶隐居云：出蜀都北部，人家种之，皮肉厚，腹里白，气味浓。江阳、晋原及建平间亦有而细赤，辛而不香，力势不如巴郡。巴椒有毒不可服，而此为一名，恐不尔。又有秦椒，黑色，在中品中。凡用椒，皆火微熬之令汗出，谓为汗椒，令有势力。椒目，冷，别入药用，不得相杂。唐本注云：椒目，味苦，寒，无毒。

主水腹胀满，利小便。今椒出金州西城者最善。**臣禹锡等谨按，尔雅疏**云：檓者，大椒之别名。郭云：今椒树丛生实大者，名为檓。《诗·唐风》云：椒聊且。陆机云：椒树似茱萸，有针刺，叶坚而滑，蜀人作茶，吴人作茗，皆合煮其叶以为香。今成皋诸山间有椒，谓之竹叶椒，其树亦如蜀椒，少毒，热，不中合药也。可著饮食中，又用蒸鸡、豚最佳香。东海诸岛上亦有椒树，枝叶皆相似，子长不圆，甚香，其味似橘皮，岛上獐、鹿食此椒叶，其肉自然作椒橘香。**药性论**云：蜀椒，使，畏雄黄。又名陆拨，有小毒。能治冷风顽①，头风下泪，腰脚不遂，虚损留结，破血，下诸石水，能治嗽，主腹内冷而痛，除齿痛。又云：椒目，使，治十二种水气。味苦、辛，有小毒。主和巴豆、菖蒲、松脂以蜡溶为筒子，内耳中，抽肾气虚，耳中如风水鸣，或如打钟磬之声，卒暴聋，一日一易，若神验。**日华子**云：汉椒，破癥结，开胃，治天行时气温疾，产后宿血，治心腹气，壮阳，疗阴汗，暖腰膝，缩小便。椒目，主膀胱急。又云：椒叶，热，无毒。治贲豚，伏梁气及内外肾钓，并霍乱转筋。和艾及葱研，以醋汤拌署并得。

图经曰

蜀椒生武都川谷及巴郡，今归、峡及蜀川、陕洛间人家多作园圃种之。高四五尺，似茱萸而小，有针刺，叶坚而滑，可煮饮食，甚辛香。四月结子，无花，但生于叶间，如小豆颗而圆，皮紫赤色，八月采实，焙干。此椒江淮及北土皆有之，茎实都相类，但不及蜀中者皮肉厚、腹里白、气味浓烈耳。服食方单服椒红补下，宜用蜀椒也。韦宙《独行方》治诸疝中风者，生蜀椒一升，取少面合溲裹椒，勿令漏气，分作两裹，于煻灰火中烧熟，及热出之，刺头作孔，当疝上署著，使椒气射入疝中，冷则易之。须臾疝中出水，及遍体出汗，即差。施州又有一种崖椒，彼土人四季采皮入药，云味辛，性热，无毒。主肺气上喘兼咳嗽，并野姜筛末，酒服钱匕，甚效。忌盐下。又有蔓椒条云："生云中川谷及丘冢间，采茎根煮酿酒。"陶隐居云："俗呼为樛，似椒柴（音党）小，不香耳。"今亦无复分别，或云即金椒是也。柴子出闽中、江东，其木似樗，茎间有刺，子辛辣如椒。主游蛊，飞尸及腹冷。南人淹藏以作果品，或以寄远。《吴越春秋》云："越以甘蜜丸椒（与党同）报吴增封之礼。"然则椒之相赠尚矣。

【雷公云

一名南椒。凡使，须去目及闭口者不用。其椒子先须酒拌令湿蒸，从巳至午，放冷密盖，除向下火，四畔无气后取出，便入瓷器中盛，勿令伤风用也。

食疗云

温。粒大者，主上气咳嗽，久风湿痹。又，患齿痛，醋煎含之。又，伤损成疮中风，以面裹作馄饨，灰中炮之，使熟断开口，封其疮上，冷易热者，三五度易之。亦治伤损成弓风。又，去久患口疮，去闭口者，以水洗之，以面拌煮作粥，空心吞之三五匙，饭压之。再服，差。又，椒，温，辛，有毒。主风邪腹痛，痹寒，温中，去齿痛，坚齿发，明目，止呕逆，灭瘢，生毛发，出汗，下气，通神，去老，益血，利五脏。治生产后诸疾，

---

① 顽：底本如此，疑"顽"字后落"痹"字，当为"能治冷风顽痹"。

下乳汁。久服令人气喘促。十月勿食，及闭口者大忌。子细黑者是。秦椒白色也。

圣惠方 治因热取凉睡，有蛇入口中挽不出：用刀破蛇尾，内生椒三二粒，裹著，须臾即出。

外台秘要 治疮肿：生椒末、面、釜下土末之，以大醋和傅之。

千金方 有人阴冷，渐渐冷气入阴囊肿满，恐死，日夜疼闷不得眠：取生椒择之令净，以布帛裹著丸囊，令厚半寸，须臾热气大通，日再易之，取消差。

肘后方 治金疮中风：蜀椒量疮口大小，用面作馄饨，塘火中炮令熟，开一孔，当疮上掩之引风出，可作数枚，以差替换之，妙。**又方**蛇毒：以闭口椒并叶捣，傅之止。

孙真人云 十月勿食椒，食之损气伤心，令人多忘。**又方**治心腹俱痛：以布裹椒薄注上火，熨令椒汗出，良。

斗门方 治腹内虚冷，久服驻颜：用生椒择去不拆者，除其黑子，用四十粒，以浆水浸经一宿，尽令口合，空心新汲水下。去积年冷，暖脏腑，久服则能驻颜，黑发、明目，令人思饮食，妙。

胜金方 治好食生茶：用椒末不限多少，以糊丸如梧子大，茶下十丸。

深师方 治手足皴裂：椒四合，水煮之，去滓渍之，半食顷，出令燥，须臾复浸，干，涂羊、猪髓脑，极妙。

姚和众 治小儿水泻、奶疳：椒一分，去目为末，酥调之，少少傅脑上，日可三度。

谭氏 治小儿水泻椒红散，及人年五十已上患泻：用椒二两，醋二升，煮醋尽，慢火焙干为末，瓷器贮之。每服二钱匕，酒或米饮下之。**又方**治漆疮：汉椒汤洗之，即愈。

援神契 椒姜御瘟，补益聪明。

衍义曰 蜀椒须微炒使汗出，又须去附红黄壳。去壳之法：先微炒，乘热入竹筒中，以梗春之，播取红。如未尽，更拣，更春，以尽为度。凡用椒须如此。其中子谓之椒目，治盗汗尤功。将目微炒，捣为极细末，用半钱匕，以生猪上唇煎汤一合，调，临睡服，无不效。盖椒目能行水，又治水蛊。

【点评】《孝经援神契》言"椒姜御湿"，本意可能是蜀椒常作调味之用。蜀椒为芸香科花椒属植物的果实，因为物种和产地不同，名目甚多，汉代以秦椒、蜀椒为大宗，大抵以花椒 *Zan-*

thoxylum bungeanum 为主流。除此之外，《本草图经》提到崖椒，并绘有施州崖椒的图例，《本草纲目》据此分出崖椒条，别名野椒，"集解"项李时珍说："此即俗名野椒也。不甚香，而子灰色不黑，无光。"此即指芸香科野花椒 Zanthoxylum simulans，或竹叶椒 Zanthoxylum armatum 之类。

对比《本草经》所记秦椒、蜀椒功效，秦椒"久服轻身，好颜色，耐老增年通神"，而蜀椒"久服之头不白，轻身增年"，因此秦椒被列为上品，而蜀椒为下品。按，本条陶注说："又有秦椒，黑色，在中品中。"据《新修本草》卷14作："又有秦椒，黑色，在上品中。"故《本草经》森立之辑本取秦椒为上品。

秦椒与蜀椒之关系，历代文献纠结不清。《范子计然》云："蜀椒出武都，赤色者善；秦椒出天水陇西，细者善。"《本草纲目》将秦椒、蜀椒从木部移到果部，各自立条，秦椒条"集解"项李时珍说："秦椒，花椒也。始产于秦，今处处可种，最易蕃衍。其叶对生，尖而有刺。四月生细花。五月结实，生青熟红，大于蜀椒，其目亦不及蜀椒目光黑也。"蜀椒条"集解"项李时珍说："蜀椒肉厚皮皱，其子光黑，如人之瞳人，故谓之椒目。他椒子虽光黑，亦不似之。若土椒，则子无光彩矣。"虽然《本草纲目》仍以秦椒、蜀椒为两条，但所绘图例则将二者合为一件，以"椒"为标目，再看《本草图经》所绘之越州秦椒、归州秦椒与蜀椒图例，三者间似无特别之差别。此即《本草衍义》所言："秦椒此秦地所实者，故言秦椒。大率椒株皆相似，秦椒但叶差大，椒粒亦大而纹低，不若蜀椒皱纹高为异也。然秦地亦有蜀种椒。如此区别。"言下之意，秦椒、蜀椒本是一种，皆是芸香科花椒 Zanthoxylum bungeanum，因产地不同而稍有区别。

作为调味品，花椒并没有明显的毒性，或许是人们惮于椒强烈的麻味，将其标记为"有毒"，又将毒性归于闭口，谓"口闭者杀人"，换言之，只要将闭口椒去掉食用，便能安全无虞。

皂荚 味辛、咸，温，有小毒。主风痹死肌邪气，风头泪出，利九窍，杀精物，疗腹胀满，消谷，除咳嗽，囊结，妇人胞不落，明目，益精。可为沐药，不入汤。生雍州川谷及鲁邹县。如猪牙者良。九月、十月采荚，阴干。柏实为之使，恶麦门冬，畏空青、人参、苦参。

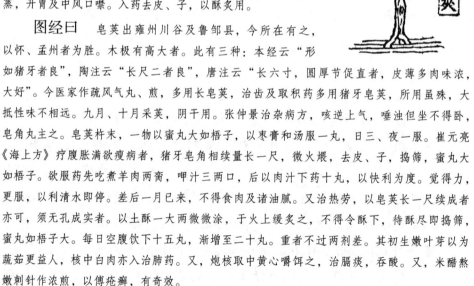

陶隐居云：今处处有，长尺二者良。俗人见其皆有虫孔而未尝见虫形，皆言不可近，令人恶病，殊不尔。其虫状如草菜上青虫，荚微欲黑便出，所以难见尔。但取青荚生者看，自知之。**唐本注**云：此物有三种：猪牙皂荚最下，其形曲戾薄恶，全无滋润，洗垢不去；其尺二寸者，粗大长虚而无润；若长六七寸，圆厚节促直者，皮薄多肉，味浓大好。**臣禹锡等谨按，药性论**云：皂荚，使。主破坚癥，腹中痛，能堕胎。又曰：将皂荚于酒中，取尽其精，于火内煎之成膏，涂帛，贴一切肿毒，兼能止疼痛。**陈藏器**云：鬼皂荚作浴汤，去风疮疥癣。挼叶去衣垢，沐头长发[①]。生江南泽畔，如皂荚，高一二尺。**日华子**云：皂荚，通关节，除头风，消痰，杀劳虫，治骨蒸，开胃及中风口噤。入药去皮、子，以酥炙用。

图经曰 皂荚出雍州川谷及鲁邹县，今所在有之，以怀、孟州者为胜。木极有高大者。此有三种：本经云"形如猪牙者良"，陶注云"长尺二者良"，唐注云"长六寸，圆厚节促直者，皮薄多肉味浓，大好"。今医家作疏风气丸、煎，多用长皂荚，治齿及取积药多用猪牙皂荚，所用虽殊，大抵性味不相远。九月、十月采荚，阴干用。张仲景治杂病方，咳逆上气，唾浊但坐不得卧，皂角丸主之。皂荚杵末，一物以蜜丸大如梧子，以枣膏和汤服一丸，日三、夜一服。崔元亮《海上方》疗腹胀满欲瘦病者，猪牙皂角相续量长一尺，微火煨，去皮、子，捣筛，蜜丸大如梧子。欲服药先吃煮羊肉两胾，呷汁三两口，后以肉汁下药十丸，以快利为度。觉得力，更服，以利清水即停。差后一月已来，不得食肉及诸油腻。又治热劳，以皂荚长一尺续成者亦可，须无孔成实者。以土酥一大两微微涂，于火上缓炙之，不得令酥下，待酥尽即捣筛，蜜丸如梧子大。每日空腹饮下十五丸，渐增至二十丸。重者不过两剂差。其初生嫩叶芽以为蔬茹更益人，核中白肉亦入治肺药。又，炮核取中黄心嚼饵之，治膈痰，吞酸。又，米醋熬嫩刺针作浓煎，以傅疮癣，有奇效。

---

① 沐头长发：底本作"沐发长头"，据文理改。

【雷公云　凡使，须要赤腻肥并不蛀者，然用新汲水浸一宿了，用铜刀削上粗皮，用酥反覆炙，酥尽为度。然出捶之，去子捣筛。皂荚一两，酥二分。子收得，拣取圆满坚硬不蛀者，用瓶盛，下水于火畔煮，待泡熟，剥去硬皮一重了，取向里白嫩肉两片，去黄，其黄消人肾气。将白两片用铜刀细切，于日中干用。

圣惠方　治时气三日，头痛烦热：用皂角烧作灰为末，非时新汲水一中盏，生姜汁、蜜各少许，和二钱服之。先用暖水淋浴后服药，须臾汗出愈。

外台秘要　治卒中风口㖞：以皂角五两，去皮为末，以三年大醋和。右㖞涂左，左㖞涂右，干更傅之，差。又方齘齿方：捣皂角去皮，炙为末，涂齿上，吐之。又方溺死一宿者尚活：捣皂角纸裹，内下部，须臾出水即活。

千金方　齆鼻：炙皂角末如小豆，以竹管吹鼻中。又方鬼魇不悟：皂荚末刀圭起死人。又方难产：吞皂角子二枚，立差。

肘后方　卒肿满身面洪：用皂角剥炙令黄，剉三升，酒一斗渍，合器煮令沸，服一升，日三服，频作。又方小儿身上恶疮：先以皂角水洗，拭干，以少油麻捣烂，傅，焦即差。

经验方　治食气遍身黄肿，气喘，食不得，心胸满闷：不蛀皂角去皮及子，涂好醋炙令焦为末一钱匕，巴豆七枚去油膜，二件以淡醋及研好墨为丸如麻子大，每服三丸，食后陈橘皮汤下，日三服。隔一日增一丸，以利为度。如常服，消酒食。

梅师方　治霍乱转筋：皂荚末，吹一小豆鼻中，得嚏便差。又方治卒外肾偏疼：皂荚和皮为末，水调傅之良。

孙真人　治咳嗽：皂荚烧研碎二钱匕，豉汤下之。又方治大小便不通，关格不利：烧皂荚细研，粥饮下三钱，立通。又方伤寒无问阴阳神验方：以皂角一挺，肥者，烧令赤为末，以水五合和，顿服。阴阳伤寒以酒和服。又方治腰脚不覆地：取子一千二百个，净洗令干，少酥熬令香为末，蜜丸如梧子大。空心以蒺藜子、酸枣子汤下三十丸。又方治卒死：以末吹入鼻中。又方治误食物落鼻中及入眼不出：吹皂角取嚏。又方人好魇：以末吹鼻中。

斗门方　治卒头痛：以皂角末，吹入鼻中，令嚏则止。

简要济众　治中风口噤不开，涎潮吐方：用皂角一挺去皮，涂猪脂炙令黄色，为末。每服一钱匕，非时温酒服。如气实脉盛，调二钱匕。如牙关不开，用白梅揩齿，口开即灌药，以吐出风涎差。

博济方　治皂荚水并恶水入疮口内①，热痛不止：以皂荚子烧存性一分，沙糖半

---

① 入内：刘甲本作"入疮内"。

两，先杀研皂子令细，续入沙糖匀和如膏，含之。

十全方 治牙疼：用猪牙皂角、盐等分烧为末，揩疼处良。

灵苑方 治急喉闭，逡巡不救方：以皂荚去皮、子，生半两为末。每服少许，以箸头点肿处，更以醋调药末，厚傅项下，须臾便破，少血出，即愈。

孙尚药 治卒中风，昏昏若醉，形体昏闷，四肢不收，或倒或不倒，或口角似利，微有涎出，斯须不治，便为大病，故伤人也。此证风涎潮于上，膈痹气不通，宜用救急稀涎散：猪牙皂角四挺，须是肥实不蛀，削去黑皮，晋矾一两，光明通莹者，二味同捣罗为细末，再研为散。如有患者，可服半钱，重者三字匕，温水调灌下。不大呕吐，只是微微涎稀冷，出或一升、二升。当时惺惺次缓而调治。不可便大段吐之，恐过伤人命。累经效不能尽述。

感应神仙传 崔言者，职隶左亲骑军，一旦得疾，双眼昏，咫尺不辨人物，眉发自落，鼻梁崩倒，肌肤有疮如癣，皆为恶疾，势不可救。因为洋州骆谷子归寨使，遇一道流，自谷中出，不言名姓，授其方曰：皂角刺一二斤为灰，蒸久晒研为末。食上浓煎大黄汤调一钱匕，服。一旬鬓发再生，肌肤悦润，愈，眼目倍常明。得此方后却入山，不知所之，又铁砧以煅金银，虽百十年不坏，以槌皂荚，则一夕破碎。

衍义曰 皂荚，其子炒，舂去赤皮、人，将骨浸软，煮熟，以糖渍之，可食，甚疏导五脏风热壅。其荚不蛀肥者，微炙，为末一两，入生白矾末半两，腻粉半两。风涎潮塞气不通，水调灌一二钱，但过咽，则须吐涎。凡用白矾者，分隔下涎也。又暑中湿热时，或久雨，合苍术烧，辟温疫邪湿气。

【**点评**】皂荚与猪牙皂的关系问题历代本草争论不休，邬家林老师结合物种调研，考证清楚，得出结论：猪牙皂是普通皂荚树因衰老、受伤等原因，结出发育不正常的果实，至于传统文献将皂荚分为3种，实际是同一物种，即豆科植物皂荚 *Gleditsia sinensis* 所结形状不同的荚果。

《名医别录》言皂荚治疗"囊结"，据《本草备要》解释："厥阴肝脉络阴器，寒客肝经则为囊结。"又，黑盖子下以皂荚末吹鼻方甚多，如引孙真人："治卒死，以末吹入鼻中。"此可能是利用了皂荚的刺激性，类似于阿摩尼亚水、嗅盐的"苏醒剂作用"。

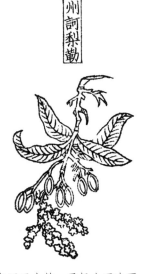

广州诃梨勒

诃梨勒　味苦，温，无毒。主冷气，心腹胀满，下食。生交、爱州。

唐本注云：树似木梡（音患），花白，子形似栀子，青黄色，皮肉相著。水摩或散服之。唐本先附。**臣禹锡等谨按，萧炳**云：诃梨勒，苦、酸。下宿物，止肠澼久泄，赤白痢。波斯舶上来者，六路、黑色、肉厚者良。**药性论**云：诃梨勒，使，亦可单用，味苦、甘。能通利津液，主破胸膈结气，止水道，黑髭发。**日华子**云：消痰下气，除烦治水，调中，止泻痢，霍乱，贲豚肾气，肺气喘急，消食开胃，肠风泻血，崩中带下，五膈气。怀孕未足月人漏胎，及胎动欲生，胀闷气喘，并患痢人后分急痛，并产后阴痛，和蜡烧熏及热煎汤熏，通手后洗。

图经曰　诃梨勒生交、爱州，今岭南皆有，而广州最盛。株似木梡，花白，子似栀子，青黄色，皮肉相著。七月、八月实熟时采，六路者佳。《岭南异物志》云：广州法性寺佛殿前有四五十株，子极小而味不涩，皆是六路。每岁州贡，只以此寺者。寺有古井，木根蘸水，水味不咸。每子熟时，有佳客至，则院僧煎汤以延之。其法，用新摘诃子五枚，甘草一寸，皆碎破，汲木下井水同煎，色若新茶。今其寺谓之乾明，旧木犹有六七株，古井亦在。南海风俗尚贵此汤，然煎之不必尽如昔时之法也。诃梨勒主痢，本经不载。张仲景治气痢，以诃梨勒十枚，面裹煻灰火中煨之，令面黄熟，去核细研为末，和粥饮顿服。又，长服方：诃梨勒、陈橘皮、厚朴各三大两，捣筛蜜丸，大如梧子。每服二十九至三十丸。唐刘禹锡《传信方》云：予曾苦赤白下，诸药服遍久不差，转为白脓。令狐将军传此法：用诃梨勒三枚上好者，两枚炮取皮，一枚生取皮，同末之，以沸浆水一两合服之，淡水亦得。若空水痢，加一钱匕甘草末；若微有脓血加二匕；若血多加三匕，皆效。又取其核，入白蜜研，注目中，治风赤涩痛，神良。其子未熟时，风飘堕者，谓之随风子，暴干收之。彼人尤珍贵，益小者益佳。治痰嗽，咽喉不利，含三数枚，殊胜。

【海药云　按，徐表《南州记》云：生南海诸国。味酸、涩、温，无毒。主五膈气结，心腹虚痛，赤白诸痢，及呕吐，咳嗽。并宜使。皮其主嗽，肉炙治眼涩痛。方家使陆路诃梨勒，即六棱是也。按，波斯将诃梨勒、大腹等舶上，用防不虞。或遇大鱼放涎滑水中数里，不通舡也，遂乃煮此洗其涎滑，寻化为水，可量治气功力者乎。大腹、诃子性燋者，是近铛下，故中国种不生。故梵云诃梨恒鸡，谓唐言天堂，未并只此也。

雷公云　凡使，勿用毗梨勒、庵梨勒、榔精勒、杂路勒，若诃梨勒文只有六路。或多或少，并是杂路勒。毗路勒个个毗，杂路勒皆圆露，文或八露至十三路，号曰榔精勒，多涩，不入用。凡修事，先于酒内浸，然后蒸一伏时。其诃梨勒，以刀削路，细剉焙干用之。

外台秘要　治一切风痰，风霍乱，食不消，大便涩：诃梨三枚，捣取皮。和酒顿服，三五度良。**又方**治风热冲项热闷：诃梨一枚以大者，芒硝，同于醋中，搅令消，摩傅热处。

经验方　治嗽，气嗽久者亦主之：生诃梨一枚，含之咽汁。差后口爽，不知食味，却煎槟榔汤一碗服之，立便有味。此知连州银坑官成密方。

广济方　治呕逆不能食：诃梨勒皮二两，去核，熬为末，蜜和丸如梧桐子大，空心服二十丸，日二服。

孙真人　治常患气：以诃梨三枚，湿纸裹煨，纸干即剥去核，细嚼。以生乳一升，下之，日三服。**又方**治一切气，宿食不消：诃梨一枚，入夜含之，至明嚼咽。

集验方　蜀沙门传，水痢：以诃梨勒三颗，面裹炮赤去面，取诃梨勒皮捣为末，饭和为丸。米饮空腹下三七丸，已百人见效。

子母秘录　治小儿霍乱：诃梨一枚，末。沸汤研一半，顿服，未差再服。

食医心镜　下气消食：并茶青色诃梨一枚，打碎为末，银器中水一大升，煎三两沸，后下诃梨更煎三五沸，候如曲尘色，著少盐服。

广异记云　高仙芝大食得诃梨勒，长五寸，初置抹肚中，便觉腹中痛，因大利十余行。初为诃梨为祟，待欲弃之。后问大食长老，云：此物人带一切病消，利者出恶物耳。仙芝甚保，天宝末被诛，遂失所在。

金光明经　流水长者子除病品云：热病下药，服诃梨勒。

衍义曰　诃梨勒气虚人亦宜。缓缓煨熟，少服。此物虽涩肠，而又泄气，盖其味苦涩。

【**点评**】诃梨勒即诃子，为使君子科植物诃子 *Terminalia chebula*。诃子成熟的核果卵圆形有数条钝棱，此言"六路"，即六棱的意思。《南方草木状》卷中云："诃梨勒，树似木梡，花白，子形如橄榄，六路，皮肉相着，可作饮。变白髭发令黑。出九真。"

诃子收涩，止泻止咳，《本草纲目》有论说："诃子同乌梅、五倍子用则收敛，同橘皮、厚朴用则下气，同人参用则能补肺治咳嗽。东垣言嗽药不用者，非矣。但咳嗽未久者，不可骤用尔。嵇含《（南方）草木状》言作饮久服，令髭发白者变黑，亦取其涩也。"诃子的幼果，晚来亦入药用，称为"藏青果"，功能清热生津，解毒利咽。

柳华 味苦，寒，无毒。主风水黄疸，面热黑，痂疥恶疮，金疮。一名柳絮。

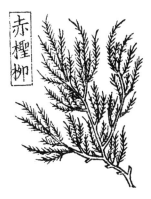

叶 主马疥痂疮。取煎煮以洗马疥，立愈。又疗心腹内血，止痛。

实 主溃痈，逐脓血。

子汁 疗渴。生琅邪川泽。

陶隐居云：柳，即今水杨柳也。花熟，随风状如飞雪，陈元方以为譬。当用其未舒时，子亦随花飞，正应水渍汁尔。柳花亦宜贴灸疮，皮叶疗漆疮。**唐本注**云：柳与水杨全不相似，水杨叶圆阔而赤，枝条短硬；柳叶狭长，青绿，枝条长软。此论用柳，不载水杨，水杨亦有疗能。本草不录树枝及木中虫屑。枝皮，味苦，寒，无毒。主痰热淋，可为吐汤。煮洗风肿痒。酒煮含，主齿痛。木中虫屑，可为浴汤，主风瘙痒、瘾疹，大效。此人间柳树是也，陶云水杨非也。**臣禹锡等谨按，药性论**云：苦柳华，使。主止血，治湿痹，四肢挛急，膝痛。**陈藏器**云：柳絮，本经以絮为花，花即初发时黄蕊。子为飞絮，以絮为花，其误甚矣。江东人通名杨柳，北人都不言杨。杨树叶短，柳树枝长。**日华子**云：叶，治天行热病，丁疮，传尸骨蒸劳，汤火疮，毒入腹热闷，服金石药

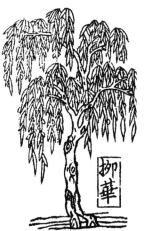

人发大热闷，并下水气。煎膏，续筋骨，长肉止痛。牙痛煎含。枝，煎汁可消食也。

图经曰 柳华、叶、实生琅邪川泽，今处处有之，俗所谓杨柳者也。本经以絮为华，陈藏器云："华即初发黄蕊也，子乃飞絮也。"采无时。其枝皮及根亦入药。葛洪治痈疽肿毒，妒乳等多用之。韦宙《独行方》主丁疮及反花疮，并煎柳枝叶作膏涂之。今人作浴汤、膏药、齿牙药亦用其枝，为最要之药。按，杨、柳异类，今人谓柳为杨柳，非也。《说文》"杨，蒲柳也"，"柳，小杨也"，其类非一。蒲柳其枝劲韧，可为箭笴。《左传》所谓"董泽之蒲"，又谓之"萑苻"，即上条水杨是也。今河北沙地多生此，又生水傍，叶粗而

白，木理微赤，曰杞柳。《郑诗》云"无伐我树杞"，陆机云："杞，柳也，其木人以为车毂，共山淇水傍，鲁国汶水傍，纯生杞也。"又，《孟子》云"告子曰，以人性为仁义，犹以杞柳为杯棬"是也。今人取其细条，火逼令柔韧，屈作箱箧，河朔尤多。又，下有赤柽木，生河西沙地，皮赤叶细，即是今所谓柽柳者，又名春柳。《尔雅》曰"柽，河柳"，郭璞云："今河傍赤茎小杨。"陆机《诗疏》云"皮正赤如绛，一名雨师，枝、叶似松"是也。其木中脂，一名柽乳，医方稀用，故附于此。

【**陈藏器云**　絮主止血，治小儿一日、五日寒热，煎柳枝浴。

外台秘要　治黄疸：柳枝以水一斗，煮取浓汁半升，服令尽。

肘后方　治乳痈，二三日肿痛不差，但坚紫色者，用煎柳根皮法云：熬令温，熨肿，一宿愈。**又方**汤火灼成疮：柳皮烧灰，以粉涂之。**又方**取柳白皮细切，以猪脂煎取汁，傅之。

孙真人　治牙齿疼：柳枝一握，细剉，入少盐花，浆水煎，含之甚妙。

集验方　治肿：柳枝如脚指大，长三尺，二十枚，水煮令极热，以故布裹肿处，取汤热洗之，即差。

子母秘录　小儿丹烦：柳叶一斤，水一斗，煮取三升，去滓，拓洗赤处，日七八度。

斗门方　治耳痛，有脓不出，及痛已结聚：柳根细切熟槌，封之以帛掩，燥即易之。**又方**治耳卒风毒肿起：用柳蠹树上虫粪，以水化，取清水调白矾少许，滴入耳中，甚妙。**又方**治卒风毒肿，气急痛：以柳白皮一斤，剉，以酒煮令热，帛裹熨肿上，冷再煮易之，甚妙也。

古今录验　治齿痛：以杨柳白皮，卷如指许大，含嚼之，以汁渍痛齿根，数过即差也。**又方**治牙齿风龋：以柳枝剉一升，大豆一升，合炒豆炮尽，于瓷器盛之，清酒三升渍之，经三日，含之频吐。

丹房镜源云　柳胶结砂子。

别说云　谨按，絮贴灸疮良。飞入池沼，于阴暗处为浮萍。尝以器盛水，置絮其中，数日覆之即成。又多积，可以杆作毡，以代羊毛，极柔软，宜与小儿卧，益佳，以性凉也。

衍义曰　柳华，经曰"味苦"，即是初生有黄蕊者也。及其华干，絮方出，又谓之柳絮。收之，贴灸疮及为茵褥。絮之下连小黑子，因风而起，得水湿处便生，如地丁之类，多不因种植，于人家庭院中自然生出，盖亦如柳絮兼子而飞。陈藏器之说是。然古人以絮为花，陶隐居亦曰"花随风状如飞雪"，误矣。经中有实及子汁，诸家不解，今人亦不见用。**注：**释氏谓柳为尼俱律陀木，其子极细，如人妄因极小，妄果至大，是知小黑子得因风而起。

【**点评**】杨与柳都是杨柳科植物，杨为杨属多种植物，柳多指柳属之垂柳 *Salix babylonica*，枝条细弱下垂。《说文》谓"杨，蒲柳也"，说"柳，小杨也"。通常将柳称作"杨柳"，《本草纲目》李时珍"释名"说："杨枝硬而扬起，故谓之杨；柳枝弱而垂流，故谓之柳，盖一类二种也。"又说："杨可称柳，柳亦可称杨，故今南人犹并称杨柳。俞宗本《种树书》言'顺插为柳，倒插为杨'，其说牵强，且失扬起之意。""集解"项李时珍进一步解释："杨柳，纵横倒顺插之皆生。春初生柔荑，即开黄蕊花，至春晚叶长成后，花中结细黑子，蕊落而絮出，如白绒，因风而飞。子着衣物能生虫，入池沼即化为浮萍。古者春取榆、柳之火。陶朱公种柳千树，可足柴炭。其嫩芽可作饮汤。"

楝实 味苦，寒，有小毒。主温疾伤寒，大热烦狂，杀三虫，疥疡，利小便水道。

根 微寒。疗蛔虫，利大肠。生荆山山谷。

陶隐居云：处处有。俗人五月五日皆取叶佩之，云辟恶。其根以苦酒摩涂疥，甚良。煮汁作糜食之，去蛔虫。**唐本注**云：此有两种，有雄有雌。雄者根赤，无子，有毒，服之多使人吐，不能止，时有至死者；雌者根白，有子，微毒。用当取雌者。**臣禹锡等谨按，药性论**云：楝实，亦可单用，主人中大热狂，失心躁闷，作汤浴，不入汤服。**日华子**云：楝皮，苦，微毒。治游风热毒，风疹恶疮疥癞，小

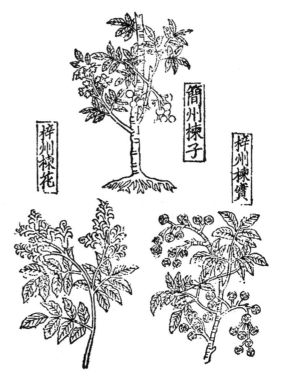

儿壮热，并煎汤浸洗。服食须是生子者雌树皮一两，可入五十粒糯米煎煮，杀毒。泻多以冷粥止，不泻者以热葱粥发。无子雄树，能吐泻杀人，不可误服。

图经曰　楝实即金铃子也。生荆山山谷，今处处有之，以蜀川者为佳。木高丈余，叶密如槐而长。三四月开花，红紫色，芬香满庭间。实如弹丸，生青熟黄。十二月采实，其根采无时。此种有雌雄。雄者根赤，无子，有大毒；雌者根白，有子，微毒。当用雌者，俗间谓之苦楝子。韦宙《独行方》主蛕虫攻心如刺，口吐清水。取根剉，水煮令浓赤黑色，以汁合米煮作糜，隔宿勿食，来旦从一匕为始，少时复食一匕半糜，便下蛕，验。

【雷公云　凡采得后晒干，酒拌浸令湿，蒸，待上皮软，剥去皮，取肉去核。勿单用。其核碎槌，用浆水煮一伏时了用。如使肉即不使核，使核即不使肉。又花落子，谓之石茱萸。

外台秘要方　治长虫：楝实，淳苦酒中渍宿，以绵裹，塞谷道中三寸许，日易之。

千金方　治小儿蛔虫：楝木皮削上苍皮，以水煮汁饮，量大小进。**又方**蟧蟭疮：楝树枝皮烧灰，和猪膏傅之。**又方**治小儿秃疮及诸恶疮。

肘后方　治瘘若著口裹：东行楝根细剉，水煮浓汁含之数口，吐勿咽。

经验方　小儿杀虫，定疼痛，抵圣散：以苦楝二两，白芜荑半两，为末，水一盏，末一钱，煎取二分，放冷，待发时服之。**又方**治脏毒小血：以苦楝子炒令黄，为末蜜丸，米饮下十丸至二十丸，甚妙。**又方**治丈夫本脏气伤，膀胱连小肠等气：金铃子一百个，汤温浸过去皮，巴豆二百个槌微破，麸二升，同于铜铛内炒，金铃子赤熟为度，放冷取出，去核为末。每服三钱，非时热酒、醋汤调并得，其麸、巴豆不用也。

斗门方　治蛔虫咬心：用苦楝皮煎一大盏服下。**又方**治五种虫：以楝皮去其苍者，焙干为末，米饮下二钱匕。**又方**治瘾疹：楝皮浓煎浴。

荆楚岁时记云　《风俗通》：獬豸食楝。**又云**蛟龙畏楝。

【点评】《新修本草》说楝有雌雄两种，云："此有两种：有雄有雌，雄者根赤，无子，有毒，服之多使人吐，不能止，时有至死者；雌者根白，有子，微毒。用当取雌者。"其说虽谬，亦无关于品种，却为后世分川楝、苦楝埋下伏笔。《本草图经》绘有简州楝子、梓州楝实，研究者觉得晦明轩本《证类本草》所绘简州楝子叶全缘，而梓州楝实叶有刻缺，遂将前者指认为楝科川楝 *Melia toosendan*，后者确定为同属苦楝 *Melia azedarach*。但仔细观察图例，所谓梓州楝实叶缘刻缺并不明显，而且在刘甲本以及《绍兴本草》中，简州楝子与梓州楝实的叶都绘作全缘。所以无法确认梓州楝实就是川楝 *Melia toosendan*。《本草纲目》也没有提到楝树的叶形特征，但说："楝长甚速，三五年即可作椽。其子正如圆枣，以川中者为良。"从"川中者为良"来看，楝应该以川楝 *Melia toosendan* 为主流。

楝实一名金铃子，李时珍引《尔雅翼》解释说："楝叶可以练物，故谓之楝。其子如小铃，熟则黄色。名金铃，象形也。"从《本草经》以来，楝实就是杀虫要药，其所含川楝素祛杀蛔虫、绦虫有效，晚近也将它作为植物来源的生物杀虫剂，用于祛杀植物害虫。楝实行气止痛功效较晚出现，以金铃子散最有名，该方只用金铃子与延胡索两味为末，温酒调下，治疗热厥心痛。《珍珠囊》谓金铃子"主上下部腹痛，心暴痛"者即此。

椿木叶　味苦，有毒。主洗疮疥，风疽，水煮叶汁用之。皮主甘蟨。

樗木根、叶尤良。

唐本注云：二树形相似，樗木疏，椿木实为别也。今按，陈藏器本草云：樗木，味苦，有小毒。皮主赤白久痢，口鼻中疳虫，去疥蟨，主鬼疰传尸，蛊毒下血。根皮去鬼气，取一握细切，以童儿小便二升，豉一合，宿浸，绞取汁，煎一沸，三五日一度服。叶似椿，北人呼为山椿，江东人呼为虎目。叶脱处有痕，如白樗，散木也。唐本先附。**臣禹锡等谨按，药性论**云：樗白皮，使，味苦，微热，无毒。能治赤白痢，肠滑，痔疾，泻血不住。**萧炳**云：樗皮，主疳痢，得地榆同疗之，根皮尤良，俗呼为虎眼树。本经椿木殊不相似。**孟诜**云：椿，温。动风，熏十二经脉、五脏六腑，多食令人神昏，血气微。又，女子血崩及产后血不止，月信来多，可取东引细根一大握，洗之，以水一大升煮，分再服，便断。亦止赤带下。又，椿，俗名猪椿，疗小儿疳痢，可多煮汁后灌之。又，取白皮一握，仓粳米五十粒，葱白一握，甘草三寸，炙豉两合，以水一升，煮取半升，顿服之，小儿以意服之。枝、叶与皮，功用皆同。**日华子**云：樗皮，温，无毒。止泻

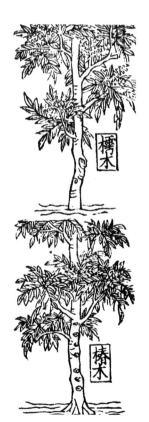

及肠风，能缩小便。入药蜜炙用。

图经曰 椿木、樗木旧并不载所出州土，今南北皆有之。二木形干大抵相类，但椿木实而叶香可啖，樗木疏而气臭，膳夫亦能熬去其气。北人呼樗为山椿，江东人呼为鬼目，叶脱处有痕，如樗蒲子，又如眼目，故得此名。其木最为无用，《庄子》所谓"吾有大木，人谓之樗，其本拥肿，不中绳墨，小枝曲拳，不中规矩，立于途，匠者不顾"是也。并采无时。《尔雅》云"栲，山樗"，郭璞注云："栲似樗，色小白，生山中，因名，亦类漆也。俗语云：櫄、樗、栲、漆，相似如一。"《诗·唐风》云"山有栲"，陆机疏云："山樗与田樗无异，叶似差狭耳。吴人以其叶为茗。许慎以栲读为糗，今人言栲，失其声耳。"然则樗类之别种也。樗根煮汁，主下血及小儿疳痢。亦取白皮和仓粳米、葱白、甘草、豉同煎饮食服，血痢便断。唐刘禹锡著樗根馄饨法云：每至立秋前后即患痢，或是水谷痢兼腰疼等，取樗根一大两捣筛，以好面捻作馄饨子，如皂荚子大，清水煮。每日空腹服十枚。并无禁忌，神良。

【食疗云 主疳痢，杀蛔虫。又名臭椿。若和猪肉、热面频食则中满，盖壅经脉也。

雷公云 椿木根，凡使根，不近西头者上，及不用茎叶，只用根。采出拌生葱蒸半日，出生葱，细剉，用袋盛挂屋南畔，阴干用。偏利溺涩也。

肘后方 治小儿头生白秃，发不生出：椿、楸、桃叶心取汁，傅之，大效。

经验方 治脏毒亦白痢：香椿净洗刷，剥取皮，日干，为末。饮下一钱，立效。

子母秘录 治小儿疳：椿白皮日干，二两为末，淘粟米去泔，研浓汁糊和丸，如梧子大。十岁三四丸，量数加减。一丸内竹简中，吹入鼻中，三度差。服丸以饮下。

杨氏产乳 疗疳痢困重：樗白皮捣面拌作小颗子，日晒少时，又拌，凡三过，水煮至熟，加盐、醋、酒亦得，频服，多少量儿大小。**又方**《近效》疗久痢及疳痢：拣樗根白皮，不限多少，常取土际不用见狗及风，细切，捣如泥，取面捻作馄饨子，如小枣大，勿令破，熟煮吞七枚。重者不过七服，皆空肚。忌油腻、热面、毒物。**又方**疳痢晓夜无度者：取樗根浓汁一鸡子壳许，和粟米泔一鸡子许，灌下部，再度即差，其验如神。小孩减用之，甚妙。

衍义曰 椿木叶，椿、樗皆臭，但一种有花结子，一种无花不实。世以无花不实，木身大，其干端直者为椿，椿用木叶；其有花而荚，木身小，干多迂矮者为樗，樗用根、叶、荚。故曰未见椿上有荚者，惟樗木上有。又有樗鸡，故知古人命名曰，不言椿鸡，而言樗鸡者，以显有鸡者为樗，无鸡者为椿，其义甚明。用椿木叶，樗木根、叶、荚者，宜依此推穷。洛阳一女子，年四十六七，耽饮无度，多食鱼蟹，摄理之方蔑如也。后以食啖过常，蓄毒在脏，日夜二三十泻[①]，大便与脓血杂下，大肠连肛门痛不堪任。医以止血痢药不效，

---

① 泻：原作"谒"，据文理改。

又以肠风药则益甚。盖肠风则有血而无脓。凡如此已半年余，气血渐弱，食渐减，肌肉渐瘦。稍服热药，则腹愈痛，血愈下。服稍凉药，即泄注气羸，粥食愈减。服温平药，则病不知。如此将期岁，医告术穷，垂命待尽。或有人教服人参散，病家亦不敢主当，谩与服之。才一服，知；二服，减；三服，脓血皆定。自此不拾服，其疾遂愈。后问其方，云：治大肠风虚，饮酒过度，挟热下痢脓血疼痛，多日不差。樗根白皮一两，人参一两，为末。每用二钱匕，空心以温酒调服。如不饮酒，以温米饮代。忌油腻、湿面、青菜、果子、甜物、鸡、猪、鱼、蒜等。

【点评】香椿、臭椿为两物，椿叶气香可食，原植物为楝科香椿 Toona sinensis；臭椿是苦木科植物臭椿 Ailanthus altissima，雅名为"樗"。《诗经·七月》："采荼薪樗。"毛传以樗为恶木，崔述《考信录》云："樗，今俗谓之臭椿，易生而非美材，故以为薪。"所以《庄子·逍遥游》说："吾有大树，人谓之樗，其大本拥肿而不中绳墨，其小枝拳曲而不中规矩，立之途，匠者不顾。"

"椿"《说文》作"杶"，亦写作"櫄"。《急就篇》："桐梓枞松榆椿樗。"颜师古注："椿，字或作櫄，其音同。"《山海经·中山经》："成侯之山，其上多櫄木。"郭璞注："似樗树，材中车辕。"所言也是椿树。按，《食疗本草》说椿"熏十二经脉、五脏六腑"，或即因"櫄"字推演而来。"熏"有熏染、侵袭之意，宋诗"暖风熏得游人醉"，用法相同，言香气氤氲也。

郁李人 味酸，平，无毒。主大腹水肿，面目四肢浮肿，利小便水道。

根 主齿龈肿，龋_{丘禹切}齿，坚齿，去白虫。一名爵李、一名车下李、一名棣。生高山川谷及丘陵上。五月、六月采根。

陶隐居云：山野处处有。子熟赤色，亦可啖之。臣禹锡等谨按，蜀本云：甚甘香，有少涩味也。又《图经》云：树高五六尺，叶、花及树并似大李，惟子小若樱桃，甘酸。尔雅疏云：常棣，一名棣。郭云：今山中有棣树，子如樱桃，可食。《诗·小雅》云：常棣之华。陆机云：许慎曰，白棣树也，如李而小，如樱桃，正白，今官园种之。又有赤棣树，亦似白棣，叶如刺榆叶而微圆，子正赤，如郁李而小，五月始熟，关西、天水、陇西多有之。药性论云：郁李人，臣，味苦、辛。能治肠中结气，关格不通。根治齿痛，宣结气，破结聚。**日华子云**：郁李人，通泄五脏，膀胱急痛，宣腰胯冷脓，消宿食，下气。**又云**：根，凉，无毒。治小儿热发，作汤浴，风蚛牙，浓煎含之。

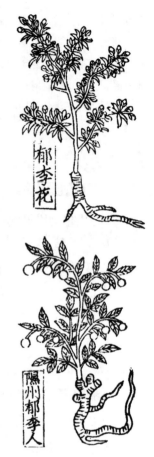

图经曰　郁李人本经不载所出州土，但云生高山川谷及丘陵上，今处处有之。木高五六尺，枝条、花、叶皆若李，惟子小若樱桃，赤色而味甘酸，核随子熟。六月采根并实，取核中人用。陆机《草木疏》云："唐棣，即奥李也。一名雀梅，亦曰车下李。所在山中皆有。其华或白或赤，六月中成实如李子，可食。"今近京人家园圃植一种，枝茎作长条，花极繁密而多叶，亦谓之郁李，不堪入药用。韦宙《独行方》疗脚气浮肿，心腹满，大小便不通，气急喘息者。以郁李人十二分，捣碎，水研取汁，薏苡人捣碎如粟米，取三合，以汁煮米作粥。空腹餐之，佳。《必效方》疗癖，取车下李人，微汤退去皮及并人者，与干面相拌，捣之为饼。如犹干和淡水，如常搜面作饼，大小一如病人掌。为二饼，微炙使黄，勿令至熟。空腹食一枚，当快利。如不利，更食一枚，或饮热粥汁，以利为度。若至午后痢不止，即以醋饭止之。利后当虚，病未尽者，量力一二日更进一服，以病尽为限。小儿亦以意量之，不得食酪及牛马肉等。无不效。但病重者，李人与面相半，轻者以意减之，病减之后，服者亦任量力，累试神验。

【雷公云　凡采得，先汤浸，然削上尖，去皮令净，用生蜜浸一宿，漉出阴干，研如膏用。

食疗云　气结者，酒服人四十九粒，更泻尤良。又破癖气，能下四肢水。

外台秘要　张文仲龋齿：以郁李根白皮切，水煮浓汁含之。冷即易，吐出虫。

姚和众　治小儿多热不痊后：熟汤研郁李人如杏酪，一日服二合。又方治卒心痛：郁李人三七枚烂嚼，以新汲水下之，饭温汤尤妙。须臾痛止，却煎薄盐汤热呷之。

杨氏产乳　疗身体肿满水气急，卧不得：郁李人一大合捣为末，和麦面搜作饼子与吃，入口即大便通，利气，便差。

衍义曰　郁李人其子如御李子，至红熟堪啖，微涩。其人，汤去皮，研极烂，入生龙脑，点赤目。陕西甚多。根煎汤，漱风蚛牙。

【点评】郁李一名爵李，一名车下李，一名棣。《诗经》有

"唐棣之华"之语，陆玑疏云："唐棣，奥李也，一名雀梅，亦曰车下李。所在山中皆有，其花或白或赤，六月中成实，大如李，子可食。"郁李当为蔷薇科樱属中矮生樱亚属的植物，如郁李 *Cerasus japonica*、欧李 *Cerasus humilis* 之类，晚近将榆叶梅 *Amygdalus triloba*、长梗扁桃 *Amygdalus pedunculata* 也作为郁李，后两种植株较高大，有失"车下李"的本意。

郁李仁润肠通便的功效较为晚出，《药性论》提到"能治肠中结气，关格不通"，《日华子诸家本草》谓"通泄五脏"。《本草纲目》引李东垣云："专治大肠气滞，燥涩不通。"《本草经疏》说："郁李仁性专降下，善导大肠燥结，利周身水气，然而下后多令人津液亏耗，燥结愈甚，乃治标救急之药。"著名方剂如《世医得效方》之五仁丸，与杏仁、桃仁、柏子仁、松子仁合用；《圣济总录》郁李仁饮，治肠胃燥热，大便秘涩。

莽草 味辛，苦，温，有毒。**主头风痈肿，乳痈疝瘕，除结气疥瘙，杀虫鱼。**疗喉痹不通，乳难。头风痒，可用沐，勿令入眼。一名䓗、一名春草。生上谷山谷及冤句。五月采叶，阴干。

陶隐居云：今东间处处皆有，叶青新烈者良。人用捣以和米，内水中，鱼吞即死浮出，人取食之无妨。莽草字亦作䒽（音冈）字，今俗呼为䓗草也。**臣禹锡等谨按，尔雅**云：䓗，春草。释曰：药草也，今俗呼为䓗草。郭云"一名芒草"者，所见本异也。**药性论**云：䓗草，臣。能治风疸，疝气肿坠凝血，治瘰疬，除湿风，不入汤服。主头疮白秃，杀虫。与白敛、赤小豆为末，鸡子白调如糊，熻毒肿，干即更易上。**日华子**云：治皮肤麻痹，并浓煎汤淋。风虫牙痛，喉痹，亦浓煎汁含后净漱口。

图经曰 莽草亦曰䓗草。出上谷及冤句，今南中州郡及蜀川皆有之。木若石南而叶稀，无花实。五月、七月采叶，阴干。一说藤生，绕木石间。古方治风毒痹厥诸酒，皆用䓗草。今医家取其叶煎汤，热含少顷间吐之，以治牙齿风虫甚效。此木也，而《尔雅·释草》云

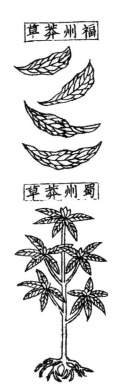

"蒳，春草"，释曰："药草，莽草也。"郭璞云："一名芒草。"蒳音近故尔。然谓之草者，乃蔓生者是也。

【唐本余 治难产。

雷公云 凡使，采得后便取叶细剉。又，生甘草、水蓼二味并细剉之，用生稀绢袋盛莽木叶于甑中，上甘草、水蓼同蒸一日，去诸药二件，取出晒干用之。勿用尖有孛生者。

圣惠方 治牙齿蚛孔，疼痛及有虫：用莽草为末，绵裹内蚛孔中，或于痛处咬之，低头吐津勿咽之，疼痛便定。**又方** 治瘰疬发肿而坚结成核：用莽草一两为末，鸡子白和傅于帛上，贴之，日二易之，便差。

肘后方 治痈疽未溃：莽草末，鸡子白涂纸厚贴上，燥复易，得痛良。又，风齿疼，颊肿：用五两，水一斗煮取五升，热含漱吐之，一日尽。

梅师方 治齿肿痛：莽草、郁李仁各四两，水六升，煎取二升，去滓，热含冷吐。

周礼 翦①氏掌除蠹物，以莽草熏之则死。

衍义曰 莽草今人呼为蒳草。浓煎汤，淋渫皮肤麻痹。本经一名春草，诸家皆谓为草，今居木部，《图经》亦然。今世所用者，皆木叶也。如石南，枝梗干则绉，揉之，其嗅如椒。《尔雅·释草》云"蒳，春草"，释曰："今莽草也。"与本经合，今当具言之。石南条中，陶隐居注云"似蒳草，凌冬不凋"，诚木无疑。

【点评】莽草名实争议甚大，如果按照《本草衍义》所说的"如石南，枝梗干则绉，揉之，其嗅如椒"，似即木兰科窄叶茴香 *Illicium lanceolatum*。全株尤其是果实、根皮等含有中枢毒性物质，引起惊厥、震颤、幻觉等，常死于呼吸衰竭。《本草图经》所绘福州莽草，所表现的或许是窄叶茴香的叶片；至于蜀州莽草则难于确指。《本草纲目》将莽草从木部移到草部，"集解"项引《范子计然》云："莽草出三辅，青色者善。"其他则无所发明。《植物名实图考》云："莽草，本经下品。江西、湖南极多，通呼为水莽子。根尤毒，长至尺余。俗曰水莽兜，亦曰黄藤。浸水如雄黄色，气极臭。园圃中渍以杀虫，用之颇亟。其叶亦毒，南赣呼为大茶叶，与断肠草无异。《梦溪笔谈》

---

① 翦：底本作"煎"，据刘甲本改。

所述甚详，宋图经云无花实，未之深考。零娄农曰：余所至章、贡、衡、澧山中，皆多莽草，而按其形状，与《笔谈》花如杏花可玩、李德裕所谓红桂、靳学颜所谓丹萼素蕾者，都不全肖。盖沈存中所云种类最多者耶？江右产者其叶如茶，故俗云大茶叶。湘中用其根以毒虫，根长数尺，故谓之黄藤，而水莽则通呼也。岂与鼠莽有异同耶？"《植物名实图考》绘有莽草图例，或认为其原植物为卫矛科雷公藤 *Tripterygium wilfordii* 一类。

按，《本草纲目》"释名"项说："此物有毒，食之令人迷罔，故名。山人以毒鼠，谓之鼠莽。"南宋诗人乔梦符有《鼠莽草》诗云："闻有一草名鼠莽，食之随死不可医。非惟自己受毒烈，辄使妻儿常号悲。本图将此报私愆，不知官府诚难欺。人生乐国岂易得，轻命如此何愚痴。县令惭无功及民，徒有勤恳形诸辞。后来有问谁为此，但道东阳田家儿。"从该诗言莽草毒性剧烈来看，所描述的仍似窄叶茴香 *Illicium lanceolatum*。

无食子 味苦，温，无毒。主赤白痢，肠滑，生肌肉。出西戎。

唐本注云：生沙碛间，树似柽。**今注**：一名没石子。出波斯国。主小儿疳䘌，能黑髭发，治阴疮，阴汗，温中和气。唐本先附。**臣禹锡等谨按**，**药性论**云：无食子，使。治大人、小儿大腹冷滑痢不禁。**段成式酉阳杂俎**云：无石子出波斯国，波斯呼为摩贼树。高六七丈，围八九尺，叶似桃而长，三月开花，白色，心微红。子圆如弹丸，初青，熟乃黄白。虫蚀成孔者入药用。其树一年生无食子，一年生跋屡，大如指，长三寸，上有壳，中仁如粟黄，可啖之。

【海药】 谨按，徐表《南州记》云：波斯国，大小如药子。味温、平，无毒。主肠虚冷痢，益血生精，乌髭发，和气安神，治阴毒瘘。烧灰用。张仲景使治阴汗，取烧灰，先以微温浴了，即以帛微裹后傅灰囊上；甚良。波斯每食以代果，番胡呼为没食子，今人呼墨食子，转谬矣。

雷公云 墨石子，凡用勿令铜、铁，并被火惊者。颗小、文细，上无枕米者妙。用浆水于砂盆中，或硬青石上研令尽，却焙干研了用，勿捣，能为乌犀色。

千金方 治急疳蚀口鼻者：没石子为末，吹下部，即差。

子母秘录 治产后痢：没石子一个，烧为末，和酒服方寸匕，冷即酒服，热即饮下。

宫气方 治小儿久痢不较①：没石子二个切，熬令黄色，研作馄饨食之。

衍义曰 无石子今人合他药染髭。

【点评】没食子树为壳斗科植物 *Quercus infectoria*，没食子树主要分布在地中海沿岸国家，在中国没有生长。药用的没食子并非此树的果实，而是没食子蜂以产卵器刺伤没食子树的幼芽，产卵于其中，至孵化成幼虫后，逐渐形成的虫瘿样的赘生物。没食子含有大量鞣质，具有收涩作用，故本草言其"主赤白痢，肠滑"。

黄药根 味苦，平，无毒。主诸恶肿疮瘘，喉痹，蛇犬咬毒。取根研服之，亦含亦涂。藤生，高三四尺，根及茎似小桑，生岭南。今附。

臣禹锡等谨按，日华子云： 黄药，凉。治马一切疾。

图经曰 黄药根生岭南，今夔、峡州郡及明、越、秦、陇州山中亦有之，以忠、万州者为胜。藤生，高三四尺，根及茎似小桑，十月采根。秦州出者谓之红药子，叶似荞麦，枝梗赤色，七月开白花，其根初采湿时红赤色，暴干即黄。开州兴元府又产一种苦药子，大抵与黄药

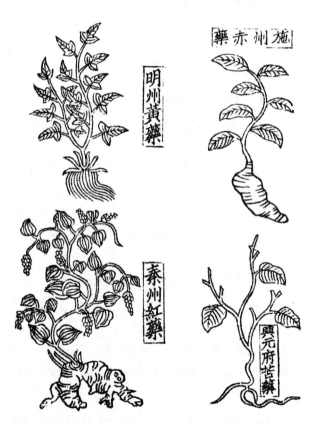

明州黄药

施州赤药

秦州红药

兴元府苦药

----

① 较：从文意看，似为"效"字之讹。

相类。主五脏邪气，治肺压热，除烦躁，亦入马药用。春采根暴干。又下有药实根条云"生蜀郡山谷"，苏恭云"即药子也，用其核仁，本经误载根字"，疑即黄药之实。然云"生叶似杏，花红白色，子肉味酸"，此为不同。今亦稀用，故附于此。孙思邈《千金月令》疗忽生瘿疾一二年者，以万州黄药子半斤，须紧重者为上。如轻虚，即是他州者，力慢，须用一倍。取无灰酒一斗，投药其中，固济瓶口，以糠火烧一复时，停腾，待酒冷即开。患者时时饮一盏，不令绝酒气。经三五日后，常须把镜自照，觉消即停饮，不尔便令人项细也。刘禹锡《传信方》亦著其效，云得之邕州从事张岩。岩目击有效，复己试，其验如神。其方并同，有小异处，惟烧酒候香气出外，瓶头有津出即止，不待一宿；火仍不得太猛，酒有灰。

【经验方】　治咯血：黄药、汉防己各一两，为末。每服一钱匕，水一盏，小麦二十粒同煎，食后温服。

斗门方　治瘿气：用黄药子一斤浸洗净，酒一斗浸之。每日早晚常服一盏。忌一切毒物及不得喜怒。但以线子逐日度瘿，知其效。

简要济众　治鼻衄不止：黄药子为末，每服二钱匕，煎薄胶汤下。良久，以新汲水调面末一匙头服之。又方傅疮药：黄药子四两为末，以冷水调傅疮上，干即旋傅之。

兵部手集　治鼻衄出血，两头不止，谓之血汗，王郎中得方：以新汲水摩黄药子一碗，勿令绝稀，顿服，立差。

衍义曰　黄药亦治马心肺热，有功。

【点评】黄药子及《本草图经》此条提到的红药子、苦药子等，大抵都是民间流传的"解毒药"或"万灵药"，各地使用的品种不一。图中所绘明州黄药，似为蓼科植物毛脉蓼 *Reynoutria ciliinerve*；秦州红药似为薯蓣科植物，或者就是现代作黄药子使用的黄独 *Dioscorea bulbifera*。

雷丸　味苦、咸，寒、微寒，有小毒。**主杀三虫，逐毒气，胃中热。利丈夫，不利女子。作摩膏，除小儿百病，逐邪气恶风汗出，除皮中热结积蛊毒，白虫、寸白自出不止。久服令人阴痿。一名雷矢、一名雷实。赤者杀人。生石城山谷及汉中土中。八月采根，暴干。**荔实、厚朴为之使，恶葛根。

陶隐居云：今出建平、宜都间。累累相连如丸。本经云"利丈夫"，别录云"久服阴痿"，于事相反。**唐本注云**：雷丸，竹之苓也。无有苗蔓，皆零无相连者。今出房州、金州。

今注： 此物性寒。本经云"利丈夫，不利女子"，别录云"久服令阴痿"者，于事相反。按，此则疏利男子元气，不疏利女子脏气，其义显矣。**臣禹锡等谨按，**范子云：雷矢出汉中，色白者善。**吴氏云：**雷丸，神农：苦；黄帝、岐伯、桐君：甘，有毒；扁鹊：甘，无毒；季氏：大寒。**药性论：**雷丸，君，恶蓄根，味苦，有小毒。能逐风。芫花为使。主癫痫狂走，杀蛔虫。**日华子云：**入药炮用。

【雷公云】 凡使，用甘草水浸一宿了，铜刀刮上黑皮，破作四五片。又用甘草汤浸一宿后蒸，从巳至未，出，日干。却以酒拌，如前从巳至未蒸，日干用。

经验前方 下寸白虫：雷丸一味，水浸软去皮切，焙干为末。每有疾者，五更初，先食炙肉少许，便以一钱匕药，稀粥调半钱服之，服时须六衙及上半月日，虫乃下。

【点评】《新修本草》云："雷丸竹之苓也。无有苗蔓，皆零无相连者。"《本草纲目》"释名"项说："雷斧、雷楔，皆霹雳击物精气所化。此物生土中，无苗叶而杀虫逐邪，犹雷之丸也。竹之余气所结，故曰竹苓。苓亦屎也，古者屎、苓字通用。"言下之意，猪苓为枫树苓，此为竹之苓。按，雷丸为多孔菌科雷丸 *Polyporus mylittae* 的菌核，多生竹林下，寄生在病竹的根部，也可以生在棕榈、油棕等树根际。

黑盖子下引《经验前方》谓服雷丸驱虫"须六衙及上半月日"，所谓"六衙"，即"六衙日"，《鼠璞》云："本朝有六纛，旌节门旗二。受赐藏之公宇私室，号节堂。朔望次日祭之，号衙日。"即每月的初二和十六。

槲音斛若 味甘、苦，平，无毒。主痔，止血，疗血痢，止渴。取脉炙用之。

皮 味苦。水煎浓汁，除蛊及瘘，俗用甚效。唐本先附。

臣禹锡等谨按，药性论云：斛皮亦可单用。主治恶疮，煎汤洗之良。**日华子云：**槲皮，味涩。能吐瘰疬，涩五脏。

图经曰 槲若本经不载所出州土，今处处山林多有之。木高丈余，若即叶也。与栎相类，亦有斗，但小不中耳。不拘时采其叶并皮用。葛洪洗诸败烂疮、乳疮，并用此皮切三升，水一斗，煮五升，春夏冷用，秋冬温用，洗疮，洗毕乃傅诸膏，谓之赤龙皮汤。又治毒攻下部生疮者，槲皮合榉，煮汁如饴糖，以导之。《千金翼方》疗蛊毒，以槲木北阴白皮一大握，长五寸，以水三升，煮取一升，空腹分服，即吐蛊出也。

【圣惠方】 治冷淋，小肠不利，茎中急痛：用斛叶捣末，每服三钱，水一盏，葱白七寸，煎六分，去滓，食前温服。

又方治蝼蛄瘘：用斛叶烧灰细研，以泔别浸斛叶，取洗疮拭之，内少许灰于疮中。

孙真人 《备急方》孩子淋疾：斛叶三片，煎汤服一鸡子，小便当时下。

简要济众 治吐血：斛叶不拘多少捣末，每服二钱，水一盏，煎取五七分，和滓服。**又方**若鼻中外查瘤脓血：斛叶灰，先以泔清煮榆叶取汁洗，拭干，内灰疮中，良。

子母秘录 治小儿及大人赤白痢：新斛皮一斤，去黑皮，细切，以水一斗，煎取五升，去滓，更煎如膏，和酒服，立愈。

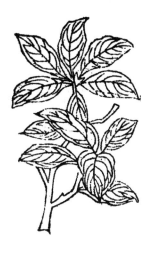

衍义曰 槲若亦有斗，但不及栎木，虽坚而不堪充材。叶微炙，炒槐花减槲叶之半，同为末，米饮调服，治初得肠风及血痔，热多者尤佳。亦堪为炭，但不及栎木。

【点评】 此即壳斗科植物槲树 *Quercus dentata*。《本草纲目》以槲实立条，并从木部移到果部山果类。《本草纲目》记载别名槲樕、朴樕，李时珍解释说："槲樕犹觳觫也。粟子绽悬，有颤粟之象，故谓之粟；槲叶摇动，有觳觫之态，故曰槲樕也。朴樕者，婆娑、蓬然之貌。其树偃蹇，其叶莍莍故也。俗称衣物不整者为朴樕，本此。"

白杨树皮 味苦，无毒。主毒风脚气肿，四肢缓弱不随，毒气游易音翼在皮肤中，痰癖等，酒渍服之。

取叶圆大，蒂小，无风自动者。**今按**，陈藏器本草云：白杨去风痹宿血，折伤，血沥在骨肉间，痛不可忍，及皮肤风瘙肿，杂五木为汤，捋浸损处。北土极多，人种墟墓间，树大皮白。或云叶无风自动，此是桤（音移）杨，非白杨也。唐本先附。 **臣禹锡等谨按，日华子云**：味酸，冷。治扑损瘀血，并须酒服。煎膏，可续筋骨。非寻常杨柳并松杨树，叶如梨者是也。

图经曰 白杨旧不载所出州土，今处处有之，北土尤多，人种于墟墓间。株大叶圆如梨，皮白，木似杨，故名白杨。采其皮无时。此下又有水杨条，经云："叶圆阔而赤，枝条短梗，多生水岸傍，其形如杨柳相似，以生水岸，故名水杨。"《尔雅》所谓"旄，泽柳"。其云"生水傍，形如杨柳"，即今蒲杨是也。杨柳之类亦多，崔豹《古今注》曰："白杨叶圆，青杨叶长，柳叶亦长细，栘（时题切）杨圆叶弱蒂，微风则大摇，一名高飞，一曰独摇；蒲柳生水边，叶似青杨，亦曰蒲杨，亦曰栘柳，亦曰蒲杉焉。水杨即蒲杨也，枝茎劲韧（音刃）作矢用。又有赤杨，霜降叶赤，材理亦赤也。"然今人鲜能分别之，余并见柳华条。《必效方》疗腹满癖坚如石，积年不损者，取白杨木东南枝去苍皮，护风细剉五升，熬令黄，以酒五升淋讫，即以绢袋盛滓，还内酒中，密封再宿。每服一合，日三。

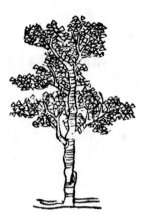

【雷公云】　凡使，以铜刀刮粗皮，蒸，从巳至未出。用布袋盛，于屋东挂干用。

外台秘要　治口吻疮：以嫩枝于铁上烧作灰，脂傅之。

千金方　治妊娠下痢：白杨皮一斤，水一斗，煮取二升，分三服。

梅师方　治牙疼：白杨皮醋煎含之。

孙真人　主口疮：以白杨枝，浆水煎，和盐含之。

衍义曰　白杨陕西甚多，永、耀间居人修盖，多此木也。然易生根，斫木时碎札入土即下根，故易以繁植，非止墟墓间，于人家舍前后及夹道，往往植之，土地所宜尔。风才至，叶如大雨声，叶梗故如是；又谓无风自动，则无此事。尝官永、耀间，熟见之。但风微时，当风逐者，其叶孤绝处，则往往独摇。以其蒂细长，叶重大，微风虽过，故往来卒无已时，势使然也。其叶面青光背白，木身微白，故曰白杨，非如粉之白。

【点评】杨的种类甚多，白杨是杨柳科杨属植物，如山杨 *Populus davidiana*、银白杨 *Populus alba* 之类。风过白杨，树叶摇落，极似雨声，《本草衍义》说："尝官永、耀间，熟见之。但风微时，当风径者，其叶孤绝处，则往往独摇。以其蒂细长，叶重大，微风虽过，故往来卒无已时，势使然也。"这是寇宗奭叙述自己的闻见，苏轼诗："东邻多白杨，夜作雨声急。"也是说此物。

桄_{音光}榔_{音郎}子 味苦，平，无毒。主宿血。其木似栟榈坚硬，斫其内有面，大者至数斛，食之不饥，其皮堪作绠。生岭南山谷。_{今附。}

图经曰 桄榔生岭南山谷，今二广州郡皆有之，人家亦植于庭除间。其木似栟榈而坚硬，斫其间有面，大者至数石，食之不饥。其皮至柔，坚韧可以作绠。其子作穗生木端，不拘时月采之。《岭表录异》云：桄榔木，枝叶并茂，与枣、槟榔等小异。然叶下有须如粗马尾，广人采之以织巾子，其须尤宜咸水浸渍，即粗胀而韧，故人以此缚舶，不用钉线。木性如竹，紫黑色，有文理，工人解之，以制博弈局。又，其木刚，作镬锄，利如铁，中石更利，惟中蕉榔致败耳。

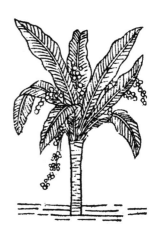

【陈藏器云 《华阳国志》云：郡少谷，取桄榔面，以牛酪食之。《临海志》曰：桄榔木作镬锄，利如铁，中石更利，惟中蕉根破之，物之相伏如此。其中有似米粉，中作饼饵食之得饱。有权木，皮中亦有白粉如白米，干捣之，水淋屑者，可作面饼。《吴都赋》云"文欀根橀"是也。又有莎木面，温补，久服不饥长生。岭南山谷，大者四、五围，面数斛，土人取次为饼。《蜀志》曰：莎木高大，生山肤岭。《南中八郡志》曰：莎木皮出面，大者百斛，色黄，鸠人部落食之。《广志》曰：树多枝叶如鸟翼，其面色白，树收面不过一斛，捣筛如面，则不磨屑为饭。

海药云 谨按，《岭表录》云：生广南山谷。树身皮叶与蕃枣、槟榔等小异。然叶下有发如粗马尾，广人用织巾子。木皮内有面，食之极有补益，虚羸乏损，腰脚无力，久服轻身辟谷。《录异》云桄榔，盖以此也。

苏方木 味甘、咸，平，无毒。主破血。产后血胀闷欲死者，水煮若①酒煮五两，取浓汁服之效。

唐本注云：此人用染色者。出南海、昆仑来，交州、爱州亦有。树似庵罗，叶若榆叶而无涩，抽条长丈许，花黄，子生青熟黑。今按，陈藏器本草云：苏方，寒。主霍乱呕逆，及人常呕吐，用水煎服之。破血当以酒煮为良。唐本先附。臣禹锡等谨按，日华子云：治妇人血气心腹痛，月候不调及蓐劳，排脓止痛，消痈肿，扑损瘀血，女人失音血噤，赤白痢并后分急痛。

---

① 若：底本作"苦"，据刘甲本改。"若"表选择，意即水煮，或用酒煮。

【雷公云】 凡使，去上粗皮并节了。若有中心文横如紫角者，号曰木中尊色，其效倍常百等。须细剉了重捣，拌细条梅枝蒸，从巳至申出，阴干用。

肘后方 治血运：苏方三两细剉，水五升，煮取二升，分再服，差。若无苏方，取绯衣煮汁服亦得。

海药云 谨按，徐表《南海记》：生海畔。叶似缘①，木若女桢。味平，无毒。主虚劳血癖气壅滞，产后恶露不安，怯起冲心，腹中搅痛，及经络不通，男女中风，口噤不语。宜此法，细研乳头香，细末方寸匕，酒煎苏方，去滓，调服，立吐恶物差。

【点评】 苏方木，简称苏木，《本草纲目》"释名"说："海岛有苏方国，其地产此木，故名。今人省呼为苏木尔。"为豆科植物苏木 *Caesalpinia sappan*，木心含有苏木色素，可以用作染料。苏木破血，《新修本草》言："主破血，产后血胀闷欲死者。"李时珍云："苏方木乃三阴经血分药。少用则和血，多用则破血。"

榉树皮 大寒。主时行头痛，热结在肠胃。

陶隐居云：山中处处有。皮似檀、槐，叶如栎、槲，人亦多识。用之削取里皮，去上甲，煎服之。夏日作饮去热。**唐本注**云：此树所在皆有，多生溪涧水侧。叶似樗而狭长，树大者连抱，高数仞，皮极粗厚，殊不似檀。俗人取煮汁，以疗水及断痢。取嫩叶挼贴火烂疮，有效。**臣禹锡等谨按，日华子**云：榉树皮，味苦，无毒。下水气，止热痢，安胎，主妊娠人腹痛。**又云：**叶，冷，无毒。治肿烂恶疮，盐捣署。**又云：**山榉树皮，平，无毒。治热毒风熻肿毒。乡人采叶为甜茶。

【雷公云】 凡使，勿用三四年者，无力；用二十年已来者，心空，其树只有半边，向西生者。斧剥下，去上粗皮，细剉蒸，从巳至末，出，焙干用。榉牛，凡采得，用铜刀取作两片，去两翅，用纸袋盛，于舍东挂，待干用。

肘后方 治毒气攻手足肿疼：以树皮和槲皮合煮汁如饴糖，以桦皮浓煮汁绞，饮之。

衍义曰 榉木皮今人呼为榉柳。然叶谓柳非柳，谓槐非槐。木最大者，高五六十尺，合二三人抱。湖南、北甚多，然亦下材也，不堪为器用。嫩皮取以缘栲栳与箕唇。

———————————

① 缘：刘甲本作"降"。

桐叶 味苦，寒，无毒。主恶蚀疮著阴。

皮 主五痔，杀三虫，疗贲豚气病。

花 主傅猪疮。饲猪，肥大三倍。生桐柏山谷。

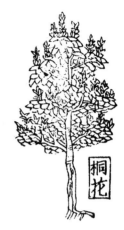

陶隐居云：桐树有四种：青桐叶皮青，似梧而无子；梧桐色白，叶似青桐而有子，子肥亦可食；白桐与岗桐无异，惟有花、子尔，花二月舒，黄紫色，《礼》云"桐始华"者也；岗桐无子，是作琴瑟者。今此云花，便应是白桐。白桐堪作琴瑟，一名椅桐，人家多植之。**唐本注云**：古本草"桐花饲猪，肥大三倍"，今云傅疮。恐误矣。岂有故破伤猪傅桐花者。**臣禹锡等谨按**，尔雅疏云：榇，一名梧。郭云：今梧桐。《诗·大雅》云"梧桐生矣，于彼朝阳"是也。又曰：桐木，一名荣。郭云：即梧桐与榇梧一也。**药性论**云：白桐皮，能治五淋。沐发去头风，生发滋润。**日华子**云：桐油，冷，微毒。傅恶疮疥及宣水肿，涂鼠咬处，能辟鼠。

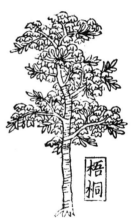

图经曰 桐生桐柏山谷，今处处有之。其类有四种，旧注云：青桐，枝叶俱青而无子；梧桐，皮白，叶青而有子，子肥美可食；白桐，有华与子，其华二月舒，黄紫色，一名椅桐，又名黄桐，则药中所用华、叶者是也；岗桐，似白桐，惟无子，即是作琴瑟者。陆机《草木疏》云："白桐宜为琴瑟。云南剕䖵人，绩以为布，似毛布。"是作琴瑟宜岗桐、白桐二种也。又曰："梓实桐皮曰椅，今人云梧桐也。"《尔雅》谓之榇，又谓之荣。是白桐、梧桐二种，俱有椅名也。或曰梧桐以知日月正闰，生十二叶，一边有六叶，从下数一叶为一月，至上十二叶。有闰，十三叶小余者，视之则知闰何月也。故曰"梧桐不生则九州异"。或云今南人作油者，乃岗桐也，此桐亦有子，颇大于梧子耳。江南有赪桐，秋开红花，无实。有紫桐，花如百合，实堪糖煮以啖。岭南有刺桐，叶如梧桐，花侧敷如掌，枝干有刺，花色深红，主金疮止血，殊效。又，梧桐白皮亦主痔，《删繁方》疗肠中生痔，肛门边有核者，猪悬蹄青龙五生膏中用之，其膏傅疮，并酒服之。

【子母秘录 治痈疽疽痔瘘恶疮，小儿丹：用皮水煎，傅。

衍义曰 桐叶经注不指定是何桐，致难执用。今具四种桐，各有治疗条，其状列于后：一种白桐，可斫琴者，叶三杈，开白花，亦不结子。《药性论》云：皮能治五淋，沐发，去头风，生发。一种荏桐，早春先开淡红花，状如鼓子花成筒子，子或作桐油。日华子云：

桐油，冷，微毒。一种梧桐，四月开淡黄小花，一如枣花。枝头出丝，堕地成油，沾渍衣履，五六月结桐子，今人收炒作果，动风气。此是《月令》"清明之日，桐始华"者。一种岗桐，无花，不中作琴，体重。

【点评】桐是一类树木的总名，故陶弘景说"桐树有四种"，《本草纲目》同意此说，认为《本草经》桐叶、桐花是指白桐而言。"释名"项李时珍说："本经桐叶，即白桐也。桐华成筒，故谓之桐。其材轻虚，色白而有绮文，故俗谓之白桐、泡桐，古谓之椅桐也。先花后叶，故《尔雅》谓之荣桐。或言其花而不实者，未之察也。""集解"项区别桐类甚详，有云："陶注桐有四种，以无子者为青桐、冈桐，有子者为梧桐、白桐。寇注言白桐、冈桐皆无子。苏注以冈桐为桐。而贾思勰《齐民要术》言：实而皮青者为梧桐，华而不实者为白桐。白桐冬结似子者，乃是明年之华房，非子也。冈桐即油桐也，子大有油。其说与陶氏相反。以今咨访，互有是否。盖白桐即泡桐也。叶大径尺，最易生长。皮色粗白，其木轻虚，不生虫蛀，作器物、屋柱甚良。二月开花，如牵牛花而白色。结实大如巨枣，长寸余，壳内有子片，轻虚如榆荚、葵实之状，老则壳裂，随风飘扬。其花紫色者名冈桐。荏桐即油桐也。青桐即梧桐之无实者。按陈翥《桐谱》，分别白桐、冈桐甚明。云：白花桐，文理粗而体性慢，喜生朝阳之地。因子而出者，一年可起三四尺；由根而出者，可五七尺。其叶圆大则尖长有角，光滑而毳。先花后叶。花白色，花心微红。其实大二三寸，内为两房，房内有肉，肉上有薄片，即其子也。紫花桐，文理细而体性坚，亦生朝阳之地，不如白桐易长。其叶三角而圆，大如白桐，色青多毛而不光，且硬，微赤，亦先花后叶，花色紫。其实亦同白桐而微尖，状如诃子而粘，房中肉黄色。二桐皮色皆一，但花、叶小异，体性坚、慢不同尔。亦有冬月复花者。"根据《本草纲目》的描述，白桐为玄参科植物白花泡桐

Paulownia fortunei，紫花桐即冈桐，为同属毛泡桐 *Paulownia to-mentosa*；油桐是大戟科植物油桐 *Vernicia fordii*，为油料作物；梧桐为梧桐科植物梧桐 *Firmiana platanifolia*。

胡椒 味辛，大温，无毒。主下气温中去痰，除脏腑中风冷。生西戎。形如鼠李子，调食用之，味甚辛辣。唐本先附。

臣禹锡等谨按，日华子云：调五脏，止霍乱，心腹冷痛，壮肾气，及主冷痢，杀一切鱼、肉、鳖、蕈毒。

【海药云】 谨按，徐表《南州记》：生南海诸国。去胃口气虚冷，宿食不消，霍乱气逆，心腹卒痛，冷气上冲。和气，不宜多服，损肺。一云向阴者澄茄，向阳者胡椒也。

雷公云 凡使，只用内无皱壳者，用力大。汉椒使壳，胡椒使子。每修拣了，于石糟中碾碎成粉用。

食疗云 治五脏风冷，冷气心腹痛，吐清水，酒服之佳。亦宜汤服。若冷气，吞三七枚。

孙真人 治霍乱：以胡椒三四十粒，以饮吞之。

段成式酉阳杂俎云 胡椒，出摩伽陁国，呼为昧履支。其苗蔓生，茎极柔弱，长寸半，有细条与叶齐，条上结子，两两相对。其叶晨开暮合，合则裹其子于叶中。形似汉椒，至辛辣，六月采。今作胡盘肉食，皆用之也。

衍义曰 胡椒去胃中寒痰，吐水，食已即吐，甚验。过剂则走气。大肠寒滑亦用，须各以他药佐之。

【点评】 胡椒是常用调味品，《本草纲目》"集解"项李时珍说："胡椒，今南番诸国及交趾、滇南、海南诸地皆有之。蔓生附树及作棚引之。叶如扁豆、山药辈。正月开黄白花，结椒累累，缠藤而生，状如梧桐子，亦无核，生青熟红，青者更辣。四月熟，五月采收，曝干乃皱。今遍中国食品，为日用之物也。"此段所言即胡椒科植物胡椒 *Piper nigrum*。

钓樟音章① 根皮 主金疮止血。

---

① 章：底本作"草"，刘甲本作"樟"，据文义改做"章"。

陶隐居云：出桂阳、邵陵诸处，亦呼作乌樟，方家少用，而俗人多识此。刮根皮屑以疗金疮，断血易合，甚验。又有一草似狼牙，气辛臭，名地菘，人呼为刘懂（音获）草。五月五日采，干作屑，亦主疗金疮。言刘懂昔采用之尔。**唐本注**云：钓樟，生郴州山谷。树高丈余。叶似楠（音南）叶而尖长，背有赤毛，若枇杷叶。八月、九月采根皮，日干也。**臣禹锡等谨按，萧炳**：俗人取茎叶置门上，辟天行时疾。《别录》云：似乌药，取根摩服，治霍乱。**日华子**云：温，无毒。治贲豚脚气水肿，煎服并将皮煎汤洗疮痍风瘙疥癣。**陈藏器**云：樟材，味辛，温，无毒。主恶气，中恶心腹痛，鬼注，霍乱，腹胀，宿食不消，常吐酸臭水。酒煮服之。无药处用之。江东桐船，多是樟木，斫取札用之。弥辛烈者佳。亦作浴汤，治脚气，除疥癣风痒。作履除脚气。县名豫章，因木为名也。

【点评】《本草纲目》樟条"集解"项李时珍说："西南处处山谷有之。木高丈余。小叶似楠而尖长，背有黄赤茸毛，四时不凋。夏开细花，结小子。木大者数抱，肌理细而错纵有文，宜于雕刻，气甚芬烈。豫、章乃二木名，一类二种也，豫即钓樟。"钓樟条又说："樟有大、小二种，紫、淡二色。此即樟之小者。按郑樵《通志》云：钓樟亦樟之类，即《尔雅》所谓'榆、无疵'是也。又相如赋云：梗、楠、豫、章。颜师古注云：豫即枕木，章即樟木。二木生至七年，乃可分别。观此，则豫即《别录》所谓钓樟者也。根似乌药香，故又乌樟。"按，樟为樟科植物香樟 Cinnamomum camphora，钓樟为同科山胡椒属植物钓樟 Lindera umbellata。

千金藤 主一切血毒诸气，霍乱中恶，天行虚劳疟瘴，痰嗽不利，痈肿，蛇犬毒，药石发，癫痫，悉主之。生北地者，根大如指，色黑似漆；生南土者，黄赤如细辛。今附。

【陈藏器 有数种，南北名模不同，大略主痰相似，或是皆近于藤。主一切毒气，其中霍乱中恶，天行虚劳瘴疟，痰嗽不利，肿疽大毒，药石发癫、杂疹，悉主之。生北地者，根大如指，色似漆；生南土者，黄赤如细辛。舒、庐间有一种藤似木蓼；又有乌虎藤，绕树冬青，亦名千金藤。又，江西山林间有草生叶，头有瘿子，似鹤膝，叶如柳，亦名千金藤。似荷叶，只钱许大，亦呼为千金藤，一名古藤。主痫及小儿大腹。千金者，以贵为名，岂俱一物，亦状异而功名同。南北所用若取的称，未知孰是？其中有草，今并入木部，草部亦重载也。

海药云 谨按，《广州记》云：生岭南山野。陈氏云：呼为石黄香。味苦，平，无毒。主天行时气，能治蛊野诸毒，痈肿发背，并宜煎服。浸酒治风轻身也。

【点评】如《本草拾遗》所言，此物乃是"以贵为名"，故南北各地虽同名"千金藤"，但所指代的物种各异。千金藤在古代即非一种，今天通常以防己科为 *Stephania japonica* 千金藤，其实也难为定论。《植物名实图考》金线吊乌龟条云："金线吊乌龟，江西、湖南皆有之。一名山乌龟。蔓生，细藤微赤；叶如小荷叶而后半不圆，末有微尖，长梗在叶中，似金莲花叶；附茎开细红白花，结长圆实，如豆成簇，生青熟红黄色；根大如拳。"吴其濬说："按陈藏器云：又一种似荷叶，只大如钱许，亦呼为千金藤。当即是此。患齿痛者，切其根，贴龈上即愈。兼能补肾养阴。为俚医要药。"此段描述之物则似防己科头花千金藤 *Stephania cepharantha*。

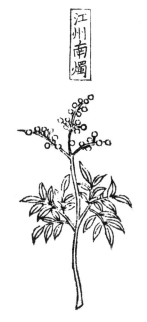

南烛枝叶 味苦，平，无毒。止泄除睡，强筋益气力。久服轻身长年，令人不饥，变白去老。取茎、叶捣碎渍汁浸粳米，九浸、九蒸、九暴，米粒紧小正黑如瑿珠，袋盛之可适远方。日进一合，不饥，益颜色，坚筋骨，能行。取汁炊饭名乌饭，亦名乌草，亦名牛筋，言食之健如牛筋也。色赤名文烛。生高山，经冬不凋。今附。

臣禹锡等谨按，日华子云：黑饭草，益肠胃。捣汁浸蒸，晒干服。又名南烛也。

图经曰 南烛本经不载所出州土，云生高山，今惟江东州郡有之。株高三五尺，叶类苦楝而小，陵冬不凋，冬生红子作穗。人家多植庭除间，俗谓之南天烛。不拘时采其枝、叶用，亦谓之南烛草木。谨按，陶隐居《登真隐诀》载太极真人青精乾石䭀饭法：䭀（音迅）䭀之为言飧也，谓以酒、蜜、药草辈，飧溲而暴之也。亦作䭀，凡内外诸书，并无此字，惟施于今饭之名耳。云其种是木而似草，故号南烛草木。一名猴药，一名男续，一名后卓，一名惟那木，一名草木之王。生嵩高、少室、抱犊、鸡头山，江左吴越至多。土人名之曰猴菽，或曰染菽，粗与真名相仿佛也。此木至难长，初生三四年，状若菘菜之属，亦颇似栀子，二三十年乃成大株，故曰木而似草也。凡有八名，各从其邦域所称，而正号是南烛也。其子如茱萸，九月熟，酸美可食。叶不相对，似茗而圆厚，味小酢，冬夏常青。枝茎微紫，大者亦高四五丈，而甚肥脆，易摧折也。作饭法：以生白粳米一斛五斗，更舂治，浙取一斛二斗。木叶五斤，燥者用三斤亦可，杂茎皮益嘉，煮取汁，极令清冷，以瀼米。米释，炊之。瀼，即溲字也。今课其时月，从四月生新叶，至八月末，色皆深；九月至三月，用宿叶，色皆浅，可随时进退其斤两，宁小多合。采软枝茎皮，于石臼中擣碎。假令四五月中作，可用十许斤熟舂，以斛二斗汤渍染得一斛。以九斗淹斛二斗米，比来正尔用水渍一二宿，不必随汤煮，渍米令上可走虾，周时乃漉而炊之。初渍米正作绿色，既得，蒸便如绀。若一过汁渍，不得好色，亦可淘去，更以新汁渍之。洒漫皆用此汁，当令饭作正青色乃止。向所余汁一斗，以共三过洒饭。预作高格，暴令干。当三过蒸暴，每一燥辄以青汁溲令浥浥耳。日可服二升，勿复血食。亦以填胃补髓，消火三虫。《上元宝经》曰：子服草木之王，气与神通；子食青烛之津，命不复殒，此之谓也。今茅山道士亦作此饭，或以寄远。重蒸过食之，甚香甘也。孙思邈《千金月令》南烛煎，益髭发及容颜，兼补暖方。三月三日采叶并蕊子，入大净瓶中，干盛，以童子小便浸满瓶，固济其口，置闲处，经一周年，取开。每日一两次，温酒服之，每酒一盏，调煎一匙，极有效验。

【圣惠方】 治一切风疾，若能久服，轻身明目，黑髭驻颜：用南烛树春夏取枝叶，秋冬取根皮，拣择细剉五斤，水五斗，慢火煎取二斗，去滓，别于净锅中慢火煎如稀饧，以瓷瓶盛。温酒下一匙，日三服。**又方** 治小儿误吞铜、铁物，在咽喉内不下：用南烛根烧细研，熟水调一钱，下之。

【点评】 南烛亦称南烛草木、乌饭树，是南朝时期茅山道教重要的服食妙品，《本草图经》引用的《登真隐诀》为陶弘景的道教著作，其中提到用南烛枝叶渍水，再用此水染米，经过反复蒸晒，作成"餭饭"，亦名"乌饭"，被认为是神仙妙方。唐代张贲《以青餭饭分送袭美鲁望因成一绝》诗云："谁屑琼瑶事青餭，旧传名品出华阳。应宜仙子胡麻拌，因送刘郎与阮郎。"后两句是用《幽明录》中的典故，该典故说汉明帝时，会稽郡剡县人刘晨、阮肇入天台山采药，遇仙女授以胡麻饭，于是轻身不饥，此处是形容餭饭的功用与仙家胡麻饭相当。

关于南烛的名实问题，宋代尚有若干误会，至《本草纲目》已昭然若揭，"集解"项李时珍说："南烛，吴楚山中甚多。叶似山矾，光滑而味酸涩。三月开小白花。结实如朴树子成簇，生青，九月熟则紫色，内有细子，其味甘酸，小儿食之。按《古今诗话》云：即杨桐也。叶似冬青而小，临水生者尤茂。寒食采其叶，渍水染饭，色青而光，能资阳气。又沈括《笔谈》云：南烛草木，本草及传记所说多端，人少识者。北人多误以乌白为之，全非矣。今人所谓南天烛是矣。茎如蒴藋有节，高三四尺，庐山有盈丈者。南方至多。叶微似楝而小，秋则实赤如丹。"此段所言即杜鹃花科乌饭树 *Vaccinium bracteatum* 及同属近缘植物。

无患子皮　有小毒。主浣垢，去面䵟。喉痹，研内喉中，立开。又主飞尸。子中人，烧令香，辟恶气。其子如漆珠。生山谷大树。一名噤娄、一名桓。今附。

臣禹锡等谨按，段成式酉阳杂俎云：昔有神巫曰瑶眊，能符劾百鬼，擒鬼，以无患木击杀之。世人竞取此木为器，用却鬼，因曰无患。**日华子云**：无患子皮，平。

【**陈藏器云**　有小毒。主浣垢，去面䵟。喉闭飞尸，研内喉中，立开。子中人，烧令香，辟邪恶气。子黑如漆珠子。深山大树，一名噤娄，一名桓。桓，患字声讹也。《博物志》云：桓叶似柳，子核坚，正黑，可作香缨用，辟恶气，浣垢。《古今注》云：程稚[①]问木曰：无患何也？答曰：昔有神巫曰瑶眊，能符劾百鬼，得鬼则以此木为棒，棒杀之。世人相以为器，用猒鬼，故曰无患也。《篡文》云：无患名噤娄，实好去垢。今僧家贯之为念珠，红底为也。

篡文　无患，木名也。实可以去垢，核黑如璺。问栌木曰无患，何也？答曰：昔有神巫曰无患，此木能作符，劾百鬼，则以此木为棒杀之。世人相传，以此木为众鬼所恶，竞取为器，用以厌鬼，故号无患。

衍义曰　无患子今释子取以为念珠，出佛经。惟取紫红色小者佳。今入药绝少，西洛亦有之。

---

① 稚：刘甲本作"雅"。

【点评】无患子是常见物种，《本草纲目》"集解"项李时珍说："生高山中，树甚高大，枝叶皆如椿，特其叶对生。五六月开白花。结实大如弹丸，状如银杏及苦楝子，生青熟黄，老则文皱。黄时肥如油炼之形，味辛气腥且硬。其蒂下有二小子，相粘承之。实中一核，坚黑似肥皂荚之核，而正圆如珠。壳中有仁如榛子仁，亦辛腥，可炒食。十月采实，煮熟去核，捣和麦面或豆面作澡药，去垢同于肥皂，用洗真珠甚妙。《山海经》云：秩周之山，其木多桓。郭璞注云：叶似柳，皮黄不错。子似楝，着酒中饮之，辟恶气，浣之去垢，核坚正黑。即此也。"原植物为无患子科无患子 *Sapindus mukorossi*，其果实含有大量无患子皂苷，具表面活性剂作用，可以作浣洗清洁剂，故本草谓其"主浣垢"。

黑盖子下引《纂文》，此是南朝宋何承天所撰训诂书："问栌木曰无患，何也？"据《古今注》，乃是程雅询问"栌木名曰无患，何也？"故标点如上。

梓白皮 味苦，寒，无毒。主热，去三虫，疗目中疾。

叶 捣傅猪疮，饲猪，肥大三倍。生河内山谷。

陶隐居云：此即梓树之皮。梓亦有三种，当用拌素不腐者。叶疗手脚火烂疮。桐叶及此以肥猪之法未见，应在商丘子《养猪经》中。唐本注云：此二树花叶，取以饲猪，并能肥大且易养。今见《李氏本草》《博物志》，但云"饲猪使肥"，今云"傅猪疮"，并讹矣。《别录》云：皮主吐逆胃反，去三虫，小儿热疮，身头热烦蚀疮，汤浴之。并封傅嫩叶，主烂疮。臣禹锡等谨按，尔雅云：椅，梓。释曰：别二名也。郭云：即楸。《诗·鄘风》云：椅桐梓漆。陆机云：梓者，楸之疏理白色而生子者为梓，梓实桐皮曰椅，则大同而小别也。萧炳云：树似桐而叶小，花紫。日华子云：煎汤洗小儿壮热，一切疮疥，皮肤瘙痒。梓树

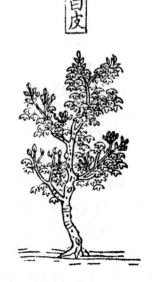

皮有数般，惟楸梓佳，余即不堪。

图经曰 梓白皮生河内山谷，今近道皆有之。木似桐而叶小，花紫。《尔雅》云"椅，梓"，郭璞注云："即楸也。"《诗·鄘风》云"椅桐梓漆"，陆机云："梓者，楸之疏理白色而生子者为梓，梓实桐皮曰椅，大同而小别也。"又一种鼠梓，一名楰，亦楸之属也。江东人谓之虎梓。《诗·小雅》云"北由有楰"，陆机云："其枝叶、木理如楸，山楸之异者，今人谓苦楸是也。"鼠李，一名鼠梓，或云即此也。然鼠李花①实都不相类，恐别一物而名同也。梓之入药，当用有子者为使。楸、梓，官寺及人家园亭多植之。崔元亮《集验方》疗毒肿不问硬软：取楸叶十重薄肿上，即以旧帛裹之，日三易，当重重有毒气为水流在叶中。如冬月，取干叶盐水浸良久用之。或取根皮，剉，烂捣傅之，皆效。又疗上气咳嗽，腹满羸顿者。楸叶三斗，以水三斗，煮三十沸，去滓，煎堪丸如枣大，以竹筒内下部中，立愈。《箧中方》楸叶一味为煎，疗瘰疬瘘疮神方：秋分前后平旦，令人持囊袋，枝上旋摘叶，内袋中。秤取十五斤，水一石，净釜中煎取三斗，又别换锅煎取七八升，又换锅煎取二升，即成煎，内不津器中。凡患者，先取麻油半合，蜡一分，酥一栗子许，同消如面脂。又取杏人七粒，生姜少许，同研令细，米粉二钱，同入膏中搅令匀。先涂疮上，经二日来乃拭却，即以篦子匀涂楸煎满疮上，仍用软帛裹却。二日一度，拭却，更上新药。不过五六上，已作头便生肌平复，未穴者即内消。差后须将慎半年已来。采叶及煎合时，禁孝子、妇女、僧人、鸡犬见之。

【点评】 梓为常见树种，梓与楸不易区分，通常据《本草纲目》"集解"项李时珍说："梓木处处有之。有三种：木理白者为梓，赤者为楸，梓之美文者为椅，楸之小者为榎。"将梓订为紫葳科植物梓树 Catalpa ovata，楸订为同属 Catalpa bungei。

橡实 味苦，微温，无毒。主下痢，厚肠胃，肥健人。其壳为散及煮汁服，亦主痢，并堪染用。一名杼斗。槲、栎皆有斗，以栎为胜。所在山谷中皆有。唐本先附。

臣禹锡等谨按，尔雅云：栩，杼。释曰：栩，一名杼。郭云：柞树。《诗·唐风》云：集于苞栩。陆机云：今柞栎也。徐州人谓栎为杼，或谓为栩。其子为皂，或言皂斗。其壳为汁，可以染皂。今京洛及河内言杼斗，谓栎为杼。五方通语也。**日华子云**：栎树皮，平，无毒。治水痢，消瘰疬，除恶疮。橡斗子，涩肠止泻。煮食，可止饥，御歉岁。壳止肠风，崩

---

① 李花：底本作"花之"，据刘甲本改。

中带下，冷热泻痢，并染须发，入药并捣炒焦用。

图经曰 橡实，栎木子也。本经不载所出州土，云所在山谷皆有，今亦然。木高二三丈，三四月开黄花，八九月结实。其实为皂斗，槲、栎皆有斗，而以栎为胜。不拘时采其皮并实用。《尔雅》云"栎，其实梂"，释曰："栎，似樗之木也。梂，盛实之房也。其实橡也，有梂汇自裹。"《诗·秦风》云"山有苞栎"，陆机云："秦人谓柞栎为栎。"又《唐风》云"集于苞栩"，陆机云："今柞栎也。徐州人谓栎为杼，或谓之栩。今京洛及河内谓栎亦为杼。五方通语也。"然则柞栎也，杼也，栩也，皆橡栎之通名也。

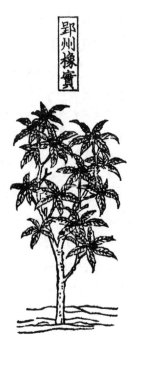

鄜州橡實

【雷公云】 凡使，去粗皮一重，取橡实蒸，从巳至未出，剉作五片用之。

食疗云 主止痢，不宜多食。

孙真人枕中记云 橡子非果非谷而最益人，服食未能断谷，啖之尤佳。无气而受气，无味而受味，消食止痢，令人强健不极。

衍义曰 橡实，栎木子也。叶如栗叶，在处有。但坚而不堪充材，亦木之性也。山中以橡人为粮，然涩肠。木善为炭，他木皆不及。其壳堪染皂，若曾经雨水者其色淡，不若不经雨水者。槲亦有壳，但少而不及栎木所实者。

【点评】 橡实是壳斗科栎属多种植物果实的泛称，常见物种为麻栎 *Quercus acutissima*。栎属植物的壳斗及树皮鞣质含量甚高，有涩肠止泻之功，故《新修本草》云："其壳为散及煮汁服，亦主痢。"栎属植物果实含淀粉，煮食可充饥，但仍有涩肠的作用，道家常用其服食辟谷，《孙真人枕中记》云："橡子非果非谷，而最益人，服食未能断谷啖之尤佳。无气而受气，无味而受味，消食止痢，令人强健不极。"

石南 味辛、苦，平，有毒。主养肾气，内伤阴衰，利筋骨皮毛，疗脚弱，五脏邪气，除热。女子不可久服，令思男。

实 杀蛊毒，破积聚，逐风痹。一名鬼目。生华阴山谷。二月、四月采叶，八月采实，阴干。五加皮为之使。

  陶隐居云：今庐江及东间皆有之。叶状如枇杷叶。方用亦稀。**唐本注**云：叶似䔿草，凌冬不凋。以叶细者为良，关中者好。为疗风邪丸散之要。其江山已南者，长大如枇杷叶，无气味，殊不任用。今医家不复用实。**臣禹锡等谨按**，蜀本云：终南斜谷近石处甚饶。今市人多以瓦韦为石韦，以石韦为石南，不可不审之。**药性论**云：石南，臣。主除热，恶小蓟，无毒。能添肾气，治软脚，烦闷疼，杀虫，能逐诸风。虽能养肾内，令人阴痿。

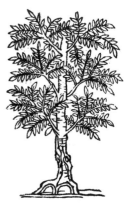

  图经曰 石南生华阴山谷，今南北皆有之。生于石上，株极有高大者。江湖间出，叶如枇杷叶，有小刺，陵冬不凋。春生白花成簇，秋结细红实。关陇间出者，叶似莽草，青黄色，背有紫点，雨多则并生，长及二三寸。根横细，紫色。无花实，叶至茂密。南北人多移以植庭宇间，阴翳可爱，不透日气。入药以关中叶细者良。二月、四月采叶，四月采实，阴干。《魏王花木记》曰：南方石南木，取皮中作鱼羹和之尤美。今不闻用之。下有楠材条，其木颇似石南，而更高大，叶差小，其材中梁柱，今医方亦稀用之。

  衍义曰 石南叶状如枇杷叶之小者，但背无毛，光而不皱。正二月间开花。冬有二叶为花苞，苞既开，中有十五余花，大小如椿花，甚细碎。每一苞约弹许大，成一球。一花六叶，一朵有七八球，淡白绿色，叶末微淡赤色。花既开，蕊满花，但见蕊，不见花。花才罢，去年绿叶尽脱落，渐生新叶。治肾衰脚弱最相宜。但京洛、河北、河东、山东颇少，人以此故少用。湖南北、江东西、二浙甚多，故多用。南实今医家绝可用。

  【点评】 石南名实情况比较复杂。陶弘景说："今庐江及东间皆有之，叶状如枇杷叶，方用亦稀。"《新修本草》说石南谓两种："叶似莽草，凌冬不凋。以叶细者为良，关中者好。为疗风邪丸散之要。其江山已南者，长大如枇杷叶，无气味，殊不任用。"值得注意的是，《蜀本草图经》提到："终南斜谷近石处甚饶。今市人多以瓦韦为石韦，以石韦为石南，不可不审之。"按，陶说石南"叶状如枇杷叶"，究竟是单说叶的形状，还是包括其他特征？不好判断。结合《蜀本草图经》说以石韦冒充石南，石韦叶背密布棕色孢子囊，与枇杷叶背面密生灰棕色绒毛有些类似，故推测这种石南的叶也应该是革质，而背面棕色，所以《植物释名札记》将其考定为杜鹃花科陇蜀杜鹃 *Rhododendron przewalskii*，叶革质，背面被锈色的毛，亦名金背枇杷。

但宋以来主流品种则另是一种，如《本草衍义》所说："石南，叶状如枇杷叶之小者，但背无毛，光而不皱。正、二月间开花。冬有二叶为花苞，苞既开，中有十五余花，大小如椿花，甚细碎。每一苞约弹许大，成一球。一花六叶，一朵有七、八球，淡白绿色，叶末微淡赤色。花既开，蕊满花，但见蕊，不见花。花才罢，去年绿叶尽脱落，渐生新叶。治肾衰脚弱最相宜。"此段所言即蔷薇科植物石南 *Photinia serrulata*。《本草图经》所绘道州石南，接近于同属小叶石南 *Photinia parvifolia*。

木天蓼　味辛，温，有小毒。主癥结积聚，风劳虚冷。生山谷中。

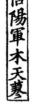

唐本注云：作藤蔓，叶似柘，花白，子如枣许，无定形，中瓤似茄子，味辛，啖之以当姜、蓼。其苗藤，切，以酒浸服，或以酿酒，去风冷癥癖，大效。所在皆有，今出安州、申州。**今按**，陈藏器本草云：木天蓼，今时所用出凤州。树高如冬青，不凋，出深山。人云多服损寿，以其逐风损气故也。不当以藤天蓼为注，既云木蓼，岂更藤生？自有藤蓼尔。唐本先附。**臣禹锡等谨按**，**药性论**云：天蓼子，使，味苦、辛，微热，无毒。能治中贼风，口面㖞斜，主冷痃癖气块，女子虚劳。

图经曰　木天蓼味辛，温，有小毒。主癥结积聚，风劳虚冷。生山谷中，木高二三丈，三月、四月开花，似柘花。五月采子，子作球形似苘。其球子可藏，作果啖之，亦治诸冷气。苏恭云作藤蔓生者，自是藤天蓼也。又有一种小天蓼，生天目山、四明山，木如栀子，冬不凋。然则天蓼有三种，虽其状不同，而体疗甚相似也。

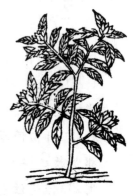

【圣惠方】　治风，立有奇效。用木天蓼一斤，去皮，细剉，以生绢袋盛，好酒二斗浸之，春夏一七日、秋冬二七日后开。每空心、日午、初夜各温饮一盏。老幼临时加减。若长服，日只每朝一盏。

【点评】《本草纲目》"集解"项李时珍说："其子可为烛，其芽可食。故陆玑云：木蓼为烛，明如胡麻。薛田《咏蜀》诗有'地丁叶嫩和岚采，天蓼芽新入粉煎'之句。"通常根据《本草图经》所绘信阳军木天蓼，将其原植物考订为猕猴桃科木天蓼 Actinidia polygama。

黄环

黄环　味苦，平，有毒。主蛊毒鬼疰鬼魅，邪气在脏中，除咳逆寒热。一名凌泉、一名大就。生蜀郡山谷。三月采根，阴干。鸢尾为之使，恶茯苓、防己。

陶隐居云：似防己，亦作车辐理解。《蜀都赋》云"青珠黄环"者，或云是大戟花，定非也。用甚稀，市人鲜有识者。唐本注云：此物襄阳、巴西人谓之就葛，作藤生，根亦葛类。所云"似防己，作车辐解"者近之。人取葛根，误得食之，吐痢不止，用土浆解乃差，此真黄环也。余处亦稀，惟襄阳大有。本经用根，今云大戟花非也。其子作角生，似皂荚。花、实与葛同时矣。今园庭种之，大者茎径六七寸，所在有之，谓其子名狼跋子。今太常科剑南来者，乃鸡屎葛根，非也。臣禹锡等谨按，药性论云：黄环，使，恶干姜，大寒，有小毒。治上气急，寒热及百邪。

【点评】黄环的名实历代说法不一，狼跋子条《新修本草》云："此今京下呼黄环子为之，亦谓度谷，一名就葛。陶云出交广，今交广送入太常正是黄环子，非余物尔。"此描述近于防己科植物千金藤 Stephania japonica 之类。至于《新修本草》提到的"鸡屎葛根"，则似为豆科紫藤 Wisteria sinensis 之类。沈括认为黄环即是紫藤，《梦溪笔谈》云："黄镮即今之朱藤也，天下皆有。叶如槐，其花穗悬，紫色，如葛花，可作菜食，火不熟亦有小毒；京师人家园圃中作大架种之，谓之紫藤花者是也。实如皂荚，《蜀都赋》所谓青珠黄镮者，黄镮即此藤之根也。古今皆种以为亭槛之饰。今人采其茎，于槐干上接之，伪为矮槐。其根入药用，能吐人。"此皆聊备一说，未为定论。

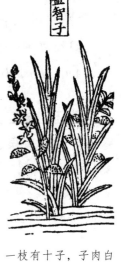

益智子　味辛，温，无毒。主遗精虚漏，小便余沥，益气安神，补不足，安三焦，调诸气。夜多小便者，取二十四枚碎，入盐同煎服，有奇验。按，《山海经》云：生昆仑国。今附。

臣禹锡等谨按，陈藏器云：止呕哕。《广志》云：叶似蘘荷，长丈余。其根上有小枝，高八九尺，无叶萼。子丛生，大如枣。中瓣黑，皮白，核小者名益智。含之摄涎秽。出交趾。

图经曰　益智子生昆仑国，今岭南州郡往往有之。叶似蘘荷，长丈余，其根傍生小枝，高七八寸，无叶，花萼作穗生其上，如枣许大。皮白，中人黑，人细者佳。含之摄涎唾。采无时。卢循为广州刺史，遗刘裕益智粽，裕答以续命汤，是此也。

【齐民要术云　益智子，㮯涎秽。

顾微广州记云　益智，叶如蘘荷，茎如竹箭，子从心出。一枝有十子，子肉白滑，四破去之，或外皮蜜煮为粽，味辛。

【点评】不解益智因何得名，《广群芳谱》引《东坡杂记》云："海南产益智，花实皆作长穗，而分为三节，其实熟否，以候岁之丰凶。其下节以候早禾，中上亦如之。大凶之岁则皆不实，盖罕有三节并熟者。其为药治气止水，而无益于智，智岂求之于药，其得此名者，岂以知岁耶。"此为附会之说，盖不足为据。

益智是南方植物，魏晋以来岭南各种异物志、地志多有记载，《齐民要术》卷10"五谷果蓏菜茹非中国物产者"益智条共引录四种文献，《广志》云："益智，叶似蘘荷，长丈余。其根上有小枝，高八九寸，无华萼，其子丛生著之，大如枣，肉瓣黑，皮白。核小者，曰益智，含之隔涎减。出万寿，亦生交阯。"《南方草物状》云："益智，子如笔毫，长七八分。二月花色，仍连著实，五六月熟。味辛，杂五味中，芬芳。亦可盐曝。"《异物志》云："益智，类薏苡，实长寸许，如枳棋子。味辛辣，饮酒食之佳。"《广州记》云："益智，叶如蘘荷，茎如竹箭。子从心中出，一枚有十子。子内白滑，四破去之，取外皮，蜜煮为糁，味辛。"以上文献中的益智皆是姜科山姜属植物益智 *Alpinia oxyphylla*，此无可质疑。其中《广志》提到"含之隔涎秽"，是后世以此物作收敛固摄之品的滥觞。

益智作为药物正式载入本草，始于《本草拾遗》，而此前《本草经集注》《新修本草》皆已提到此物，陈藏器谓其"止呕哕"，《开宝本草》新增功效云："益智子，味辛温，无毒。主遗精虚漏，小便余沥。益气安神，补不足，安三焦，调诸气。夜多小便者，取二十四枚碎，入盐同煎，服有奇验。"

溲音搜**疏　味辛、苦，寒、微寒，无毒。主身皮肤中热，除邪气，止遗溺，**通利水道，除胃中热，下气。**可作浴汤。**一名巨骨。生熊耳川谷及田野故丘墟地。四月采。漏芦为之使。

陶隐居云：李云"溲疏一名杨栌，一名牡荆，一名空疏。皮白中空，时时有节。子似枸杞子，冬月熟，色赤，味甘苦。末代乃无识者，此实真也，非人篱援之杨栌也。"李当之此说，于论牡荆，乃不为大乖，而滥引溲疏，恐斯误矣。又云：溲疏与空疏亦不同。掘耳疑应作熊耳，熊耳，山名，都无掘耳之号。唐本注云：溲疏，形似空疏，树高丈许，白皮。其子八九月熟，色赤，似枸杞子，味苦，必两两相并，与空疏不同。空疏一名杨栌子，为荚，不似溲疏。今注：溲疏、枸杞，虽则相似，然溲疏有刺，枸杞无刺，以此为别尔。臣禹锡等谨按，药性论云：溲疏，使。

图经　文具枸杞条下。

鼠李　主寒热，瘰疬疮。

其皮　味苦，微寒，无毒。主除身皮热毒。一名牛李、一名鼠梓、一名裨音卑。生田野，采无时。

唐本注云：此药一名赵李，一名皂李，一名乌槎。树皮主诸疮，寒热毒痹。子主牛马六畜疮中虫，或生捣傅之，或和脂涂，皆效。子味苦，采取日干，九蒸。酒渍服三合，日再，能下血及碎肉，除疝瘕积冷气，大良。皮、子俱有小毒。臣禹锡等谨按，日华子云：味苦，凉，微毒。治水肿。皮主风痹。

图经曰　鼠李即乌巢子也。本经不载所出州土，但云生田野，今蜀川多有之。枝叶如李，子实若五味子，色堅黑，其汁紫色，味甘苦，实熟时采，日干。九蒸，酒渍服，能下血。其皮采无时。一名生李。刘禹锡《传信方》主大人口中疳疮并发背，万不失一。

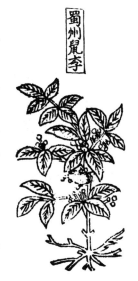

蜀州鼠李

用山李子根，亦名牛李子，蔷薇根野外者佳，各细切五升，以水五大斗，煎至半日已来，汁浓，即于银、铜器中盛之，重汤煎至一二升，看稍稠，即于瓷瓶子中盛。少少温含咽之，必差。忌酱、醋、油腻、热面，大约不宜食肉。如患发背，重汤煎令极稠，和如膏，以帛涂之疮上，神效。襄州军事柳岸妻窦氏患口疮十五年，齿尽落，龈亦断坏，不可近，用此方遂差。

【食疗云】　微寒。主腹胀满。其根有毒，煮浓汁含之治䘌齿，并疳虫蚀人脊骨者，可煮浓汁灌之良。其肉，主胀满谷胀，和面作饼子，空心食之，少时当泻。其煮根汁，亦空心服一盏，治脊骨疳。

衍义曰　鼠李即牛李子也。木高七八尺，叶如李，但狭而不泽。子于条上四边生，熟则紫黑色，生则青。叶至秋则落，子尚在枝。是处皆有，故经不言所出处。今关陕及湖南、江南北甚多。木皮与子两用。

【点评】鼠李别名甚多，《本草纲目》"释名"项李时珍说："鼠李方音为亦作楮李，未详名义。可以染绿，故俗称皂李及乌巢。巢、槎、赵，皆皂子之音讹也。"此即鼠李科植物鼠李 *Rhamnus utilis* 及同属近缘物种。《救荒本草》女儿茶条云："女儿茶，一名牛李子、一名牛筋子。生田野中。科条高五六尺，叶似郁李子叶而长大，稍尖，叶色光滑，又似白棠子叶，而色微黄绿，结子如豌豆大，生则青，熟则黑茶褐色。其叶味淡、微苦。"所言亦即此种。

椰子皮　味苦，平，无毒。止血，疗鼻衄，吐逆霍乱，煮汁服之。

壳中肉　益气去风。

浆　服之主消渴，涂头益发令黑。生安南。树如棕榈，子壳可为器。《交州记》曰：椰子中有浆，饮之得醉。今附。

臣禹锡等谨按，日华子云：皮入药炙用。

图经曰　椰子出安南，今岭南州郡皆有之。木似桄榔无枝条，高数丈，叶在木末如束蒲，实大如瓠，垂于枝间，如挂物。实外有粗皮，如棕包；次有壳，圆而且坚；里有肤至白如猪肪，厚半寸许，味亦似胡桃；肤里有浆四五合如乳，饮之冷而氛

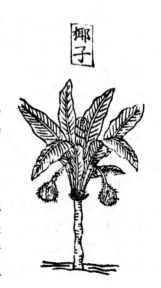

醮。人多取壳为器，甚佳。不拘时月采其根皮用。南人取其肉，糖饴渍之，寄至北中作果，味甚佳也。

【陈藏器】 理水。《广志》曰，汁有余清如水，美如蜜，可食之。

海药云 谨按，《交州记》云：生南海，状若海棕。实名椰子，大如碗许大，外有粗皮，如大腹子、豆蔻之类。内有浆似酒，饮之不醉。主消渴，吐血，水肿，去风热。云南者亦好。武侯讨云南时，并令将士剪除椰树，不令小邦有此异物。多食动气也。

衍义曰 椰子开之有汁如乳，极甘香，自别是一种气味。中又有一块瓢，形如瓜蒌，上有细垅起，亦白色，但微虚，纹若妇人裙褶，其味如其汁。又，着壳一重白肉，剥取之，皆可与瓢、糖煎为果汁，色如白酒，其味如瓢。然谓之酒者，好事者当日强名之。取其壳为酒器，如酒中有毒，则酒沸起。今人皆漆其里，则全失用椰子之意。

【点评】椰子是南方热带物种，中原罕见。《本草纲目》"集解"项李时珍说："椰子乃果中之大者。其树初栽时，用盐置根下则易发。木至斗大方结实，大者三四围，高五六丈，木似桄榔、槟榔之属，通身无枝。其叶在木顶，长四五尺，直耸指天，状如棕榈，势如凤尾。二月着花成穗，出于叶间，长二三尺，大如五斗器。仍连着实，一穗数枚，小者如栝楼，大者如寒瓜，长七八寸，径四五寸，悬着树端。六七月熟，有粗皮包之。皮内有核，圆而黑润，甚坚硬，厚二三分。壳内有白肉瓢如凝雪，味甘美如牛乳。瓢肉空处，有浆数合，钻蒂倾出，清美如酒。若久者，则混浊不佳矣。"此段所述即棕榈科植物椰子 *Cocos nucifera*。

枳音止棋音矩 味甘，平，无毒。主头风，小腹拘急。一名木蜜。其木皮，温，无毒。主五痔，和五脏。以木为屋，屋中酒则味薄，此亦奇物。

唐本注云：其树径尺，木名白石，叶如桑柘。其子作房似珊瑚，核在其端，人皆食之。唐本先附。**臣禹锡等谨按，蜀本**云：字或单作枸（音矩），云木名，出蜀，近酒能薄酒味，江南人呼谓之木蜜也。

图经 文具接骨木条下。

【食疗云 多食发蚘虫。昔有南人修舍用此，误有一片落在酒瓮中，其酒化为水味。

荆楚岁时记云　《诗》有枳椇。《广雅》枳椇实如珊瑚，十一月采，是白石木子，山中多有之。盐荷裹一冬储备，又以辟虫毒。

【点评】 此即鼠李科植物枳椇 *Hovenia acerba* 及北枳椇 *Hovenia dulcis*。浆果状核果近球形，成熟时黄褐色或棕褐色，果序轴明显膨大，食用者为膨大的果序轴。《救荒本草》载其名拐枣，有云："叶似楮叶而无花叉，却更尖葰，面多纹脉，边有细锯齿，开淡黄花，结实状似生姜拐叉而细短，深茶褐色，故名拐枣。味甜。"《本草纲目》"集解"项李时珍说："枳椇木高三四丈，叶圆大如桑柘，夏月开花。枝头结实，如鸡爪形，长寸许，纽曲，开作二三歧，俨若鸡之足距。嫩时青色，经霜乃黄。嚼之味甘如蜜。每开歧尽处，结一二小子，状如蔓荆子，内有扁核赤色，如酸枣人形。飞鸟喜巢其上，故宋玉赋云：枳枸来巢。《曲礼》云：妇人之贽，椇、榛、脯修。即此也。盐藏荷裹，可以备冬储。"

小天蓼　味甘，温，无毒。主一切风虚羸冷，手足疼痹，无论老幼轻重，浸酒及煮汁服之十许日，觉皮肤间风出如虫行。生天目山、四明山。树如栀子，冬不凋，野兽食之。更有木天蓼，出山南，大树，今市人货之。云久服促寿，当是其逐风损气故也。本经有木天蓼，即是此也。苏注云：藤生，子辛。与木又异，应是复有藤天蓼。江淮南山间，有木天蓼，作藤著树，叶如梨，光而薄，子如枣，辛、甘。大主风血羸痹，腰脚疼冷。取皮酿酒，即是苏引为天蓼注者。夫如是，则有三天蓼，俱能逐风，其中优劣，小者最为胜。今附。

图经　文具木天蓼条下。

小檗　味苦，大寒，无毒。主口疮疳䘌，杀诸虫，去心腹中热气。一名山石榴。

唐本注云：其树枝叶与石榴无别，但花异，子细黑圆如牛李子尔。生山石间，所在皆有，襄阳岘山东者为良。陶于檗木附见二种，其一是此。陶云皮黄，其树乃皮白。今太常所贮乃叶多刺者，名白刺檗，非小檗也。**今注**：陈藏器本草云：凡是檗木皆皮黄，今既不黄，而自然非檗。小檗如石榴，皮黄，子赤如枸杞子，两头尖，人剉枝以染黄。若云子黑而圆，恐是别物，非小檗也。唐本先附。

图经　文具檗木条下。

【点评】此处"小檗"即小檗科植物小檗 *Berberis thunbergii* 及同属近缘物种。

莢蒾音迷　味甘、苦，平，无毒。主三虫，下气消谷。

唐本注云：叶似木槿及似榆，作小树，其子如溲疏，两两相并，四四相对，而色赤味甘。煮树枝汁和作粥，甚美，以饲小儿杀蛔虫。不入方用。陆机《草木疏》名击迷，一名羿先。盖檀、榆之类也。所在山谷有之。**今按**，陈藏器本草云：莢蒾，主六畜疮中蛆，煮汁作粥灌之，蛆立出。皮堪为索。生北土山林间。唐本先附。

紫荆木　味苦，平，无毒。主破宿血，下五淋，浓煮服之。今人多于庭院间种者，花艳可爱。今附。

臣禹锡等谨按，陈藏器云：紫珠，寒。主解诸毒物，痈疽喉痹，飞尸蛊毒，肿下瘘，蛇虺、虫、蚕、狂犬等毒，并煮汁服。亦煮汁洗疮肿，除血长肤。一名紫荆。树似黄荆，叶小无桠，非田氏之荆也。至秋子熟，正紫，圆如小珠。生江东，林泽间有之。**日华子**云：紫荆木，通小肠。皮、梗同用，花功用亦同。

图经曰　紫荆旧不著所生州郡，今处处有之，人多于庭院间种植。木似黄荆，叶小无桠，花深紫可爱，或云田氏之荆也。至秋子熟，如小珠，名紫珠。江东林泽间尤多。

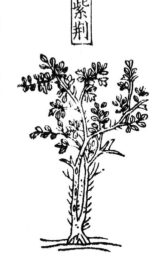

衍义曰　紫荆木春开紫花，甚细碎，共作朵生，出无常处，或生于木身之上，或附根土之下，直出花。花罢叶出，光紧，微圆。园圃间多植之。

【点评】从《本草衍义》的描述看，紫荆为豆科紫荆属植物紫荆 *Cercis chinensis* 之类，毫无问题。《嘉祐本草》将《本草拾遗》紫珠并在紫荆条下。按，豆科紫荆当是荚果，种子甚小，与陈藏器说"圆如小珠"不符；若按照"树似黄荆，叶小无桠"推断，《本草拾遗》的紫珠，或是马鞭草科紫珠属植物如紫珠 *Callicarpa bodinieri* 之类。

又值得注意的是，《本草拾遗》谓"非田氏之荆也"，《本草图经》则说"或云田氏之荆也"。据《太平御览》卷421引《续齐谐记》云："田真兄弟三人，家巨富，而殊不睦。忽共议分财，金银珍物各以斛量。四业生资平均如一，惟堂前一株紫荆树，花叶美茂，共议欲破为三，人各一分，待明就截之。尔夕，树即枯死，状火燃，叶萎枝摧，根茎焦悴。真至，携门而往之，大惊，谓语弟曰：树本同株，闻当分析，所以焦悴，是人不如树木也。因悲不自胜，便不复解树。树应声遂更青翠，华色繁美。兄弟相感，更合财产，遂成纯孝之门。真以汉成帝时为太中大夫。"此即"田氏之荆"，如李白诗："田氏仓卒骨肉分，青天白日摧紫荆。"从故事描述，看不出这种紫荆是豆科紫荆还是马鞭草科紫珠。

除了紫珠、紫荆相混淆，宋代千屈菜科植物紫薇 *Lagerstroemia indica* 也俗称为紫荆。如《老学庵笔记》卷3云："僧行持，明州人，有高行而喜滑稽。尝在余姚法性，贫甚，有颂曰：大树大皮裹，小树小皮缠。庭前紫荆树，无皮也过年。"紫薇树皮极其平滑，看似无皮，所以俗称"无皮树"，诗中说紫荆树"无皮也过年"，显然是指紫薇而言。

紫真檀 味咸，微寒。主恶毒，风毒。

陶隐居云：俗人磨以涂风毒诸肿亦效，然不及青木香。又主金疮止血，亦疗淋用之。

唐本注云：此物出昆仑盘盘国也。虽不生中华，人间遍有之也。**臣禹锡等谨按**，日华子云：紫真檀无毒。

【陈藏器云 檀树如檀，出海南。本功外，心腹痛，霍乱，中恶，鬼气，杀虫。

外台秘要 止血、止痛至妙。凡裹缚疮，用故布帛，不宽不急，如系衣带即好。

千金方 治一切肿：以紫檀细碎，大醋和傅肿上。

梅师方　治金疮止血：急刮真紫檀末，傅之。

乌臼木根皮　味苦，微温，有毒。主暴水，癥结积聚。生山南平泽。

唐本注云：树高数仞，叶似梨、杏，花黄白，子黑色。**今按**，陈藏器本草云：乌臼叶好染皂。子多取压为油，涂头令黑变白，为灯极明。服一合，令人下痢，去阴下水。唐本先附。**臣禹锡等谨按**，日华子云：乌臼根皮，凉。治头风，通大小便。以慢火炙令脂汁尽，黄干后用。**又云**：子，凉，无毒。压汁梳头可染发，炒作汤下水气。

【斗门方】　治大便不通：用乌臼木方停一寸来，劈破，以水煎取小半盏，服之立通。不用多吃。其功神圣，兼能取水。

衍义曰　乌臼叶如小杏叶，但微薄而绿色差淡。子，八九月熟，初青后黑，分为三瓣。取子出油，然灯及染发。

【点评】《本草纲目》"集解"项李时珍说："南方平泽甚多。今江西人种植，采子蒸煮，取脂浇烛货之。子上皮脂，胜于仁也。"此即大戟科植物乌桕 *Sapium sebiferum*，其果实含有蜡质和液状油脂，可以供食用，亦可作烛照明，如胡寅《上元寄向令丰之》有句："官松有明不敢斫，乌桕作烛供清愁。"

南藤　味辛，温，无毒。主风血，补衰老，起阳，强腰脚，除痹，变白，逐冷气，排风邪。亦煮汁服，亦浸酒，冬月用之。生依南树，故号南藤。茎如马鞭有节，紫褐色。一名丁公藤。生南山山谷。

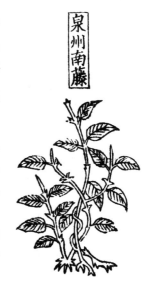

泉州南藤

《南史》：解叔谦，雁门人，母有疾，夜于庭中稽颡祈告，闻空中云：得丁公藤治即差。访医及本草皆无。至宜都山中，见一翁伐木，云是丁公藤，疗风。乃拜泣求得之及渍酒法，受毕，失翁所在。母疾遂愈。今附。

图经曰　南藤即丁公藤也。生南山山谷，今出泉州、荣州。生依南木，故名南藤。苗如马鞭有节，紫褐色，叶如杏叶而尖。采无时。此下又有千金藤云：“生北地者根大如指，色黑似漆。生南土者，黄赤如细辛。”又有榼藤子，生广南山林间，木如通草藤，三年方熟，紫黑色。一名象豆。今医家并稀用，故但附于其类。

【陈藏器云　气味辛烈，亦磨服之。变白不老。出蓝田。八月采，日干用。

【点评】南藤即丁公藤，为胡椒科植物石南藤 *Piper wallichii*，善于治风，《本草纲目》“发明”项说：“近俗医治诸风，以南藤和诸药熬膏市之，号南藤膏。白花蛇喜食其叶，故治诸风尤捷。”晚近则有丁公藤药酒，用治风湿腰腿疼痛。

盐麸子　味酸，微寒，无毒。除痰饮瘴疟，喉中热结喉痹，止渴，解酒毒黄疸，飞尸蛊毒，天行寒热，痰嗽，变白，生毛发。取子干捣为末食之，岭南人将以防瘴。

树白皮　主破血，止血，蛊毒，血痢，杀蛔蛊。并煎服之。

根白皮　主酒疸。捣碎，米泔浸一宿，平旦空腹温服一二升。

叶如椿，生吴、蜀山谷。子秋熟为穗，粒如小豆，上有盐似雪，食之酸咸止渴。一名叛奴盐。今附。

臣禹锡等谨按，陈藏器云：子主头风白屑，效。日华子云：盐麸叶上球子，治中蛊毒、毒药，消酒毒。根用并同。

【陈藏器云　蜀人为之酸桶。《博物志》云：酸桶，七月出穗，蜀人谓之主音，穗上有盐著，可为羹，亦谓之酢桶矣。吴人谓之为盐也。

【点评】盐肤木是漆树科盐肤木 *Rhus chinensis* 及同属近缘植物，茎叶上有盐腺，能分泌离子和矿物质，水分挥发后析出结晶状的盐，也称为“木盐”，此即《开宝本草》说“上有盐似雪，食之酸咸止渴，一名叛奴盐”者。《通志》云：“其实秋熟，为穗，着粒如小豆。其上有盐如雪，可以调羹，戎人亦用此，谓之木盐，故有叛奴盐之名。”

杉材　微温，无毒。主疗漆疮。

陶隐居云：削作柿^①煮，以洗漆疮，无不即差。又有鼠查，生去地高尺余许，煮以洗漆多差。又有漆姑，叶细细，多生石边，亦疗漆疮。其鸡子及蟹，并是旧方。**唐本注云**：杉材木，水煮汁，浸捋脚气肿满。服之疗心腹胀痛，去恶气。其鼠查、漆姑有别功，列出下品。**臣禹锡等谨按，日华子云**：味辛。治风毒，贲豚，霍乱，止气。并煎汤服并淋洗，须是油杉及臭者良。

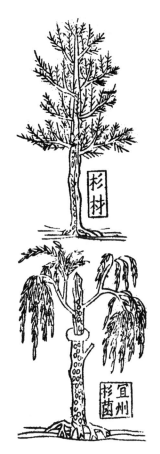

图经曰　杉材旧不载所出州土，今南中深山中多有之。木类松而劲直，叶附枝生，若刺针。《尔雅》云"柀（音彼），煔（与杉同）"，郭璞注云："煔似松，生江南。可以为船及棺材，作柱埋之不腐也。"又人家常用作桶板，甚耐水。医师取其节煮汁，浸捋脚气，殊效。唐柳柳州纂《救三死方》云：元和十二年二月得脚气，夜半痞绝，胁有块，大如石，且死，因大寒不知人三日，家人号哭。荥阳郑洵美传杉木汤，服半食顷，大下，三下气通块散。杉木节一大升，橘叶切一大升，北地无叶，可以皮代之，大腹槟榔七枚合子碎之，童子小便三大升，共煮取一大升半，分两服。若一服得快利，即停后服。已前三死，真死矣，会有救者，皆得不死。恐他人不幸有类余病，故传焉。又，杉菌，出宜州，生积年杉木上，若菌状。云：味苦，性微温。主心脾气疼及暴心痛。采无时。

【斗门方】治霍乱：用黄杉木劈开作片一握，以水浓煎一盏，服之，差。

衍义曰　杉，其干端直，大抵如松，冬不凋，但叶阔成枝。庐山有万杉寺，即此杉也。作屑煮汁，浸洗脚气肿满。今处处有。

【点评】《本草纲目》"集解"项李时珍说："杉木叶硬，微扁如刺，结实如枫实。江南人以惊蛰前后取枝插种，出倭国者谓之倭木，并不及蜀、黔诸峒所产者尤良。其木有赤、白二种，赤杉实而多油，白杉虚而干燥。有斑纹如雉者，谓之野鸡斑，作棺尤贵。其木不生白蚁，烧灰最发火药。"此即杉科植物杉木 Cun-

---

① 柿：底本作"柿"，据刘甲本改。按，"柿"也是"柿"的俗字，但此处指斫木削下的零碎木片，正写当作"柿"，音"废"。

ninghamia lanceolata，为常见树种。

接骨木　味甘、苦，平，无毒。主折伤，续筋骨，除风痒，齲齿，可作浴汤。

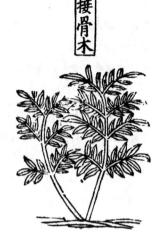

唐本注云：叶如陆英，花亦相似，但作树高一二丈许，木轻虚无心，斫枝插便生，人家亦种之。一名木蒴藋。所在皆有之。唐本先附。**臣禹锡等谨按，陈藏器**云：接骨木，有小毒。根皮主痰饮，下水肿及痰疟。煮服之，当痢下及吐，不可多服。叶主疟。小儿服三叶，大人服七叶，并生捣绞汁服，得吐为度。本经云无毒，误也。

图经曰　接骨木旧不著所出州土，今近京皆有之。木高一二丈许。花叶都类陆英、水芹辈，故一名木蒴藋。其木轻虚无心，斫枝插土便生，人家亦种之。叶主疟，研绞其汁饮之，得吐乃差。大人七叶，小儿三叶，不可过多也。又上[①]有枳椇条云："其木径尺，木名白石，叶如桑柘，其子作房似珊瑚，核在其端，人多食之。"即《诗·小雅》所谓"南山有枸"是也。陆机云："枸，枝枸也。木似白杨，所在山中皆有，枝枸不直，啖之甘美如饴。八九月熟，谓之木蜜。本从南方来。能败酒，若以为屋柱，则一屋之酒皆薄。"

【产书云　治产后心闷，手脚烦热，气力欲绝，血运连心头硬，及寒热不禁：接骨木破之如算子一握，以水一升，煎取半升，分温两服。或小便数，恶血不止，服之即差。此木煮之三遍，其力一般。此是起死人方。

【**点评**】接骨木因功用"主折伤，续筋骨"得名，其原植物为忍冬科接骨木属植物接骨木 *Sambucus williamsii*。《本草新编》云："有小毒，入骨节，专续筋接骨，易起死回生。折伤吞酒，风痒汤浴。只用之以接续骨节，产前产后皆不用。存之以备折伤之需。生接骨木独用之，接骨固奇。然用之生血、活血药中，其接骨尤奇。但宜生用为佳，至干木用之，其力减半，炒用又减半也。盖取其生气则神而已矣。"

枫[音风]柳皮　味辛，大热，有毒。主风，齲齿痛。出原州。

---

① 上：刘甲本作"下"。

唐本注云：叶似槐，茎赤根黄，子六月熟，绿色而细。剥取茎皮用之。唐本先附。

【陈藏器云】 性涩。止水痢。苏云"下水肿"，肿非涩药所治有殊，苏为误矣。又云有毒，转明其谬，水煎止痢为最。

梅师方 治中热游及火烧，除外痛：以柳白皮，烧为末傅之。兼治炙疮亦同，妙。

斗门方 治白虎风，所患不以，积年久治无效，痛不可忍者：用脑、麝不限多少，细剉焙干。浸酒常服，以醉为度，即差。今之寄生枫树上者方堪用，其叶亦可制砒霜粉，尤妙矣。

【点评】《本草拾遗》说："苏云下水肿，肿非涩药所治有殊，苏为误矣。"这是针对《新修本草》的言论，据本书卷12枫香脂条《新修本草》云："其树皮，味辛，平，有小毒。主水肿，下水气，煮汁用之。"由此可知，陈藏器认为，枫柳皮即是枫香树的树皮。《本草纲目》不同意陈藏器的意见，枫柳皮条"集解"项说："按《斗门方》言即今枫树上寄生，其叶亦可制粉霜，此说是也。若是枫树，则处处甚多，何必专出原州耶。"

赤爪侧绞切木 味苦，寒，无毒。主水痢，风头身痒。生平陆，所在有之。

实 味酸，冷，无毒。汁服，主水痢，沐头及洗身上疮痒。一名羊棣、一名鼠查。

唐本注云：小树生，高五六尺，叶似香荣，子似虎掌爪，大如小林檎，赤色。出山南申、安、随等州。唐本先附。

【陈藏器云】 陶注于松条中"鼠查一名羊棣，即赤爪也，煮汁洗漆疮效"。《尔雅》云"栜，其实棣"，有棣草，自裹其子房生为棣。又爪木一名羊棣，一名鼠查棣，此乃名同耳。棣以小查而赤，人食之。生高原。

【点评】检《本草经集注》松条并没有文字涉及鼠查，杉材条陶注云："又有鼠查，生去地高尺余许，煮以洗漆多差。"故此条陈藏器云"陶注于松条"，当为"陶注于杉条"之讹。

桦木皮 味苦，平，无毒。主诸黄疸，浓煮汁饮之良。堪为烛者，木似山桃，取脂烧辟鬼。今附。

臣禹锡等谨按，陈藏器云：晋中书令王珉《伤寒身验方》中作"槿"字。浓煮汁冷饮，主伤寒时行，热毒疮特良。今之豌豆疮也。

【灵苑方】 治乳痈，痈初发肿痛，结硬欲破脓：令一服差。以北来真桦皮，无灰酒服方寸匕，就之卧，及觉已差。

衍义曰 桦木皮烧为黑灰，合他药治肺风毒。及取皮上有紫黑花匀者，裹鞍、弓、镫。

【点评】《嘉祐本草》引陈藏器谓王珉《伤寒身验方》"桦"字写作"槿"。《本草纲目》"释名"项说："画工以皮烧烟熏纸，作古画字，故名槿，俗省作桦字也。"

榼藤子 味涩、甘，平，无毒。主蛊毒，五痔，喉痹及小儿脱肛，血痢，并烧灰服。泻血宜服一枚，以刀剜内瓤，熬研为散，空腹热酒调二钱，不过三服必效。又宜入澡豆，善除黔黯。其壳用贮丹药，经载不坏。按，《广州记》云：生广南山林间，树如通草藤也。三年方始熟，紫黑色。一名象豆。今附。

臣禹锡等谨按，日华子云：治飞尸，入药炙用。

图经 文具南藤条下。

衍义曰 榼藤子紫黑色，微光，大一二寸，圆偏。治五痔有功，烧成黑灰，微存性，米饮调服。人多剔去肉作药瓢，垂腰间。

榧音匪实 味甘，无毒。主五痔，去三虫，蛊毒鬼疰。生永昌。

陶隐居云：今出东阳诸郡。食其子，疗寸白虫。**唐本注云：**此物是虫部中彼子也。《尔雅》云"柀，杉也"。其树大连抱，高数仞，叶似杉，其木如柏，作松理，肌细软，堪为器用也。**今注：**彼子与此殊类，既未知所用，退入有名无用。**臣禹锡等谨按，孟诜云：**平。多食一二升佳，不发病，令人能食消谷，助筋骨，行荣卫，明目轻身。

【食疗云】 治寸白虫：日食七颗，七日满，其虫皆化为水。

外台秘要 治白虫：榧子一百枚，去皮，只然啖之，能食尽佳；不然，啖五十枚亦得，经宿虫消下。

衍义曰 榧实大如橄榄，壳色紫褐而脆，其中子有一重粗黑衣，其人黄白色，嚼久渐甘美。五痔人常如果食之愈，过多则滑肠。

【**点评**】《新修本草》谓榧实即是《本草经》有名未用之"彼子"。《本草纲目》采纳其说，将彼子合并入榧实条，李时珍在"校正"项说："《别录》木部有榧实，又有柀华，《神农本草》鱼虫部有彼子，宋《开宝本草》退彼子入有名未用。今据苏恭之说，合并于下。"按，柀华载于《名医别录》有名无用，《本草拾遗》云："柀树似杉，子如槟榔，食之肥美。主痔，杀虫。春华，并与本经相会。本经虫部云彼子，苏注云彼字合从木。《尔雅》云彼，一名柀，陶复于果部重出柀，此即是其华也。"

《本草纲目》"集解"项云："榧生深山中，人呼为野杉。按罗愿《尔雅翼》云：柀似杉而异于杉。彼有美实而木有文采，其木似桐而叶似杉，绝难长。木有牝牡，牡者华而牝者实。冬月开黄圆花，结实大小如枣。其核长如橄榄核，有尖者、不尖者，无棱而壳薄，黄白色。其人可生噉，亦可焙收。以小而心实者为佳，一树不下数十斛。陶氏不识柀子，惟苏恭能辨为一物也。"根据其说，此"榧"即红豆杉科植物香榧 *Torreya grandis*。

栾荆　味辛、苦，温，有小毒。主大风，头面手足诸风，癫痫狂痉，湿痹寒冷疼痛。俗方大用之，而本草不载，亦无别名，但有栾花，功用又别，非此花也。

唐本注云：按其茎叶都似石南，干亦反卷，经冬不死，叶上有细黑点者，真也，今雍州所用者是。而洛州乃用石荆当之，非也。唐本先附。**臣禹锡等谨按，药性论**云：栾荆子，君，恶石膏，味甘、辛，微热，无毒。能治四肢不遂，主通血脉，明目，益精光。决明为使。

图经曰　栾荆旧不著所出州郡，今生东海及淄州、汾州。性温，味苦，有小毒。苗叶主大风，头面手足诸风，癫狂痉痹冷病。苏恭云："茎叶都似石南，干亦自反，经冬不凋，叶上有细黑点者真也"。今诸郡所上者，枝茎白，叶小圆而青色，颇似榆叶而长，冬夏不枯。六月开花，花有紫、白二种，子似大麻，四月采苗

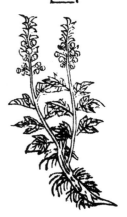
海州栾荆

叶，八月采子。与柏油同熬，涂驼畜疮疥或淋炸药中用之，亦名顽荆。

衍义曰　栾荆即前所谓牡荆也，不合更立此条。况本经元无栾荆，已具蔓荆实条中。

【点评】栾荆为《新修本草》新增，名实说法不一，《梦溪笔谈》云："栾有二种：树生，其实可作数珠者，谓之木栾，即本草栾花是也。丛生，可为杖棰者，谓之牡栾，又名黄荆，即本草牡荆是也。此两种之外，唐人补本草又有栾荆一条，遂与二栾相乱。栾花出《神农正经》，牡荆见于《前汉·郊祀志》，从来甚久。栾荆特出唐人新附，自是一物，非古人所谓栾荆也。"但从《本草图经》所绘海州栾荆图例来看，这种栾荆大约还是马鞭草科牡荆属的植物。

扶栘木皮　味苦，平，有小毒。去风血，脚气疼痹，踠损瘀血，痛不可忍。取白皮火炙，酒浸服之，和五木皮煮作汤，捋脚气疼肿，杀瘵^{陟玉切}虫风瘙。烧作灰置酒中，令味正，经时不败。生江南山谷。树大十数围，无风叶动，华反而后合。《诗》云"棠棣之华，偏其反而"，郑注云：棠棣，栘也，亦名栘杨。崔豹云：栘杨，圆叶弱蒂，微风大摇。_{新补。见陈藏器。}

木鳖子　味甘，温，无毒。主折伤，消结肿恶疮，生肌，止腰痛，除粉刺䵟黵，妇人乳痈，肛门肿痛。藤生。叶有五花，状如薯蓣，叶青色面光，花黄，其子似栝楼而极大，生青熟红，肉上有刺。其核似鳖，故以为名。出朗州及南中。七八月采之。_{今附。}

臣禹锡等谨按，日华子云：醋摩消酒毒。

图经云　木鳖子出朗州及南中，今湖、岭诸州，及杭、越、全、岳州亦有之。春生苗，作蔓，叶有五花，状如山芋，青色面光，四月生黄花，六月结实，似栝楼而极大，生青熟红，肉上有刺。其核似鳖，故以为名。每一实，其核三四十枚，八月、九月采。岭南人取嫩实及苗叶作茹蒸食之。

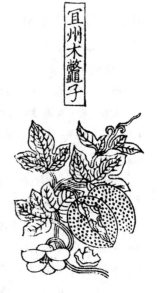

【**孙用和**　治痔方：以木鳖子三枚，去皮杵碎，砂盆内研如泥，以百沸汤一大碗，以上入盆器内，坐上熏之，至通手即洗，一日不过三二次。

衍义曰　木鳖子蔓生，岁一枯。叶如蒲桃，实如大栝楼，熟则红黄色，微有刺，不能刺人。今荆南之南皆有之。九月、十月熟，实中之子曰木鳖子。但根不死，春旋生苗，其子一头尖者为雄。凡植时，须雌雄相合，麻缕缠定。及其生也，则去其雄者，方结实。

【**点评**】《本草图经》绘有宜州木鳖子，《本草纲目》"集解"项李时珍说："木鳖核形扁礧砢，大如围棋子。其人青绿色，入药去油者。"此即葫芦科木鳖子 *Momordica cochinchinensis*。

按，马钱科植物马钱子 *Strychnos nuxvomica* 的种子被称为"番木鳖"，文献记载及使用中经常与木鳖子发生混淆。《本草纲目》引汪机说："按刘绩《霏雪录》云：木鳖子有毒，不可食。昔蓟门有人生二子，恣食成痞。其父得一方，以木鳖子煮猪肉食之。其幼子当夜、长子明日死。友人马文诚方书亦载此方。因著此为戒。"李时珍表示费解："南人取其苗及嫩实食之无恙，则其毒未应至此。或者与猪肉不相得，或犯他物而然，不可尽咎木鳖也。"《植物名实图考》则持慎重态度，有谓："《霏雪录》着其毒能杀人，俗传丐者用以毒狗；《本草纲目》所列诸方，宜慎用之。"按，马钱子所含士的宁有极强的神经系统毒性，此人所共知。木鳖子的种子外膜可食，宋僧正觉《投食山家》有句："秋羹木鳖有真味，午饭树鸡无俗膻。"但木鳖子种仁中的皂苷确有毒性。至于《本草正》言："木鳖子，有大毒，本草言其甘温无毒，谬也。今见毒狗者，能毙之于顷刻，使非大毒而有如是乎。人若食之，则中寒发噤，不可解救。"该记述是否将番木鳖误会为木鳖子，尚待确证。

药实根　味辛①，温，无毒。主邪气，诸痹疼酸，续绝伤，补骨

---

① 辛：底本作黑字《名医别录》文，据刘甲本改为《本草经》文。

髓。一名连木。生蜀郡山谷。采无时。

唐本注云：此药子也，当今盛用，胡名那绽，出通州、渝州。本经用根，恐误载根字。子，味辛，平，无毒。主破血，止痢，消肿，除蛊疰蛇毒。树生，叶似杏，花红白色，子肉味酸甘，用其核人。

图经　文具黄药条下。

【点评】《新修本草》谓药实根即是药子，故本卷黄药根条《本草图经》说："苏恭云'即药子也，用其核人，本经误载根字'，疑即黄药之实。"但本条《新修本草》云："本经用根，恐误载根字。"意思难通，疑有缺讹，本作"本经（不言）用根，恐误载根字"。

钓藤　微寒，无毒。主小儿寒热，十二惊痫。

陶隐居云：出建平。亦作吊藤字。惟疗小儿，不入余方。**唐本注**云：出梁州。叶细长，茎间有刺，若钓钩者是。**臣禹锡等谨按，蜀本**云：味苦。**药性论**云：钓藤，臣，味甘，平。能主小儿惊啼，瘈疭热拥。**日华子**云：治客忤胎风。

图经曰　钓藤本经不载所出州土，苏恭云"出梁州"，今亦兴元府有之。叶细茎长，节间有刺若钓钩。三月采。字或作吊。葛洪治小儿方多用之。其赤汤治卒得痫，用吊藤、甘草炙各二分，水五合，煮取二合。服如小枣大，日五、夜三。大良。又《广济》及《崔氏方》疗小儿惊痫诸汤饮，皆用吊藤皮。

衍义曰　钓藤中空，二经不言之。长八九尺，或一二丈者。湖南、北，江南，江西山中皆有。小人有以穴隙，闲致酒瓮中盗取酒，以气吸之，酒既出，涓涓不断。专治小儿惊热。

【点评】钓藤今多作"钩藤"，陶弘景注"亦作吊藤字"，由此知原本名"钓藤"，非笔误。《本草纲目》"释名"说："其刺曲如钓钩，故名。或作吊，从简耳。""集解"项又说："状如葡萄藤而有钩，紫色。古方多用皮，后世多用钩，取其力锐尔。"根据《本草图经》所绘兴元府钓藤图，其原植物为茜草科钩藤

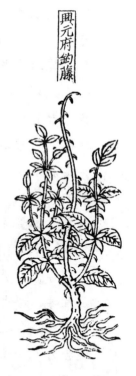

兴元府钓藤

Uncaria rhynchophylla，及同属近缘植物。钩藤叶腋有成对或单生的钩，钩尖向下弯曲，故有钩藤、双钩藤、莺爪风、鹰爪风等名称。钩藤所含2－氧代吲哚类生物碱为主要活性物质，在钩茎部位并没有特异性地增高，后世只以带钩的茎枝入药，完全是基于对外观形态的迷信。

栾华 **味苦，寒，无毒。主目痛泪出，伤眦，消目肿。生汉中川谷。五月采。**决明为之使。

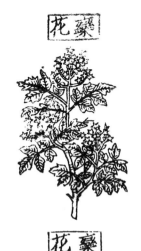

唐本注云：此树叶似木槿而薄细，花黄似槐而小长大，子壳似酸浆，其中有实如熟豌豆，圆黑坚硬，堪为数珠者是也。五月、六月花可收，南人取合黄连作煎，疗目赤烂，大效。花以染黄色，甚鲜好。

图经曰 栾华生汉中川谷，今南方及都下园圃中或有之。叶似木槿而薄细，花黄似槐而稍长大，子壳似酸浆，其中有实如熟豌豆，圆黑坚，堪为数珠者。五月采。其花亦可染黄，南人取以合黄连作煎，疗目赤烂，甚效。

衍义曰 栾华今长安山中亦有，其子即谓之木栾子，携至京都为数珠，未见其入药。

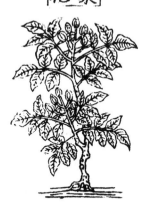

[点评]《救荒本草》云："木栾树，生密县山谷中。树高丈余，叶似楝叶而宽大，稍薄，开淡黄花，结薄壳，中有子，大如豌豆，乌黑色，人多摘取串作数珠。叶味淡甜。"此段即描述无患子科植物栾树*Koelreuteria paniculata*，其种子称为木栾子，可以串作念珠。

蔓椒 **味苦，温，无毒。主风寒湿痹，历节疼，除四肢厥气，膝痛。一名豕椒、一名猪椒、一名彘椒、一名狗椒。生云中川谷及丘冢间。采茎、根，煮酿酒。**

陶隐居云：山野处处有，俗呼为樛，似椒、榄（音党），小不香尔。一名豨椒。可以蒸病出汗也。

图经　文具蜀椒条下。

【食疗　主贼风挛急。

【点评】"蔓椒"即是蔓生的椒类，《本草纲目》"集解"项李时珍说："蔓椒野生林菁间，枝软如蔓，子叶皆似椒，山人亦食之。《尔雅》云'椒、椴丑梂'，谓其子丛生也。陶氏所谓樛子，当作梂子，诸椒之通称，非独蔓椒也。"一般认为，蔓椒为与花椒等同科属的木质藤本，通常根据《植物名实图考》说蔓椒"枝软如蔓，叶上有刺"，结合其所绘蔓椒图例，确定其为芸香科植物两面针 *Zanthoxylum nitidum*。但两面针不仅茎枝有刺，其小叶中脉上下两面均有钩状皮刺，特征非常显著，按理说不会被古人忽略，了解原植物的图绘者也不会无视这一特征，而关于蔓椒的文献和图例，除了《植物名实图考》以外，都没有提到叶两面具钩刺，因此，包括《本草纲目》在内的蔓椒是否即是植物两面针，尚需研究。

从蔓椒的别名（豕椒、猪椒、彘椒、豨椒、狗椒）来看，如《本草纲目》说"气臭如狗彘，故得诸名"，或许可以提供确定物种的线索。

感藤　味甘，平，无毒，调中益气，主五脏，通血气，解诸热，止渴，除烦闷，治肾钓气。如木防己。生江南山谷。如鸡卵大，斫藤断，吹气出一头，其汁甘美如蜜。叶生研，傅蛇虫咬疮。一名甘藤。甘、感声近，又名甜藤也。新补。见陈藏器、日华子。

赤柽木　无毒。主剥驴马血入肉毒，取火炙用熨之，亦可煮汁浸之。其木中脂，一名柽乳，入合质汗用之。生河西沙地。皮赤色，叶细。今附。

臣禹锡等谨按，尔雅疏云：柽，一名河柳。郭云：今河傍赤茎小杨。陆机云：生水傍，皮正赤如绛，一名雨师。枝叶似松。日华子云：赤柽木，温。

图经　文具柳华条下

衍义曰　赤柽木又谓之三春柳，以其一年三秀也。花肉红色，成细穗，河西者，戎人取滑枝为鞭，京师亦甚多。

【点评】柽柳即柽柳科柽柳 *Tamarix chinensis* 及同属近缘植物。因生于水畔，植株似柳，故又称河柳，或溪河柳，后渐讹成西河柳。《本草纲目拾遗》引弘治《绍兴府志》说："（柽柳）俗呼西河柳，其叶甚细，似桐而香，天将雨水则生花，试之多验。"又引《芷园臆草》云："柽一岁三开花，一日三眠起，自成一家，不与四时之生长收藏相流行，超五行而纯二气，无杀机而唯生机者也。且雨以阴阳气和而作，先知之应，从可知矣，第气魄鲜小，未可以大道载。《灵枢·阴阳二十五人》之外，有阴阳五人，此当属阴阳和平之人，又当启阴阳自和之汗也。"

突厥白　味苦。主金疮，生肉止血，补腰续筋。出突厥国，色白如灰，乃云石灰共诸药合成之。夷人以合金疮，中国用之。

今医家见用经效者，潞州出焉。其根黄白色，状似茯苓而虚软。苗高三四尺，春夏叶如薄荷，花似牵牛而紫，上有白棱。二月、八月采根，暴干。今附。

卖子木　味甘、微咸，平，无毒。主折伤血内溜，续绝，补骨髓，止痛，安胎。生山谷中。

唐本注云：其叶似柿。出剑南、邛州。唐本先附。**臣禹锡等谨按**，今渠州岁贡作买子木。

图经曰　卖子木本经不载所出州土，注云"出剑南、邛州"，今惟渠州有之，每岁土贡，谓之买子木。株高五七尺，木径寸许。春生嫩枝条，叶尖，长一二寸，俱青绿色，枝梢淡紫色。四五月开碎花，百十枝围簇作大朵，焦红色。随花便生子如椒目，在花瓣中黑而光洁，每株花栽三五大朵耳。五月采其枝叶用。

【雷公云】凡采得后粗捣，用酥炒，令酥尽为度，然入用。每一两用酥二分为度。

【点评】《本草纲目》不识此物，"集解"项李时珍说："《宋史》渠州贡买子木并子，则子亦当与枝叶同功，而本草缺载，无

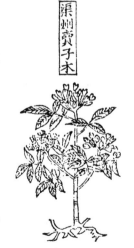

渠州贡子木

从考访。"一般据《本草图经》描述及所绘渠州卖子木图例，将卖子木考定为茜草科龙船花 *Ixora chinensis*，应该可信。《清稗类钞》云："牛栏草，产闽中，干细长，夏开鲜红花，数十朵丛生一枝。泉州人以其花期正当竞渡时，故又名为龙船花。叶甚大，谓能治发背，有神效。"

婆罗得　味辛，温，无毒。主冷气块，温中，补腰肾，破痃癖，可染髭发令黑。树如柳，子如草_{音卑}麻。生西国。今附。

【海药云　谨按，徐氏云：生西海波斯国。似中华柳树也，方家多用。

甘露藤　味甘，温，无毒。主风血气诸病。久服调中温补，令人肥健，好颜色，止消渴，润五脏，除腹内诸冷。生岭南。藤蔓如箸，一名肥藤，人服之得肥也。新补。见陈藏器、日华子。

大空　味辛、苦，平，有小毒。主三虫，杀蚘虱。生山谷中。取根皮作末，油和涂，蚘虱皆死。

唐本注云：根皮赤，叶似楮，小圆厚。作小树，抽条高六七尺。出襄州山谷，所在亦有，秦陇人名为独空。唐本先附。

椿荚　主大便下血。今近道处处有之。夏中生荚。樗之有花者无荚，有荚者无花，常生臭樗上，未见椿上有荚者。然世俗不辨椿、樗之异，故俗中名此为椿荚，其实樗荚耳。新定。

衍义　文具椿木条下。

水杨叶嫩枝　味苦，平，无毒。主久痢赤白，捣和水绞取汁，服一升，日二，大效。

今注：水杨叶圆阔而赤，枝条短硬，多生水岸傍。树与杨柳相似，既生水岸，故名水杨也。唐本先附。

图经　文具白杨条下。

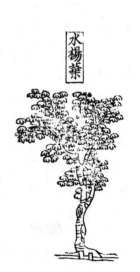

水杨叶

【点评】柳华条《新修本草》针对陶弘景言柳为水杨柳有论云："柳与水杨，全不相似。水杨叶圆阔而赤，枝条短硬；柳叶狭长，青绿，枝条长软。此论用柳，不载水杨。水杨亦有疗能，本草不录。"因此单立水杨叶条。按，杨的种类甚多，《尔雅·释木》云："杨，蒲柳。"郭璞注："可以为箭，《左传》所谓董泽之蒲。"《古今注》云："白杨叶圆，青杨叶长，柳叶亦长细。栘杨圆叶弱蒂，微风大摇，一名高飞，一名独摇。蒲柳生水边，叶似青杨，一曰蒲杨。栘杨亦曰栘柳，亦曰蒲栘。水杨，蒲杨也。枝劲细。又有赤杨，霜降则叶赤，材理亦赤也。"白杨条《本草图经》云："蒲柳生水边，叶似青杨，亦曰蒲杨，亦曰栘柳，亦曰蒲栘焉。水杨即蒲杨也，枝茎劲韧作矢用。"《本草纲目》"集解"项李时珍说："按陆玑《诗疏》云：蒲柳有二种：一种皮正青，一种皮正白。可为矢，北土尤多，花与柳同。"这些杨多数为杨柳科植物，一般认为水杨即杨柳科柳属的红皮柳 Salix sinopurpurea。但红皮柳为灌木，多生长在低湿地带的滩地、河岸，叶披针形，甚狭。而《本草图经》所绘水杨叶图例所表现的显然是乔木，更接近于杨属的物种。

　　本条目录为"水杨叶"，正文则以"水杨叶嫩枝"为标题，《新修本草》写本亦题作"水杨叶嫩枝"，应该是水杨叶及其嫩枝的意思。《本草图经》的图例上，晦明轩本注"水杨叶"，刘甲本注"水杨"。

杨栌木　味苦，寒，有毒。主疽瘘恶疮，水煮叶汁洗疮，立差。生篱垣间。一名空疏。所在皆有。唐本先附。

橝子　味辛辣如椒。主游蛊，飞尸著喉、口者，刺破以子揩之令血出，当下涎沫。煮汁服之，去暴冷腹痛，食不消，杀腥物。木高大，茎有刺。新补。见陈藏器。

图经　文具蜀椒条下。

　　【点评】橝子即本书卷十三的食茱萸，按照《食疗本草》的说法"闭目者名橝子，不堪食"。荌，应该也是香科吴茱萸 Evodia rutaecarpa 之类。

楠材　微温。主霍乱吐下不止。

陶隐居云：削作柿煮服之，穷无他药用此。**臣禹锡等谨按**，日华子云：味辛，热，微毒。治转筋。

衍义曰　楠材，今江南等路造船场皆此木也，缘木性坚而善居水。久则多中空，为白蚁所穴。

柘木　味甘，温，无毒。主补虚损。取白皮及东行根白皮，煮汁酿酒，主风虚耳聋；劳损虚羸瘦，腰肾冷，梦与人交接泄精者，取汁服之。无刺者良。木主妇人崩中血结，及主疟疾。兼堪染黄。新补。见陈藏器、日华子。

衍义曰　柘木里有纹，亦可旋为器。叶饲蚕曰柘蚕，叶梗，然不及桑叶。东行根及皮，煮汁酿酒，治风虚耳聋有验。余如经。

【点评】《本草纲目》"集解"项李时珍说："处处山中有之。喜丛生，干疏而直，叶丰而厚，团而有尖。其叶饲蚕，取丝作琴瑟，清响胜常。《尔雅》所谓棘茧，即此蚕也。《考工记》云：弓人取材以柘为上。其实状如桑子，而圆粒如椒，名佳子。佳音锥。其木染黄赤色，谓之柘黄，天子所服。《相感志》云：柘木以酒醋调矿灰涂之，一宿则作间道乌木文。物性相伏也。"此为桑科植物柘树 *Cudrania tricuspidata*，其叶可以饲蚕，称为"柘蚕"。

柞木皮　味苦，平，无毒。治黄疸病，皮烧末，服方寸匕。生南方，叶细，今之作梳者是。新补。见陈藏器、日华子。

黄栌　味苦，寒，无毒。除烦热，解酒疸目黄，煮服之。亦洗汤火、漆疮及赤眼。堪染黄。生商洛山谷，叶圆木黄，川界甚有之。新补。见陈藏器、日华子。

【杨氏产乳】　治漆疮：煎黄栌水汁洗之，最良。

【点评】《救荒本草》载有黄栌，云："生商洛山谷，今钧州新郑山野中亦有之。叶圆，木黄，枝茎色紫赤，叶似杏叶而圆大。味苦，性寒，无毒。木可染黄。"根据所绘图例，确定其原植物为漆树科黄栌树 *Cotinus coggygria*。

棕榈子　平，无毒。涩肠，止泻痢肠风，崩中带下及养血。

皮　平，无毒。止鼻洪吐血，破癥，治崩中带下，肠风赤白痢。入药烧灰用，不可绝过。新补。见陈藏器、日华子。

图经曰　棕榈亦曰栟榈，出岭南及西川，江南亦有之。木高一二丈，傍无枝条。叶大而圆，歧生枝端。有皮相重，被于四傍，每皮一匝为一节。二旬一采，转复生上。六七月生黄白花，八九月结实，作房如鱼子，黑色。九月、十月采其皮木用。《山海经》曰"石脆（一作翠）之山，其木多棕"是也。

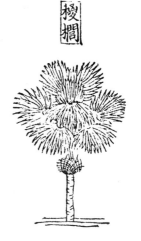

衍义曰　棕榈木今人旋为器。皮烧为黑灰，治妇人血露及吐血，仍佐之他药。每岁剥取棕皮，不尔束死。花如鱼子，渫熟，淹为果。

【点评】此即棕榈科植物棕榈 *Trachycarpus fortunei*。《本草纲目》"集解"项李时珍对原植物描述甚详："棕榈，川、广甚多，今江南亦种之，最难长。初生叶如白及叶，高二三尺则木端数叶大如扇，上耸，四散歧裂，其茎三棱，四时不凋。其干正直无枝，近叶处有皮裹之，每长一层即为一节。干身赤黑，皆筋络，宜为钟杵，亦可旋为器物。其皮有丝毛，错纵如织，剥取缕解，可织衣、帽、褥、椅之属，大为时利。每岁必两三剥之，否则树死，或不长也。三月于木端茎中出数黄苞，苞中有细子成列，乃花之孕也，状如鱼腹孕子，谓之棕鱼，亦曰棕笋。渐长出苞，则成花穗，黄白色。结实累累，大如豆，生黄熟黑，甚坚实。"

木槿　平，无毒。止肠风泻血，又主痢后热渴，作饮服之，令人得睡，入药炒用。取汁度丝使得易络。

花　凉，无毒。治肠风泻血并赤白痢，炒用。作汤代茶吃，治风。新补。见陈藏器、日华子。

衍义曰　木槿如小葵，花淡红色，五叶成一花，朝开暮敛。花与枝两用。湖南、北人家多种植为篱障。余如经。

芫花　味辛、苦，温、微温，有小毒。主咳逆上气，喉鸣喘，咽肿，短气，蛊毒，鬼疟，疝瘕，痈肿，杀虫鱼，消胸中痰水，喜音戏唾，水肿，五水在五脏皮肤及腰痛，下寒毒肉毒。久服令人虚。一名去水、一名毒鱼、一名杜芫。其根名蜀桑根，疗疥疮。可用毒鱼。生淮源川谷。三月三日采花，阴干。决明为之使，反甘草。

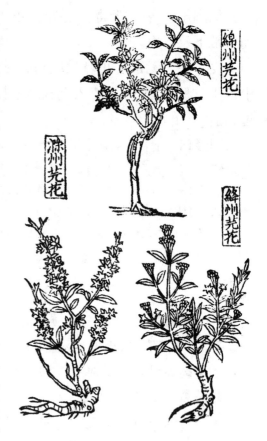

陶隐居云：近道处处有，用之微熬，不可近眼。臣禹锡等谨按，蜀本图经云：苗高二三尺，叶似白前及柳叶，根皮黄似桑根。正月、二月花发，紫碧色，叶未生时收，日干。三月即叶生花落，不堪用也。药性论云：芫花，使，有大毒。能治心腹胀满，去水气，利五脏，寒痰涕唾如胶者。主通利血脉，治恶疮，风痹湿，一切毒风，如肢挛急，不能行步，能泻水肿胀满。日华子云：疗嗽，瘴疟。所在有，小树子在陂涧傍，三月中盛花，浅紫色。

图经曰　芫花生淮源川谷，今在处有之。宿根旧枝，茎紫，长一二尺。根入土深三五寸，白色，似榆根。春生苗叶，小而尖，似杨柳枝叶。二月开紫花，颇似紫荆而作穗，又似藤花而细。三月三日采，阴干。其花须未成蕊，蒂细小，未生叶时收之。叶生花落，即不堪用。《吴普本草》云：芫花一名败华，一名儿草，一名黄大戟。二月生叶，加厚则黑。华有紫、赤、白者，三月实落尽，叶乃生是也。而今绛州出者花黄，谓之黄芫花。汉太仓公淳于意治临淄女子薄吾蛲（音饶）瘕。蛲瘕为病，腹大，上肤黄粗，循之戚戚然。意饮以芫花一撮，即出蛲可数升，病遂愈。张仲景治太阳中风，吐下呕逆者，可攻，十枣汤主之。芫花熬、甘遂、大戟三物等分停，各筛末。取大枣十枚，水一升半，煮取八合，去滓，内诸药。强人一钱匕，羸人半匕，温服之。不下，明旦更加半匕，下后糜粥自养，病悬饮者亦主之。胡洽治水肿及支饮、澼饮。加大黄、甘草，并前五物各一两，枣十枚同煮如法。一方：又加芒消一两，汤成下之。又《千金方》凝雪汤，疗天行毒病七八日，热积聚胸中，烦乱欲死，起人死撮方：取芫花一斤，以水三升，煮取一升半，渍故布薄胸上。不过再三薄，热则除。当温四肢，护厥逆也。《吴普》又云：芫花根，一名赤芫根。神农：辛；雷公：苦，有毒。生邯郸。八月、九月采，阴干。久服令人泄。上方亦入药用。《古今录验》疗暴中冷，伤寒，鼻塞喘嗽，喉中痰塞，失音声者。取芫花一虎口，切，暴干，令病人以荐自萦就裹，春芫花根令飞扬，入其七孔中。当眼泪出，口鼻皆罗刺毕毕耳。勿住，令芫根尽则止。病必于此差。

【经验方】 治痔瘘有头方：用芫花入土根不限多少，以净水洗却，入木臼捣，用少许水绞取汁，于银、铜器内慢火煎成膏，将丝线于膏内度过，系痔。系时微痛，候心躁落时，以纸拈子入膏药于窍内，永除根本。未落，不得使水。

三国志 魏初平中，有青牛先生常服芫花，年如五六十，人或亲识之，谓其已百余岁矣。

【点评】《本草纲目》"集解"项李时珍说："顾野王《玉篇》云：杭木出豫章，煎汁藏果及卵不坏。洪迈《容斋随笔》云：今饶州处处有之。茎干不纯是木。小人争斗者，取叶按擦皮肤，辄作赤肿如被伤，以诬人。至和盐擦卵，则又染其外若赭色也。"芫花中含有具刺激性油状物，可以引起炎症，故《本草纲目》云云，故知其原植物为瑞香科芫花 Daphne genkwa，古今品种变化不大。

二十六种陈藏器余

栟榈木皮 味苦、涩，平，无毒。烧作灰，主破血止血。初生子黄白色，作房如鱼子。有小毒。破血，但戟人喉，未可轻服。皮作绳，入土千岁不烂。昔有人开冢得之，索已生根。此木类，岭南有虎散、桃榔、冬叶、蒲葵、椰子、槟榔、多罗等，皆相似，各有所用。栟榈一名棕榈，即今川中棕榈。

【海药云 谨按，徐表《南州记》云：生岭南山谷。平、温。主金疮疥癣，生肌止血，并宜烧灰使用。其实黄白色，有大毒。不堪服食也。

楸木皮 味苦，小寒，无毒。主吐逆，杀三虫及皮肤虫。煎膏，粘傅恶疮，疽瘘痈肿疳，野鸡病。除脓血，生肌肤，长筋骨。叶，捣傅疮肿。亦煮汤，洗脓血。冬取干叶汤揉用之。《范汪方》诸肿痈溃，及内有刺不出者，取楸叶十重贴之。生山谷间，亦植园林，以为材用。与梓树本同末异，若柏叶之有松身，苏敬以二木为一，误也，其分析在解纷条中矣。

图经　文具梓白皮条下。

【海药云】　微温。主消食，涩肠，下气及上气咳嗽，并宜入面药。

圣惠方　治头极痒，不痛，出疮：用楸叶不限多少，少捣绞汁涂之。又方治炙疮多时不差，痒痛，出黄水：用楸叶或根皮，捣罗为末，傅疮上，即差。

外台秘要　疗痈肿烦困：生楸叶十重贴之，布吊裹，缓急得所，日三易。止痛消肿，食脓血，良无比，胜于众药。冬以先收干者，临时盐汤沃润用之。又主患痈破，下脓讫，著瓷药塞疮孔，疮痛烦闷困极方：楸叶十重，去瓷药丁怗之，以布帛裹，缓急得所，日再三易之，痛闷即止。此法大良无比，胜于众法。主痈疽溃后及冻疮，有刺不出，甚良。冬无楸叶，当早收之，临时以盐汤沃之。令择日亦佳。薄削楸白皮用之亦得。又方疗口吻疮：楸枝皮白，湿贴上，数易。

千金翼　治小儿头发不生：取楸叶中心，捣绞涂之。

肘后方　治瘘：煎楸枝作煎，净洗疮子孔中，大效。

子母秘录　治小儿头上疮，发不生：楸叶捣汁，涂疮上，发即生，兼白秃。

【点评】《本草纲目》"集解"项李时珍说："楸有行列，茎干直耸可爱。至秋垂条如线，谓之楸线，其木湿时脆，燥则坚，故谓之良材，宜作棋枰，即梓之赤者也。"所谓"垂条如线"，即指楸树所结线型的蒴果，由此可知其所描述的就是紫葳科楸树 *Catalpa bungei*。

没离梨　味辛，平，无毒。主上气，下食。生西南诸国，以①毗梨勒，上有毛少许也。

【海药云】　微温。主消食，涩肠，下气及上气咳嗽，并宜入面药。

柯树皮　味辛，平，有小毒。主大腹水病，取白皮作煎，令可丸

_____

① 以：依文义应作"似"。

如梧桐子大，平旦三丸，须臾又一丸。一名木奴。南人用作大舡者也。

【海药云】 谨按，《广志》云：生广南山谷。《临海志》云：是木奴树，主乳气，采皮以水煮，去滓复炼，候凝结丸得为度。每朝空心饮下三丸，浮气、水肿并从小便出。故波斯家用为舡舫也。

败扇 主蚊子。新造屋柱下四隅埋之，蚊永不入。烧为末和粉粉身上，主汗。弥败者佳。

桵去王切根 一作桵。味辛，平，小毒。主水癥。取根白皮煮汁服之，一盏当下水；如病已困，取根捣碎，坐其取气，水自下。又能烂人牙齿，齿有虫者，取片子许大内孔中，当自烂落。生以南山谷。高丈许，直上无枝，茎上有刺。山人折取头茹食之，亦治冷气。一名吻头。

橉良刃切木灰 味甘，温，小毒。主卒心腹癥瘕坚满痃癖。烧为白灰淋取汁，以酿酒，酒熟，渐渐从半合温服，增至一二盏，即愈。此灰入染家用。生江南深山大树。树有数种，取叶厚大白花者入药，自余用染灰。一名橝音潭灰。本经汗于病者，床下灰之，勿令病人知也。

【点评】《本草纲目》"集解"项李时珍说："此木最硬，梓人谓之橉筋木是也。木入染绛用，叶亦可酿酒。"

榔而郢切桐皮 味甘，温，无毒。主烂丝。叶捣封蛇虫，蜘蛛咬。皮为末服之，亦主蚕咬毒入肉者。鸡、犬食欲死，煮汁灌之，丝烂即差。树似青桐，叶有桠。生山谷。人取皮以沤丝也。

【点评】"烂丝"之意未详。《本草纲目》萝藦条"主治"项李时珍说："蜘蛛伤，频治不愈者，捣封二三度，能烂丝毒，即化作脓也。""烂丝"似是指蜘蛛、蚕等吐丝的昆虫咬伤。

竹肉 味咸，温，有大毒。主杀三虫，毒邪气，破老血。灰汁煮三度炼讫，然后依常菜茹食之。炼不熟者，戟人喉出血，手爪尽脱。生苦竹枝上如鸡子，似肉脔，应别有功，人未尽识之。一名竹实也。

桃竹笋　味苦，有小毒。主六畜疮中蛆，捣碎内之，蛆尽出。亦如皂李。叶能杀蛆虫。南人谓之黄笋，灰汁煮可食，不尔戟人喉。其竹丛生，丑类非一。张鼎《食疗》云：慈竹，夏月逢雨，滴汁著地生蓐①似鹿角，色白，取洗之和姜、酱食之，主一切赤白痢，极验。

罂子桐子　有大毒。压为油，毒鼠主死。摩疥癣虫疮毒肿。一名虎子桐，似梧桐，生山中。

【点评】《本草纲目》"集解"项李时珍说："油桐枝干花叶并类冈桐而小，树长亦迟，花亦微红。但其实大而圆，每实中有二子或四子，大如大风子。其肉白色，味甘而吐人。亦或谓之紫花桐。人多种莳收子，货之为油，入漆家及舟念船用，为时所须。人多伪之，惟以篾圈蘸起如鼓面者为真。"此即大戟科植物油桐 *Vernicia fordii*。

马疡木根皮　有小毒。主恶疮疥癣有虫者，为末，和油涂之。出江南山谷，树如枥也。

木细辛　味苦，温，有毒。主腹内结积癥瘕，大便不利，推陈去恶，破冷气，未可轻服，令人利下至困。生终南山，冬月不凋，苗如大戟，根似细辛。

百家箸　主狂狗咬。乞取煎汁饮之。又烧箸头为灰，傅吻上燕口疮。

栳木皮　叶煮洗蛇咬，亦可作屑傅之。栳，大木也。出江南也。

刀鞘　无毒。主鬼打，卒得取二三寸，烧末服，水下之。此是长刀鞘也，腰刀弥佳。

芙音夭树　有大毒。主风痹偏枯，筋骨挛缩，瘫痪，皮肤不仁，

---

① 蓐：刘甲本作"物"。

疼冷等。取枝叶捣碎，大甑中蒸令热，铺著床上，展卧其中，冷更易，骨节间风尽出，当得大汗，补药及羹粥食之，慎风冷劳复。生江南深山，叶长厚，冬月不凋，山人总识之。

丹桎木皮　主病疬风。取一握去上黑，打碎煎如糖，涂风上。桎木似杉木。生江南深山。

结杀　味香。主头风，去白屑，生发，入膏药用之。生西国，树花，胡人将香油傅头也。

杓　打人身上结筋二下，筋散矣。

车家鸡栖木　无毒。主失音不语。杂方云：作灰服一升，立效也。

檀　秦皮注，苏云：檀似秦皮。按，檀树，取其皮和榆皮食之，可断谷。《尔雅》云：檀，苦荼，其叶堪为饮，树体细，堪作斧柯。至夏有不生者，忽然叶开，当有大水，农人候之以则水旱，号为水檀。又有一种，叶如檀，高五六尺，生高原，花四月开，色正紫，亦名檀，根如葛，极主疮疥，杀虫，有小毒也。《尔雅》无"檀，苦荼"，唯言"槚，苦荼"，郭注：树小似栀子，冬生叶，可煮作羹。今早采者为荼，晚采者为茗。一名蔎。蜀人呼名之苦荼。前面已有茗、苦荼。又引《尔雅》，疑此误矣。

【点评】《说文》云："檀，木也。"《诗经》多处提到"檀"，如云："无逾我园，无折我树檀。"《毛传》："檀，强韧之木。"《论衡·状留》云："树檀以五月生叶，后彼春荣之木，其材强劲，车以为轴。"这种"檀"乃是一种质地坚韧的乔木，原植物不确，或是榆科的青檀 *Pteroceltis tatarinowii* 一类。后来檀香科的旃檀随佛教传入，因为有香味，又称"檀香"，或称"白檀"，原来的檀木遂晦而不显，如沉香条《本草图经》所说："檀木生江、淮及河朔山中。其木作斧柯者，亦檀香类，但不香耳。"

从本条文字看，应该是《本草拾遗》根据《新修本草》秦皮条提到"此树似檀",遂增列檀条。陈藏器引《尔雅》曰："檀，苦茶。"并说"其叶堪为饮"。陈藏器显然是看到错误的《尔雅》版本，将《尔雅》原文"槚"误成"檀"。所以，从"《尔雅》无檀苦茶"至段末"疑此误矣"，当是后人的批注，或者为唐慎微引录的时候增添的按语。

石荆　栾荆注，苏云：用当栾荆，非也。按，石荆似荆而小，生水傍，作灰汁沐头生发。《广济方》云：一名水荆，主长发是也。

木黎芦　漏芦注，陶云：漏芦一名鹿骊。生山南，人用苗，北人用根，功在本经。木梨芦有毒，非漏芦。树生如茱萸，树高三尺，有毒。杀虫，山人以疮疥用之。

爪芦　苦菜注，陶云：又有爪芦木似茗，取叶煎饮，通夜不寐。按，此木一名皋芦，而叶大似茗，味苦涩。南人煮为饮，止渴，明目，除烦，不睡，消痰，和水当茗用之。《广州记》曰：新平县出皋芦，叶大而涩。《南越志》云：龙川县有皋芦，叶似茗，土人谓之过罗。

【点评】本条与卷12皋芦叶条重复，详该条按语。从《本草拾遗》体例推测，檀、石荆、木藜芦、爪芦诸条，出于该书"解纷"部分，目的在于解决陶弘景、苏敬注释中的疑难，一些内容遂与"拾遗"部分重复。唐慎微将之收入《证类本草》，在剪裁时疏于考虑，偶然重出。

诸木有毒　合口椒有毒。椒白色有毒。木耳，恶蛇虫从下过有毒；生枫木上者，令人笑不止；采归色变者有毒；夜中视光有毒；欲烂不生虫者有毒。并生捣冬瓜蔓主之也。